Gesund durch Heilsteine und Öle

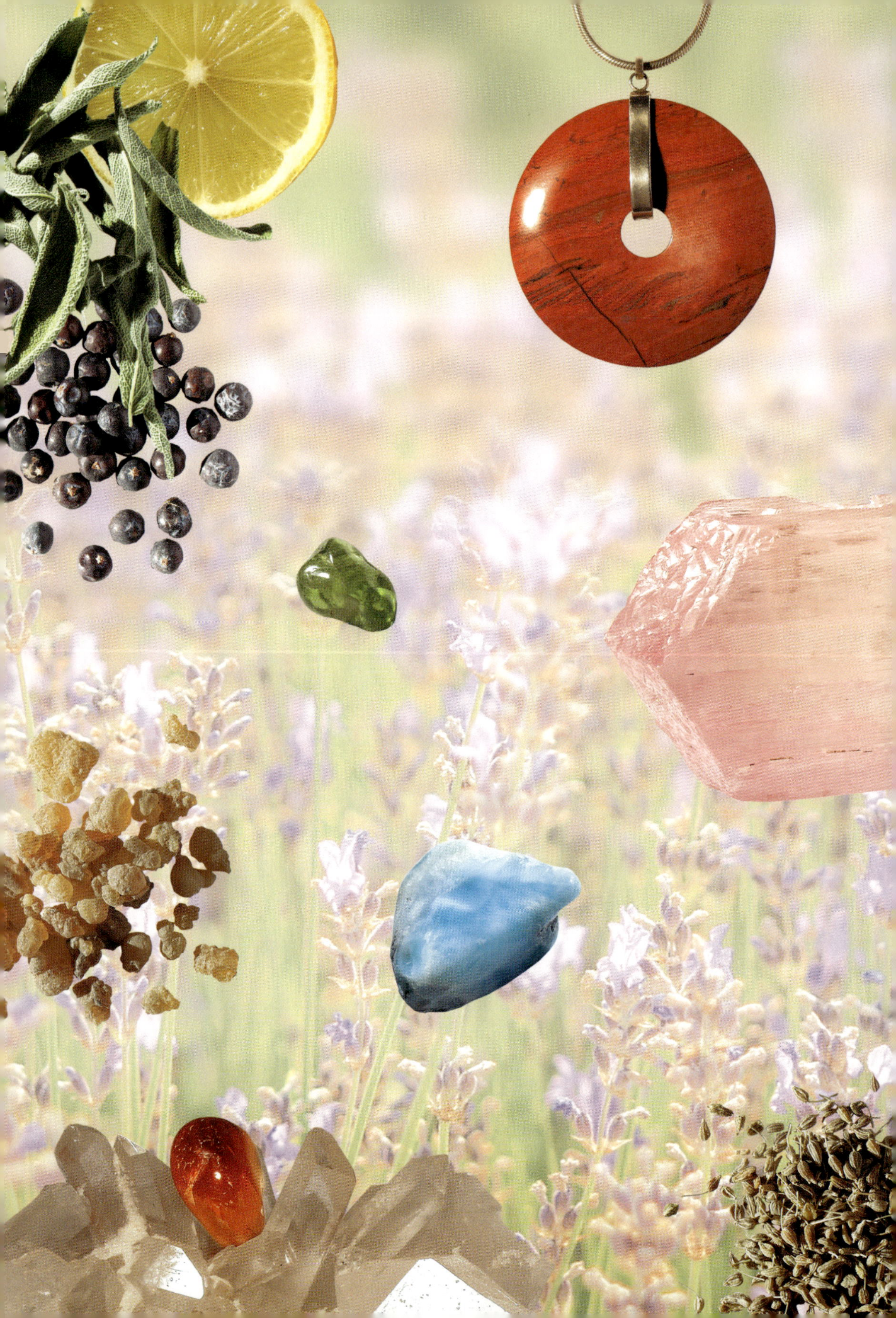

Werner Kühni Walter von Holst

Gesund durch Heilsteine und Öle

185 Erkrankungen
schnell und wirksam behandeln

AT Verlag

Dieses Buch ist eine vollständig überarbeitete, korrigierte und erweiterte Ausgabe des 2005 unter demselben Titel erschienenen Werks.

Lektorat: Karin Breyer, Freiburg i. Br., und Asta Machat, München
Umschlagbild: Andreas Thumm
Bildaufbereitung: Vogt-Schild Druck, Derendingen
Druck und Bindearbeiten: AZ Druck und Datentechnik GmbH, Kempten
Printed in Germany

ISBN 978-3-03800-812-5

www.at-verlag.ch

Inhalt

Anhang

Zur Entstehung des Buches

Seit 1984 sammeln wir als Heilpraktiker praktische Erfahrungen in der Anwendung verschiedener Naturheilverfahren und haben Aufzeichnungen für eine »pragmatische Hausapotheke« zu Papier gebracht. Neben der eigenen Praxis stammten diese Erkenntnisse hauptsächlich von Kollegen, die wir in den letzten zwanzig Jahren auf verschiedenen Kongressen und Fachfortbildungen für Erfahrungsheilkunde kennenlernten und mit denen wir Kontakt halten konnten. Ab 1988 wurden sämtliche Informationen in eine elektronisch gestützte Datensammlung eingegeben, die inzwischen über 5800 Eintragungen aus dem gesamten Pflanzen-, Tier- und Mineralreich mit über 700 getesteten Heilsteinen aufweist.

Aus der praktischen Tätigkeit in den letzten fast zwanzig Jahren zeigte sich, dass es sinnvoll ist, die Aromatherapie mit der Steinheilkunde zu verbinden, da sich die hohe Wirksamkeit dieser Kombination in der Praxis immer wieder bestätigt hat.

Seit 1995 nehme ich regelmäßig an etwa zwanzig Mineralienbörsen pro Jahr teil und komme dadurch mit zahlreichen Händlern, Therapeuten und Kunden ins Gespräch. 1997 eröffneten meine Frau und ich einen Laden zum Verkauf von Heilsteinen, in dem wir über 600 Mineralien und die entsprechende Beratung anbieten. Meine Frau hilft mir insbesondere bei der Sammlung und Sichtung neuen Materials, einschließlich der Internet-Recherchen, sowie bei der Auswertung der Ergebnisse verschiedener steinheilkundlicher Arbeitsgruppen.

Seit 2001 bringt die enge Zusammenarbeit mit Walter von Holst immer wieder neue Impulse. Unsere regelmäßigen Diskussionen ermöglichten die Erstellung dieses Buches, an der Walter von Holst, Mitbegründer und Ehrenvorsitzender der Steinheilkunde e. V., maßgeblich mitarbeitete. Er prägt mit seinen Denksansätzen, mit eigenständigen Methoden wie auch mit seinen Produktentwicklungen seit 1989 die moderne Steinheilkunde. Er ist Initiator verschiedener teils sehr breit angelegter Forschungsprojekte und unterrichtet Edelsteintherapie an Heilpraktikerschulen. Zudem ist er Inhaber eines Fachgeschäfts für Heilsteine und Gesundheitsprodukte und bietet seit 1996 Beratung, Vorträge und Seminare an. Als Grundlagenforscher der mineralogischen Steinheilkunde gelang es ihm, mit kontinuierlichen Selbstversuchen die Wirkung der Steine mit großer Genauigkeit und Tiefe zu erfassen und auf viele neue Felder anzuwenden. So entwickelte er eigenständige steinheilkundliche Behandlungs- und Anwendungsmethoden.

Walter von Holst hat einen wesentlichen Beitrag dazu geleistet, dass die »Enzyklopädie der Steinheilkunde«, das »Taschenlexikon der Heilsteine« und nun das vorliegende Buch in überarbeiteter Fassung entstehen konnten.

Als im Jahr 2010 der Tsesit als neuer Heilstein erstmals nach Deutschland kam, wurde dieser Stein zuerst in verschiedenen Naturheilpraxen eingesetzt und, um genügend Erfahrungen damit zu sammeln, eine facebook-Gruppe »Tsesit« gegründet. In dieser Gruppe wurden seither über 4000 Einzelmeldungen über die Wirkung des Steines gepostet, und damit wurde der Tsesit zum bestgetesteten und damit zuverlässigsten Heilstein überhaupt. Die wichtigsten und mehrfach beschriebenen Indikationen wurden in dieses Buch mit aufgenommen.

Werner Kühni
Sommer 2014

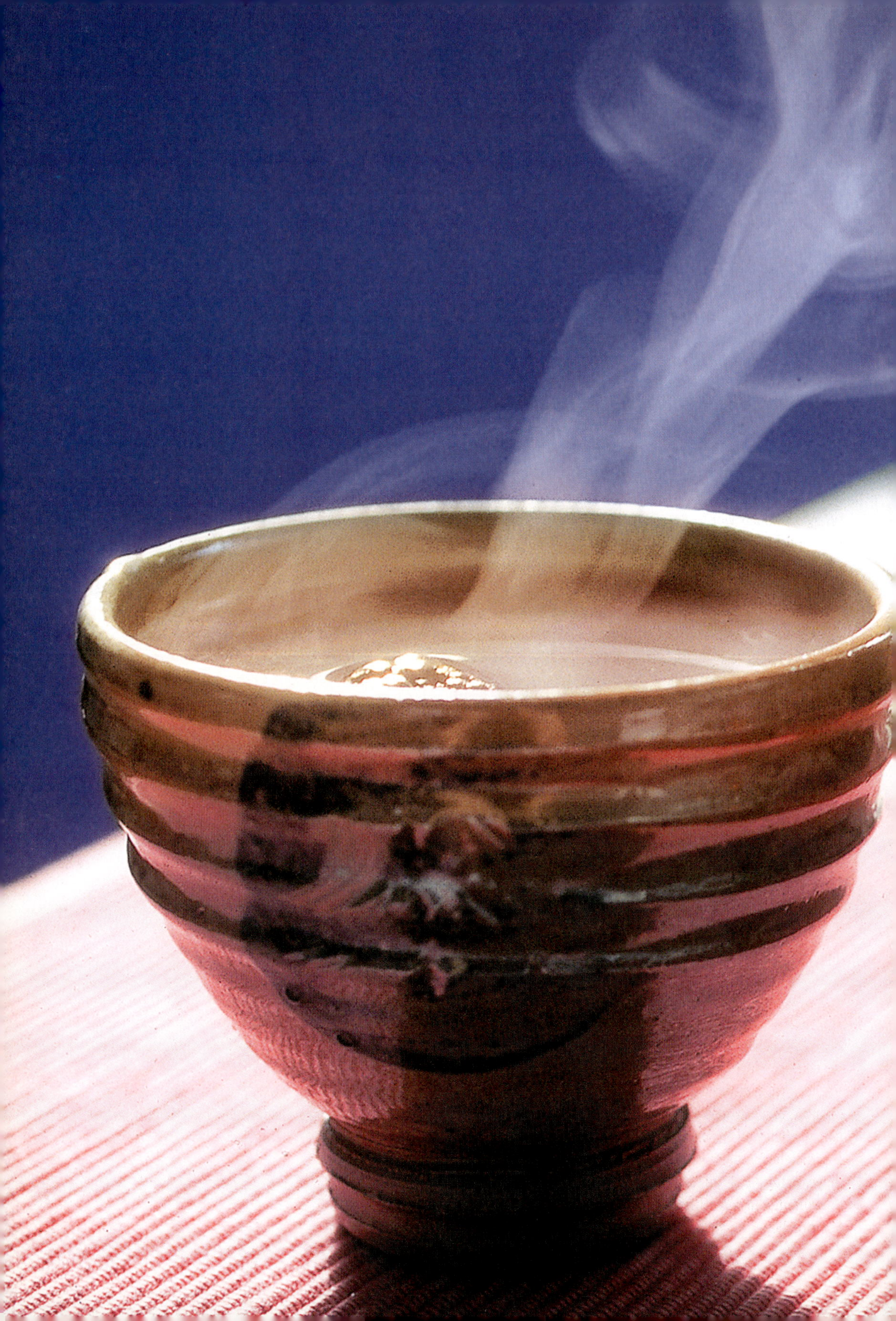

Einleitung

Das medizinische Nachschlagewerk

Die analytische Steinheilkunde entwickelte sich in den letzten zehn Jahren rasant, und immer mehr Therapeuten verwenden heute in ihrer Praxis diese sanfte Methode. Mit der »Enzyklopädie der Steinheilkunde« wurde 2003 das gesamte Grundlagenwissen erstmals systematisch und vollständig dargestellt. Detailliert wurde hergeleitet, wie sich aus den Entstehungsbedingungen und allen weiteren mineralogischen Eigenschaften die besondere Heilwirkung des Steines entwickelt. Weiter wurden die Steine in gebräuchliche Wissenssysteme wie die Organuhr, Feng Shui, Chakrenlehre und Astrologie integriert, ein Großteil aller möglichen Anwendungsmethoden wurde dargestellt. Die Fragestellung nach dem optimalen Vorgehen bei bestimmten Krankheitsbildern musste jedoch ausgeklammert bleiben.

Mit dem nun vorliegenden, vollständig überarbeiteten Buch wird dem vielfachen Wunsch nach einem Ratgeber für die Praxis entsprochen. Um dem Anspruch auf optimale Wirksamkeit gerecht zu werden, wurden Kombinationen mit anderen Verfahren und Mitteln berücksichtigt.

In den letzten zehn Jahren wurde versucht, die Lithotherapie bzw. Edelsteintherapie mit der Aromatherapie sowie mit Anwendungen von kolloidalem Silber und Salzsole zu kombinieren, also Methoden, mit denen schon zuvor gute Ergebnisse erzielt wurden. Ätherische Öle führen im akuten Krankheitsfall zu sicherer und rascher Besserung, Heilsteine unterstützen und erweitern hingegen den Erfolg und beeinflussen auf nachhaltige Weise direkt die Konstitutionsebene.

Zur rechtlichen Situation der Steinheilkunde

Die Steinheilkunde ist kein anerkanntes Naturheilverfahren, wie etwa die Homöopathie oder die Phytotherapie, dazu ist deren Basis noch zu unsicher. Mit der Schaffung der analytischen oder mineralogischen Steinheilkunde und deren Steintestungen wurde zwar versucht, diese Methode zu sichern, doch sind diese Ansätze immer noch sehr rudimentär. Das gleiche Problem besteht mit den in der Steinheilkunde eingesetzten »Heilsteinen«, die gemäß ihrer medizinischen Zuordnung von deutschen Gerichten als »heilmittelähnliches Versprechen« eingeordnet wurden. Zu deren Zulassung müssten zuerst klinische Studien durchgeführt werden, deren Zuverlässigkeit und Aussagekraft aber durchaus kritisch zu sehen ist. Das Mittel Contergan etwa wurde bekanntlich nach wissenschaftlichen Studien zugelassen, nach vielen schweren Schädigungen und Todesfällen aber wieder vom Markt genommen; bis heute, nach über fünfzig Jahren, gibt es jedoch keine Studie, die seine Gefährlichkeit belegt. So stellt sich die Frage, was eine wissenschaftliche Studie unter diesen Gesichtspunkten überhaupt wert ist. Und vor allem, wie zuverlässig sind die Zulassungsstudien, wenn es zu jeder Studie auch Gegengutachten und Gegenstudien gibt.

Das Gleiche trifft nicht nur auf die »Heilsteine«, sondern auch auf das inzwischen als Heilstein eingeordnete Zeolith-Mineral Klinoptilolith zu, das meist als Pulver eingenommen wird, aber keine Zulassung – weder als Nahrungsergänzungsmittel noch als Medikament oder Ähnliches – hat. Ähnlich verhält es sich beim kolloidalen Silber und anderen Mitteln der modernen Steinheilkunde, die mit dubiosen wissenschaftlichen Aussagen diskreditiert werden.

Die zugelassenen »wissenschaftlich geprüften« schulmedizinischen Medikamente führen jedes Jahr zu über 60 000 Todesfällen durch deren Nebenwirkungen – diese werden billigend in Kauf genommen. Bisher jedoch liegen keine Erkenntnisse vor, dass ein Heilstein, ein korrekt hergestelltes kolloidales Silber, ein Klinoptilolith oder ein anderes Mittel der Steinheilkunde zum Tod eines Anwenders führte. Und trotzdem werden diese als »gefährlich« eingestuft. Da die Anwendung der Steinheilkunde, mit ihren Randbereichen des kolloidalen Silbers und Klinoptiloliths, nicht wissenschaftlich gesichert und damit auch nicht zugelassen ist, darf dafür auch nicht geworben werden. Aussagen zu Heilsteinen dürfen nur ohne deren medizinische Wirkung gemacht werden. Eine medizinische Aussage zu einem »Heilstein« wäre somit eine unzulässige Werbung und damit ein Verstoß gegen das Heilmittelwerbegesetz. Die Steinheilkunde kann jedoch im privaten Rahmen in eigener Verantwortung eingesetzt werden. Das ist der Stand der Rechtsprechung in Deutschland, an die wir uns halten müssen. In der Schweiz und in Österreich ist die Rechtslage ähnlich gelagert.

Eine Gebrauchsanleitung

Die ab Seite 38 beschriebenen Erkrankungen und Beschwerden lassen sich wirkungsvoll und sicher mit ätherischen Ölen und Heilsteinen behandeln. Falls für die erfolgreiche Therapie sinnvoll, werden ergänzende Anwendungen mit Kieselsäure-Gel oder Kristallsalz empfohlen.

Nach der Beschreibung des Krankheitsbilds sind dessen wichtigste Symptome, die Ursachen und möglichen Komplikationen aufgeführt.

Ätherische Öle: Das fett gedruckte Öl ist das optimal wirksame, die Art der Anwendung und Dosierung ist angegeben. Weiter folgen die alternativ anwendbaren Öle, falls das erste nicht zur Verfügung steht, nicht vertragen wird oder der Geruch dem Anwender unangenehm ist.

Öl-Stein-Einreibungen: Es folgt die ideale Ergänzung der Anwendung von ätherischen Ölen mit Heilsteinen, wie sie in den letzten Jahren beobachtet wurde.

Heilsteinanwendungen: Zuerst wird auf akute Symptome, z. B. Schmerzen, dann auf die eigentliche Krankheit und deren Ursache, auf Nebenerscheinungen, wie z. B. Abgeschlagenheit, die seelischen Komponenten und schließlich auf stabilisierende und vorbeugende Steine eingegangen.

Durch diese neue Art der Darstellung wird erstmals den in Heilberufen Tätigen und Selbstanwendern die Möglichkeit für ein strategisches Vorgehen eröffnet, wobei der subjektive Leidensdruck wie auch die dem Betroffenen meist unzugänglichen Hintergründe Berücksichtigung finden. Die wirtschaftlich überschaubare, modulare Herangehensweise ist der täglichen Beratungspraxis der Autoren so weit als möglich nachempfunden.

Es werden in der Regel für jedes Stichwort mehrere Steine genannt; hierbei entspricht nach Möglichkeit die Abfolge der genannten Heilsteine ihrer Relevanz, sodass der erstgenannte Stein als Erster in Betracht gezogen werden sollte. Durch Schnittmengen mehrfach genannter Steine kann eine persönliche Rangordnung gebildet werden, die vor Fehlinvestitionen schützt.

Weitere Steine: Durch die alternativen Steine bleibt dem Leser genügend Freiraum. Er kann vor einem Neuerwerb zunächst seine bereits vorhandenen Steine testen und beim Kauf Prioritäten setzen.

Physiologische Anwendungen: Die weiteren physiologisch wirksamen Anwendungen von Salzsole, kolloidalem Silber und Kieselsäuregel oder Klinoptilolith als Pulver können den Organismus erheblich entlasten, sie haben sich als wirksame Ergänzung zu den oben genannten Maßnahmen bewährt. Bei Anwendung mit kolloidalem Silber werden Konzentrationen jeweils in ppm (parts per million) angegeben.

Zusätzliche Maßnahmen: Auch wenn die akuten Krankheitserscheinungen abgeklungen sind, können schädigende Bedingungen weiterhin bestehen. Diese auszuräumen sichert den langfristigen Erfolg der Anwendungen.

Empirische Steinheilkunde

Als empirische Steinheilkunde kann man die gesammelte und wiederholbare Erfahrung mit Steinen bezeichnen, die in Selbstversuchen, Forschungsgruppen und therapeutischen Praxen sowie durch Erfolgsberichte gewonnen wird. Das steinheilkundliche Wissen aus 5000 Jahren Medizingeschichte, wobei jede Kultur ihre eigene Steinheilkunde entwickelt hat, muss dazu noch überprüft werden. Die in der Praxis bewährten Erfahrungen der empirischen Steinheilkunde werden oft erst im Nachhinein durch die Theorie der mineralogischen Steinheilkunde erklärt.

Gerade die Anwendung der Mineralien und deren Beschreibung in den Arzneimittellehren im Laufe der Medizingeschichte zeigen, dass die empirische Steinheilkunde lange ein Teil der Medizin war. Deshalb ist die empirische Steinheilkunde selbst heute noch eine wichtige Grundlage der Steinheilkunde.

Mineralogische Steinheilkunde

Die mineralogische Steinheilkunde verwendet mineralogische Bezugssysteme als Analogie des menschlichen Körpers zum physiologischen Aufbau, bei pathophysiologischen Störungen und psychischen Prozessen. Es wird beispielsweise davon ausgegangen, dass ein Mineral, welches etwa unter großem Druck entsteht, entsprechend hilft, große Belastungen im Leben leichter zu ertragen.

Dieses Verhältnis ist am einfachsten als Analogie zu verstehen. Der menschliche Körper besteht zu größten Teilen aus Wasser, während mineralische Feststoffe mit oft wenigen Prozenten nur einen überraschend geringen Anteil am Gesamtgewicht des Körpers haben. Umgekehrt enthalten Steine ebenfalls nur geringe Spuren von Wasser in ihrem Kristallgitter. Dadurch sind die Wechselwirkungen zwischen Mensch und Stein charakterisiert. Mineralien beeinflussen mit ihrer stetigen und regelmäßigen (konstanten) Ausstrahlung unsere aufnahmefähige und veränderliche Wassernatur. Stimuliert werden, unter anderem über den Elektrolythaushalt, Stoffwechselprozesse, das psychische Befinden und sogar die Lebenshaltungen. Diese tief greifenden Effekte rücken damit die Steinheilkunde in die Nähe der Homöopathie.

Biophotonen als Informationsträger

Der Mechanismus dieses Informationsaustausches geschieht möglicherweise über Biophotonen, die von Mineralien und Gesteinen ausgestrahlt und von den Körperzellen als Steuersignale aufgenommen werden. Der Physiker Fritz Albert Popp entdeckte die Bedeutung dieser extrem schwachen und in besonderen Frequenzbereichen angesiedelten »mitochondrischen Strahlung« für die körpereigenen Regulationsprozesse in den Achtzigerjahren des letzten Jahrhunderts (weiterführende Literatur: Marco Bischof, *Biophotonen – das Licht in unseren Zellen*, Zweitausendeins Verlag). Das über die sogenannten Biophotonen übermittelte Datenpaket enthält nicht nur die Informationen der Wellenlängen der im Stein enthaltenen Mineralstoffe, sondern auch die aller weiteren mineralogischen Eigentümlichkeiten des Minerals.

Analogie zwischen Mensch und Mineral

Der menschliche Organismus übersetzt die Daten in seine eigene Sprache und verwertet selektiv, was er derzeit an Anregungen benötigt. In der bereits erwähnten »Enzyklopädie der Steinheilkunde« sind die Prinzipien und Prozesse bis ins Detail dargestellt. Im Folgenden zum besseren Verständnis ein Überblick.

Die Entstehung des Minerals

Der ausgebildete Kristall spiegelt in vollkommener Weise die Bedingungen seiner Entstehung wider. Steine können aus dem abkühlenden Magma in großer Erdtiefe oder durch Vulkanismus entstehen. An der Erdoberfläche wirken Umweltbedingungen wie Wind, Wasser, Hitze, Frost und Säuren und führen zu neuen Stoffverbindungen, den Sekundärmineralien.

In der Tiefe der Erde vollziehen Gesteine eine Metamorphose durch große tektonische Drücke, die beispielsweise aus Kohlenstoff Diamant entstehen lassen.

Auf den Menschen übertragen, finden die Entstehungsbedingungen der Mineralien Entsprechungen in der Biografie oder der aktuellen Lebensphase eines Menschen. Dabei entspricht die magmatische Entstehung der Selbstfindung, der Selbstverwirklichung. Die sekundäre Entstehung als Adaption an die Umweltbedingungen ist analog zur sozialen Anpassung des Menschen zu sehen. Steine, die metamorph entstanden sind, sich also unter hohem Druck oder hohen Temperaturen aus älterem Gestein gebildet haben, eignen sich in besonderer Weise für persönliche Krisensituationen und Transformationsprozesse, die zu Wertewandel führen.

Die Mineralstoffe

Die Mineralstoffe, etwas vereinfacht Halbmetalle und Nichtmetalle sowie Metalle, stellen die Bausubstanz des Kristalls dar. Allgemein sind die Mengenverhältnisse der beteiligten Elemente bedeutsam, aber vor allem interessiert, welche Metalle farbgebend sind. Somit repräsentieren die Metalle die besonderen Merkmale, Eigenschaften und Talente der Heilsteinsorte. Metalle charakterisieren das Unverwechselbare, Individuelle eines Minerals.

Die chemischen Verbindungen

Die chemische Klasse wird benannt nach Nichtmetallen und Halbmetallen und kennzeichnet die Zugehörigkeit zu einer Steinfamilie mit ähnlichem chemischem Bindungsverhalten. Die chemische Klasse beschreibt sozusagen den allgemeinen familiären Hintergrund, vor welchem die besondere Eigenart der Steinsorte deutlich wird, die auf den metallischen Anteil zurückzuführen ist.

Die Kristallstrukturen

Kristalle sind definiert als natürliche Körper mit symmetrischen Eigenschaften. Diese Symmetrieeigenschaften gehen auf die Anordnung der Atome zurück. So gibt es in der Natur sieben Grundordnungen, die sogenannten Kristallstrukturen, sowie eine weitere ungeordnete »amorphe Struktur«.

Erst bei mehrwöchiger Anwendung durch Tragen am Körper setzt sich langsam ein typisches Merkmal durch. Dass jeder Mensch genau einem von acht analogen Strukturtypen zugehörig ist, spielt in der persönlichen Edelsteinberatung eine entscheidende Rolle. Dieser der Persönlichkeit zugrundeliegenden Ordnung gerecht werden zu können, stellt eine besondere Stärke der mineralogischen Steinheilkunde dar.

Farbigkeit der Mineralien

Früher war die Farbigkeit, also das Verhältnis des Farbtons zum Licht, seine charakteristische Reinheit, Glanz und Transparenz, nahezu das einzige Kriterium, um die Wirkung eines Steines zu begründen. Unverändert ist sie der wichtigste Maßstab in der Preisgestaltung. Über die Farbe drückt sich das Wesen eines Steines aus, meist auch die Zugehörigkeit zu einem Energiemeridian nach der Traditionellen Chinesischen Medizin und das Temperament. Die Wirkung der Farbe kann nach den Erkenntnissen der Farbpsychologie und der Farbtherapie interpretiert werden – oder ebensogut, da sich das Wesen der Farbe so unmittelbar erschließt, wie früher: intuitiv.

Was sind Heilsteine

Heilsteine sind natürliche Mineralien oder Gesteine, deren Wirkung auf die Körperfunktionen des Menschen oder sein Verhalten, seine Befindlichkeit, seine inneren Einstellungen mehrfach bestätigt wurde.

Die Wirkung der Heilsteine in der praktischen Anwendung unterliegt naturgemäß anderen Kriterien als die Forschung.

Daraus resultiert, dass die zur Verfügung stehenden Heilsteine in zwei Gruppen, die Wellness-Steine und die Therapie-Steine, gegliedert werden müssen.

Dies erleichtert die Einschätzung des Nutzens erheblich und gibt Therapeuten wie Selbstanwendern größere Sicherheit im Umgang mit der enormen Fülle möglicher Heilsteine. Auch beim Aufbau eines Heilsteinsortiments ist dieses Kriterium sinnvoll.

Im hinteren Teil des Buches (ab Seite 160) sind die Heilsteine nach diesem Kriterium gegliedert (dort mit W und T gekennzeichnet). Die Beschreibung der Wellness-Steine fällt ausführlicher aus, da die Therapie-Steine sehr spezifisch eingesetzt werden, bis hin zu jenen Heilsteinen, die nur in einer Krankheitsbeschreibung auftauchen, dort aber außerordentlich wichtig sind.

Konzepte der Steinheilkunde-Praxis

Konstitutionsgerechte Steinheilkunde

Die konstitutionsgerechte Steinheilkunde ist nicht Thema des vorliegenden Buches, soll aber an dieser Stelle kurz umrissen werden. Sie versucht, vor allem in der Wahl der verwendeten Steine, aber auch mittels des Anwendungsverfahrens möglichst genau dem Konstitutionstyp des Anwenders zu entsprechen. Dadurch soll eine starke Identifikation mit dem Stein und ein gutes therapeutisches Ansprechen ermöglicht werden.

Es besteht ein genereller Unterschied in der Wirksamkeit von Therapiesteinen, wenn sie auf den Typus abgestimmt sind. Ein situationsgemäßer Therapiestein hält einen Spiegel vor, provoziert »von außen« eine Verhaltensänderung und setzt ein deutliches korrigierendes Signal. Der konstitutionsgemäße Therapiestein hingegen ist so gut verträglich, dass er (nur aus der Sicht des Klienten) den Charakter eines Wellness-Steines hat. Aufgrund der Wesensverwandtschaft mit dem Klienten wirkt der Stein »von innen«, aus der eigenen Mitte heraus. Im Sinne der Persönlichkeitsentwicklung können Wesenszüge nachhaltig positiv integriert und entfaltet werden.

Die konstitutionsgerechte Steinheilkunde greift Typologien auf, die sich aus der mineralogischen Steinheilkunde heraus weiterentwickelt haben, wie die Strukturtypologie (acht Kristallstrukturen) oder die primären, sekundären oder metamorphen Persönlichkeitstypen (Entstehungsprinzip). Oder sie adaptiert gängige Typologien oder Konstitutionslehren. Am weitesten entwickelt ist der Bezug zum Geburtsbild der Astrologie.

Rahmenbedingungen

Um stabile Erfolge in der Therapie zu erzielen, ist es sinnvoll, auch den Rahmenbedingungen Beachtung zu schenken. Dazu gehören z. B. die Ernährungsgewohnheiten, der Tagesablauf, die Wohnumgebung sowie das soziale Umfeld. Oft kann eine Verhaltensänderung oder eine andere Einstellung vieles zum Positiven wenden. Häufig fehlt dazu aber die Kraft oder auch die Perspektive. Der Entschluss oder die Idee kann durch Heilsteine provoziert werden, das Wissen und Verständnis kommt durch das Gespräch.

Neben den üblichen Geboten der Vernunft wie genügend Schlaf und Bewegung sowie gesunde Ernährung gibt es noch einige wenige Empfehlungen für die Zeit der Verwendung von Heilsteinen.

Da wir davon ausgehen, dass die energetische Edelsteintherapie eine Informationstherapie ist, ist auf Menge und Qualität des Trinkwassers besonders zu achten. Etwa ein Viertel bis ein halber Liter Wasser sollte bei intensiver Verwendung von Steinen zusätzlich zur durchschnittlichen täglichen Trinkmenge getrunken werden.

Im Schlafzimmer sollten nach Möglichkeit keine Steine gelagert werden, es sei denn, dass sie mit therapeutischer Absicht für den Schlaf eingesetzt werden. Auch dies ist ein Aspekt der Asymmetrischen Anwendung, dass steinfreie Plätze und Zeiträume geschaffen werden, um die beabsichtigte Wirkung deutlich abzusetzen.

Signaturen der Heilsteine

Die Signatur eines Heilsteins ist eines der wichtigsten Kriterien bei seiner Wahl. Die Signatur im weitesten Sinne gibt auch die überzeugendste Erklärung zur Wirkung eines Steines. Wir fassen die Signatur, dem heutigen Sprachgebrauch folgend, hauptsächlich als das optische Erscheinungsbild auf:

Farbigkeit: Der fleischfarbene Rhodonit beispielsweise erinnert an eine schwere Wunde.

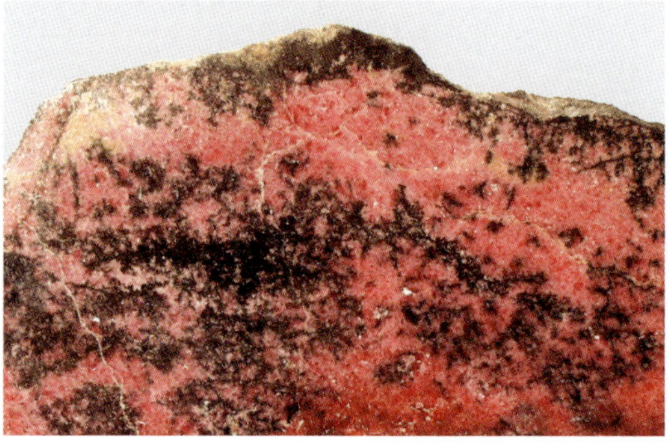

Wundsignatur bei Rhodonit

Zeichnung: Zum Beispiel ein Achat mit Gebärmutterzeichnung.

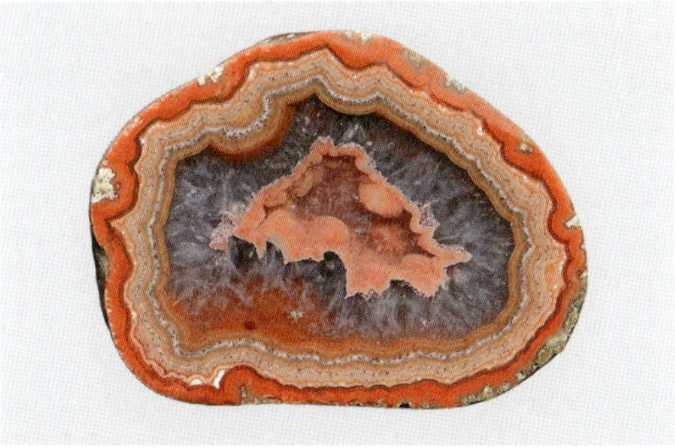

Gebärmuttersignatur im Achat

Formgestalt: Zum Beispiel Magnesit-Knollen, die wie Hirnmasse aussehen.

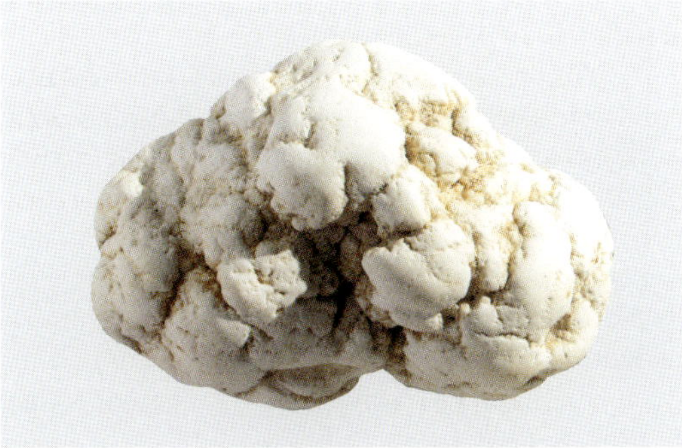

Magnesit-Knolle mit Hirnsignatur

Abbild: Zum Beispiel spezielle Schliffe bei Sardonyx die ein Auge symbolisieren sollen.

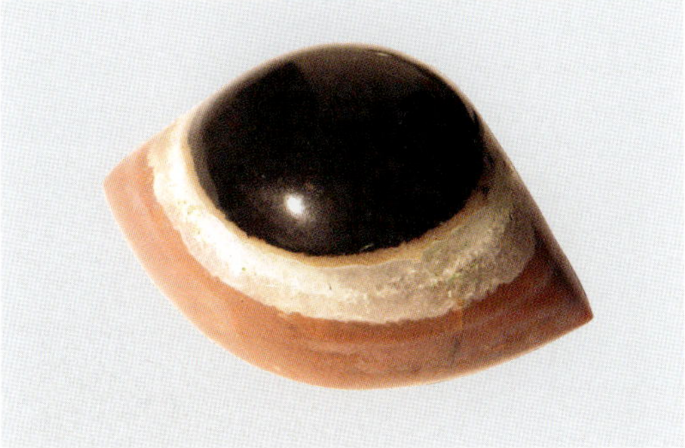

Auge aus Sardonyx

In der »Enzyklopädie der Steinheilkunde« werden alle weiteren Unterscheidungsmerkmale ausführlich beschrieben, wie die Entstehung, die chemische Zusammensetzung und Spurenelemente, das Kristallsystem, das spezifische Gewicht, die Härte, der Bruch, Glanz, Farbe, Magnetismus und die Radioaktivität.

Sehr befruchtend ist es, einen intuitiv gewählten Heilstein anhand dieser Kriterien zu erforschen und daraus Rückschlüsse auf die Lebenssituation und den vitalen Zustand zu ziehen.

Heilsteine wie etwa Achat, Chalcedon, Malachit, Sardonyx, Rhodochrosit, Rhodonit, Tsesit und versteinertes Holz werden meist nach der Signatur gewählt und wirken dann auch am sichersten.

Kriterien zum Erwerb eines Heilsteins

Es gibt verschiedene Kriterien, unter denen man einen Heilstein aussuchen kann, wobei die wichtigsten Gesichtspunkte folgende sind: Affinität, Signatur, Qualität, Größe und die Verarbeitungsform.

Der wesentliche Unterschied zwischen einem Heilstein und einem mineralogischen Sammelstück besteht darin, dass ein Heilstein monomineralisch sein soll, d. h. wenn möglich nur aus einem einzigen Stoff besteht; ein solcher Stein spielt für einen mineralogischen Sammler aber selten eine Rolle. Für einen Mineraliensammler steht oft die Paragenese im Vordergrund, also die Kombination der Mineralien an ihrem Bildungsort; der Fundort ist von zentraler Bedeutung. Für einen Heilsteinsammler hingegen ist das reine, klare Mineral wichtig, der Fundort – gleiche Erscheinung vorausgesetzt – ist hingegen uninteressant.

Affinität: Bezeichnet die Anziehung, die ein Stein aus welchen Gründen auch immer auf den Suchenden ausübt. Man fühlt sich von dem Stein angezogen. Man kann den Eindruck haben, der Stein »hat mir etwas zu sagen«, »lacht mich an«, »will zu mir«, bzw. der Stein hat »etwas Besonderes«.

Signatur: Das typische »Abbild«, das ein Heilstein zeigt, kann ausschlaggebend für eine Steinwahl sein, wenn die Signatur genau das bildlich abbildet, was im Körper gestört ist. Im Idealfall kann die Signatur z. B. das Abbild des gestörten Organs perfekt darstellen.

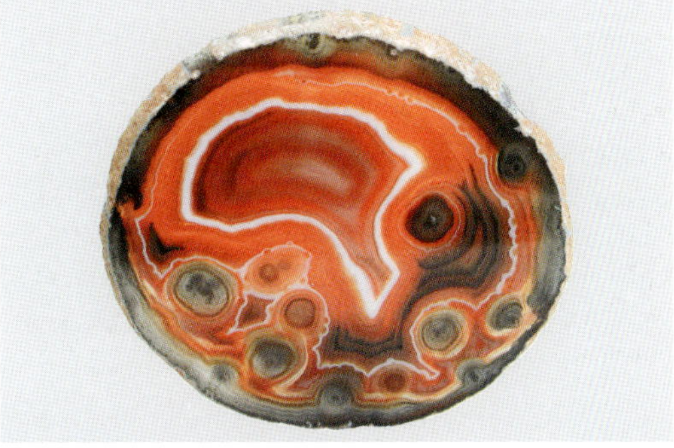

Achat mit Gehirnsignatur

Qualität: Ist ein wichtiges Kriterium der Heilsteine, wobei nicht die gemmologische Werteinstufung im Sinne des Juweliers oder Edelsteingutachters ausschlaggebend ist, sondern eher das Charakteristische des Steins.

Als qualitativ besser wird der Heilstein definiert, der die typischen Merkmale eines Minerals am ausgeprägtesten zeigt. Ein blauer Chalcedon sollte blau, ein Bergkristall klar sein. Eine handwerklich gute Bearbeitung lässt die inneren Werte des Steines besser sichtbar werden.

Größe: Die Größe eines Steins bestimmt natürlich auch dessen Wirkung. So nimmt die Reichweite der Ausstrahlung mit dessen Größe zu. Z. B. hat ein kleiner Bergkristall-Trommelstein eine Reichweite von wenigen Zentimetern, ein großer Erdenhüter-Kristall mit über 20 kg dagegen ein Einflussgebiet im Kilometerbereich.

Verarbeitungsform: Die Gestalt eines Heilsteins kann ein ebenso wichtiges Kriterium bei der Steinauswahl sein, da die Anwendung oft bestimmte Formen erfordert bzw. bestimmte Formen manche Anwendungen ausschließen.

Zum Aufkleben sind z. B. grobe scharfkantige Rohsteine ungeeignet, dafür eignen sich besser Platten oder flache Trommelsteine. Oft ist es sinnvoll, mehrere Steine der gleichen Sorte in verschiedenen Formen anzuwenden.

Sucht man einen Heilstein möglichst unbefangen für sich selbst aus, kommen die aufgeführten Kriterien in der obigen Reihenfolge in Betracht.

Sucht man aus therapeutischen Gründen einen Heilstein für eine andere Person, kommt allerdings die Affinität weniger in Betracht. Die Hauptkriterien sind dann Signatur und Qualität.

Wird ein Heilstein mittels eines energetischen Testverfahrens ermittelt, sollte zum Zwecke des Erkenntnisgewinns die Wahl anhand von zuverlässiger Literatur nachvollzogen werden.

Qualitätsbegriff

Zum Qualitätsbegriff gehört auch, dass ein Heilstein nicht beliebig gemischt, sondern charakteristisch getrennt und farblich abgesetzt ist. Das betrifft vor allem die Steine, die im Heilsteinhandel zwar einen Einzelnamen führen, in Wirklichkeit jedoch eine mehr oder minder große Mischung eines Minerals mit seiner Matrix darstellen.

Bekannte Beispiele sind der Smaragd, der oft als Einschluss in Quarz angeboten wird, wobei in dieser Verbindung der Smaragd-Anteil nur 5 bis 10 Prozent ausmacht. Die Wirkung des 90- bis 95-prozentigen Quarzanteils wird dabei einfach unterschlagen. So wünschenswert an dieser Stelle eine größere Reinheit wäre, so sehr ist dies eine Frage der Verfügbarkeit und des Preises.

Energetische Testverfahren

Zu den energetischen Testverfahren gehören das physikalische und mentale Pendeln bzw. das Arbeiten mit der Einhandrute. Ebenso populär sind Muskeltests aus der Kinesiologie. Daneben gibt es die aus der Bioresonanz und der Radionik bekannten computergestützten Messverfahren wie Mora, Vega, Oberon, Auramed, Bruce Copen und viele weitere.

Bei diesen Verfahren werden Resonanzen zwischen dem vitalen Organismus, dem potenziellen Heilmittel und Störfaktoren bzw. gestörten Körperbereichen festgestellt, die den vitalen Energiefluss im Körper verändern.

Für stimmige Ergebnisse müssen die Voraussetzungen für die Testfähigkeit erfüllt sein. Zu den häufigsten Störursachen bei der zu testenden Person und beim Therapeuten zählen Wassermangel im Körper, starke Erwartungen oder Ängste sowie ein durch Elektrosmog oder geopathologische Einflüsse gestörter Raum.

Der Aufbau der Empfehlungen des vorliegenden Buches ist optimal für energetische Testverfahren aufbereitet, sodass aus einer sinnvollen Vorauswahl rasch die wirksamste Kombination ermittelt werden kann. Die Wahl sollte anhand der Steinbeschreibungen begründet und besser eingeschätzt werden.

Die sichere Beherrschung eines oder mehrerer Testverfahren ist für die therapeutische Praxis unverzichtbar und

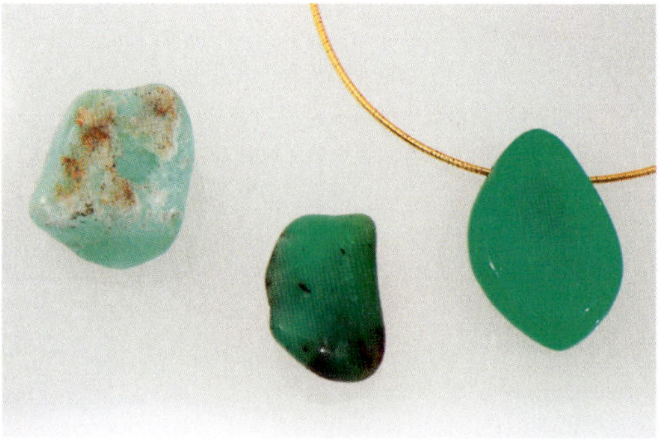

Chrysoprase in unterschiedlicher Qualität und Preislage

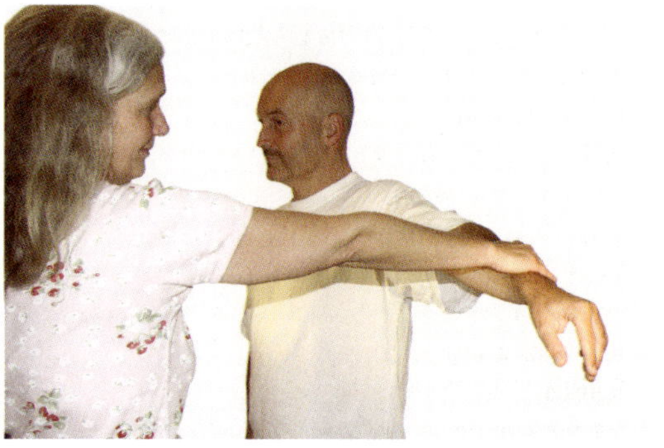

Muskeltest der Kinesiologie

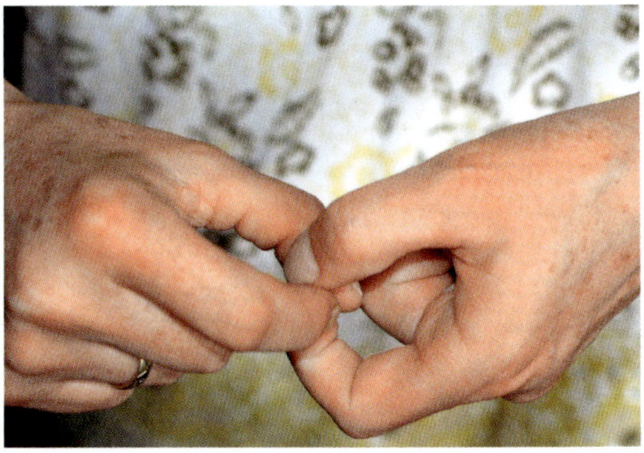

Finger-Test

nur durch sehr große Erfahrung und solides Wissen zu kompensieren.

Ein besonders einfacher Test, der immerhin für Ja/Nein-Fragen geeignet ist, ist der Finger-Test. Er entstammt dem reichen Methodenfundus der Kinesiologie, wie auch der bekannte Armlängen- oder Muskeltest. Der Vorzug ist, dass er ohne Partner durchgeführt werden kann. Er gibt Aufschluss darüber, ob ein Stoff (Lebensmittel, Medikament, Öl oder Heilstein) stärkend oder schwächend auf den eigenen Organismus einwirkt.

Hierzu schließt man Daumen und Zeigefinger der linken Hand zu einem Kreis und hält mit den restlichen drei Fingern den zu prüfenden Stoff. Mit Zeigefinger und Daumen der rechten Hand versucht man nun, durch Zug den Kreis der linken Hand zu öffnen. Öffnen sich die Finger leicht, schwächt der Stein, ist der Kreis stabil, gibt der Stein Kraft.

Diese Aussage ist natürlich nur für die sich testende Person bezüglich ihrer aktuellen Gesundheitssituation gültig. Das Ergebnis kann in der Zukunft oder bezüglich einer anderen Beschwerde anders aussehen. Wie jedes Testverfahren muss auch dieses zuerst geeicht und dann geübt werden, um im Ernstfall verlässliche Resultate zu liefern.

Zur Eichung eignen sich z. B. Speisen, gegen die man eine große Antipathie hegt, sowie solche, die man sehr mag und die gesund sind. Mit der grundlegenden Funktionsweise vertraut, kann nun die Haltespannung und die Zugkraft reduziert werden, um feinere Reaktionen zu unterscheiden. Da die unwillkürliche Muskelspannung auch auf Vorstellungsbilder reagiert, genügt es dem Erfahrenen schließlich, nur an die Dinge zu denken.

Die jeder Testung zugrundeliegende Fragestellung ist im Wesentlichen immer: Ist der Heilstein für mich in der Situation hier und jetzt kräftigend, förderlich und gut verträglich? Und wenn geeignete Steine gefunden sind: Ist der ermittelte Heilstein idealerweise aufzukleben, zu trinken oder als Schmuck zu tragen? Auf diese Weise lassen sich dann auch geeignete Stein-Kombinationen ermitteln.

Anwendungen mit Heilsteinen

In der Heilsteintherapie können die gewählten Steine auf unterschiedliche Art eingesetzt werden. Die Art der Anwendung ist abhängig von der Art der Beschwerden oder Erkrankungen, deren Lokalisation und deren Stärke.

Auflegen der Heilsteine

Das Auflegen von Heilsteinen bedeutet, dass der Stein direkt auf die Haut einer bestimmten Körperstelle gelegt wird. Diese Vorgehensweise ist therapeutisch oft sinnvoll, zumal der Stein auf Schmerzstellen oder andere direkt zu beeinflussende Körperstellen gelegt werden kann und sogleich seine Wirkung zeigt.

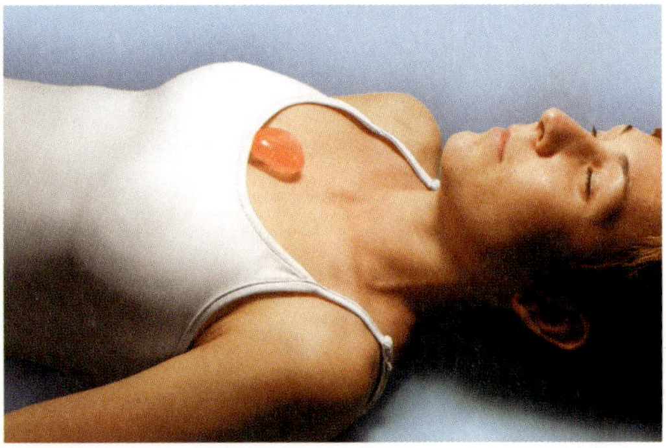

Auflegen eines Rosenquarz-Trommelsteins auf den Thymus

Sind die Beschwerden abgeklungen oder ist die Wirkung unangenehm, kann der Stein sofort entfernt oder ausgewechselt werden. Das Auflegen durch einen erfahrenen Therapeuten stellt ein außerordentlich wirksames Instrument zur Umstimmung des Stoffwechsels dar.

Bei empfindlichen Personen kann unter den aufgelegten Stein eine Unterlage aus Papier oder Stoff gelegt werden, um z. B. den Stein nicht einer verschwitzten Haut auszusetzen. Dies wird vor allem bei giftigen Mineralien gemacht, aber auch bei Mineralien wie Türkis oder Malachit, die durch den Hautschweiß angegriffen werden.

Es gibt Heilsteine, die durch ihre Beschaffenheit keine andere Anwendungsmethode als das Auflegen zulassen, z. B. wegen ihrer Zerbrechlichkeit, da ein Mitführen in der Hosentasche zu riskant wäre. Die im vorliegenden Buch verwendeten Steine sind weder zerbrechlich noch bei normaler Verwendung giftig.

Anwendungsbereiche: Augenerkrankungen, Hauterkrankungen mit Ausschlägen, Warzen, lokalisierbare Schmerzen, vor allem Nervenschmerzen, Lymphschwellungen oder Blutergüsse, arterielle und venöse Beschwerden, Stimulierung bestimmter Organe und Umstimmung des Organismus.

Aufkleben der Heilsteine

Das Aufkleben von Heilsteinen mithilfe eines hautverträglichen Pflasters, das auch mehrere Tage halten kann, ist die einfachste Art, einen Heilstein lokal zu fixieren. Hier wird ein Stein eingesetzt, der sich bereits als wirksam und gut verträglich erwiesen hat und längeren konstanten Einfluss haben soll.

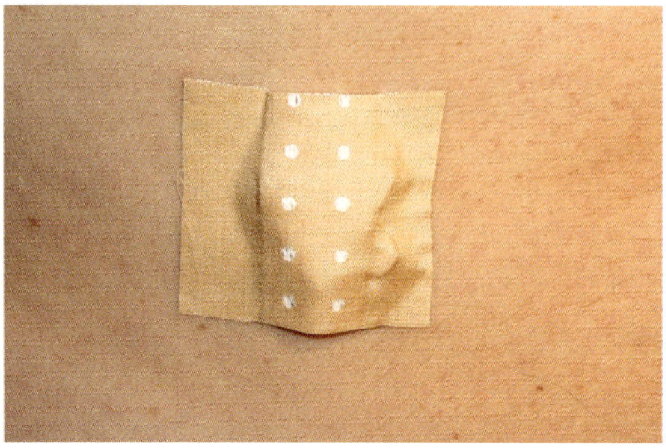

Aufkleben von Steinen mit Pflaster

Anwendungsbereiche: Leber- und Gallenblasenbeschwerden, rheumatische Schmerzen, Erschöpfungs- und Regenerationszustände.

Fixieren der Heilsteine

Mit einer Bandage fixieren: Wenn ein Heilstein über eine längere Zeit direkt auf dem Körper, insbesondere auf den Gelenken, mit festem oder elastischem Halt getragen werden soll, kann es sinnvoll sein, ihn mit einer Binde zu fixieren.

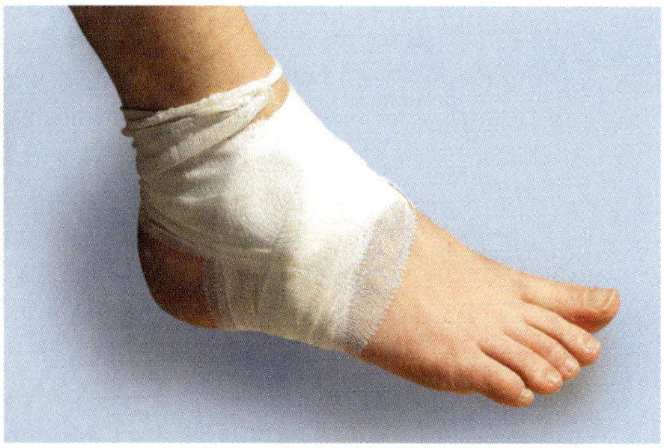

Fixierung mit einer elastischen Binde

Anwendungsbereiche: Gelenkbeschwerden, Knochenerkrankungen.

Mit einem BH fixieren: Wenn ein Heilstein direkt auf der Haut im Brustbereich getragen werden soll, kann es sinnvoll sein, ihn in einem BH zu tragen, der ihn dort fixiert.

Der Heilstein kann als flacher Trommelstein oder Cabochon direkt auf der Haut getragen werden.

Anwendungsbereiche: Beschwerden und Erkrankungen der Bronchien und der Lunge, des Herzens und Erkrankungen der weiblichen Brust, mit Störungen der Milchbildung und des hormonellen Systems.

Tragen von Heilsteinen

Tragen von Heilsteinen bedeutet generell, dass der Stein direkt am Körper, eventuell mit einer Stoffzwischenlage mit sich geführt wird. Wichtig beim Tragen eines Heilsteines ist die etwa vierwöchige Anwendungsdauer, dabei ist die Form des Steines weniger wichtig.

Tragen in der Hemdtasche

Das Tragen in der Hemdtasche ist vor allem für jene Steine sinnvoll, die das Herz oder die Organe im Brustraum ansprechen sollen, wie etwa Heliotrop bei Herzrhythmusstörungen.

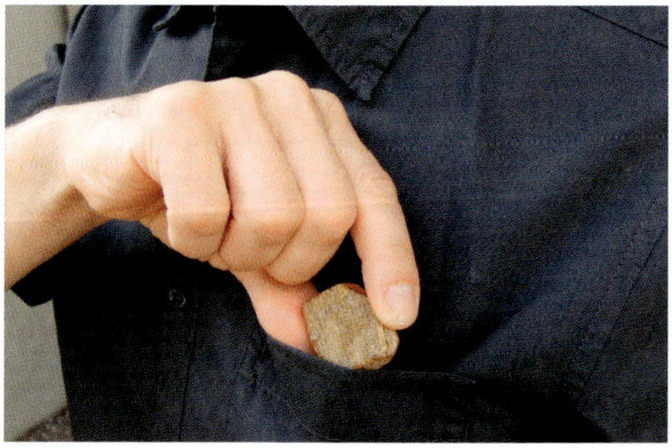

Steine in der Hemdtasche wirken auf Herz, Lunge und Thymus

Tragen in der Manteltasche

Schwieriger abzuschätzen ist hingegen die Wirkung beim Tragen in der Manteltasche. Starke Kristalle, wie etwa die Kristallquarze Amethyst, Bergkristall, Citrin und Rauchquarz, wirken immer noch durch diese dicken Kleidungsstücke, schwächer wirkende, derbe Steine wie etwa Aventurin zeigen

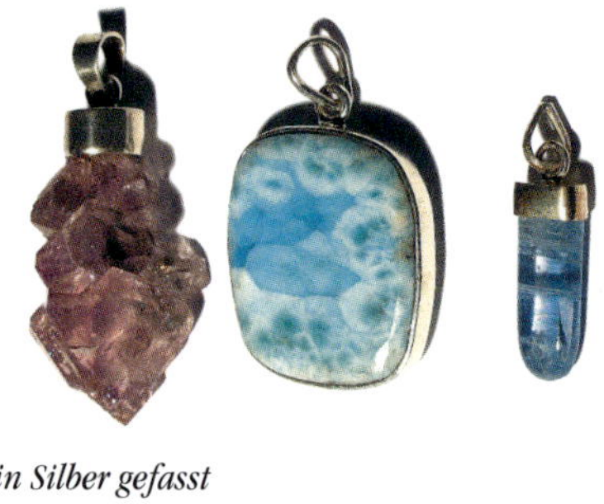

Stein in Silber gefasst

dagegen kaum noch eine Wirkung. Zum Zwecke einer medizinischen Wirkung ist das Tragen in der Manteltasche ohne Bedeutung.

Der Stein kann mit einem Lederband als gebohrter Trommel- bzw. Rohstein, verarbeitet als Pi-Scheibe (Donut) sowie als Anhänger oder Kugelkette verwendet werden.

Tragen in der Hosentasche

Da alle Steine einen Wirkungsradius von mehreren Zentimetern bis zu einigen Dezimetern haben und die Kleidung durchdringen, können Steine auch im Kleidungsbereich, etwa in der Hosentasche, Hemdtasche oder Rocktasche, getragen werden.

Das Mitführen in der Hosentasche und der Hemdtasche kann noch als direktes Tragen gezählt werden, da der Stein immer wieder unbewusst in die Hand genommen wird.

Tragen von Heilstein-Schmuck

Das Tragen von Steinschmuck ist die edelste Art der Edelsteintherapie, da viele Ebenen des Menschseins berührt werden.

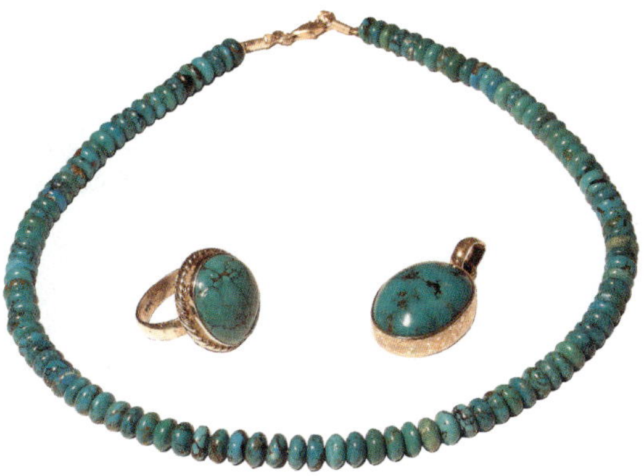

Ring, Kette und Anhänger

Schmuck sagt etwas über das Selbstwertgefühl des Trägers aus, darüber, wie sich jemand selbst sieht und wie er gerne gesehen werden möchte. Insofern Schmuck mit Anerkennung zu tun hat, hilft er, den Platz in der Gemeinschaft zu finden und zwischenmenschliche Beziehungsgefüge zu definieren. Zweifelsohne sind Schmuckgeschenke eine liebevolle Geste der Wertschätzung und Zuneigung.

In der modernen Steinheilkunde hat Schmuck noch nicht den Stellenwert erreicht, der seinem Potenzial gerecht würde. In anderen Kulturen der Welt, wie den asiatischen, amerikanischen und nordafrikanischen, ebenso wie in Europa bis ins späte Mittelalter reichend, hatte Schmuck auch eine religiöse und kultische Bedeutungsebene. Gesegneter Schmuck wurde noch im letzten Jahrhundert in katholischen Gegenden von den Soldaten an der Front getragen, um vor Schaden zu bewahren und um die Verbindung mit der Familie zu Hause aufrechtzuhalten.

Das Tragen von Schmuck, sei es als Zeichen einer besonderen Würde, aus modischen Gründen oder bewusst zu Heilzwecken, wirkt sich immer auf das Energiefeld des Körpers aus. Das metallische Fassungsmaterial hat dazu eine eigene Wirkung, die verstärkend oder abschwächend eingesetzt werden kann.

Das Tragen von Steinen in Form einer Kette, eines gebohrten Steines oder einer Pi-Scheibe, wenn diese direkt auf der Haut liegen, kann ihre Wirkung oft noch verstärken. Sind die Steine jedoch durch eine Metallplatte von der Haut abgeschirmt, ist ihre Wirkung vermindert.

Tragen als Anhänger

Heilsteinanhänger wirken im Gegensatz zur Kette noch spezifischer und lokaler, meist in der direkten Umgebung des Anhängers.

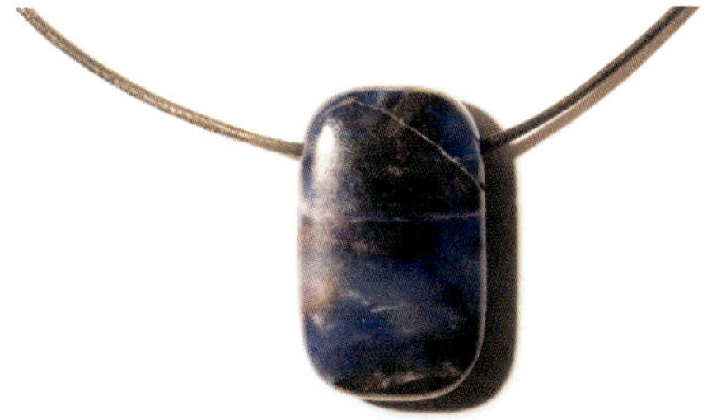

Anhänger als gebohrter Stein oder gefasst

Anwendungsbereiche: Beschwerden oder Erkrankungen in der Brust, im Herz oder Bauchbereich, systemische Erkrankungen des Kreislaufs, der Nerven, der Abwehr oder des Lymphsystems.

Tragen als Pi-Scheibe

Aus der chinesischen Tradition kommend, wurden Heilsteine in einer Scheibenform getragen, deren Mittelbereich herausgeschnitten wurde. Durch ein längenverstellbares Band kann die Pi-Scheibe in Höhe kurz unterhalb des Kehlkopfes, über der Thymusdrüse, im Lungenbereich oder über dem Magenbereich getragen werden.

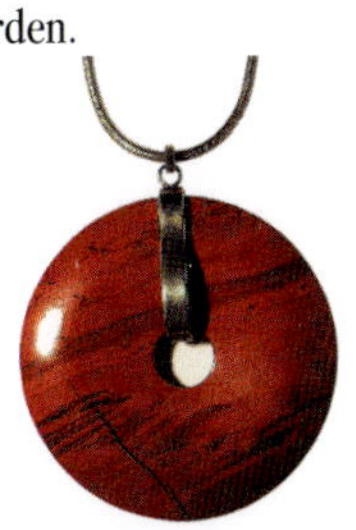

Silber-Aufhänger für die Pi-Scheibe

Eine Pi-Scheibe kann auch an einer Aufhängung an einer Silberkette getragen werden. Es ist darauf zu achten, dass der Stein Zugang zur Haut hat und nicht durch eine Metallplatte abgeschirmt ist.

Anwendungsbereiche: Erkrankungen und Beschwerden der Schilddrüse, der Lunge und des Herzens sowie systemische Erkrankungen des Kreislaufs, der Abwehr und des Nervensystems.

Tragen als Halskette

Eine Kette beeinflusst den Bereich der Wirbelsäule samt Rückenmark und je nach deren Länge den Kehlkopf mit dem Halsbereich, das Herz mit dem Brustbereich oder den Solarplexus- mit dem Bauchbereich.

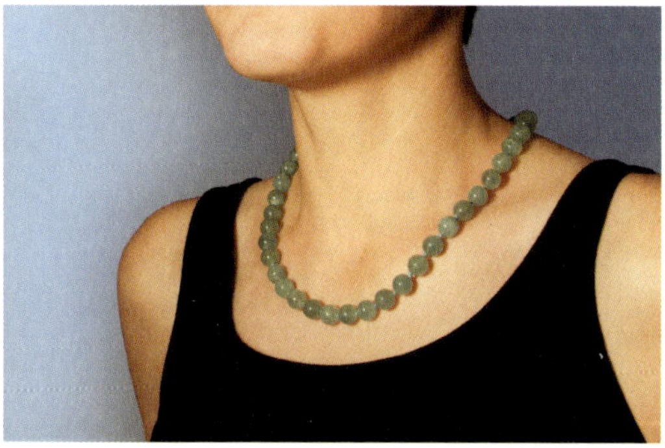

Aquamarin-Kugelkette

Die Länge einer Heilsteinkette ist auf deren Anwendungsbereich abzustimmen. Da Ketten meist sichtbar sind, auch wenn sie direkt auf der Haut getragen werden, haben sie eine Funktion im zwischenmenschlichen Bereich. Jedenfalls sollten sie auch ästhetischen Gesichtspunkten genügen und ebenso bei preisgünstigen Sorten gut verarbeitet und gefällig sein.

Anwendungsbereiche: Erkrankungen und Beschwerden der Schilddrüse, der Lunge und des Herzens sowie systemische Erkrankungen des Kreislaufs, der Abwehr und des Nervensystems.

Tragen einer Gebetskette

Die traditionelle Tikra entwickelte sich aus der brahmanischen Mala und wurde von den buddhistischen Mönchen als Schutz gegen Dämonen getragen, weswegen sie Buddha selbst ablehnte. Kurz nach Buddhas Tod jedoch wurden die traditionellen Gebetsbänder auch zum persönlichen Schutz wieder genutzt.

Tikras oder sogenannte Buddha-Power-Bänder kamen in Mode, als bekennende amerikanische Buddhisten wie Richard Gere, reich behangen mit Armbändchen aus Halbedelsteinen, in Frauenzeitschriften abgebildet wurden. Diese Modeerscheinung brachte der Steinheilkunde-Bewegung

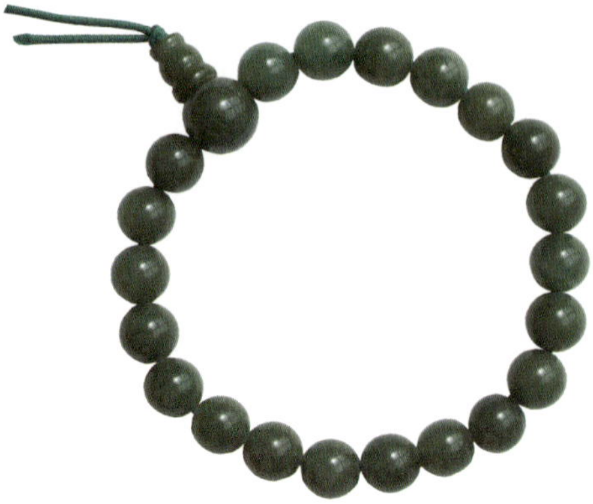

Buddhistisches Tikra, Powerband

kaum neue Anhänger. Die Nachfrage war so groß, dass auf dem Höhepunkt der Mode keine echten Bergkristallbänder mehr zu bekommen waren, sondern nur noch Glasimitate angeboten wurden.

Beim Tragen der Bänder ist daher sehr auf Echtheit zu achten wie auch auf eine optisch und somit energetisch harmonische Kombination der Steinsorten.

Bereits Hildegard von Bingen empfiehlt Chalcedon-Armbänder. Der Heilpraktiker Ewald Kliegel empfiehlt die Massage am Handgelenk, indem das Power-Band umschlossen und hin und her gedreht wird. Damit werden der Darm und der Lendenwirbelbereich angeregt und harmonisiert. Der Heilpraktiker und Autor dieses Buches Werner Kühni testete mit Erfolg die Power-Bänder zur Anregung der Meridiane, da sechs Meridiane über das Handgelenk laufen und so durch die Bänder angeregt werden.

Anwendungsbereiche: Erkrankungen und Beschwerden des Herzens und des Kreislaufs sowie hormonelle Störungen und vor allem hormonell oder psychisch ausgelöste sowie hormonell oder psychisch verstärkte Erkrankungen.

Tragen eines Steinrings

Mit Heilstein besetzte Ringe haben nur dann eine beeinflussende Heilkraft, wenn der im Ring eingearbeitete Heilstein groß genug ist und durch eine Ringfassung gehalten wird, die nicht den Stein von der Haut trennt, d. h. nicht auf einer Platte liegt. Die Größe des Steines sollte mindestens einem Cabochon von 20 x 12 mm entsprechen oder größer, facettierte Steine sollten mindestens 10 x 10 mm groß sein. Die normalen kleinen Damenringe sind in ihrer Wirkung vollständig zu vernachlässigen.

Werden Heilsteine als Ringsteine über einen längeren Zeitraum ohne Reinigung und Neuaufladung getragen, kann davon ausgegangen werden, dass ihre Heilkraft zunehmend nachlässt und nach wenigen Monaten des Tragens nur noch gemäß seiner ursprünglichen Bestimmung als Schmuck verwendbar ist. Auf das weite Feld der Verwendung hochwer-

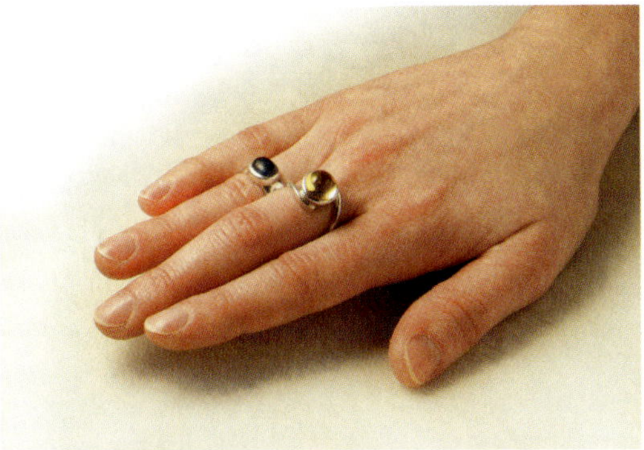

Ring mit Heilstein

tigster Edelsteine als Ring im Jyotish, der indischen Edelstein-Astrologie, kann an dieser Stelle nicht eingegangen werden.

Anwendungsbereiche: systemische Erkrankungen des Kreislaufs, der Lymphe und vor allem psychisch ausgelöste oder psychisch verstärkte Erkrankungen.

Tragen eines Ohrrings

Ähnlich dem Tragen von Ringen hängt die Heilwirkung eines Ohrringes von der Größe des entsprechenden Heilsteines ab. Da in Ohrringe im Normalfall viel zu kleine Steine eingearbeitet sind, kann davon ausgegangen werden, dass diese nicht zu Heilzwecken einsetzbar sind.

Zudem kommt noch dazu, dass sich die Steine meist in einer geschlossenen Silberfassung befinden, die als Halterung der Steine deren Wirkung abschirmt.

Anwendungsmethoden

Ausstreichen mit einem Amethyst-Drusenstück

Die als Reinigende Amethyst-Flamme bekannte vollständige Anwendung gehört zu den einfachsten und grundlegendsten Methoden der Steinheilkunde, die zu jeder Gelegenheit eingesetzt werden kann. Obwohl sie bei zahlreichen Beschwerden unmittelbar zu einer Verbesserung des Befindens führt, ist es gerade die regelmäßige Anwendung vor dem Zubettgehen, die eine stabile körperliche und psychische Gesundheit ermöglicht. Da der Amethyst durch das Energiefeld bewegt wird, können alle Organbereiche angesprochen werden. Die emotionale und mentale Entlastung macht sich in einer erhöhten Konzentration und mittelfristig durch besseren Schlaf bemerkbar.

Mit einem Drusenstück von intensiv violetter Farbe wird in leichtem Abstand von der Haut die Energie des Feinstoffkörpers durch Ausstreichen in eine bestimmte Richtung bewegt und dabei energetisch gereinigt.

Idealerweise führt man die Behandlung zu zweit durch, wobei man sich abwechselnd gegenseitig behandelt, doch ist mit Einschränkungen eine Durchführung alleine auch möglich. Vereinfacht dargestellt, streicht man mit leichtester Berührung oder ohne direkten Hautkontakt den Körper aus. Man beginnt vor den Augen und fährt über Stirn, Scheitel, Nacken bis zum Steißbein und den Füßen. Dies wird einige Male wiederholt, bis Erleichterung spürbar wird. Je nach Beschwerden können Teilstrecken variiert werden.

Anwendungsbereiche: Amethyst wirkt insbesondere auf die Gehirnhäute, die Gesichtssinne, die Haut, die Bronchien, den Dickdarm sowie allgemein auf die Verdauung, das Immunsystem und den Lymphfluss.

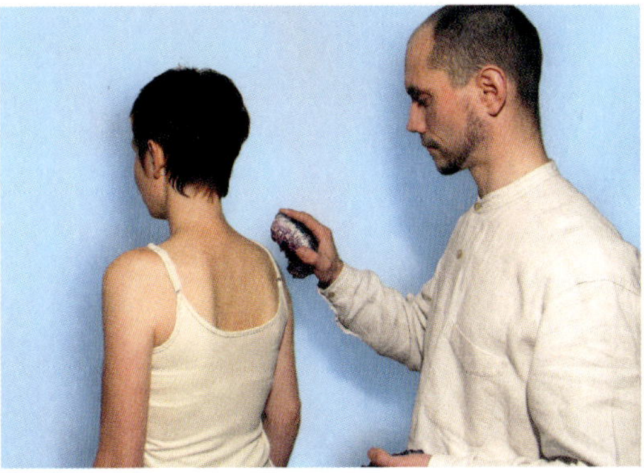

Ausstreichen mit Amethyst

Heilsteinwasser

Heilsteinwasser ist Wasser, welches mit Schwingungsfrequenzen von Edelsteinen informiert wird. Der menschliche Körper besteht zu ca. 70 Prozent aus Wasser; die gelösten Mineralstoffe werden von den verwendeten Heilsteinen angesprochen und gehen sodann in resonante Schwingung. Wird die Heilinformation des Steines auf Wasser übertragen, liegt sie in optimal verfügbarer Form vor.

Üblicherweise werden hierzu Rohsteine von Rosenquarz, Amethyst und Bergkristall oder besser eine individuell abgestimmte Mischung ausgewählter Rohsteine direkt ins Trinkwasser eingelegt. Dies ist mit trommelpolierten Steinen nicht empfehlenswert, da diese für schöneren Glanz und für bessere Haltbarkeit mit farblosen Wachsen und Ölen poliert werden. Derart bearbeitete Steine sind für direkten Hautkontakt ideal geeignet, aber nicht für längeres Einlegen in Wasser, da die Fremdstoffe sich herauslösen könnten.

Für Rohsteine gilt, dass sie nicht mehr splittern dürfen, ölfrei sind (im Zweifelsfalle gut auskochen) und dass sie spätestens alle zwei Tage aus dem Krug geholt und hygienisch mit etwas Spülmittel von Biofilm gereinigt und dann abge-

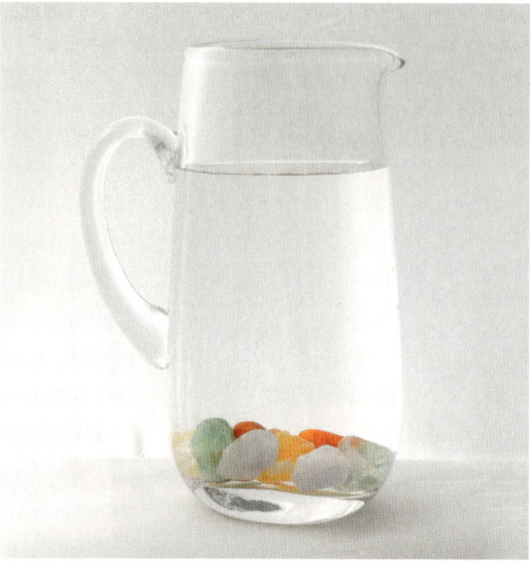

Vitalisieren von Trinkwasser

waschen werden. Ihre Kraft kann durch Aufladen auf Bergkristall oder in der Sonne aufrechterhalten werden. Daher ersetzt die Zubereitung das normale Trinkwasser, es sollten täglich ca. zwei Liter konsumiert werden.

Einstrahlen von Edelsteinen ins Trinkwasser

Eine hervorragende Möglichkeit, die Wirkung eines Heilsteins auf Wasser zu übertragen, stellt das Einstrahlen mit Bergkristall dar. Es können auch Trommelsteine verwendet werden, weshalb kein zweites Sortiment aufgebaut werden muss, die Hygiene ist kein Thema, zudem schmeckt das Wasser besonders frisch.

Es wird ein klarer Bergkristall benötigt, dessen Spitze z. B. mit einer Stütze aus Knetwachs auf das Glas Wasser gerichtet ist und an dessen flacher polierter Basis der zu übertragende Heilstein platziert ist. Das Einstrahlen dauert etwa

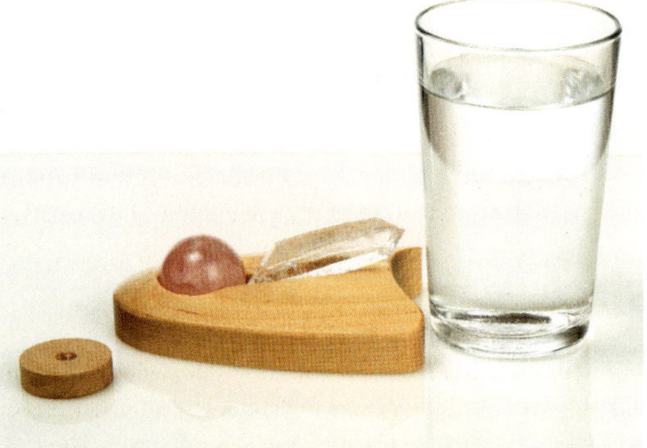

Einstrahlen von Bergkristall in Wasser

10 Minuten. Ob die Übertragung erfolgreich war, lässt sich anhand der Geschmacksveränderung überprüfen.

Angenehm beeindruckend ist die Frische und Bekömmlichkeit des täglich neu angesetzten Heilsteinwassers.

Anwendungsbereiche: zur allgemeinen Aktivierung und Regeneration, bei Erkrankungen des gesamten Verdauungstraktes, Allergien, Fieberzuständen, Nervenerkrankungen und zur Unterstützung einer Krebstherapie.

Auftragen von Heilsteinwasser

Heilsteinwasser sind zwar in erster Linie zur inneren Einnahme gedacht, können jedoch auch wie eine Heilpflanzentinktur zum äußerlichen Auftragen verwendet werden.

Heilsteinwasser können pur oder verdünnt auf die Haut aufgetragen werden.

Anwendungsbereiche: allergische, atrophische und entzündliche Hauterkrankungen, Krampfaderbeschwerden und Besenreiser, Insektenbisse und -stiche, Schwellungen, Verbrennungen, Verletzungen, Quetschungen.

Umschläge mit Heilsteinwasser

Heilsteinwasser eignen sich auch gut für Umschläge und Wickel. 20 ml des Wassers werden in 100 ml Wasser eingerührt; ein sauberes Baumwolltuch wird damit getränkt und auf die betroffene Stelle gelegt.

Anwendungsbereiche: Schwellungen, stumpfe Verletzungen (Quetschungen, Verrenkungen), Krampfadern.

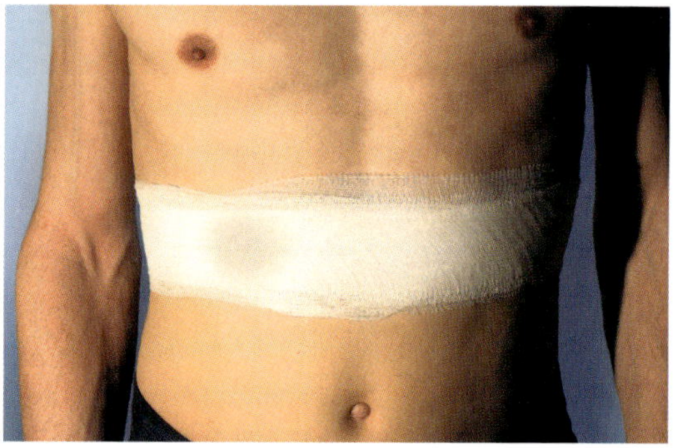

Leibwickel

Heilsteinbäder

Heilsteine können auch als Zusatz für ein Heilbad verwendet werden. 60–100 ml eines Heilstein-Wassers werden in die mit Wasser halbvoll gefüllte Badewanne gegeben. Anstelle des Wassers können in das warme Badewasser auch mehrere Kristalle oder Rohsteine, aber auch Trommelsteine gelegt werden.

Anwendungsbereiche: Hauterkrankungen, großflächige Ekzeme, Muskelverspannungen, zur Lösung psychischer Blockaden

Heilsteinessenzen und -elixiere

Die Steinkreis Energiesprays

Die Steinkreis Energiesprays sind als Eau fraîche oder Raumspray deklarierte Heilmittel. Sie bestehen jeweils aus einer genau abgestimmten Komposition sich unterstützender und ergänzender Edelstein-Essenzen, die abhängig vom Einsatz mit unterschiedlichen Verfahren hergestellt wurden: Ein modifiziertes Besonnungsverfahren nach Dr. Edward Bach, stoffliche Auflösung oder homöopathische Potenzierung ausgehend von einer handverriebenen C4-Verreibungsstufe. Weitere Zutaten sind pflanzliche Urtinkturen oder Blütenmittel sowie extrem reiner Wodka und mineralsalzarmes, gut informierbares Trinkwasser. Auf Duftstoffe wie ätherische Öle wurde aus vielen Gründen bewusst verzichtet. Viel Wert wurde bei der Entwicklung auf optimale Verträglichkeit und vielseitige Einsetzbarkeit gelegt, sowie auf rasche und sichtbare Effizienz und Wirksamkeit. Sie können sowohl andere Therapiemaßnahmen wie Heilsteine, Öle und auch Homöopathie begleiten, als auch für sich alleine angewendet werden.

Steinkreis dorsa fit Spray

Verwendung: Direkt auf schmerzende oder eingeschränkt bewegliche Körperbereiche und die gegenüberliegende Seite großflächig aufsprühen.

Das Spray ist für die Probleme des Bewegungsapparates konzipiert. Schmerzen und Versteifung durch Brüche, Prellungen, Schwellungen, Nerven-, Muskel-, Bänderbelastungen können innerhalb von Minuten gebessert werden, da die feinstoffliche Störung im Energiefluss und in der Organisation behoben werden. Auf der betroffenen Stelle tritt unmittelbar beim Aufsprühen ein starker Kühleffekt auf, später wird der gesamte Bereich von innen angenehm warm.

Steinkreis Schutzspray

Verwendung: Als Raumspray zur Entstörung in dunkle oder belastete Bereiche des Zimmers sprühen, auf Gegenstände sprühen, die subjektiv bedrückend wirken oder in die menschliche Aura sprühen. Nicht zur direkten Anwendung auf der Haut gedacht.

Das Spray soll die Integrität, Konzentration und Handlungsfähigkeit wieder herstellen, die durch Schockzustände, extreme psychische und körperliche Belastungen, Übermüdung, emotionale, energetische oder geistige Übergriffe heruntergesetzt war. Im Raum beseitigt es Negativität.

Steinkreis Hülle

Verwendung: Bei Kindern als Raumspray vor dem Schlafengehen über das Bett, sowie als Auraspray vor dem Verlassen des Hauses über den Kopf sprühen, bei Erwachsenen als Auraspray und Körperspray einsetzbar. Das Spray soll Kinder mit verlangsamter oder unausgewogen verfrühter Entwicklung in den ersten 7 Lebensjahren stärken, indem die energetischen Hüllen genährt werden. Erwachsene können kurze Rückzugsphasen wie Wochenenden oder die Zeit des Schlafens für intensivere Erholung und zur Stärkung des Nervenkostüms nutzen.

Steinkreis Seelenheil

Verwendung: Das Auraspray wird in das Energiefeld gesprüht, oder auch nach Streitereien oder zur Vertiefung der Meditation im Zimmer versprüht.

Das Spray wirkt auf der seelischen und zwischenmenschlichen Ebene, daher setzt seine Wirkung nicht wie bei den anderen Sprays unmittelbar, sondern leicht verzögert ein. Es soll bei Trauer, Verletzung, Verstimmung und Unzufriedenheit helfen, den Seelenfrieden und heitere Gelassenheit herzustellen.

Steinkreis Sonnengold

Verwendung: Bei Jugendlichen und Erwachsenen als Auraspray einzusetzen, sehr hilfreich vor Auftritten in der Öffentlichkeit. Das Ansprühen von Objekten führt zu deren Aufwertung.

Das Spray soll aus Depression und negativer Geisteshaltung herausreißen, es stärkt den Selbstausdruck, macht extravertiert und stärkt Fähigkeiten, die für Erfolg, Charisma und Anerkennung wichtig sind.

Steinkreis Mundwasser

Verwendung: Als tägliche Mundspülung verdünnt oder unverdünnt einzusetzen.

Das Mundwasser ist das einzige Mittel mit ätherischen Ölen, die für die Hygiene im Rachenraum notwendig sind. Steinkreis Mundwasser hilft bei Zahnfleischbluten und Zahnschmerzen, es wirkt abschwellend und entzündungshemmend.

Steinkreis Frauen Sinnlichkeit

Verwendung: Als Auraspray für Charme und Attraktivität beim Ausgehen auf Höhe des Herzens und um den Kopf herum sprühen, als Körperspray direkt auf die Haut aufsprühen für die Liebe.

Das Spray soll ein positives Körpergefühl wecken und ist auch bei belastenden Vorerfahrungen ein Aphrodisiakum für die Frau.

Steinkreis Männer Standfestigkeit

Verwendung: Als Körperspray direkt auf die Haut aufsprühen, auf Brust und Bauch bei hohen beruflichen Anforderungen, im Intimbereich bei hohen Anforderungen privater Natur.

Das Spray stärkt das Herz und die unteren Energiezentren, kräftigt alle Vitalfunktionen, gibt Selbstvertrauen und erdet.

Die Myron-Heilsteinessenzen

Die Myron-Heilsteinessenzen stellen die praktische Umsetzung der in der »Enzyklopädie der Steinheilkunde« vorgestellten theoretischen Basis dar, die in sechs Schritten in 60 Tagen hergestellt werden.

1. Die für die Steinsorte typischen Rohsteine hoher Qualität werden ausgesucht.
2. Sie werden über Hämatit/Magnetit mindestens 1 Stunde entladen.
3. Dann werden die Steine entweder acht Stunden in der Sonne oder acht Stunden bei Mondlicht (im Zeitraum zwei Tage vor bis zwei Tage nach Vollmond, je nach Wolkenbedeckung) aufgeladen.
4. Anschließend werden die Steine in einer Glasschale ohne Muster in Quellwasser oder destilliertem Wasser zwei Stunden intensiv besonnt.
5. Dann die Steine mit Pyramidenenergie 24 Stunden weiter aufladen, zwei Drittel eines 42-prozentigen 12 Jahre alten Branntweins zusetzen und 28 Tage unter der Pyramide konservieren.
6. Anschließend werden die Essenzen während der nächsten 28 Stunden mehrfach nach anthroposophischer Vorschrift rhythmisiert.

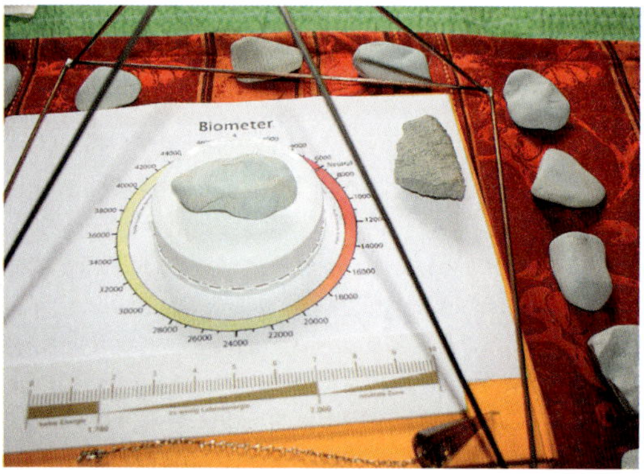

Aufladen unter der Pyramide

Reinigung der Heilsteine

Heilsteine, die therapeutisch eingesetzt wurden, sollten nach jeder Anwendung zunächst durch Abwaschen mit Spülmittel von aufgenommener Ladung befreit werden, dann auf der Informationsebene gereinigt werden und erst anschließend mit frischer Energie aufgeladen werden.

Wird ein Heilstein nicht energetisch gereinigt, kann er sich schwer oder klebrig anfühlen, und seine Farbe trübt sich. Die Wahrscheinlichkeit steigt, dass der Anwender vergisst, den Stein einzustecken, eine Abneigung gegen ihn verspürt, der Stein für eine Weile rätselhaft verschwindet oder herunterfällt und zerbricht.

Die Beobachtung in der Praxis zeigt, dass energetisch ungereinigte Heilsteine ihre Wirkung verlieren, diese jedoch nach einer energetischen Reinigung wiedererlangen.

Entladen unter fließendem Wasser

Durch Abseifen unter kaltem fließendem Wasser für etwa eine halbe Minute werden aufgenommene energetische Schlacken sowie fettige Abdrücke gereinigt. In diesen Spuren ist viel körperlicher Stress gespeichert.

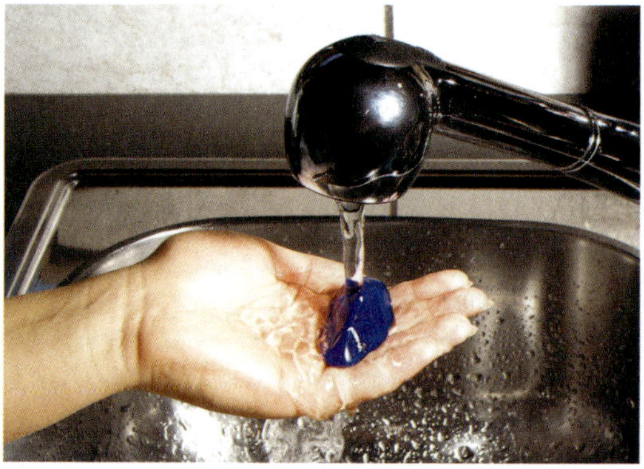

Entladen unter fließendem Wasser

Mineralien mit poröser und empfindlicher Oberfläche sowie Ketten sind von dieser Behandlung ausgeschlossen, sie können mit Hämatit entladen werden.

Reinigen der Informationsebene

Durch Abbau, Transport und Verarbeitung sowie vor allem durch den Energieaustausch im Heilungsprozess kann der Stein belastende Erfahrungen und Krankheitsinformationen angesammelt haben. Um diese Eindrücke zu verarbeiten, muss der Stein gereinigt werden. Dabei bestehen verschiedene Möglichkeiten.

Reinigen mit dunklem Amethyst

Je dunkler der Amethyst, umso tief greifender ist seine reinigende Wirkung.

Der Heilstein kann gut über Nacht in einer Druse liegen bleiben. Die Reinigung auf einem Drusenstück ist nicht so intensiv wie in einer Druse, da die Strahlung nur aus einer Richtung einwirkt. Die schonende Amethystreinigung kann niemals schaden, wirkt jedoch nicht ausreichend bei vielen stark metallischen, besonders dichten und sehr harten Steinen.

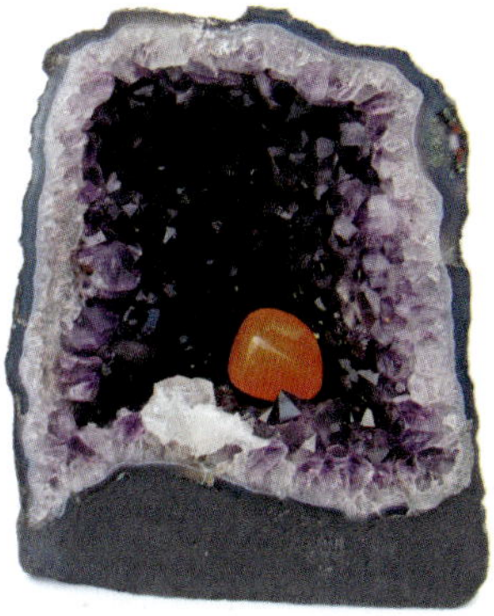

Energetische Reinigung in einer Amethyst-Druse

Reinigen in Hämatit-Steinchen

Hierbei wird der Stein oder die Kette direkt in Hämatit-Ministeinchen auf- oder eingelegt. Bereits nach zwanzig Minuten ist der eingelegte Stein auf der Informationsebene entladen.

Konsequenterweise bedeutet dies aber auch, dass Hämatit und Magnetit nicht mit anderen Steinen zusammengebracht werden dürfen, da diese Steine ebenfalls entladen werden. Dies trifft auch auf Tikras oder Ketten zu.

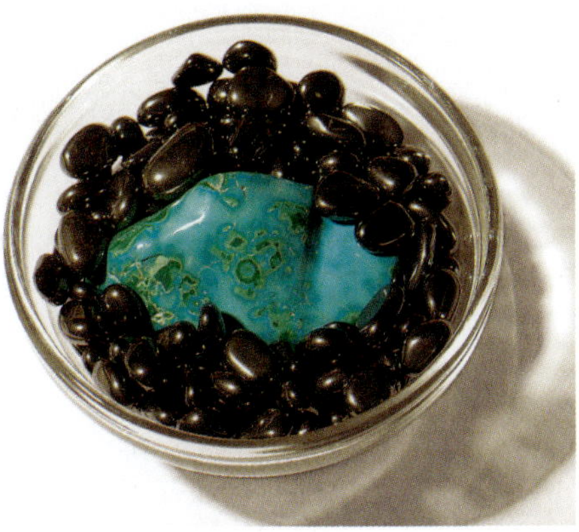

Auflegen auf Hämatit-Trommelsteinen

Aufladen der Steine

Da die Wirkungsintensität der Heilsteine in Zusammenhang mit der aufgenommenen Energie steht, sollten gereinigte und entladene Steine vor einer Steinbehandlung wieder aufgeladen werden.

Die klassische Aufladung der Steine erfolgt mit Lichtenergie, vor allem Sonnenlicht, oder wenn notwendig mit Mondlicht. Dabei hat die Sonne am Vormittag die am stärksten aufbauende Wirkung. Die auslaugende Mittagssonne sollte unbedingt vermieden werden. Die aufladende Wirkung kann verstärkt werden, indem der Stein in eine Bergkristall-Gruppe gelegt und dem Sonnenlicht ausgesetzt wird. Dies darf jedoch nicht mit Steinen durchgeführt werden, die keine Sonne vertragen, wie Amethyst oder Opale.

Aufladen mit Bergkristall

Alle Steine können mit Bergkristall energetisiert werden. Zum Aufladen eines Steines verwendet man am besten eine Bergkristall-Gruppe mit vielen Spitzen oder Bergkristall-Minitrommelsteinchen. Es ist ausreichend, wenn die entladenen Heilsteine mehrere Stunden auf die Gruppe oder in eine Schale mit Mini-Trommelsteinchen gelegt werden. Bergkristall gibt die von ihm aufgenommene Sonnenenergie an andere Steine ab.

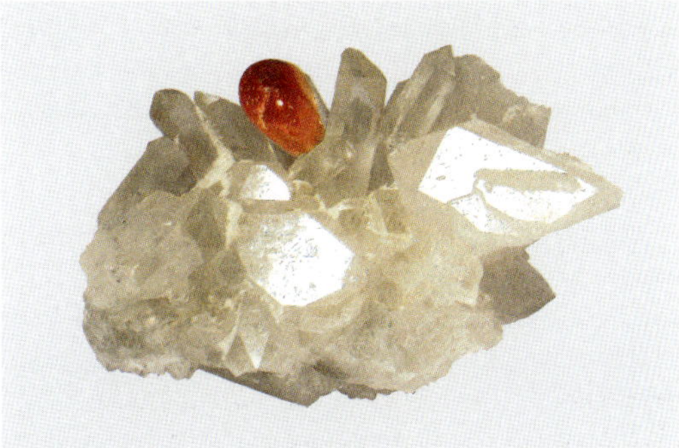

Auflegen auf Bergkristall-Gruppe

Tsesit – ein neuer, gut geprüfter Heilstein

Der Tsesit wurde als neuer Heilstein eingeführt, dessen Wirkung noch vollkommen unbekannt war und erst erforscht werden musste. Außer dessen Fundgeschichte, Angaben zur Mineralogie und einigen mythischen Erzählungen lagen keine Informationen vor.

Der erste Eindruck und das erste Gefühl des neuen Steines ließen Erwartungen aufsteigen, die sich im Laufe des Jahres durch verschiedene Testphasen und dann durch Hunderte von bestätigten Anwendungen immer mehr sicherten.

Zu analogen Ableitungen in der mineralogischen Steinheilkunde: Entstehung, Kristallsystem, Zusammensetzung, Dichte, Härte, Farbe, Aussehen, Magnetismus und Signatur des Steines ließen ein steinheilkundliches Arzneimittelbild entstehen.

Die theoretische Wirkung des Tsesits wurde durch praktische Testungen und Anwendung an Kranken bestätigt. Diese Bestätigungen ließen den Stein zu einem sicher einsetzbaren Heilstein werden.

Tsesit ist eine Goethit-Varietät, einem fast reinen Eisen-Oxid-Hydroxid, sekundär-diagenetischer Entstehung aus Markasit, das als Würfling nach einem Meteoriteneinschlag

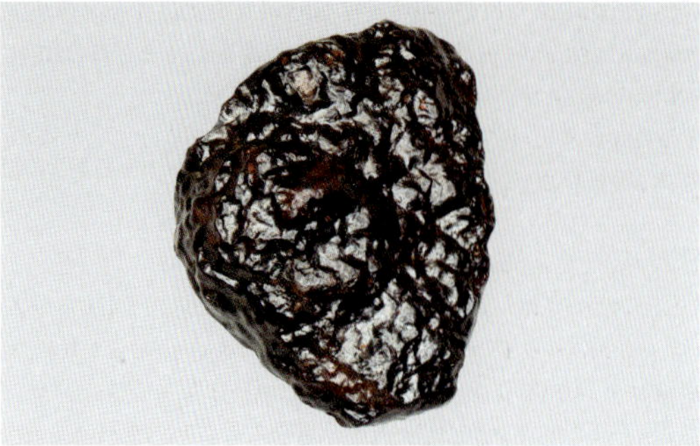

Typischer Tsesit

weggeschleudert wurde, mit einem feinen glänzenden dünnen Überzug aus Manganit (Wüstenlack), einem Manganoxid-Hydroxid, Dichte von 4,8, innere Härte von 5–5,5 und der äußeren Härte von 7,5, undurchsichtig von dunkelbraunschwarzer Farbe und gewellter Oberfläche, aus kleinen rundlichen Einzelstücken und antiferromagnetisch.

Erfahrungen mit Goethit-Kristallen lagen aus Testungen und Anwendungen der letzten Jahre vor. Dadurch wurde eine Wirkung auf das Blut, die Blutbildung und die arterielle Durchblutung, Muskulatur, Gelenke sowie auf die Psyche abgeleitet.

Im Laufe des ersten Jahres konnten verschiedene Gruppen von Heilstein-Testern mit unterschiedlichen Ansätzen motiviert werden, Tsesit für einen Zeitraum von 3–6 Wochen zu tragen und diese Erfahrungen zu dokumentieren. In einer Gruppe wurde der Tsesit in Wasser eingelegt und das Wasser getrunken.

Der Tsesit wurde an einer größeren Gruppe von Personen unterschiedlichen Alters getestet. Damit wurde er zum inzwischen bestgetesteten Heilstein, mit weit über 6000 nachlesbaren Erfahrungsberichten.

Diese Erfahrungsberichte ergaben, dass Tsesit:
- Kopf-, Rücken-, Gelenk- und Phantomschmerzen lindert.
- zentrale und periphere Nervenschmerzen lindert.
- entzündungshemmend wirkt.
- juckreizmildernd und hauterneuernd wirkt.
- die Wundheilung verbessert.
- die Blutqualität und die Durchblutung, auch der inneren Organe verbessert.
- hilft, Eisen in Blutkörperchen einzubauen.
- einen positiven Einfluss auf Schlaftiefe, Ein- und Durchschlafverhalten hat.
- die Konzentration bessert und Vergesslichkeit mindert.
- den Gemütszustand bessert, die Stimmung hebt und Stress löst.
- den Zustand in der Meditation vertieft.
- Leistungsfähigkeit und Durchhaltevermögen verbessert.

Physiologische Steinheilkunde

Die physiologischen Anwendungen unterstützen und entlasten den Körper unmittelbar und sind integraler Bestandteil der modernen Edelsteintherapie. Sie können bei bewährten Indikationen eingesetzt werden und relativ schnell zu einem Erfolg führen. Oft erweisen sich physiologische Anwendungen als außerordentlich stabilisierend oder heilungsbeschleunigend.

Weiter wurden diese Anwendungen, die ätherischen Öle ausgenommen, ebenso den steinheilkundlichen Verfahren zugerechnet, wenngleich das Material zur innerlichen Einnahme aufbereitet wurde. Alle diese Anwendungen wirken durch einen physiologischen und nicht »energetischen« Mechanismus, zählen aber im Prinzip mehr oder weniger zur Steinheilkunde.

Halitsalz

Kristallines Steinsalz hat sich in den letzten Jahren immer stärker als therapeutisches Mittel durchgesetzt und ist heute hauptsächlich als sogenanntes »Himalaja-Salz« mit rötlicher Färbung aus dem pakistanischen Salt Range des Hindukusch im Handel.

Das besonders wertvolle farblos transparente, würfelförmig erscheinende Kristallsalz kann als wasserhaltige Sole-Lösung physiologisch im medizinischen Sinne oder als Einzelkristall energetisch im Sinne der Steinheilkunde verwendet werden. Auf dieses Kristallsalz bezieht sich das im Folgenden und auf Seite 168 beschriebene Halit.

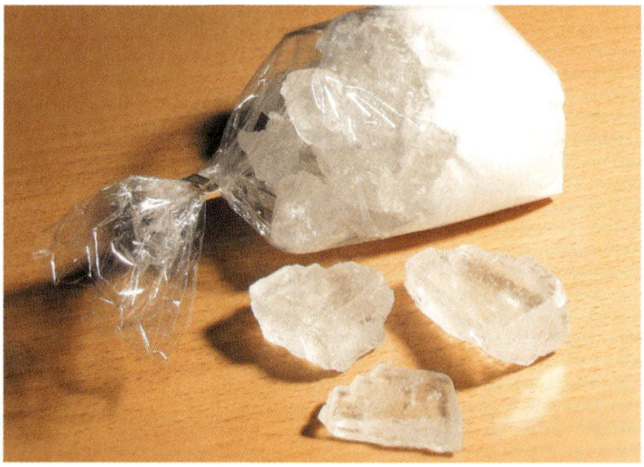

Halitkristallsalz

Mineralogie der Halitkristalle

Steinsalz bildet sich durch Austrocknung des Meeres in Küstennähe. Durch Verdunstung kommt es zu Übersättigung an schweren Mineralsalzen, weshalb zunächst Schwermetalle, dann Gips, dann Calcit und schließlich die hervorragend wasserlöslichen Stoffe Natrium und Chlorit als Kochsalz ausgefällt werden. Nach erneuter Überflutung wiederholt sich der Vorgang in umgekehrter Reihenfolge, wodurch der Salzstock eingeschlossen wird.

Analog betrachtet, zeigt sich hier ein Prozess der Verfeinerung, Selektion und Reinigung, der nicht nur an die vielschichtige, im Brauchtum vieler Kulturen verankerte Reinigungsfunktion von Salz denken lässt, sondern auch an die physiologische Bedeutung des Salzes im Blut.

Aufgrund der existenziellen Wichtigkeit des Speisesalzes entstanden entlang der Abbaugebiete groß angelegte und gut organisierte Zentren der Förderung und des Handels. So kommt dem Salz eine besondere Bedeutung für die Entwicklung der Zivilgesellschaft zu. Auch physiologisch garantiert Salz das Funktionieren komplexer regulativer Zusammenhänge.

Physiologische Prozesse

Salz reguliert durch Osmose eine ausgewogene Flüssigkeitsverteilung in den Zellen und dem sie umgebenden Bindegewebe.

Salz reguliert das Durst- und Trinkverhalten und greift in die Bildung von Ödemen oder Gewebeaustrocknung ein.

Salz greift in die Transportprozesse des Blutes ein und fördert die Entschlackung, Entgiftung sowie Reinigung des Gewebes durch Ausschwemmung über die Niere.

Salz stabilisiert den Kreislauf und die orthostatische Funktionsfähigkeit des Blutes.

Salz steuert die Nierenfunktion über den Wasser- und Elektrolytaustausch der Nephronen und damit eine Entgiftung der wasserausscheidbaren Stoffe sowie den Mineralhaushalt.

Salz reguliert die Verdauung im Magen durch Bildung der Salzsäure und der Bildung des Natriumbicarbonats in der Bauchspeicheldrüse und beeinflusst damit die Aufschließung der Nahrung sowie den Säure-Basen-Haushalt und die Blutpufferung.

Salz greift in die Erregbarkeit und Leitfähigkeit der Nerven ein und damit auch in die Hirntätigkeit und die Kontraktionsgeschwindigkeit und -stärke der Muskeln.

Salz bildet durch dessen Ausscheidung über den Schweiß zu einem Teil den Säureschutzmantel der Haut.

Der Zusammenhang des Salzes mit der Hormonregulation der Periode ist noch nicht vollständig geklärt.

Herstellung einer Halitkristallsole

Gesättigte 26-prozentige Sole:
Wasser kann bei normaler Zimmertemperatur nur 26 Prozent Salz lösen, erst bei höherer Temperatur löst sich bis zu 33 Prozent Salz im Wasser.

Zur Herstellung einer gesättigten 26-prozentigen Sole reicht es, mehrere Salzbrocken in ein mit Wasser gefülltes Glas einzulegen. Nach etwa 3–5 Stunden hat sich so viel Salz gelöst, dass eine gesättigte Sole entstanden ist, die daran zu erkennen ist, dass noch ungelöstes Salz übrig ist.

Möchte man jedoch kein Restsalz in der Sole haben, kann man 260 g Salz in einem Liter Wasser lösen.

1- und 2-prozentige Sole:
Eine verdünnte 1- oder 2-prozentige Sole-Lösung kann man herstellen, indem man 4 ml der konzentrierten Sole auf 100 ml Wasser auffüllt bzw. auf 50 ml Wasser auffüllt. Diese verdünnten Sole-Lösungen lassen sich natürlich auch durch ein direktes Auflösen von 10 g Salz auf 1 l Wasser bzw. 20 g Salz auf 1 l Wasser herstellen.

Eine 1-prozentige Sole-Lösung zum Baden kann auch durch Lösen von 1 kg Salz auf 100 l Wasser in der Badewanne hergestellt werden.

Anwendungen mit Salz

Einspeicheln

Zum Einspeicheln wird ein Salzkristall kurzfristig in den Mund genommen und nach der Herausnahme des Kristalls der Speichel noch einige Zeit im Mund gehalten. Der gesalzene Speichel kann geschluckt oder ausgespuckt werden.

Anwendungsbereiche: Allergien, Atemwegs-, Mund- und Bronchialerkrankungen, Zahnfleischerkrankungen.

Trinken

Morgens 1 Teelöffel konzentrierte 26-prozentige Halitkristallsole in einem Glas Wasser mischen und nüchtern trinken. Dazu über den Tag verteilt 2 Liter reines Wasser zu sich nehmen.

Anwendungsbereiche: Antriebslosigkeit, Asthma, Blasen- und Nierenbeschwerden, Entschlackung, Darmbeschwerden und -reinigung, Menstruationsbeschwerden, niedriger Blutdruck.

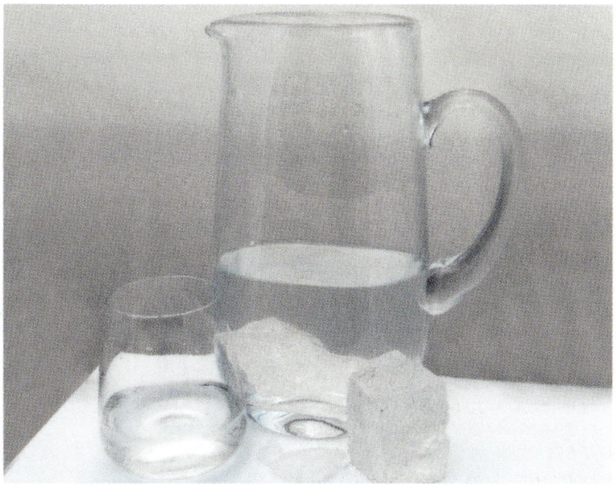

Ansetzen einer Sole

Sole-Trinkkuren

Bei einer Sole-Trinkkur wird über einen längeren Zeitraum eine geringe Menge Sole verdünnt oder pur eingenommen.

1 Teelöffel konzentrierte Sole in ein Glas Wasser, am besten Quellwasser, geben und morgens nüchtern trinken.

1 Teelöffel konzentrierte Sole in einen Glaskrug mit Wasser (Quellwasser) geben und über den Tag verteilt trinken.

Wichtig: Über den Tag verteilt 2 Liter Wasser zusätzlich trinken, um die Ausscheidung zu verstärken.

Anwendungsbereiche: Antriebslosigkeit, Asthma, Blasen- und Nierenbeschwerden, Entschlackung, Darmbeschwerden und -reinigung, Hauterkrankungen.

Baden

Verdünnte 1-prozentige Salzsole kann für ein Vollbad verwendet werden, dafür ca. 1 Kilogramm orange Salzbrocken in 100 Liter Badewasser lösen.

Anwendungsbereiche: Akne, Bindegewebsentschlackung, Durchblutungsstörungen, Entspannung und Nervenberuhigung, atrophische und entzündliche Hauterkrankungen, Herz-Kreislauf-Beschwerden, Juckreiz unterschiedlicher Ursache, Kinderkrankheiten, rheumatische Beschwerden.

Auftragen

Nach dem Waschen trägt man eine gesättigte 26-prozentige Salzsole auf der noch feuchten Haut auf, die anschließend nur abgestupft wird.

Anwendungsbereiche: Atrophische und entzündliche Hauterkrankungen, Allergien, Blutergüsse, Durchblutungsstörungen, Hautinfektionen, Hautverletzungen, Insektenbisse und -stiche, Juckreiz unterschiedlicher Ursache, Kinderkrankheiten, rheumatische Beschwerden.

Gurgeln

Eine gesättigte 26-prozentige oder auch verdünnte 2-prozentige Salzsole kann zum Gurgeln eingesetzt werden.

Anwendungsbereiche: Entzündungen im Mund- und Rachenraum, Erkältungsbeschwerden, Zahnfleischbeschwerden.

Nasenspülung

Eine lauwarme 1-prozentige Salzsole-Lösung wird aus einem Glas mit einer Öffnung in die Nase gezogen.

Zur Nasenspülung gibt es auch in Apotheken oder gut sortierten Esoterikläden spezielle Kännchen aus Glas oder Porzellan, die als Nasenduschen angeboten werden.

Anwendungsbereiche: Erkältungskrankheiten und grippale Infekte, Heuschnupfen, Nasen- und Stirnhöhlenentzündung.

Inhalation

Verdünnte 1-prozentige oder 2-prozentige Salzsole kann inhaliert werden; unter einem Handtuch wird der Dampf aus einer erhitzten Sole-Lösung inhaliert.

Anwendungsbereiche: Atemwegs- und Bronchialbeschwerden, Nasen- und Stirnhöhlenerkrankungen, Grippe und grippale Infekte, Erkältungsvorbeugung

Kombinationsausschluss

Salz kann zusammen mit fast allen anderen Therapien verwendet werden, wenn die zeitliche Versetzung der physiologischen Methoden berücksichtigt wird.

Salz sollte zeitlich versetzt zu anderen Anwendungen wie etwa der Einnahme von kolloidalem Silber, einer Kieselsäure-Gel-Lösung oder Klinoptilolith-Pulver eingenommen werden. Gute Erfahrungen liegen bei einem zeitlichen Abstand von 15 Minuten vor, besser sind jedoch über 30 Minuten.

Salz kann gleichzeitig an gleicher Stelle mit ätherischen Ölen verwendet werden (ohne zeitlichen Abstand).

Salz sollte nicht gleichzeitig mit Edelstein-Wasser eingenommen werden, um es nicht zu verdünnen oder mit dem vergleichsweise stark mineralstoffhaltigen Wasser zu verunreinigen. 15 Minuten Abstand zwischen den Einnahmen genügt in jedem Fall.

Salz kann die Therapie mit Bachblüten-, Orchideenessenzen, spagyrischen Essenzen oder homöopathischen Mitteln bzw. biochemischen Salzen unterstützen, muss jedoch auch dann zeitlich versetzt eingenommen werden.

Risiken und Nebenwirkungen

Salz ist ein Nahrungsmittel, und man kann unter Normalbedingungen schon größere Mengen zu sich nehmen, was erst einmal großen Durst auslöst.

Da Salz in größeren Mengen jedoch sehr unangenehm schmeckt, nimmt niemand freiwillig – auch Kinder nicht – viel Salz zu sich, was den Körper schädigen würde.

Problematischer jedoch ist eine langanhaltende Hochdosierung der täglich zu sich genommenen Salzmenge, die eine Blutdruckerhöhung auslösen kann.

Wirkungsausschluss

Salz in seinen verschiedenen Anwendungsmöglichkeiten ist ähnlich wie kolloidales Silber nicht in der Lage, Tumorerkrankungen, Bluterkrankungen, Knochenwachstumsstörungen, Herzmuskel- und Durchblutungsstörungen, Nervenstörungen und Nervenerkrankungen, Lähmungen und spastische Krämpfe, angeborene Defekte, Sinnesstörungen, Gehirnstörungen sowie psychosomatische Beschwerden oder psychiatrische Erkrankungen zu beeinflussen. Halitsalz kann jedoch auch energetisch eingesetzt werden.

Schutzkreise

Legen Sie, wenn Sie nicht gut schlafen können oder sich Fremdenergien ausgesetzt fühlen, aus ca. acht Halitkristallen einen Schutzkreis ums Bett oder in die Ecken Ihrer Zimmer. Halitkristallsalz lässt Stabilität, Geborgenheit, Klarheit und innere Ruhe erfahrbar werden.

Elektrosmog

Zunächst reduzieren Sie die Störquellen wo und wann immer möglich! Ansonsten nehmen Sie beim Telefonieren einen Halitkristall in die Hand und lecken Sie daran. Legen Sie Kristalle auf den Monitor, den Rechner, auf die Telefonanlage und auf den Sicherungskasten. Kommt die Störung von außen, legen Sie einige Kristalle als Abgrenzungslinie.

Mitführen

Wie Heilsteine können auch Halitkristalle in der Hosentasche zur ganzheitlichen Harmonisierung mitgeführt werden. Sensible Menschen spüren die lichtvolle und reine Energie, fühlen sich geschützt, ausgeglichen und klar.

Tipp: Zur Stabilisierung können Sie an Ihrem Kristall lecken; wenn Sie sich verwirrt oder schwach fühlen, halten Sie ihn kurz an Ihre Stirn.

Auflegen

Erleben Sie die befreiende und kühlende Wirkung der Halitkristalle, indem Sie sie für 5–9 Sekunden auf als heiß empfundene Körperbereiche auflegen. Sie können sich besser von geistigen Fremdeinflüssen und emotionalen Belastungen distanzieren, um Ihre Integrität zu wahren.

Abziehen von Energieballast

Erleben Sie die befreiende und kühlende Wirkung der Halitkristalle, indem Sie sie für 5–9 Sekunden auf als heiß empfundene Körperbereiche auflegen. Sie können sich besser von geistigen Fremdeinflüssen und emotionalen Belastungen distanzieren, um Ihre Integrität zu wahren.

Wärme-Kältekompressen

Legen Sie Ihr Salzsäckchen ins Kühlfach oder erhitzen Sie es im Backofen. Salz speichert die Temperatur hervorragend und unterstützt Ihre Gesundheit durch viele weitere wohltuende regulierende Eigenschaften, wodurch das energetische Gleichgewicht bald wiederhergestellt wird.

Reinigung von Quarzmineralien

Insbesondere Bergkristall-Individuen lieben es, mit Halitsole abgewaschen zu werden, da sie sich dabei von vielen Belastungen, die sie auf der Ebene ihres Kristallgitters abgespeichert haben, befreien können. Anschließend in der Sonne aufladen.

Kolloidales Silber

Kolloidales Silber ist eine Dispersion aus destilliertem, mineralienfreiem Wasser sowie reinstem metallischen Silber, hergestellt durch elektrolytische Abscheidung, wobei an zwei ins Wasser getauchte Silberstücke eine Spannung angelegt wird und sich daraus Silberpartikel herauslösen.

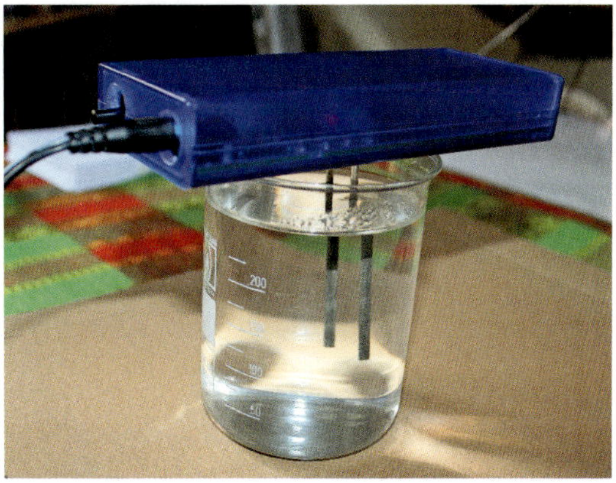

Herstellung von kolloidalem Silber

Diese aus nur 103–bis 106 Silberatomen bestehenden Partikel sind in der Regel zwischen 0,01 und 0,001 Mikrometer klein und machen sich durch einen hauchdünnen, oft kaum wahrnehmbaren silbrigen Schleier im Wasser sichtbar. Die Silberteilchen sind elektrisch positiv geladen und stoßen sich gegenseitig im Wasser ab, sodass sie sich gleichmäßig im Wasser verteilen. Ihre Konzentration liegt zwischen 3 und 50 ppm (parts per million), das heißt 3–50 Milligramm Silber verteilen sich in 1 Liter Wasser.

Kolloidales Silber ist keinesfalls mit dem giftigen metallischen Silber oder den giftigen Silbersalzen zu verwechseln. Silbersalze wie etwa Silbernitrat wurden bis in die 90er Jahre in den Kliniken allen Neugeborenen in die Augen geträufelt, um diese vor Augentripper zu schützen. Wegen seiner Nebenwirkungen wurde dieses Verfahren inzwischen eingestellt. Damit hat kolloidales Silber absolut nichts zu tun.

Es wird vollständig aus dem Körper ausgeschieden, großteils über die Nieren, aber auch über den Darm – und kann selbst bei hochgradiger Nierenschädigung noch eingesetzt werden.

Wirkungsprinzip des kolloidalen Silbers

Die winzigen Edelmoleküle dringen in einzellige Bakterien ein und blockieren dort ein für die Sauerstoffgewinnung zuständiges Enzym, sodass der Keim erstickt.

Kolloidales Silber wirkt dadurch wie ein wirkungsvolles Breitband-Antibiotikum, ohne dass Resistenzen auftreten können, und bessert Entzündungen.

Kolloidales Silber tötet Viren, Einzeller, Plasmodien und Pilze einschließlich deren Spohren ab und greift Würmer an.

Kolloidales Silber unterdrückt die Histamin- und Prostaglandinausschüttung bei allergischen und entzündlichen Reaktionen, puffert überschießende Reaktionen des Immunsystems ab und lindert somit allergische und entzündliche Erscheinungen.

Kolloidales Silber wirkt auf die Stammzellenprägung ein und kann damit auf jedes Gewebe wirken.

Kolloidales Silber wirkt zusammenziehend auf die Wundoberfläche bei offenen Wunden.

Kolloidales Silber reagiert im Körper wie ein freies Radikal und bindet überschüssige Elektronen.

Indikationsbereiche

Kolloidales Silber kann zur Unterstützung der Entgiftung, Schwermetallausleitung und Entschlackung eingenommen werden. Silber bindet das metallische Quecksilber, wodurch dieses über die Niere leicht ausgeschieden werden kann, eingelagerte organische Quecksilberverbindungen scheidet es jedoch nicht aus.

Kolloidales Silber kann bei allen entzündlichen und eitrigen Prozessen im Mundbereich und Zahnfleischbereich, der Atemwege und des Verdauungstraktes eingenommen oder bei Entzündungen, Eiterungen sowie bei allen infektiösen Hauterkrankungen und -entzündungen, einschließlich des Nagelbettes, lokal äußerlich auf die Haut aufgetropft oder eingerieben werden.

Kolloidales Silber kann bei allen allergischen und atrophischen Hauterkrankungen sowie bei Verbrennungen einschließlich Sonnenbrand und Strahlenschäden mit seiner kühlenden und reizlindernden Wirkung lokal auftragen werden. Es lässt dabei die Haut geschmeidiger werden.

Kolloidales Silber kann bei Entzündungen und Erkrankungen der weiblichen Geschlechtsorgane, bei Erkrankungen der männlichen Geschlechtsorgane einschließlich der Prostata eingenommen werden.

Kolloidales Silber kann bei Pilzbefall der Haut und des Verdauungstraktes, Insektenbissen und -stichen und Warzen lokal aufgetragen sowie innerlich zur Verbesserung des gesamten Milieus eingenommen werden.

Kolloidales Silber kann zur Entlastung und Stärkung der humoralen und der spezifischen Abwehr sowie bei verminderter Abwehrlage eingesetzt werden.

Kolloidales Silber kann anregend auf katalytische Prozesse und verschiedene Enzyme einwirken.

Kolloidales Silber kann der Erfahrung nach scheinbar zwischen günstigen und unerwünschten Darmbakterien unterscheiden und zunächst die unerwünschten Darmbakterien angreifen. Wird die Dosis erhöht, können durch Abtötung der Kolibakterien auch Blähungen auftreten. Eine Erklärung dafür gibt es noch nicht.

Kolloidales Silber ist aufgrund seiner Milde und seiner Durchdringungsfähigkeit ätherischen Ölen unbedingt vorzuziehen, wenn die betroffene Körperstelle empfindlich oder nicht direkt zugänglich ist, wie z. B. die Augen oder das Nagelbett.

Anwendung

Innerlich kurmäßige Anwendung

1-mal täglich 20 ml kolloidales Silber unverdünnt, am besten nüchtern oder 2-mal täglich 10 ml unverdünnt einnehmen.

Für die innerliche Anwendung bei grippalen Infekten, Entzündungen und Darmpilzen gilt, dass die Dosis auf bis zu 2-mal 30 ml 100 ppm erhöht wird, um eine zu frühe Resorption auf dem Weg zum erwünschten Wirkungsort zu vermindern. Treten starke Winde auf, weist dies darauf hin, dass die vermutlich bereits gestörte Bakterienbesiedelung des Darmes mit angegriffen wird.

Zur Behandlung von Bronchial- und Lungenerkrankungen hat sich die Inhalation mit einem Vernebler als sehr sinnvoll erwiesen. Die dadurch entstehenden Nebel, gefüllt mit kolloidalem Silber, dringen tief in die Alveolen der Lunge vor und erreichen dort ihre optimale Wirkung.

Äußerliche Anwendung

Obwohl allgemein bei Hautdefekten Lavandinöl das Mittel der ersten Wahl ist, stellt kolloidales Silber durch seine optimale Verträglichkeit eine hervorragende Alternative dar.

Kolloidales Silber lässt sich gut tropfenweise, aber auch großflächig in größerer Menge lokal auf die Haut auftragen, auch tropfenweise in eine offene oder infizierte Wunde zum Ausspülen eintropfen oder aufsprühen. Dabei kann das aufgetropfte kolloidale Silber mit den Fingerspitzen ohne Druckanwendung verteilt werden, das aufgesprühte kolloidale Silber lässt man einfach eintrocknen.

Spülungen mit kolloidalem Silber im Vaginal- oder Analbereich werden durch Einspritzen mit einer Spritze, deren Spitze gekappt ist, durchgeführt, sodass keine Verletzungsgefahr besteht. Hier haben sich Dosierungen von 25–50 ppm bewährt.

Mundspülungen werden mit etwa 10 ml kolloidalem Silber und 25 ppm durchgeführt, wobei das Silber so lange wie nur möglich im Mund behalten wird. Hier wirkt das kolloidale Silber tief greifend über die Mundschleimhaut ein. Obwohl eine Verbesserung rasch deutlich wird, sollte diese Anwendung einige Wochen länger weitergeführt werden.

Risiken und Nebenwirkungen

Kolloidales Silber ist selbst in hohen Dosierungen ungiftig und frei von Nebenwirkungen. Bei einer Einnahme einer ganzen Flasche würde man nur 0,3 mg Silber zu sich nehmen. Kolloidales Silber wird vollständig aus dem Körper ausgeschieden. Vorübergehend können allenfalls – selten verstärkte – Blähungen auftreten.

Aufgrund der winzigen Menge stofflichen Silbers besteht kein Risiko einer grauen Hautverfärbung, der sogenannten Argyrie, wie sie nach jahrelanger konzentrierter Einnahme von Silber auftritt, wenn Silber nicht mehr ausgeschieden werden kann.

In seltenen Fällen wurden jedoch Erstreaktionen beobachtet, die möglicherweise auf einer Giftlösung beruhen, diese Reaktionen verschwinden jedoch nach wenigen Tagen vollständig.

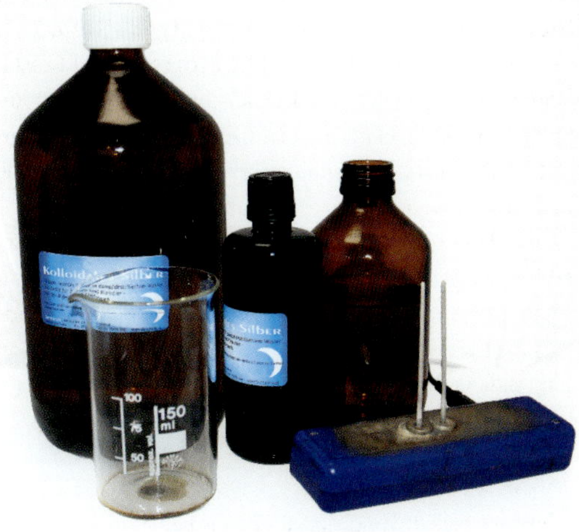

Flaschen mit kolloidalem Silber

Wirkungsausschluss

Es liegen bisher nur wenige glaubhafte und nachvollziehbare Erfahrungen mit kolloidalem Silber bei Bluterkrankungen, Knochenwachstumsstörungen, Herzmuskel- und Durchblutungsstörungen, Lähmungen und spastischen Krämpfen sowie angeborenen Defekten vor. Diese Bereiche erscheinen für die Anwendung mit kolloidalem Silber nicht sinnvoll.

Diese Liste enthielt noch vor vier Jahren weitere Indikationen wie etwa Asthma, Tumorerkrankungen, Nervenstörungen, Sinnesstörungen, Gehirn- und Gedächtnisleistungsstörungen sowie psychosomatische und psychiatrische Beschwerden.

In all diesen Bereichen wurden jedoch in den letzten Jahren Behandlungserfolge festgestellt, sodass diese Indikationen so nicht mehr gehalten werden konnten.

Kombinationsausschluss

Kolloidales Silber kann zusammen mit fast allen anderen Therapien verwendet werden, wenn die zeitliche Versetzung der Alternativmethoden berücksichtigt wird. Es verträgt sich mit allen Steinessenzen gut.

Kolloidales Silber sollte zeitlich versetzt zu anderen Anwendungen wie etwa der Einnahme einer Solelösung, einer Kieselsäuregel-Lösung oder eines Heilsteinwassers eingenommen werden. Gute Erfahrungen liegen mit einem zeitlichen Abstand von mindestens 15 Minuten vor, besser jedoch über 30 Minuten.

Kolloidales Silber kann nicht gleichzeitig an gleicher Stelle mit ätherischen Ölen verwendet werden. Bei äußerlicher Verwendung sollten ca. 4 Stunden verstreichen, nachdem Öle aufgetragen wurden. Im umgekehrten Fall können auch 2 Stunden genügen.

Kolloidales Silber sollte nicht gleichzeitig mit Edelsteinwasser eingenommen werden, um es nicht zu verdünnen oder mit dem vergleichsweise stark mineralstoffhaltigen Wasser zu verunreinigen. 15 Minuten Abstand zwischen den Einnahmen genügt in jedem Fall.

Kolloidales Silber kann die Therapie mit Bachblüten oder homöopathischen Mitteln bzw. biochemischen Salzen unterstützen, muss jedoch auch dann zeitlich versetzt eingenommen werden.

Aufbewahrung und Haltbarkeit

Die Flasche sollte vor Sonneneinstrahlung geschützt aufbewahrt und keinen elektrischen oder magnetischen Feldern ausgesetzt werden, da dadurch die Metallpartikel entladen werden und ausfallen. Das bedeutet, kolloidales Silber nicht im Kühlschrank, neben der Telefonanlage oder in der Nähe von Stromleitungen länger lagern. Aufgrund seiner elektrostatischen Aufladung oder seiner Oberflächenbeschaffenheit entlädt sich kolloidales Silber auch an Plastik, was an feinen grauen Ablagerungen zu erkennen ist.

Daher sollte kolloidales Silber stehend aufbewahrt werden.

Durch Sedimentation und elektrische Entladung setzt sich das in einer Lösung befindliche kolloidale Silber normalerweise innerhalb von drei Monaten auf dem Boden der Flasche ab, die Wirkung des kolloidalen Silbers bleibt jedoch für einen viel längeren Zeitraum erhalten. Möglicherweise beruht diese Wirkung dann auf einer Übernahme der Schwingungsinformation auf das Wasser.

Kieselsäuregel

Silizium ist ein lebenswichtiges Spurenelement, das relativ schwer vom Körper aufgenommen wird. Dieses Problem kann mit der Zufuhr gefällter disperskolloidaler Lösung mit Kieselsäuregel, einem Siliziumoxid, gelöst werden.

Kieselsäuregel ist eine in kolloidaler Lösung gehaltene Kieselsäure, mit gelartiger Struktur. Die enthaltenen Moleküle messen ca. 0,5 nm und können deshalb die Darmwand leichter passieren als ungelöste Kieselsäureaggregate, die mit ca. 50 nm rund hundertmal größer sind.

Aufgrund seiner Kugelstruktur und der Hohlräume erreicht kolloidales Kieselsäuregel eine extrem große, reaktionsfähige Oberfläche. So hat beispielsweise ein Gramm kolloidales Kieselsäuregel eine Oberfläche von etwa 300 m^2. Diese große Oberfläche bewirkt eine hohe Bindungskraft gegenüber Entzündungserregern wie Bakterien oder Viren.

Im Körper eines Menschen finden sich rund 1,5 Gramm Silizium, verteilt im gesamten Gewebe. In der Natur kommt Silizium nicht frei vor, sondern nur gebunden an Sauerstoff als Kieselsäure. Pflanzen enthalten sehr unterschiedliche Konzentrationen an Kieselsäure. Hohe Konzentrationen finden sich im Getreide, in Hafer 0,6 Prozent und Gerste 0,2–0,3 Prozent.

Der tägliche Mindestbedarf wird bei etwa 50 Milligramm angegeben. Für die optimale Versorgung der Zellen und des Bindegewebes ist die doppelte Menge möglich und sicher. Wenn durch Mangelzustände, Belastungen oder bei zunehmendem Lebensalter die Zellatmung abnimmt, sinkt die Aufnahme der Kieselsäure.

Eine Überdosierung oral aufgenommener Kieselsäure ist kaum möglich. Mehr als ca. 250 Milligramm pro Tag können nicht resorbiert, aber über die Niere wieder ausgeschieden werden.

Silizium ist wichtig:
- für die Zellatmung,
- für den Aufbau und die Spannkraft des Bindegewebes,
- für die Kollagensynthese,
- für die Elastizität und Festigkeit der Arterien- und Venenwände,
- für die Mineralisierung der Knochen,
- für den Aufbau und die Festigkeit des Knorpels in den Gelenken,
- für die Aktivität des Immunsystems.

Silizium unterstützt die Fähigkeit der Haut, Feuchtigkeit zu binden, und beeinflusst den Hautstoffwechsel.

Silizium unterstützt den Aufbau des Bindegewebes und das gesunde Wachstum von Haar und Fingernägeln.

Silizium unterstützt, innerlich eingenommen, die entzündungshemmende Wirkung sowohl im Rachen, bei Magenschleimhautentzündungen und Magengeschwüren.

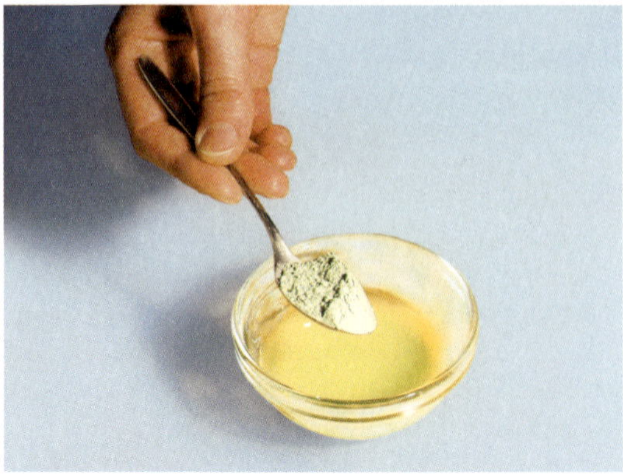

Pulver in Wasser eingerührt

Silizium hilft gegen Magenübersäuerung und Sodbrennen, bei nervösen Magenbeschwerden, Blähungen, Verstopfung, Durchfall und bei Oberbauchbeschwerden.

Silizium bessert, äußerlich aufgetragen, Wunden und Akne, Hautreizungen, Geschwüre, Sonnenbrand, Insektenstiche, leichte Verbrennungen, Bläschen, Reizungen bei Allergien, offenen Beinen sowie Entzündungen der Mundschleimhaut und Reizung des Zahnfleisches.

Mit dem Alter nimmt der Siliziumgehalt im Körper ab. Die Elastizität und Spannkraft des Bindegewebes lassen nach, und das Bindungsvermögen von Feuchtigkeit reduziert sich.

Grüne Mineralerde (Bentonit)

Durch das in Wasser eingerührte Mineralpulver des Klinoptilolith können dem Körper lösliche Mineralien zugeführt werden, wobei neben einer Regulierung des Mineralstoffhaushaltes ein wesentlicher Faktor in der Entgiftungsfunktion zu sehen ist.

Der Darm hat die Aufgabe Nahrungsstoffe aufzunehmen und Abfallstoffe auszuscheiden. Die feinen Teilchen der Mineralerde bilden eine große Oberfläche, die große Mengen Krankheitskeime, Schad- und Giftstoffe aufnehmen und Gase binden kann. Auf diese Weise kann der Darm entgiftet und die im Darm befindliche körpereigene Abwehr angeregt werden.

Mineralerde bewirkt eine Mikromassage im Darm, verstärkt die Sekretion ohne Reizung, regt die Verdauung an und wirkt als Ballaststoff.

Die aus der Mineralerde gelösten Mineralstoffe werden über den Darm aufgenommen und dem Körper zugeführt. Sie enthält in Oxidform Silizium, Aluminium, Eisen, Kalium, Kalzium, Kobal, Kupfer, Lithium, Magnesium, Mangan, Molybdän, Natrium und Phosphor.

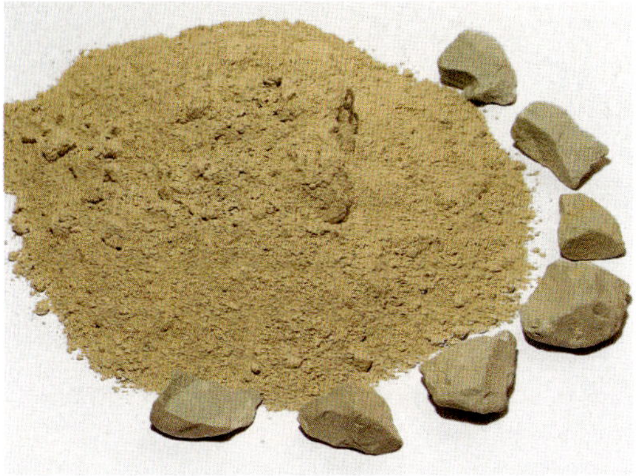

Rohsteine und Pulver von Klinoptilolith

So kann Mineralerde bei körperlicher Erschöpfung vermehrte Leistungsfähigkeit und bei geistiger Ermüdung erhöhte psychische Spannkraft verleihen.

Mineralerde wird nicht nur innerlich, sondern auch äußerlich in Form von Packungen, Umschlägen, Masken oder Bädern angewendet.

Mineralerde kann bei auftretenden Schmerzen eine große Hilfe sein, indem eine Schicht des Breis auf die schmerzende Stelle gestrichen, darüber eine Folie gelegt und das Ganze zugebunden wird.

Bei Migräne und Kopfschmerzen werden Umschläge auf die Stirn oder den Nacken, bei Ohrenschmerzen um die Ohrmuschel und bei Halsschmerzen um den Hals gelegt.

Bei Hals- oder Mandelentzündung wird 1 Teelöffel grüne Mineralerde in einem Glas warmem Wasser als Gurgelmittel verwendet.

Bei Gelenkschmerzen wird der Brei so warm wie möglich aufgetragen und durch einen festen Umschlag möglichst lange warm erhalten. Solange die Umschläge nicht als störend empfunden werden, können sie liegen bleiben.

Bei Mineralerdebädern werden 1–2 Tassen Mineralerde genommen. Wirksamer ist es, sich nach dem Bad nicht trocken zu reiben, sondern feucht, in ein Badetuch gewickelt, im Bett auszuschwitzen.

Masken und Packungen regen die Hautdurchblutung an, führen der Haut Feuchtigkeit zu, straffen das Gewebe, beruhigen die Hautnerven und verbessern die Qualität von Haaren, Nägeln und Haut.

Zu beachten ist, dass grundsätzlich Glas- oder Tongefäße verwendet werden, auf keinen Fall Gefäße aus oxidierendem Metall. Zuerst wird die Mineralerde in ein Gefäß gegeben und dann die Flüssigkeit zugemischt.

Ein Mineralerde-Trunk wird mit 1 Teelöffel Mineralerde auf 1 Glas Wasser zubereitet. Man kann die Mineralerde auch trocken einnehmen, einspeicheln und einen Schluck Wasser oder Tee danach trinken. Nach dem Mineralerde-Trunk sollte man noch ca. 30 Minuten nüchtern bleiben.

Klinoptilolith als Pulver

Im Gegensatz zur mineralreichen Heilerde besteht Klinoptilolith aus einem Monomineral, d. h. im Idealfall nur aus Klinoptilolith, das aber bei seiner Entstehung mit 3–8 Prozent Fremdmineralien, meist Quarz, Feldspat oder Glimmer, vermischt ist.

Dieses Mineral der Zeolith-Gruppe hat jedoch einige hervorragende Eigenschaften, die sich als wichtig in der Steinheilkunde herauskristallisiert haben.

Die wichtigste Eigenschaft ist die Bindung von Ammoniak und Schwermetallen in sein Kristallgitter, wodurch es sich als das vermutlich beste Entgiftungsmittel erweist.

Durch die Bindung des Ammoniaks im Darm wird die Leber entlastet, deren wichtigste Aufgabe es ist, Giftstoffe (wie Ammoniak) aus dem Blutkreislauf zu entfernen.

Ebenso zentral ist die Bindung von Schwermetallen, wodurch der Körper nicht nur von Arsen, Blei, Cadmium, Nickel, Palladium, Quecksilber und Uran, sondern auch von einer möglichen radioaktiven Belastung durch Caesium oder Strontium befreit werden kann.

In den letzten Jahren hat sich Klinoptilolith bei vielen Erkrankungen als sehr sinnvoll erwiesen und die Steinheilkunde um einen effektiven therapeutischen Ansatz erweitert.

Typische Klinoptilolith-Indikation

Alle Reaktionen, die dadurch gefördert werden, dass Klinoptilolith im Darm Ammoniak bindet und dadurch die Leber von dieser Vergiftung entlastet.

Das betrifft alle Leber- und Gallenerkrankungen sowie die Entgiftungsreaktionen, die durch den Gallenfarbstoff gesteuert werden und bei dem die Giftstoffe über die Leber abgebaut werden: Störungen des Verdauungstraktes, die Wiederherstellung einer normalen Bakterienzusammensetzung im Darm und dessen indirekte Auswirkung auf das Immunsystem sowie alle Entgiftungsreaktionen, bei denen die Stoffe direkt in das Kristallgitter von Klinoptilolith eingebaut werden.

Klinoptilolith ist völlig frei von Nebenwirkungen.

Praxis der Heilstein-Therapie

Heilsteine und Öle

Die körperliche und seelische Wirkung der Heilsteine kann mithilfe ätherischer Öle verbessert werden. Dieser Ansatz konnte in den patientenbezogenen Testungen des Heilsteinmuseums Stockheim in den letzten Jahren immer wieder gezeigt werden. Damit wurde auch eine Bereicherung in der Anwendung der Steinheilkunde eingeführt. Die Forschungen in der Steinheilkunde des Heilsteinmuseums haben vor allem eines gezeigt. Ätherische Öle wirken schnell und zuverlässig (z. B. Nelkenöl bei Zahnschmerzen innerhalb von 20 Sekunden), aber zusammen mit einem passenden Heilstein wirken sie viel intensiver und vor allem länger.

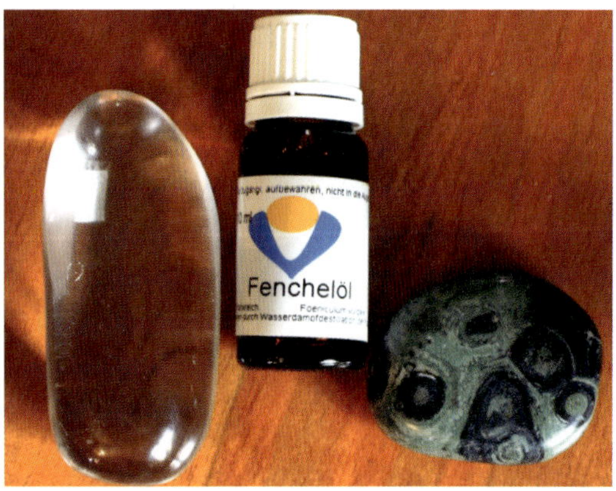

Öl und Stein

Heilsteine werden nach den Kriterien der mineralogischen Steinheilkunde herausgesucht, d. h. passend zu bestehenden Beschwerden nach der Entstehung des Kristallsystems, der chemischen Zusammensetzung und der Farbe des Heilsteins. Somit können diese Steine sehr effektiv und vor allem individuell in der Naturheilpraxis eingesetzt werden:

Z. B. kann die krampflösende Wirkung von **Chrysokoll** bei Menstruationsbeschwerden mit der innerlichen Einnahme von **Muskatellersalbeiöl** verbessert werden. **Chrysokoll** hilft in diesem Fall, längerfristig aus dem Kreis der regelmäßig auftretenden Krämpfe auszusteigen.

Im Laufe der letzten 20 Jahre haben sich verschiedene Heilstein- und ätherische Ölkombinationen bewährt. Diese Kombinationen haben inzwischen in vielen Naturheilpraxen ihren festen Platz, nicht nur in der Schmerztherapie, gefunden.

Anisöl und **Tsesit** bei Angstzuständen und psychischen Störungen

Eukalyptusöl und **Sodalith** bei Atemwegs- und Bronchialerkrankungen

Fenchelöl und **Stromatolith** bei diffusen Verdauungsbeschwerden

Indisches Melissenöl und **Chrysokoll** zur sanften Blutdrucksenkung

Ingweröl und **Sphärolithischer Chalcedon** bei unspezifischen Immundefiziten

Lavendelöl und **Fluorit** bei chronischen nichtatrophischen Hauterkrankungen

Muskatellersalbeiöl und **Mondstein** bei allen hormonell bedingten Störungen

Nelkenöl und **Tsesit** oder **Kunzit** bei Schmerzzuständen der Wirbelsäule und Gelenke

Rosmarinöl und **Mahagoni-Obsidian** zur peripheren Durchblutungsverbesserung

Weihrauchöl und **Lapislazuli** (pyritfrei) bei starken Blutdruckschwankungen

Dazu die **Muskelrelaxöl**-Kombination aus einer Mischung von Lavendelöl, Orangenschalenöl, Pfefferminzöl, Rosmarinöl, Zimtrinde und Nelkenöl bei rheumatischen Schmerzzuständen der Muskulatur und der Gelenke.

Das **Muskelrelaxöl** bewährt sich immer wieder bei allen Schmerzzuständen an Knochen, Muskeln, Nerven, Sehnen und Gelenken, unabhängig von ihrer Entstehung. Dieses wird entweder mit **Tsesit** oder **Kunzit** in die schmerzenden Stellen eingerieben oder einmassiert. Bei Schmerzzuständen der Knochen verstärkt **Apatit** durch Auflegen, Einreiben oder gar Aufkleben auf die überlagernde Haut die Wirkung von Muskelrelaxöl. Aber auch der **Fluorit** verstärkt diese Wirkung auf schmerzhafte Gelenke und Sehnenansätze.

Kombination von Heilsteinen und Ölen

Die meistverwendete Anwendungstechnik dieser Kombinationen von Heilsteinen und Ölen ist das Einreiben eines ätherischen Öls mithilfe eines verarbeiteten Steines, oft eines Daumen- oder Massagesteines. Dabei wird das pure ätherische Öl auf die betroffene Körperstelle getropft, dann sanft und ohne Druck mithilfe des dazugehörigen Steins in die Haut eingerieben. Das ätherische Öl wird nicht mit einem fetten Öl gemischt, sondern pur aufgetragen. Eine Zumischung von fettem Öl würde dessen Wirkung abpuffern, seine Wirkung wäre abgeschwächt. Trocknet die Haut dabei aus, kann nach den

Anwendungen diese Hautregion nachgefettet werden. Es sollte jedoch eine Mindesteinwirkzeit von 20–30 Minuten eingehalten werden.

Die Öleinreibung mit Steinen wird vor allem bei Gelenk-, Nerven- und Muskelschmerzen eingesetzt. Bei reinen Knochenschmerzen ist sie nicht so effektiv. Aber durchaus bei Einreibungen im Leberbereich (**Chrysopras**, **Malachit**), auch zur Anregung der Leberfunktion (**Ingweröl**), im Herzbereich (**Indisches Melissenöl**), zur Beruhigung des nervösen Herzens (**Amethyst**), im Bauchbereich (**Ingweröl**), bei Verdauungsstörungen und im Unterleib (mit **Muskatellersalbeiöl**) und bei allen Hormon- und Menstruationsstörungen (**Mondstein**).

Ähnlich verhält es sich mit den lokalen Anwendungen, etwa wenn Steine auf bestimmte Körperstellen aufgelegt (**Amethyst**), mit einem hautverträglichen Pflaster (Chrysokoll, **Kunzit**, **Obsidian**) aufgeklebt oder mit einer Binde (**Aegirin**, **Tsesit**) befestigt werden.

Auch ist eine reine Kombination des **Tragens von Steinen** (**Chrysokoll**, **Mondstein**) und der **inneren Einnahme** eines analogen Öls (**Ingweröl**, **Muskatellersalbeiöl**) möglich. Vor allem bei psychischen Beschwerden (**Tsesit**) oder allen hormonell bedingten Erkrankungen (**Muskatellersalbeiöl**).

Zu den neueren Techniken der Steinheilkunde zählt die Einnahme von extrem fein gemahlenen Steinen, wie etwa der Zeolithe, um den Körper zu entgiften, voran der **Klinoptilolith**. Er nimmt Stoffe, vor allem Schwermetalle und Ammoniak, in sein inneres Kristallgitter auf und kann es damit aus dem Körper wieder herausbringen. Damit unterstützt Klinoptilolith die entgiftende Wirkung der Leber, die mit dem Zusatz von **Ingweröl** noch verstärkt werden kann.

Neben der entgiftenden Metallbindung hat das Klinoptilolith noch eine andere Wirkung. Es lässt auch eine Dotierung mit bestimmten organischen Stoffen zu. Damit eignet es sich besonders gut als Trägersubstanz, um Wirkstoffe wie ätherische Öle länger und damit effektiver im Körper wirken zu lassen. Die magensäurebindende Wirkung des **Klinoptiloliths** kann somit mit der schleimhautschützenden Wirkung des **Fenchelöls** oder der fettabbauenden Wirkung des **Ingweröls** gekoppelt werden. Das wirkt sich besonders bei Magengeschwüren, aber auch bei schweren Erkrankungen des Verdauungstraktes positiv aus.

Wirkungssystem

Ätherische Öle wirken viel schneller als Heilsteine, letztere wirken jedoch länger. Durch die Kombination der beiden kann die Wirkungsdauer des ätherischen Öls verlängert und die des Heilsteins verstärkt werden.

Heilsteine haben in den meisten Fällen eine relativ breite, aber auch individuelle Wirkung und können beim Menschen bei sehr verschiedenen Beschwerden eingesetzt werden. Ätherische Öle dagegen wirken viel spezifischer und generell. Die Kombination von Heilsteinen und einem analog wirkenden ätherischen Öl verstärkt die Wirkung des Heilsteins auf ein bestimmtes Wirkungsbild, ohne dessen Breite zu fordern. Das ätherische Öl schränkt in diesem Fall die Wirkung des Heilsteins ein.

Die dazu verwendeten Heilsteine sollten von guter Qualität sein und der Signatur des Steines auch entsprechen. Ein schwarzer Achat z. B. ist kein **Onyx**, erst die weißen Bänder machen den typischen Onyx aus. Der Heilstein sollte auch vollständig dem entsprechen und nicht nur in geringem Anteil enthalten sein. Je qualitativ hochwertiger der Heilstein ist, desto sicherer ist dessen Einsatz. In der Praxis ist es am besten, qualitativ hochwertige Cabochons oder reine klare Kristalle einzusetzen.

Nelkenöl fördert z. B. nur die schmerzmildernde Wirkung eines Heilsteins und keine andere, wie etwa **Ingweröl** nur die immunstärkende und magenverträgliche Wirkung verstärkt. Alle therapeutischen Einsätze, bei denen ätherische Öle entgegen deren analoger Wirkungsrichtung eingesetzt wurden, brachten kein sinnvolles Ergebnis.

Interessanterweise verstärken diese analogen ätherischen Öle jedoch auch die Wirkung von Heilsteinen, die an sich dort nur eine untergeordnete Rolle spielen. Es entspricht in etwa der Parallele zur Homöopathie, bei der manche Mittel nur eine einwertige, andere jedoch eine zwei- oder dreiwertige Wirkung haben. Das bedeutet: manche Heilsteine haben z. B. nur eine untergeordnete (einwertige) schmerzmildernde Wirkung (**Chalcedon**), die (vielleicht) erst zutage tritt, wenn diese Wirkung durch ein schmerzmilderndes ätherisches **Nelkenöl** verstärkt wird.

Ein Heilstein, der kein schmerzmilderndes Potenzial hat (**Opal**), kann dieses auch nicht durch ein analoges ätherisches Öl (**Nelkenöl**) bekommen. In diesem Fall kann es sogar sein, dass das **Nelkenöl** den **Opal** schädigt und er seinen Opaleffekt verliert. Das ätherische Nelkenöl verliert in diesem Fall etwas von seiner schmerzmildernden Wirkung, die chemische Struktur des Opals jedoch wird nachhaltig geschädigt – was nicht mehr rückgängig zu machen ist.

Da die besten Erfahrungen mit dieser Kombinationsmethode mit reinen Ölen gemacht wurden, muss man sich sehr intensiv mit der Wirkung der ätherischen Öle befassen. Im Gegensatz zu Heilpflanzen sind deren ätherische Öle viel wirkungsvoller, sie sind erheblich höher konzentriert. Beim therapeutischen Einsatz von ätherischen Ölen muss man sich genau an die Dosierungen halten, da bei einer Überdosierung relativ schnell massive Wirkungen auftreten können.

Muskatellersalbeiöl ist z. B. ein starkes Euphorika, man sollte die Dosierung von 1–2 Tropfen nicht überschreiten. Es kann durch seine euphorisierende Wirkung schnell leichtsinnig machen. Rosmarinöl darf z. B. auch nicht überdosiert werden, es kann bei einer Überdosierung zu Herzrhythmusstörungen führen.

Die kombinierte Anwendung von ätherischen Ölen, die zusammen mit Heilsteinen angewendet werden, erhöht den therapeutischen Erfolg der Heilsteine sowie der ätherischen Öle. Dies konnte im Laufe der letzten 20 Jahre an Hunderten von Patientenfällen gezeigt werden.

Das Prinzip der Selektiven Resonanz

Das Prinzip der Selektiven Resonanz besagt, dass genau die Eigenschaft des Heilsteins wirkt, die momentan benötigt wird, und beschreibt, wie der Körper die Impulse der Steine aufnimmt. Jeder Stein hat eine Reihe verschiedener Eigenschaften, die theoretisch zum Tragen kommen könnten. Ein Chrysopras beispielsweise wirkt gegen Albträume, gegen Bettnässen, gegen Hautjucken und erweckt religiöse Empfindungen. Wenn man unter Juckreiz leidet, wählt sich der Körper selektiv aus dem Pool der Schwingungsangebote zunächst nur die dringend benötigten, heilsamen Frequenzen aus und geht selektiv nur mit diesen in Resonanz. Die seelische Wirkung kommt zum Tragen, wenn der Stein nach Abklingen der Beschwerden weiter getragen wird und seitens des Anwenders eine generelle Resonanzbereitschaft angelegt ist.

Die umgekehrte Perspektive ist, dass jeder Heilstein ein Spiel braucht und sich nützlich machen will. Steinen kann man sozusagen ein Resonanzbedürfnis unterstellen. Dadurch kommen zuweilen Eigenschaften zum Tragen, die unerwartet sind, weil der Heilstein die gewünschten Eigenschaften gar nicht hat, der Körper andere Bedürfnisprioritäten gesetzt hat oder der Stein sich nach Erfüllung der ersten Aufgabe weiter einbringen möchte.

Wenn also ein Anwender die körperlichen Wirkungen nicht braucht, kommen die seelischen Eigenschaften zum Tragen, oder umgekehrt.

Das Prinzip der Selektiven Resonanz lässt sich nutzen, indem man den Stein möglichst in die Nähe des Wirkortes bringt. Dies kann lokales Aufkleben bedeuten, aber auch eine Trinkwassser-Zubereitung sein. In der Hosentasche getragen, wirken Steine unspezifisch überallhin, es sei denn, man hat gerade Prostatabeschwerden oder Blasenentzündung und es ist der passende Stein dagegen. Auch in zeitlicher Hinsicht kann der Einsatz des Heilsteins spezifiziert werden, z. B. wenn der Stein den Schlaf beeinflussen soll und mit ins Bett genommen wird.

Die Asymmetrische Anwendung

Die Asymmetrische Anwendung ist eine wichtige Methode der mineralogischen Steinheilkunde, die auf Erkenntnisse der Regulationsmedizin zurückgreift und erstmals in der *Enzyklopädie der Steinheilkunde* formuliert wurde.

In der Therapie mit Heilsteinen steht der Therapeut häufig vor der Situation, seinem Patienten verschiedene Steine verordnen zu müssen, die sich gegenseitig stören können, wenn sie gleichzeitig am gleichen Ort wirken sollen. Die Asymmetrische Anwendung sieht nun vor, den Einfluss dieser Steine strategisch zu steuern.

Steine, die den Lymphfluss anregen, werden bevorzugt als Wasser verabreicht oder zur Lymphmassage verwendet.

Steine, die eine Beeinflussung des sozialen Verhaltens bewirken, werden bevorzugt als Schmuck getragen.

Steine, die gezielt ein Organ ansprechen, werden nach Möglichkeit auf der entsprechenden Hautpartie fixiert.

Steine, welche alle Ebenen beeinflussen, werden bevorzugt in der Hosentasche getragen.

Neben der räumlichen Trennung ist auch die zeitliche Trennung ein wichtiges Instrument.

Grundsätzlich wird eine Anwendung tagsüber vorgezogen, nachts sollte der Körper zur vollständigen Regeneration so wenig als möglich beeinflusst werden. Ferner gibt es bestimmte Abfolgen von Steinen, wie eben auch Erkrankungen in verschiedenen Stadien verlaufen.

Das Verständnis der Asymmetrischen Anwendung ermöglicht in der Praxis eine individuelle Vorgehensweise, die der Situation des Klienten in hohem Maße gerecht werden kann. Dem kommt die vorgenommene Gliederung der Empfehlungen der Heilsteine entgegen.

Wellness-Steine und Therapiesteine

Das Konzept der Intensität führt zur Unterscheidung in Wellness-und Therapiesteine. Bei jeder Maßnahme wünscht man sich eine sinnvolle Balance zwischen starker Wirkung und guter Verträglichkeit. »Wasch mich, aber mach mich nicht naß« ist ein nachvollziehbares Bedürfnis, dem aber nicht in jeder Phase einer Erkrankung entsprochen werden sollte. Umgekehrt macht es wenig Sinn, »mit Kanonen auf Spatzen zu schießen«.

Die Intensität einer Steinsorte kann allerdings durch die Wahl des Anwendungsverfahrens moderiert werden. Viele winzige Diamanten, ins Trinkwasser eingelegt, wirken sanfter und ganzheitlicher als ein Ring am Finger. Andererseits kann die Wirkung des Wellness-Steins Amethyst erheblich gesteigert werden, wenn mit ihm das Energiefeld des Körpers ausgestrichen wird. Auch der harmlose Klinoptilolith bekommt, als Pulver in Wasser eingenommen, eine tief greifende (und immer noch sehr gut verträgliche) Heilwirkung.

Die Einschätzung des Krankheitsverlaufes ist die Grundlage der Entscheidung für einen Wellness- oder Therapiestein.

Wellness-Steine

Wellness-Steine sind in ihrer Wirkung gut verträglich und können ohne Vorbehalte zur sanften Umstimmung verwendet werden. Sie halten am Positiven, Förderlichen fest und orientieren in Richtung Gesundheitserhaltung. Sie können daher im Anfangsstadium einer Erkrankung oder beim Gesunden zur Vorbeugung oder Nachversorgung eingesetzt werden. Gerade bei Kindern scheiden viele Therapiesteine nahezu kategorisch aus, hier sind in der Regel Wellness-Steine die vernünftige Alternative, sofern nicht die Intensität der hochakuten Erkrankung ein entschiedenes Vorgehen erzwingt.

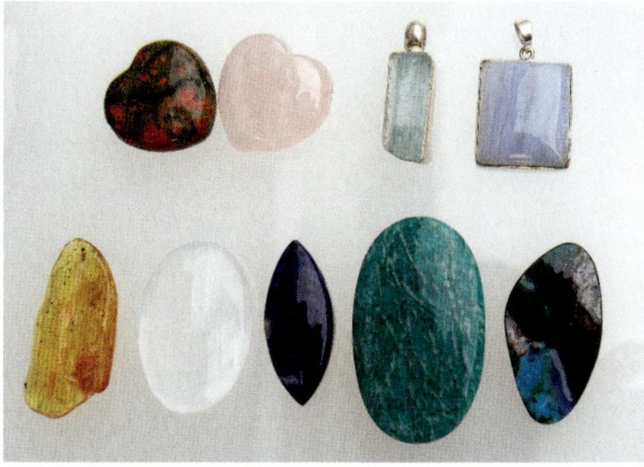

Unakit, Rosenquarz, Aquamarin, Chalcedon, Bernstein, Selenit, Sodalit, Amazonit, Opal sind populäre und gut verträgliche Wellness-Steine

Bei oberflächlicher Betrachtung entsteht folgendes Bild: Wellness-Steine sind in vielerlei Hinsicht gut erforscht, oft recht populär, gut am Markt verfügbar und im Preis bei durchschnittlicher Qualität und Größe moderat einzustufen. Natürlich gibt es unzählige Wellness-Steine, die aufgrund ihrer Seltenheit teuer und kaum verfügbar sind.

Therapiesteine

Therapiesteine sind in ihrer Wirkung intensiv und fordernd. Sie zielen direkt auf die Schwäche und konfrontieren den Anwender mit den Konsequenzen seines Verhaltens und Befindens, bringen aber die Intensität mit, Zustände wirksam zu verändern. Therapiesteine müssen herangezogen werden, wenn pflegerische Möglichkeiten ausgeschöpft sind und entschlossenes Handeln dringend geboten ist. Sie wirken gegen die Krankheit und kommen zum Einsatz, bis die Gesundheit wiedererlangt ist.

Therapiesteine wie Diamant, Lapislazuli oder Granat sind zwar sehr populär, aber deswegen keineswegs für jedermann zum Dauergebrauch geeignet. Oft werden Therapiesteine gezielt gegen wenige, ganz bestimmte Krankheitszustände eingesetzt, sind aber in ihrer allgemeinen Wirkung weniger erforscht. Sie sind oft nicht so populär, eher hochpreisig und aus verschiedenen Gründen in nur wenigen Verarbeitungsformen verfügbar.

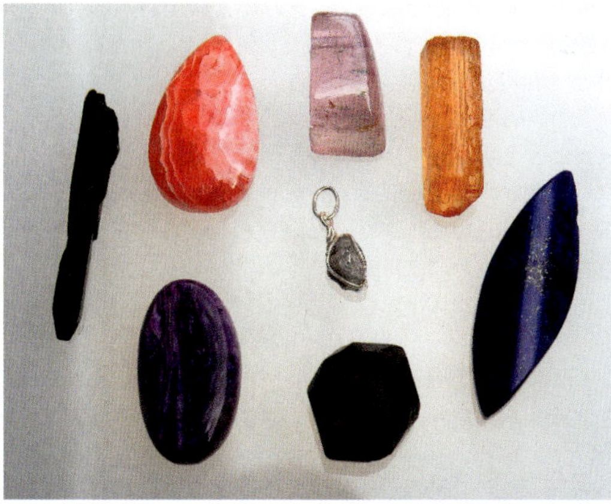

Ägirin, Rhodochrosit, Kunzit, Topas Imperial, Lapislazuli, Diamant, Charoit, Granat sind beliebte Therapiesteine

Therapiesteine können in Einzelfällen auch Steine umfassen, die wegen ihrer Giftigkeit (z. B. Cinnabarit oder Eclipse) oder schwierigeren Handbabung (z. B. Borax) nur in der Naturheilpraxis verwendet werden.

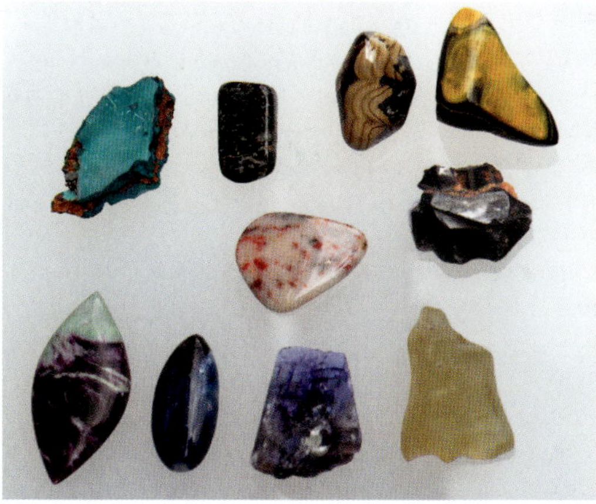

Rosasit, Glaukophan, Schalenblende, Eclipse, Zinnober-Opal, Tantalit, Kämmererit, Richterit, Tansanit, Libysches Wüstenglas werden zur Therapie eher selten verwendet.

Krankheiten von A bis Z

Bei den folgenden 185 Beschwerden werden die therapeutisch wichtigsten ätherischen Öle und Heilsteine beschrieben sowie die ergänzenden Anwendungen mit kolloidalem Silber, Klinoptilolith-Pulver oder Halitkristallsalz.

Die Rubrik beginnt mit einer allgemeinen Beschreibung des Beschwerdebildes, den wichtigsten Symptomen, dem Verlauf und möglichen Komplikationen sowie möglichen Ursachen der Beschwerden.

Die **ätherischen Öle** sind in der exakten Dosierung und Anwendungshäufigkeit, mit einem oder mehreren Alternativölen aufgeführt.

Die Rubrik **Öl-Stein-Einreibungen** beschreibt die Erfahrungen, die gesammelt wurden bei der kombinierten Anwendung von ätherischen Ölen, die mit speziellen Steinen eingerieben wurden.

Die **Heilsteine** werden nicht in den Handelsformen angegeben, sondern nur in ihrem Verwendungsmodus.

Heilsteine können somit als gefasste Anhänger, gebohrte Trommelsteine oder Pi-Scheibe getragen, als flache Trommelsteine, Cabochon, Scheibe, Kristall oder Rohstein kurzfristig aufgelegt sowie über einen längeren Zeitraum aufgeklebt oder fixiert werden. Der Erfahrung nach spielt es keine Rolle, ob z. B. beim Auflegen ein Trommelstein, ein Cabochon oder eine Scheibe verwendet wird.

Die **physiologische Anwendung** bezieht sich in erster Linie auf Metalle wie etwa kolloidales Silber oder Mineralien wie Klinoptilolith, das extrem fein zermahlen innerlich genommen wird, aber dennoch als eine Anwendung der Steinheilkunde zu betrachten ist.

185 Beschwerden

Die Angaben zu Anwendungen eines Steins – z. B. tragen oder trinken – sind Empfehlungen, von denen im Einzelfall abgewichen werden kann oder muss. Ein Kriterium für den Einsatz der Steine bietet die Asymmetrische Anwendung der ermittelten Steine, die es ermöglicht, die notwendigen Heilsteine bestmöglich in der Situation des Patienten anzuwenden.

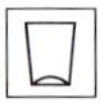 als Wasser trinken

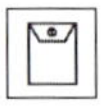 in der Tasche tragen

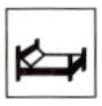 ins Bett legen

Abszess

Abscessus

Ein abgekapselter, eitriger Einschluss von Krankheitserregern unter der Haut mit oder ohne Schwellung, der sich nach einem Durchbruch nach außen durch Aufbrechen oder Fistelgänge entleeren kann.

Symptome: Meist entzündliche, mit Eiter gefüllte Weichteilschwellung, die auch als starke Hautrötung mit Fieber auftreten kann. Ein großer Abszess kann zu einer Blutvergiftung (Sepsis) führen.

Ursachen: Eine meist durch Staphylokokken, Streptokokken oder Kolibakterien ausgelöste Entzündung.

Ätherische Öle: 2-mal täglich 2–3 Tropfen **Lavandinöl**, alternativ Nelkenöl lokal auftragen.

Öl-Stein-Einreibungen: Ideal ergänzt sich die Einreibung von **Lavandinöl** mit Sphärolithischem Chalcedon.

Heilsteinanwendungen:

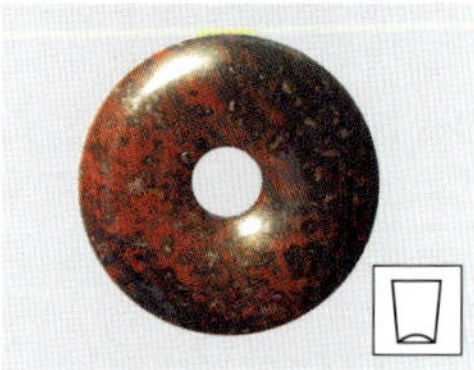

Heliotrop

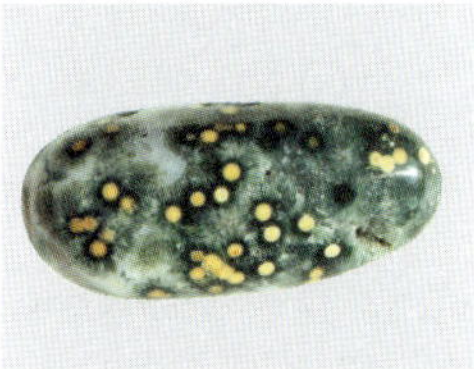

Sphärolithischer Chalcedon

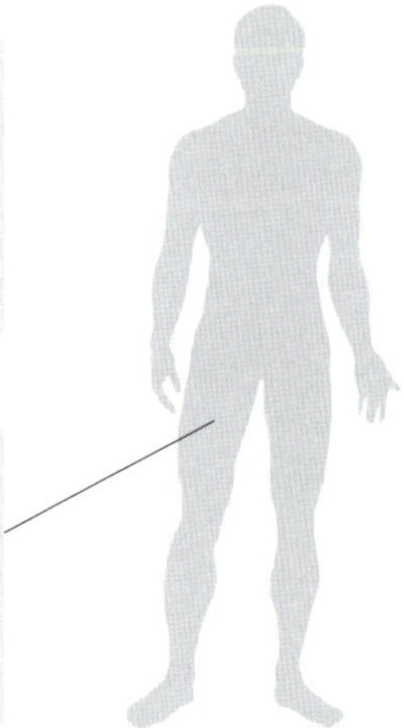

Zur Abschwellung und Entzündungshemmung grünen **Turmalin**, **Heliotrop**, **Sphärolithischer Chalcedon** oder **Chalcedon** auflegen,
zur Hautregeneration **Rhodonit** oder **Amethyst** als Wasser auftragen,
zur Abszesserweichung und Verringerung der Abszessneigung **Amethyst**, **Chrysopras** oder **Peridot** als Wasser auftragen,
zur Entzündungshemmung, Fiebersenkung und zum Abbau der Entzündungsherde bei eitrigen Prozessen **Heliotrop** auflegen und bei Bedarf **Smaragd** aufkleben und trinken,

zur Ausleitung, Entgiftung und Entschlackung **Chrysopras** oder **Sphärolithischen Chalcedon** auflegen,
zur Schwermetallausleitung Klinoptilolith, **Baryt** oder **Antimonit** tragen, alternativ in Abszessnähe fixieren,
zur Vorbeugung gegen wiederkehrende Abszesse **Sphärolithischen Chalcedon** oder grünen **Turmalin** tragen.

Weitere Steine: Mondstein, Mookait und Rhodochrosit.

Physiologische Anwendung: Einige Tropfen **kolloidales Silber 50 ppm** lokal unverdünnt auftragen, 2-mal täglich 10 ml 50 ppm trinken.

Täglich 3 g **Klinoptilolith** als Pulver in 1 Glas Wasser gerührt einnehmen.

Albträume

Pavor nocturnus

Ein angsterfülltes Erlebnis, das als Vorstellung während des Schlafs auftritt und beim Aufwachen noch stark körperlich spürbar ist.

Der Schlafende reagiert oft mit starken Abwehrbewegungen, verspannter Muskulatur, beschleunigtem Puls, Schwitzen und nicht selten mit Sprechen oder Schreien. Oft wacht der Träumende verstört auf.

Ätherische Öle: Optimal 1–2 Tropfen **Muskatellersalbeiöl** abends einnehmen, alternativ mit 2–3 Tropfen Anisöl oder Lavandinöl abends die Brust einreiben.

Heilsteinanwendungen:

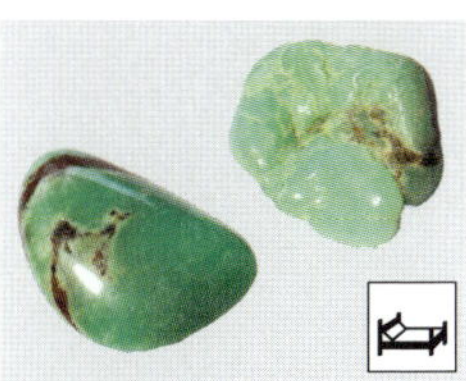

Chrysopras

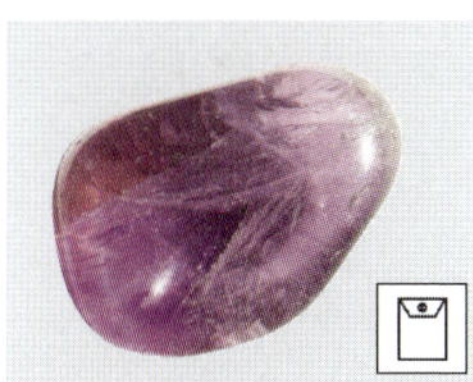

Amethyst

Zur Angstlösung, Traumbewältigung und bewussten Konfliktverarbeitung dunklen **Amethyst** tagsüber tragen und **Chrysopras** oder **Tsesit** abends unter das Kopfkissen legen oder umgekehrt, alternativ **Charoit** oder alternativ Tsesit unter das Kopfkissen legen,
zur psychischen Stabilisierung, für Schutz, Sicherheit und Geborgenheit **Türkis** als Wasser trinken,
bei ständig wiederkehrenden Albträumen und Ängsten zur Vermittlung von Geborgenheit und Urvertrauen **Tsesit** oder **Chrysopras** unter das Kopfkissen legen,
zur Neutralisierung negativer Emotionen oder Energien **Halitkristalle** als Steinkreis um das Bett legen, um störende Einwirkungen von außen zu neutralisieren, oder schwarzen Turmalin unter das Kopfkissen legen.

Weitere Steine: Achat, Amazonit, Aventurin, Nephrit, Malachit, Rauchquarz, Saphir.

Allergie

Im Unterschied zur Nahrungsmittelunverträglichkeit

Bei allergischen Schockzuständen **Zirkon**, alternativ Diamant in der Hand oder auf die betroffene Stelle halten,
zur Verminderung der Histaminausschüttung **Aquamarin**, **Aventurin**, **Smaragd**, **Apophyllit** oder **Amazonit** in der Hand halten oder auflegen sowie zusätzlich als Wasser ansetzen und trinken,
zur Stärkung der spezifischen Immunabwehr und für erholsamen Schlaf **Heliotrop**, alternativ **Nephrit** beim Einschlafen auf die Brust halten,
zum Abschwellen der gereizten Schleimhäute Chalcedon, **Opal**, **Fluorit**, **Lapislazuli** oder **Amazonit** als Wasser trinken,
bei Kontaktallergien der Haut **Prasemquarz** oder **Schalenblende** auflegen,
zur Normalisierung des Abwehrsystems und gegen Wiederaufflammen **Topas**, **Sardonyx**, **Bergkristall** oder **Achat** mit sich führen und trinken.

Weitere Steine: Serpentin, Sphärolithischer Chalcedon.

Physiologische Anwendung: Kolloidales Silber mit 50 ppm auf die betroffene Haut auftragen oder lange gurgeln sowie 1- bis 2mal täglich 15 ml mit 50 ppm trinken.
Dazu 1- bis 2mal täglich 3 g **Klinoptilolith** als Pulver in etwas Wasser gerührt einnehmen.

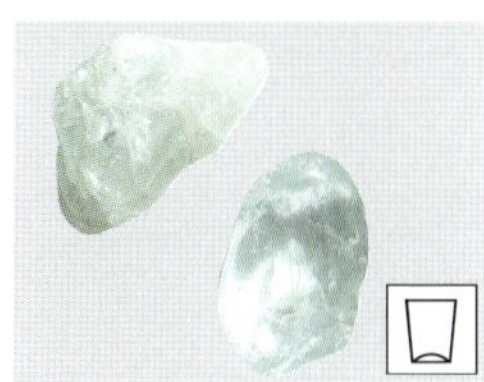

Aquamarin

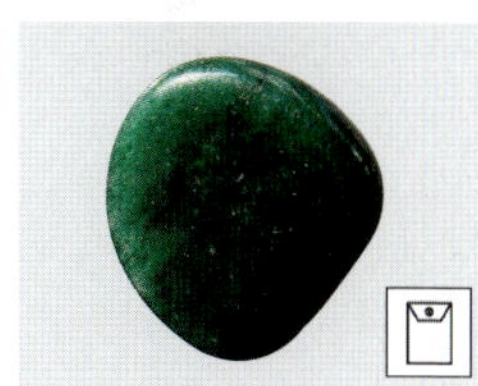

Aventurin

Ängste, Angstneurosen

Phobien

Das beim emotionalen Erleben (oder der Vorstellung) einer unüberwindlich erscheinenden Bedrohung auftretende, unangenehme und beengende emotionale Gefühl einer existenziellen Bedrohung der Unsicherheit oder Furcht, das von vegetativ gesteuerten Symptomen begleitet wird.

Symptome: Blässe der Haut, Schweißausbrüche, Schreckmimik, Unruhezustände, Herzklopfen, Zittern, Anstieg der Atem- und Pulsfrequenz, Blutdruckanstieg, Kopfschmerzen oder Druck im Kopf, auch Ohnmacht, Durchfall und unwillkürlicher Harnabgang. Daneben kann sich die Angst auch durch Unsicherheit, Panikgefühl mit Übelkeit und Erbrechen oder inneres Erstarren mit Teilnahmslosigkeit oder Sprachlosigkeit ausdrücken.

Phobien sind anhaltende, ausgeprägte Ängste, die auf ein bestimmtes Objekt oder eine bestimmte Situation gerichtet sind, Flucht- und Vermeidungsreaktionen auslösen und auch durch Willenskraft oft nicht zu beeinflussen sind.

Phobien mindern die Lebensqualität sehr stark, deutlich und dauerhaft und sollten durch eine Psychotherapie unterstützt werden.

Ätherische Öle: Bei Bedarf 1–2 Tropfen **Muskatellersalbeiöl** einnehmen, alternativ mit 2–3 Tropfen Anisöl oder Lavandinöl die Brust einreiben.

Öl-Stein-Einreibungen: Ideal ergänzt sich die Einreibung von **Muskatellersalbeiöl** mit **Tsesit**.

Heilsteinanwendungen:

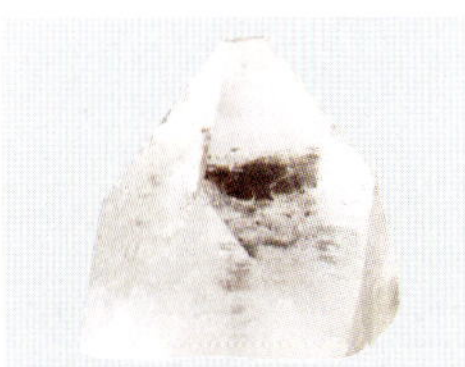

Apophyllit

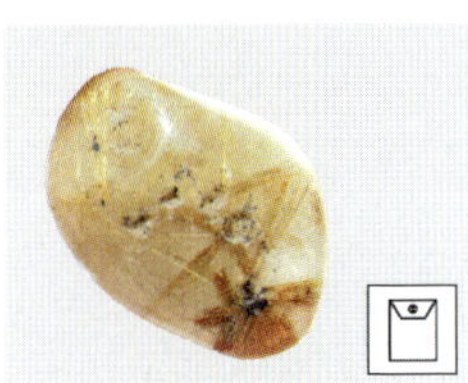

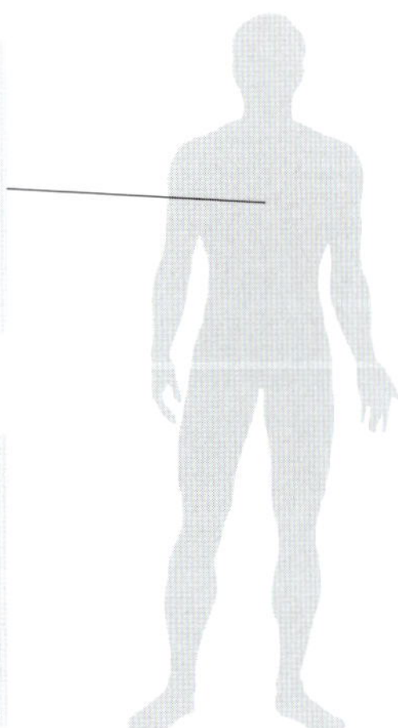

Rutilquarz

Das Ausstreichen mit einem **Amethyst**-Drusenstück vor dem Schlafengehen und bei Bedarf morgens durchführen.
Zur Lösung unbegründeter Ängste **Apophyllit** oder **Tsesit** tragen, er erleichtert es, sich von falschen Selbstbildern und Zwanghaftigkeit zu lösen,
zum Vertrauensaufbau bei verdrängten Ängsten **Rutilquarz,** alternativ **Citrin** oder Schalenblende tragen, um in angespannten Situationen die Kontrolle zu bewahren; löst übermäßige Erregung und innere Anspannung auf,
bei Sozialängsten und Angst vor Überforderung **Dumortierit** oder Bernstein als Kette tragen, um Gelassenheit, Leichtigkeit und mehr Lebensfreude zu erfahren,
bei Angst vor Gewalt, Schicksalsschlägen, Verletzungen, Verlust und Tod **Rhodonit** oder bei begründeter Angst **Zirkon**, **Antimonit**, **Rauchquarz** tragen oder als Wasser trinken,
bei übermächtigen und irrationalen Ängsten und wenn man das Gefühl hat, den Verstand zu verlieren, **Sugilith, Charoit** oder **Diamant** tragen, um Unangenehmes leichter zu ertragen und Konflikte entschieden zu lösen,
zur Stimmungsaufhellung **Citrin** oder bei kleineren Kindern **Bernstein** tragen.

Weitere Steine: Achat, Aquamarin, Cavansit, Coelestin, Fluorit, Halit, Nephrit, Labradorit, Mondstein, Obsidian, Pyrit-Sonne, Richterit, Rutilquarz, Sonnenstein, Sugilith, Türkis.

Physiologische Anwendungen: Eine längerfristige tägliche Einnahme von 2-mal 10 ml kolloidalem Silber mit 25 ppm verändert die psychische Situation und damit auch das Traumverhalten.

Appetitlosigkeit

Anorexie, Inappetens

Eine bei verschiedenen körperlichen Erkrankungen oder psychischen Prozessen auftretende Essunlust, auch häufig der Ausdruck einer nervösen oder psychisch bedingten Erkrankung.

Symptome: Abmagerung.

Der Appetit unterliegt einem komplexen Steuerungsmechanismus, der einerseits hormonell und psychisch, andererseits auch über Geruch-, Geschmacks- und Sehreize gesteuert wird und somit mit dem gesamten Motivations- und Triebsystem gekoppelt ist.

Ursachen: Folge einer Infektionserkrankung, vieler Störungen des Verdauungstraktes, einer psychischen Belastung, kann oft ein Frühsymptom einer Krebserkrankung, vor allem des Verdauungstrakts, sein.

Ätherische Öle: 2 Tropfen **Ingweröl**, alternativ Anisöl oder Fenchelöl 30 Minuten vor dem Essen einnehmen.

Heilsteinanwendungen:

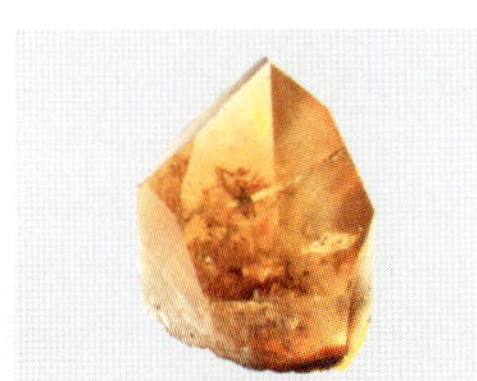

Citrin

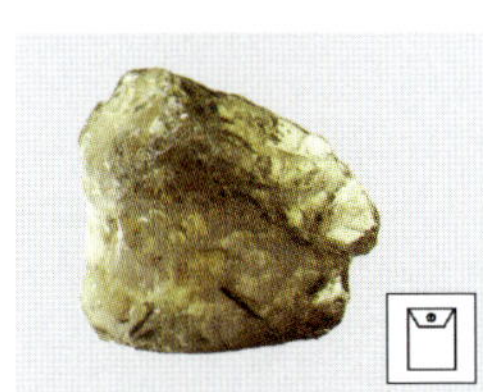

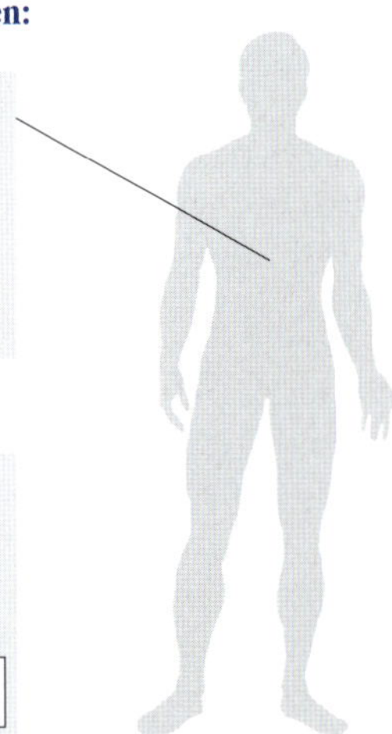

Grüner Apatit

Zur kurzfristigen Appetitsteigerung **Rhodochrosit** 2 Wochen tragen,
zur Appetitanregung mehrere Monate **Apatit** oder **Türkis** als Anhänger oder Kette tragen und als Wasser trinken,
zur Anregung der Verdauungstätigkeit **Citrin** oder **Rubin** tragen,
zur allgemeinen Anregung des Lebensmutes **Rhodochrosit**, roten **Granat** oder **Thulit** tragen.

Weitere Steine: Bernstein, Covellin, Tigereisen, Tsesit und Variszit.

Physiologische Anwendung: 1-mal täglich 3 g **Klinoptilolith**, als Pulver in etwas Wasser eingerührt, einnehmen.

Arterienverkalkung

Arteriosklerosis

Eine Einengung oder ein Verschluss von Arterien durch eine Fett- und Kalkablagerung, mit Elastizitätverlust, immer starrer werdend bis zur vollständigen Verengung der Blutbahn, überwiegend im höheren Lebensalter zu finden.

Symptome: Herabsetzung der Leistungsfähigkeit, Gedächtnis- und Konzentrationsschwäche bis zu Sprachstörungen, Kribbeln, Pelzigwerden, mit Kältegefühl, Schwäche oder Bewegungsunfähigkeit von Beinen oder Armen, krampfartigen Schmerzen bei Anstrengungen. Der Beginn ist langsam, schleichend – später kommen die Belastungsschmerzen hinzu – und geht in einem fortschreitenden Zerfall in einen Gewebetod der Gliedmaßen über.

Die Arteriosklerosis steht immer mit Bluthochdruck und oft mit Herz- und Kreislaufbeschwerden in Verbindung. Bei einem kompletten Verschluss einer Schlagader stirbt das entsprechende Glied ab und muss amputiert werden.

Ursachen und Risikofaktoren: Antibabypille, Bewegungsmangel, Bluthochdruck, fehlerhafte Ernährung, Rauchen, Stress, Übergewicht und Stoffwechselerkrankungen wie etwa die Zuckerkrankheit.

Ätherische Öle: 3-mal täglich 2–3 Tropfen **Rosmarinöl**, oder 2-mal 1 Tropfen Zimtrindenöl lokal in den Bauch einreiben.

Öl-Stein-Einreibungen: Ideal ergänzt sich die Einreibung von **Rosmarinöl** mit **Aventurin**.

Heilsteinanwendungen:

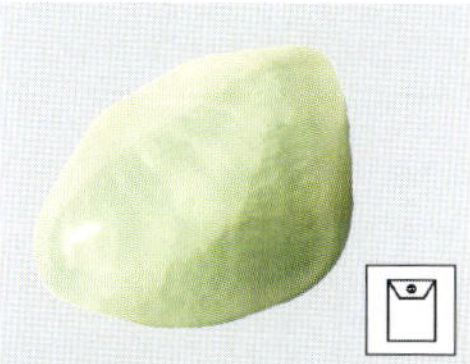

Aventurin

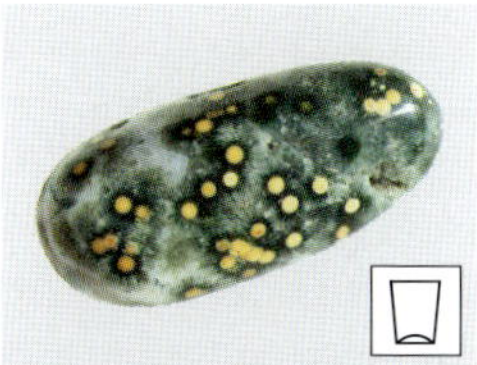

Sphärolithischer Chalcedon

Zur Regeneration geschädigter Blutgefäße **weiße Koralle** tragen und als Wasser trinken,
zur Entgiftung und Entschlackung des Gewebes **Chrysopras**, **Aventurin** oder **Peridot** und zur Vorbeugung von Gerinnseln in den Blutgefäßen **Sphärolithischen Chalcedon** und **versteinertes Holz** als Wasser trinken,
zur Verbesserung der Gewebedurchblutung **Rosenquarz**, **Rhodonit** oder **Chalcedon** zur sanften Massage verwenden,
zur Schmerzlinderung und energetischen Versorgung **Ägirin** oder **Turmalin** lokal aufkleben,
zur Gefäßreinigung und Verhinderung weiterer Ablagerungen **Diamant**, **versteinertes Holz**, **weiße Koralle**, alternativ **Aventurin** oder **Heliotrop**, längere Zeit tragen,
zur Anregung des Fettstoffwechsels und Anregung der Gallensaftproduktion **Aventurin**, **Malachit**, Peridot, **Smaragd** oder **Nephrit** tragen,
zur Blutreinigung **Rubin**, roten **Turmalin** oder roten **Granat** tragen sowie als Wasser trinken.

Weitere Steine: Chrysoberyll, Citrin, Diamant, Dolomit, Kunzit, Topas golden.

Physiologische Anwendung: Langfristig 1-mal täglich 20 ml **kolloidales Silber** mit 25 ppm einnehmen,
in einem **Salzsole**-Vollbad 20 Minuten baden,
dazu 2-mal täglich 3 g **Klinoptilolith**, als Pulver in Wasser eingerührt, einnehmen.

Arthrose

Arthrosis deformans

Eine Abnutzungserscheinung des Gelenkknorpels und des Bindegewebes an einem oder mehreren Gelenken, mit nachfolgenden Veränderungen des Knochengewebes oft mit dornähnlichen Auswüchsen.

Symptome: Das betroffene Gelenk ist erheblich eingeschränkt, die Gelenkkapsel narbig verdickt. Es kann ein Gelenkerguss mit Schwellung bestehen. Druck- und Bewegungsschmerz treten als »Anfangs- und Einlaufschmerz« vor allem zu Beginn einer Belastung auf. Bei einer Bewegung knackt und knirscht es im Gelenk. Das Allgemeinbefinden, die Stimmung und das Lebensgefühl bleiben davon unberührt.

Arthrose-Formen: Coxarthrose, im Hüftgelenk; Fingerpolyarthrose, in den Endgelenken der Finger; Gonarthrose, im Kniegelenk; Omarthrose, im Schultergelenk und Spondylarthrose, in den Wirbelsäulengelenken.

Ursachen: Abnutzung des Knochen- und Knorpelgewebes, Überlastung oder mechanische Schädigung.

Ätherische Öle: 2-mal täglich 2 Tropfen **Nelkenöl** und 2–3 Tropfen **Rosmarinöl** abwechselnd, alternativ Muskatellersalbeiöl, Pfefferminzöl oder Zimtrindenöl lokal einreiben.

Öl-Stein-Einreibungen: Ideal ergänzt sich die lokale Einreibung mit **Muskelrelaxöl** mit **Aragonit** oder mit dorsafit-Spray.

Heilsteinanwendungen:

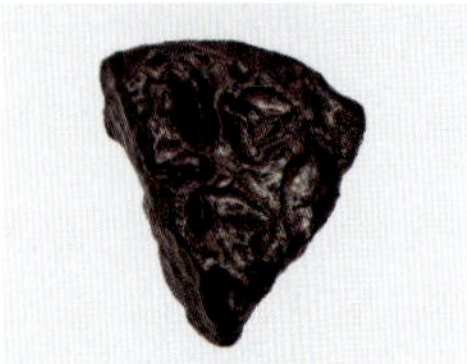

Tsesit

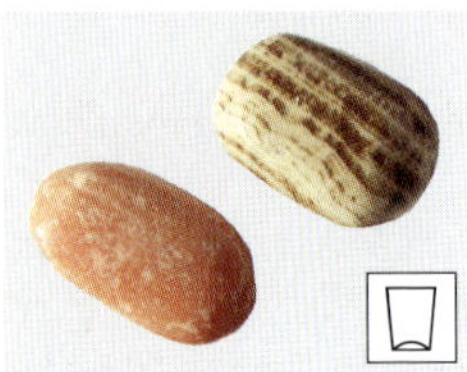

Aragonit

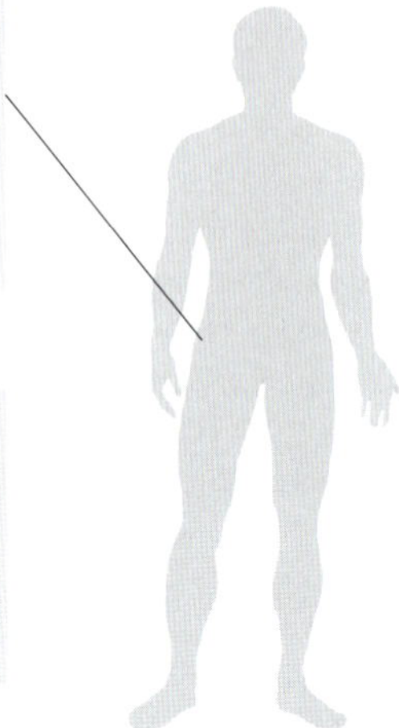

Zur Verbesserung der Bewegungseinschränkung optimal **Ägirin, Tsesit** oder **Fluorit** aufkleben, zur langfristigen Verbesserung der Bewegung in den Gelenken **Aragonit** oder **Apatit** tragen,
zur Förderung der Knorpelneubildung, optimal gebänderten **Aragonit, Bernstein** oder **Fluorit** lokal aufkleben und als Wasser trinken,
zusätzlich **Bernstein** als Armband längere Zeit tragen,
zur Durchblutungsverbesserung **Rhodochrosit** oder **Mookait** auflegen bzw. **Tsesit** als Wasser trinken,
zur Schmerzlinderung bei Kniebeschwerden **Tsesit, versteinertes Holz**, **Malachit** oder **Sardonyx** auflegen,
zur Stabilisierung der Psyche optimal **Türkis** oder **Bernstein** tragen.

Weitere Steine: Heliotrop, Turmalin, Rubin-Zoisit und Saphir.

Physiologische Anwendung: 2-mal täglich 30 ml **kolloidales Silber** mit 25 ppm einnehmen,
dazu 2-mal täglich 3 g **Klinoptilolith,** als Pulver in Wasser eingerührt, einnehmen.

Asthma

Asthma bronchiale

Eine psychisch und/oder allergisch ausgelöste anfallsweise Wiederkehr von Zuständen schwerer Atemnotanfälle.

Symptome: Zu Beginn der Anfälle sind Hustenstöße, verbunden mit einer ziehenden, hörbar keuchenden Einatmung, einer Verkrampfung der Bronchialmuskulatur und einer Schleimhautschwellung; dem folgen ein zäher, glasiger Auswurf, dann blaue Lippen manchmal auch eine leichte Blaufärbung der Haut, pfeifende Atmung und Schweißausbruch. Die Ausatmung ist stärker als die Einatmung behindert; der Asthmatiker ist unfähig ruhig durchzuatmen. Oft nächtlich auftretend mit einem Gefühl der Brustenge und hochgradiger, eventuell zum Aufsitzen zwingender Atemnot und beschleunigtem Puls. Der Anfall kann bis zu mehreren Stunden eventuell sogar Tage anhalten.

Ursachen: Allergisch oder durch Stäube ausgelöst; oder Folge einer Infektion der Atemwege, chronischen Lungenerkrankung, auch einer psychischen Ursache wie Angst, Aufregung oder Schreck.

Ätherische Öle: bei Bedarf 1–2 Tropfen **Muskatellersalbeiöl** einnehmen, alternativ 2–3 Tropfen Eukalyptus- oder Lavandinöl in den Brustbereich einreiben.

Öl-Stein-Einreibungen: Ideal ergänzt sich die Einreibung von **Muskatellersalbeiöl** mit **Apophyllit**.

Heilsteinanwendungen:

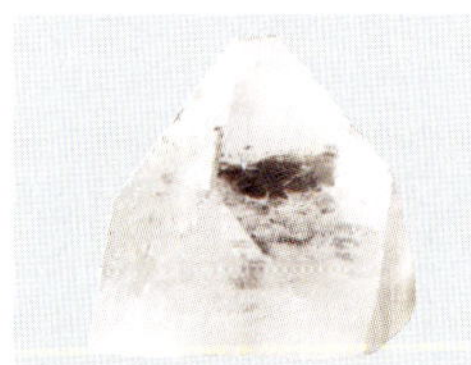

Apophyllit

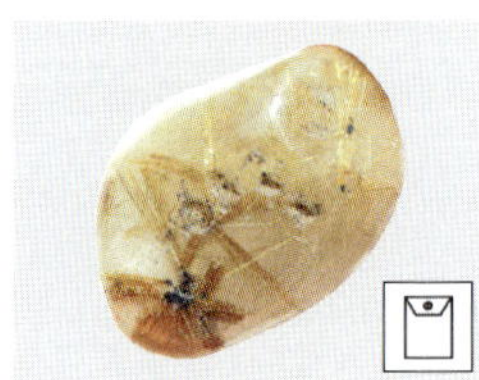

Rutilquarz

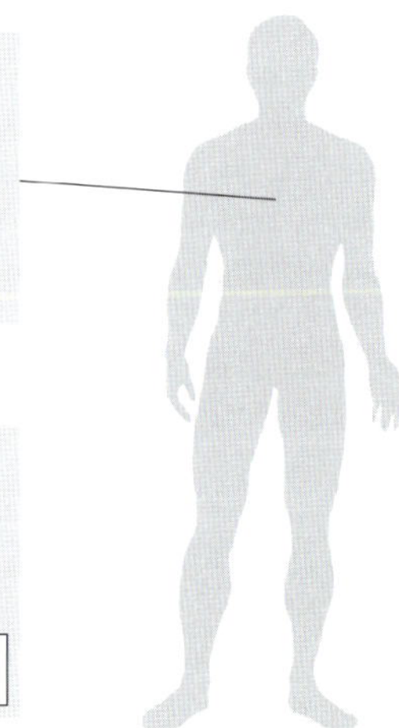

Als akutes Antiallergikum zur Linderung der Atemnot **Apophyllit** oder **Zirkon** auf die Brust auflegen,
zur Linderung der Anfälle optimal **Apophyllit, Chrysokoll** oder **Türkis** auflegen oder tragen,
zur Krampflösung **Apophyllit, Malachit, Nephrit** oder **Tsesit** als Anhänger oder Kette tragen,
bei chronischer Atemnot **Rutilquarz**, **Aquamarin, Chalcedon** oder **weiße Koralle** als Kette tragen,
zur Schleimlösung **Apophyllit**, **Rutilquarz** oder Moosachat auflegen,
bei chronischem Asthma **Disthen**, Saphir, Lapislazuli, Rauchquarz oder Türkis zur Kräftigung und Reizlinderung tragen,
zur Beruhigung und Nervenstärkung **Rutilquarz, Türkis** oder **Amazonit** gegen das Beklemmungs- und Engegefühl auf der Brust tragen,

zur psychischen Stabilisierung **goldenen Topas**, grünen **Andenopal** oder **Apophyllit** tragen.

Weitere Steine: Aventurin, Bernstein, Fluorit, Dolomit, Sardonyx.

Physiologische Anwendung: Im akuten Anfall **kolloidales Silber** 50 ppm mit einem Vernebler inhalieren, kupiert den Anfall, dazu prophylaktisch 1-mal täglich 20 ml kolloidales Silber mit 25 ppm einnehmen.

Aufmerksamkeitsdefizit-Syndrom und Hyperaktivität

ADS / ADSH

Eine auffällige Verhaltensstörung, die vorwiegend bei Kindern auftritt.

Symptome: Impulsivität, Unruhe, Zappeln und Stimmungsschwankungen. Damit verbunden sind Lernstörungen und Unaufmerksamkeit.

Ursachen: Bisher weitgehend unbekannt, psychische Faktoren wie auch Impfschäden und belastende Umweltfaktoren sind anzunehmen.

Ätherische Öle: 2-mal täglich 2 Tropfen **Muskatellersalbeiöl** in den Bauchbereich einreiben, oder 2-mal täglich 1 Tropfen einnehmen.

Öl-Stein-Einreibungen: Zu ADS und ADHS sind keine sinnvollen Kombinationen bekannt.

Heilsteinanwendungen:

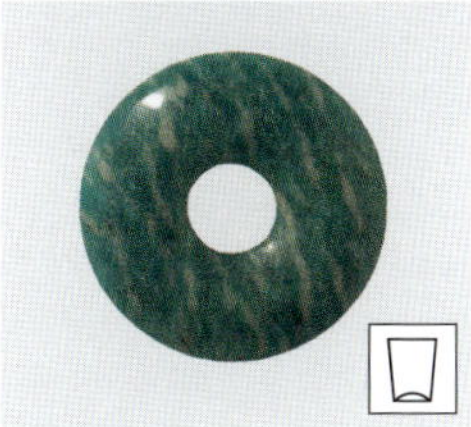

Amazonit

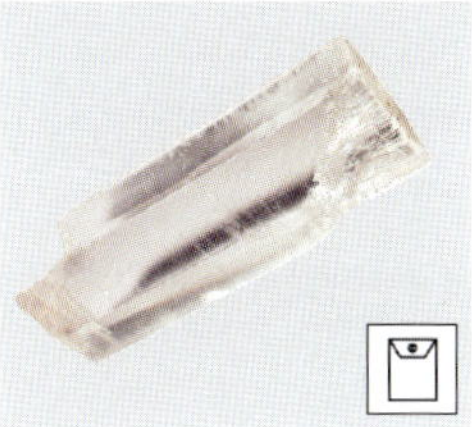

Selenit

Zur Beruhigung und Dämpfung der Übererregbarkeit **Selenit**, **Lepidolith** oder **Kunzit** tragen,
vor dem Zubettgehen, gegebenenfalls nach dem Aufstehen mit einem **Amethyst**-Drusenstück ausstreichen,
zur Sammlung und Konzentrationsverbesserung **Amazonit**, **Amethyst**, **Citrin** oder **Lapislazuli**, alternativ **Achat** tragen,
zur Verbesserung und Vertiefung des Schlafes **Tsesit** und zur emotionalen Beruhigung in den Zimmerecken jeweils einen Halitkristall aufstellen und einen **Rosenquarz**-Rohstein ans Kopfteil des Bettes legen,
zur Besserung der Synchronisierung der beiden Gehirnhälften **Disthen**, alternativ **Kunzit** auf die Stirn kleben oder in der Hand halten,
zur Normalisierung des Säure-Basen-Haushalts und für Gelassenheit und Entspannung **Dolomit** als Wasser trinken oder **Türkis** als Anhänger tragen,
um negative Eindrücke zu verarbeiten sowie zur Entgiftung von Psychopharmaka **Chrysopras** oder **Smaragd** tragen und als Wasser trinken,
zum Abbau des aggressiven Verhaltens **Tsesit**, **Nephrit**, **Türkis** oder **Lepidolith** tragen,
zur Findung eigener wirklicher Interessen und zur Abgrenzung von Überreizungen und Ablenkungen **Achat** tragen,
zur psychischen Stabilisierung und Förderung des Selbstvertrauens und der Kreativität mehrfarbigen **Turmalin** als länglichen Kristall, alternativ **Türkis** tragen; hilft, den eigenen Standpunkt zu finden und zu behaupten.

Weitere Steine: Achat, Apatit, Aquamarin, Aventurin, Bernstein, Chiastolith, Serpentin.

Physiologische Anwendung: Bisher ist noch keine sinnvolle Anwendung von **kolloidalem Silber** bei ADS bekannt. Wöchentliche basische Sole-Bäder mit 2 Tropfen Muskatellersalbeiöl,
dazu 2-mal täglich 3 g **Klinoptilolith,** als Pulver in Wasser eingerührt, einnehmen.

Augenbindehautenzündung

Conjunctivitis

Ein akuter oder chronischer Entzündungszustand der Augenbindehaut, oft unter Beteiligung der Lidränder.

Symptome: Rötung der Augen, vermehrter seröser bis eitriger Schleim, Bindehautrötung, Anschwellen der Unterlider mit Tränenfluss, Lichtempfindlichkeit bis Lichtscheue, Juckreiz, Augenbrennen, Fremdkörpergefühl, selten jedoch mit Schmerzen.

Ursachen: Zugluft, Dämpfe, Staub oder Rauch, bakterielle oder virale Infektionen, Lichtreize oder UV-Strahlung, chemische Reize, Fremdkörper, eine Verletzung oder eine Allergie.

Ätherische Öle: Es sind keine sinnvollen und gesicherten Öl-Empfehlungen bekannt. Öle reizen die Augenschleimhaut verstärkt, deshalb kein ätherisches Öl in die Augen bringen.

Heilsteinanwendungen:

Zur Abschwellung und gegen Trockenheit **allgemeinen Opal** alternativ **Achat** mit Augensignatur auf die geschlossenen Augen legen,
zur Entzündungshemmung **Smaragd, Achat** oder **Sarder** mit Augensignatur, **Saphir**, **Heliotrop** oder weißen **Topas** auf die geschlossenen Augen legen,
bei starker Sekretabsonderung, verklebten Augen und zur Juckreizmilderung **Chalcedon**, **Heliotrop**, **Saphir** oder **Smaragd** auf das geschlossene Auge legen,

zur Lymphflussanregung und bei geröteten, brennenden Augen **Chalcedon** als Rosette oder grüner **Moosachat** jeweils als Wasser trinken.

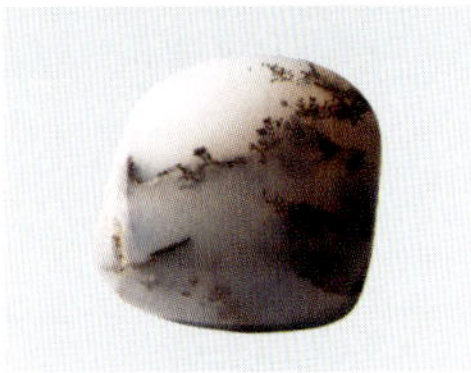

Dendritenopal

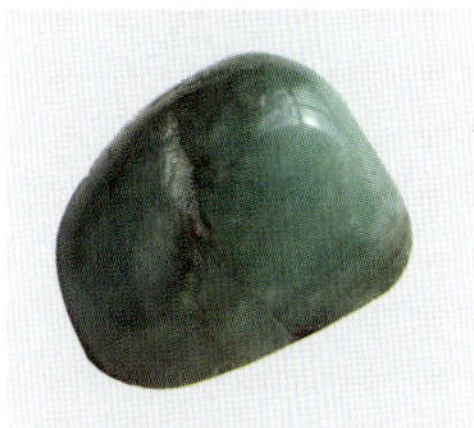

Smaragd

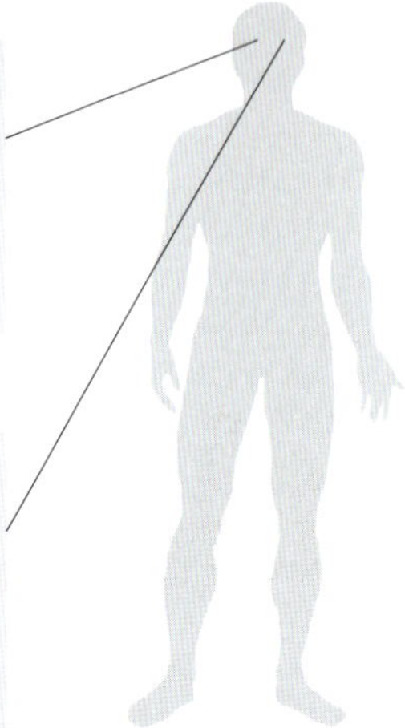

Weitere Steine: Achat, Chrysoberyll, Dioptas, Lapislazuli, Sphärolithischer Chalcedon.

Physiologische Anwendungen: Optimal 2-mal täglich 20 ml **kolloidales Silber** mit 25 ppm einnehmen, zusätzlich äußerlich jeweils 1 Tropfen mit 25 ppm ins Auge tropfen.

Augenermüdung

»Müdigkeit« im Augenorgan ohne weitere Beschwerden.

Symptome: Eine Bindehautreizung mit Rötung, leichtem Brennen und einer Trockenheit im Auge kann auftreten, meist jedoch ist sie mit einer Lidschwere, einem Müdigkeitsgefühl, einer Druckempfindung ums Auge verbunden, das durch Schließen der Augendeckel verbessert wird.

Ursachen: Meist durch eine Überanstrengung oder Überreizung, z. B. nach längerer Bildschirmarbeit oder Übermüdung ausgelöst.

Ätherische Öle: Es sind keine sinnvollen und gesicherten Öl-Empfehlungen bekannt. Ätherische Öle reizen die Augenschleimhaut, deshalb kein ätherisches Öl in die Augen bringen.

Heilsteinanwendungen:
Zur Stärkung des Auges als Organ **Achat** oder **Malachit** jeweils mit Augensignatur oder Bergkristall tragen,
bei trockenen, brennenden Augen **allgemeinen Opal, Chalcedon, Achat** und **Aquamarin** tragen, auf das geschlossene Auge legen oder als Wasser auftragen,
bei druckempfindlichen, tränenden Augen **Amethyst** oder hellen **Topas** auf das geschlossene Auge legen oder als Wasser auftragen,
zur Stärkung der Sehkraft und der Augenmuskulatur den handwarmen **Smaragd, Disthen** oder alternativ **Aquamarin** oder **Saphir** nach Anstrengungen, auch bei Schielen, auf das geschlossene Auge legen,
zur Stärkung des Lebermeridians **Malachit, Smaragd** oder **Peridot** tragen.

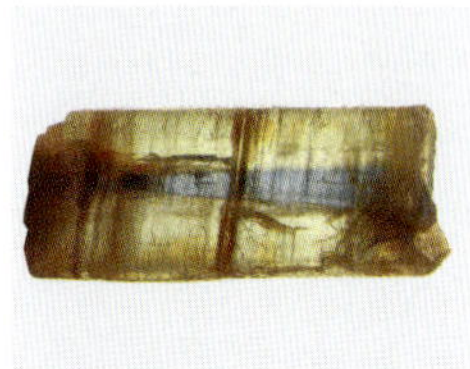

Disthen

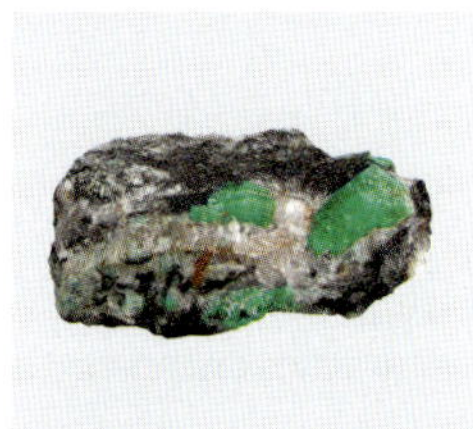

Smaragd

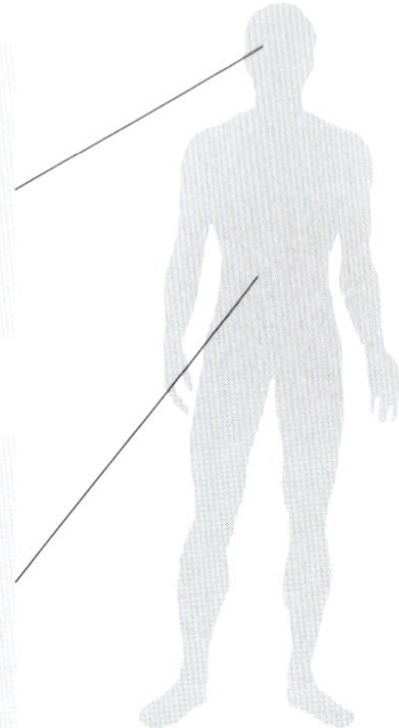

Weitere Steine: Chromdiopsid, Dioptas, Nebelquarz, Tsesit, Sardonyx, Zirkon.

Physiologische Anwendungen: Mindestens 2-mal täglich je 1 Tropfen **kolloidales Silber** mit 25 ppm zur Pflege der Netzhaut und gegen Entzündungen ins Auge tropfen. Augendusche mit stark verdünnter **Salzsole** (0,5 Prozent) durchführen.

Augenzittern

Nygstagmus

Eine unkontrollierbare rhythmische oder ruckartige Augenbewegung, verbunden mit Sehschwäche und anderen Augensymptomen.

Symptome: Unkontrollierbares Zittern, das fein-, mittel- und grobschlägig verlaufen kann, mit zunehmender Sehschwäche, auch können Gleichgewichtsstörungen auftreten.

Ursachen: Überanstrengung der Augen.

Ätherische Öle: Es sind keine sinnvollen und gesicherten Öl-Empfehlungen bekannt.

Heilsteinanwendungen:
Zur Linderung des Augenzitterns bei Nervenerkrankungen **Disthen, Kunzit, Topas** oder **Smaragd** tragen und auflegen,
bei Überanstrengung der Augen **Achat** mit Augensignatur, **Amethyst** oder **Bergkristall** auflegen oder tragen,

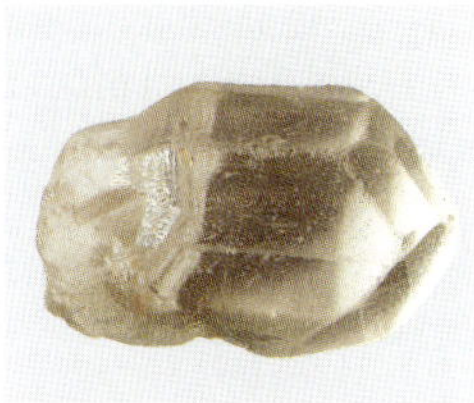

Topas

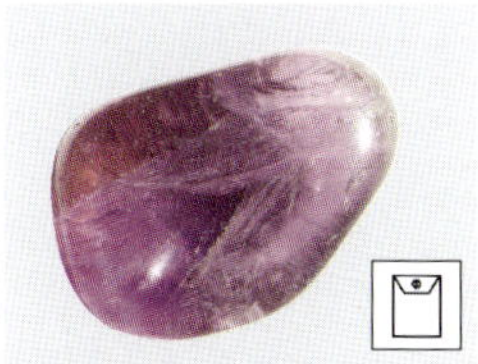

Amethyst

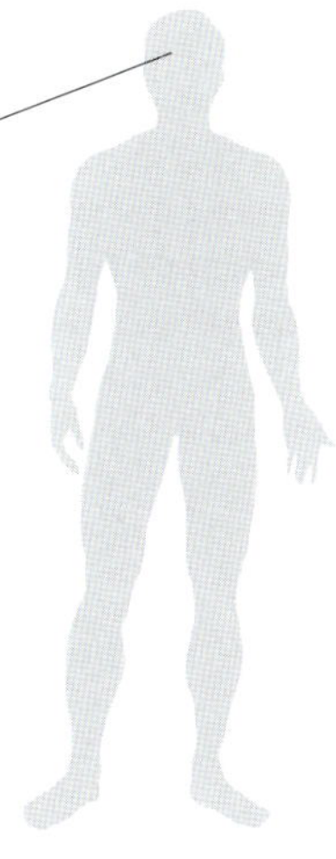

bei gleichzeitiger starker Sehschwäche **Topas, Aquamarin** oder **Smaragd** tragen,
bei psychischer Belastung **Selenit**, **Rauchquarz** oder **Sardonyx** auf die geschlossenen Augenlider legen und als Wasser trinken.

Weitere Steine: Beryll, Fulgurit, Nebelquarz, Sugilith, goldenen Topas.

Physiologische Anwendung: Augenzittern ist keine Indikation für **kolloidales Silber** oder **Klinoptilolith**.

Ausfluss

Fluor vaginalis

Eine Störung im Genitalbereich der Frau, die durch verschiedenste Erregerarten verursacht sein kann.

Symptome: Ein meist milchig-weißer, schleimiger bis dünnflüssiger Ausfluss der Scheide bei verschiedenen Erkrankungen, der mit Jucken oder Blutbeimengungen, oft auch mit einem allgemeinen Unwohlsein oder Schmerzen verbunden sein kann. Manchmal kann es zu einer Scheidenentzündung kommen.

Ursachen: Eine Infektion durch Bakterien, Einzeller, Pilze oder Würmer, aber auch ein Begleitsymptom einer Eileiter- oder Scheidenentzündung sowie einer Harnröhrenentzündung.

Ätherische Öle: 2-mal täglich 2–3 Tropfen **Lavandinöl**, alternativ Fenchelöl, **Muskatellersalbeiöl** oder Rosmarinöl auf ein Tampon auftropfen und in die Scheide einführen.

Öl-Stein-Einreibungen: Ideal ergänzt sich die Einreibung von **Muskatellersalbeiöl** mit **Mondstein** in den Unterbauch.

Heilsteinanwendungen:

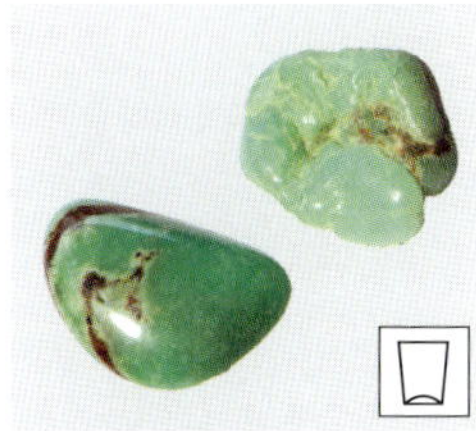

Chrysopras

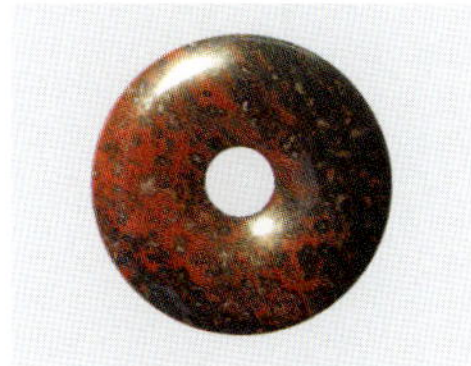

Heliotrop

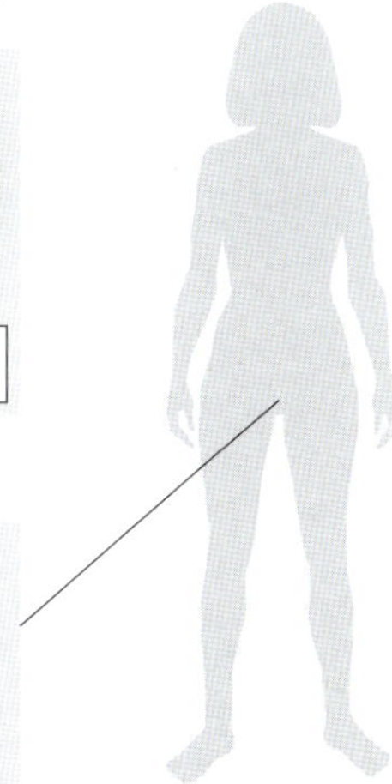

Zur Entzündungshemmung und Schmerzlinderung **Heliotrop** oder **Sphärolithischen Chalcedon** aufkleben oder im Slip tragen,
zur Juckreizlinderung **Chrysopras**, allgemeinen **Opal** oder **Prasemquarz** im Slip tragen,
zur Milieuentsäuerung und Aufbau des Säureschutzmantels **Smaragd**-Wasser einnehmen oder **Malachit** auflegen,
zur Abwehrstärkung **Chrysopras**, Chrysokoll, **Heliotrop** und **Klinoptilolith** als Wasser einnehmen,
zur Umstimmung, Vorbeugung und psychischen Stabilisierung rosa **Chalcedon** über mehr als 2 Monate tragen.

Weitere Steine: Achat, Amazonit, Chrysokoll, Mondstein, Serpentin, Türkis.

Physiologische Anwendungen: Stets zusätzlich 2-mal täglich eine vaginale Spülung mit **kolloidalem Silber** mit 25 ppm ansetzen, die Einnahme von **kolloidalem Silber** macht dagegen keinen Sinn.

Bandscheibenvorfall und Bandscheibensyndrom

Prolaps-Syndrom und Pulposus-Syndrom

Eine Anzahl schmerzhafter Beschwerden im Bereich der Lendenwirbelsäule.

Symptome: Eine meist schlagartig auftretende, massive Einschränkung der Beweglichkeit, teilweise auch mit Lähmung, sehr starken Schmerzen, die sich bei Husten, Niesen oder Pressen verstärken, mit Schonhaltung bis zur Steifheit, oft einhergehend mit schweren Gefühls- und Sensibilitätsstörungen wie Ameisenlaufen, Kribbeln oder Taubheitsgefühl.

Ursachen beim Syndrom: Durch Abnutzung oder Zerstörung des elastischen Knorpelscheibenkerns der Wirbelsäule.

Ursachen beim Vorfall: Durch ein Austreten des elastischen Knorpelkerns zwischen den Wirbeln der Lendenwirbelsäule, mit Druck auf den betroffenen Nerv, der aus der Wirbelsäule austritt.

Ätherische Öle: Optimal bei Schmerzen bei Bedarf 1–2 Tropfen **Nelkenöl,** alternativ 2–3 Tropfen **Muskelrelaxöl** oder dorsafit-Spray lokal einreiben.

Öl-Stein-Einreibungen: Ideal ergänzt sich die Einreibung von **Muskelrelaxöl** mit **Tsesit**.

Heilsteinanwendungen:

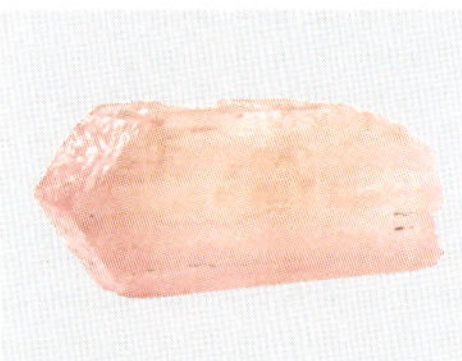

Kunzit

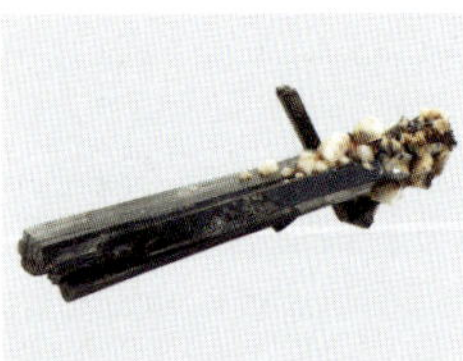

Ägirin

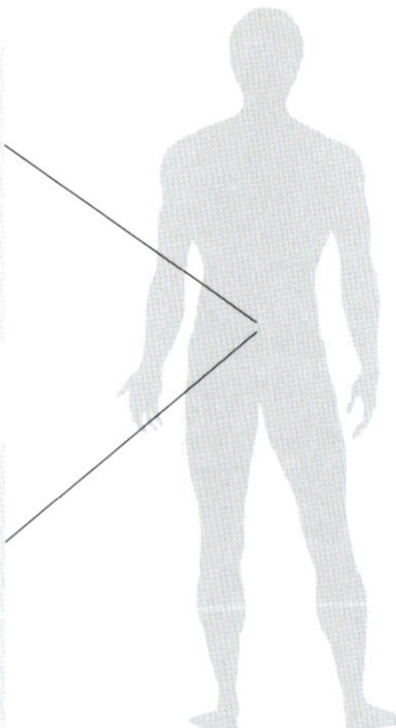

Zur Schmerzlinderung bei einem Bandscheibenvorfall den schneller wirksamen **Kunzit**, den nachhaltig wirksamen **Sugilith** oder den ursächlicher wirkenden **Ägirin** lokal aufkleben,
zur Besserung der Gefühlsstörungen **Turmalin** oder **Ägirin** aufkleben,
zur Vorbeugung gebänderten **Aragonit** als Wasser für die Bandscheiben trinken sowie **Koralle, Bergkristall** oder **Turmalin** jeweils als Kristallanhänger zur Verbesserung der Körperhaltung und den Aufbau von Stützmuskulatur tragen.
Zur Lockerung der verspannten Muskulatur sich mit **Bernstein** massieren lassen (nicht auf der Wirbelsäule massieren!).
Bei Bandscheibensyndrom optimal **Ägirin** lokal aufkleben sowie **Aragonit** als Wasser trinken oder umgekehrt,
bei Bedarf zusätzlich zur Krampflösung **Dolomit, Malachit, versteinertes Holz** oder **Koralle weiß** als Wasser trinken,
zur Entspannung, Krampflösung und Schmerzlinderung **Amazonit** auflegen,
zur Linderung von Nervenschmerzen **Kunzit, Sugilith** oder **Ägirin** auflegen,
zur Linderung von Reibungsschmerzen **Bernstein, Tsesit** oder **Selenit** auflegen,
zur Wahrung der Elastizität der Bandscheiben **Amazonit, Bernstein** oder Aragonit tragen,
zur Vorbeugung dunklen **Bernstein** sowie **Aragonit** tragen und als Wasser trinken.

Weitere Steine: Apatit, Biotit, Malachit.

Physiologische Anwendungen: Bandscheibenvorfall ist keine Indikation für **kolloidales Silber**.

Bandwurmbefall

Taeniasis

Eine Erkrankung, ausgelöst durch einen Befall mit einem oder mehreren Bandwürmern, die schmarotzend im Darm des Kranken festsitzen.

Symptome: Die Beschwerden sind meist gering, unauffällig und uncharakteristisch: Kopfschmerz, Druckgefühl im Oberbauch, Appetitlosigkeit oder unbändiger Heißhunger, Übelkeit, manchmal Erbrechen, Verdauungsstörungen, Gewichtsabnahme und Müdigkeit. Unregelmäßiger Stuhlgang und Durchfall können mit Verstopfung abwechseln. Ringe unter den Augen.

Ursachen: Meist durch Lebensmittel oder Schmutz aufgenommene Wurmeier.

Verschiedene Bandwurmarten: Rinderbandwurm bis zu 10 Meter lang, Schweinebandwurm 2–8 Meter lang, Fuchsbandwurm, Hundebandwurm und Fischbandwurm.

Ätherische Öle: Gute Erfahrungen liegen mit der Einnahme von 3-mal 4 Tropfen **Nelkenöl** über 3 Tage vor. Zusätzlich 3-mal täglich 2–3 Tropfen Fenchel in den Bauchbereich sanft einreiben.

Öl-Stein-Einreibungen: Ideal ergänzt sich die lokale Einreibung in den Bauchbereich von **Nelkenöl** mit **Smaragd**.

Heilsteinanwendungen:

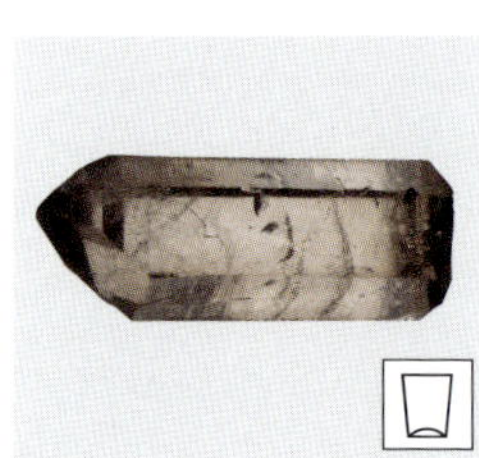

Rauchquarz

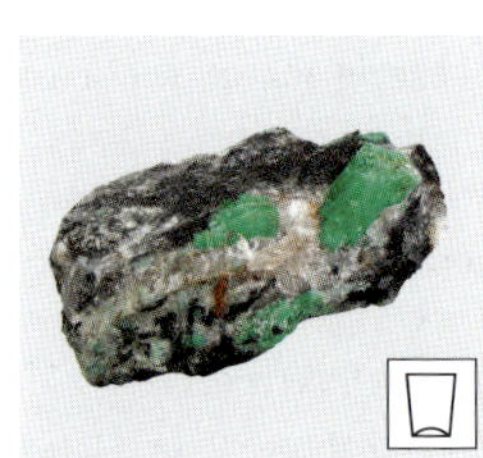

Smaragd

Zur Unterstützung der Wurmabtreibung **Rauchquarz**, am besten zusammen mit **Smaragd** als Wasser einnehmen,
zur Appetitssteigerung **Apatit** oder **Citrin** über eine längere Zeit tragen oder **Rhodochrosit** kurze Zeit tragen,

zur Förderung der Darmfunktionen **Stromatolith, Mookait** oder **Sardonyx** tragen,
zur Abwehrsteigerung mit **Amethyst**-Drusenstück regelmäßig ausstreichen oder weiße **Koralle** tragen.

Weitere Steine: Achat, Rosa Moosachat, Türkis.

Physiologische Anwendungen: Positive Erfahrungen mit der täglichen Einnahme von 200 ml **kolloidalem Silber** mit 50 ppm liegen vor,
dazu 2-mal täglich 3 g **Klinoptilolith** als Pulver ins Wasser einrühren und einnehmen.

Zusätzliche Anwendungen: Wurmkur innerlich mit Sauerkraut und Olivenöl über mindestens 3 Tage ausschließlich anwenden.

Bauchschmerzen

Dolor abdominalis

Schmerzen sehr unterschiedlicher Stärke, die je nach Lage im Bauchbereich sehr unterschiedliche Ursachen haben können.

Linker Oberbauch: Bauchspeicheldrüse, Dickdarm, Magen, Milz und Zwerchfell.

Rechter Oberbauch: Bauchspeicheldrüse, Gallenblase, Leber.

Mittlerer Unterbauch: Blase, Dickdarm, Enddarm, Gebärmutter.

Linker Unterbauch: Blinddarm, Dickdarm, Gallenblase, Leber, linker Eierstock.

Rechter Unterbauch: Blinddarm, Darm, rechter Harnleiter, rechter Eierstock, rechter Eileiter.

Ursachen: Unverträgliches Essen, Durcheinanderessen verschiedener Speisen, verschiedene Entzündungen der verschiedenen im Bauchraum liegenden Organe, meist bakterielle Infektionserkrankungen, Folge einer Krebserkrankung im Bauchraum.

Ätherische Öle: Bei Bedarf 2–3 Tropfen **Fenchelöl** oder **Ingweröl** in den Bauchbereich einreiben, vollkommen unabhängig, was dessen Ursache ist.

Öl-Stein-Einreibungen: Ideal ergänzt sich die lokale Einreibung einer Mischung von **Fenchelöl** und **Ingweröl** mit rosa **Moosachat**.

Heilsteinanwendungen:
Zur Schmerzlinderung **Charoit**, bei heftigen Krämpfen **Malachit** tragen; bei noch stärkeren Beschwerden **Zirkon** auflegen, sanft wirkend ist **Dumortierit**,
bei den Koliken der Säuglinge **Citrin** oder **Dumortierit** in die Windel stecken,
bei Schmerzen mit Übelkeit und Erbrechen z. B. durch Lebensmittelvergiftung **Malachit**, **Antimonit** oder **Dumortierit**, alternativ **Türkis** lokal auflegen und als Wasser trinken,

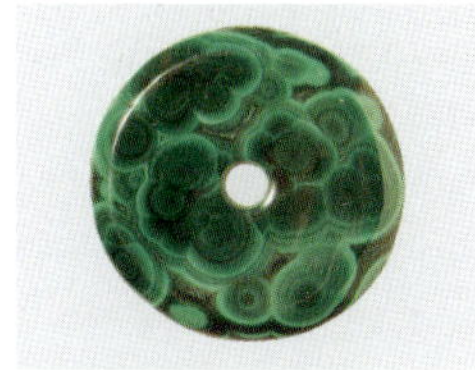

Malachit

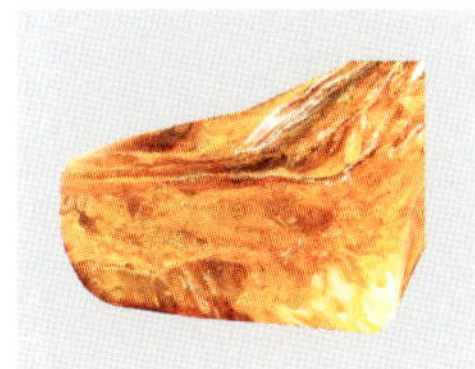

Bernstein

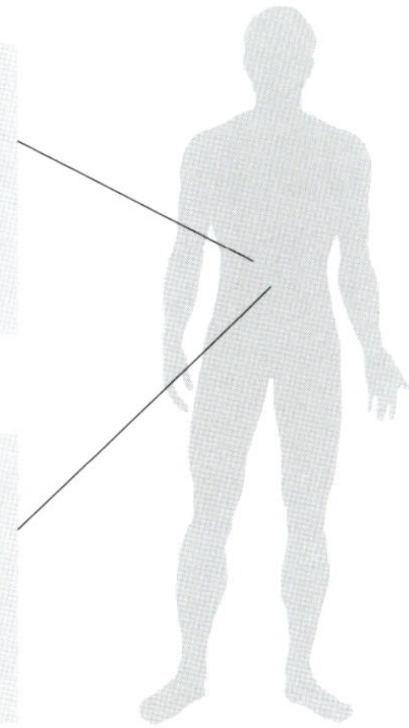

bei Schmerzen im Leber-Gallenbereich **Bernstein**, **Chrysokoll, Malachit** oder **Smaragd** auf die betroffene Stelle lokal auflegen,
bei Schmerzen infolge einer Nahrungsmittelunverträglichkeit, übermäßigem oder zu schnellem Essen **Aquamarin, Sphärolithischer Chalcedon** oder **Citrin**, alternativ **Sardonyx** auflegen oder als Scheibe lokal tragen,
bei Schmerzen durch Nervosität oder Stress **Nephrit, Dumortierit** oder **Dolomit** tragen.

Weitere Steine: Achat, Chrysopras, Dioptas, Heliotrop, rosa Moosachat, Rhodonit, Serpentin.

Physiologische Anwendung: 2-mal täglich 30 ml **kolloidales Silber** mit 20–25 ppm einnehmen, kann die Schmerzen bessern.
Dazu täglich 1-mal 3 g **Klinoptilolith** als Pulver in Wasser einnehmen, kann die Schmerzzustände längerfristig neutralisieren.

Bettnässen

Enuresis nocturna

Ein unbeabsichtigtes, nächtliches Wasserlassen mit mangelnder Kontrolle über die Blasenfunktion der Kinder nach dem 4.–5. Lebensjahr.

Die Kinder schlafen so tief, dass sie von dem Drang, Wasser zu lassen, nicht aufwachen.

Ursachen: Es liegt meist eine seelische Konfliktsituation zugrunde, insbesondere Angst, Eifersucht, Verluste und Mangel an Geborgenheit, sehr selten eine Entzündung der Harnröhre, Blase oder des Harnleiters oder bei jugendlicher Zuckerkrankheit.

Ätherische Öle: Es liegen keine gesicherten Ölempfehlungen vor. Eine abendliche Einreibung von 1 Tropfen **Muskatellersalbei** in den Unterbauch kann versucht werden.

Heilsteinanwendungen:

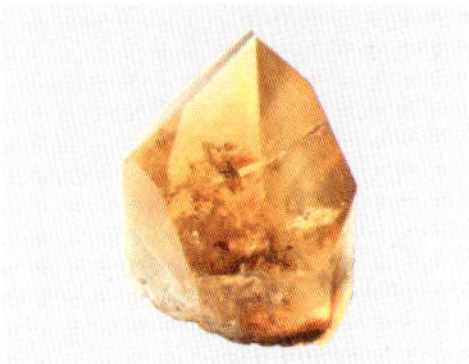

Citrin

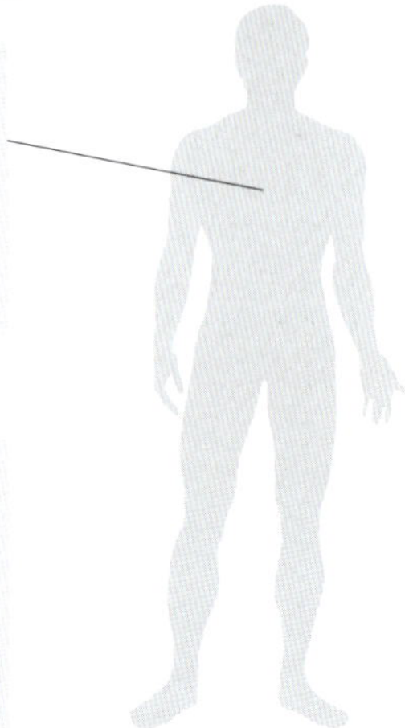

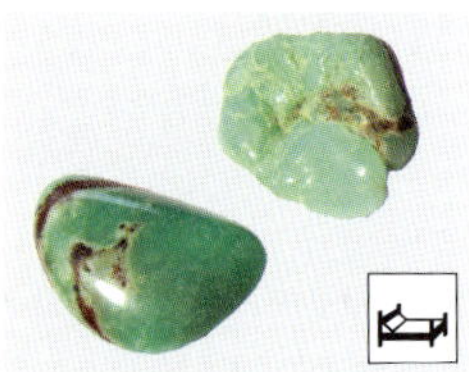

Chrysopras

Zur Angstminderung und zur Stärkung des Selbstbewusstseins und der Selbstsicherheit **Citrin** oder **Rhodonit** tagsüber als Anhänger oder Kette tragen,
zur Psychostabilisierung zum Verarbeiten belastender Eindrücke **Chrysopras, Citrin** oder **Achat** nachts ins Bett legen,
zur Blasenmuskelstärkung **Citrin** als Wasser trinken und konzentrisch gebänderten **Achat** aufkleben,
zur Stärkung der Reinigungsfunktion der Niere **Nephrit** auf den Nachttisch stellen, **Nephrit** tragen oder als Wasser trinken, mit dem positiven Einfluss auf die familiäre Beziehung,
zur Vorbeugung **Bernstein, Nephrit** oder **Achat** mit Nierensignatur als Kettchen tragen.

Weitere Steine: Amazonit, Aventurin, Heliotrop, Karneol, Prehnit, Serpentin, Turmalin bunt, Topas.

Physiologische Anwendungen: Bei Bettnässen zeigt **kolloidales Silber** keinen Wirkungsansatz.

Blähungen

Flatulenz / Meteorismus

Eine durch Gärungs- und Fäulnisvorgänge auftretende übermäßige Gasansammlung im Magen-Darm-Trakt mit häufig übelriechenden Darmgasen.

Symptome: Oft mit einer Auftreibung des Leibes, Zwerchfellhochstand, Rumoren im Bauch und Völlegefühl verbunden. Oft kommt es zu Krämpfen oder kolikartigen Schmerzen.

Ursachen: Gärungsgase, die bei der Nahrungszersetzung blähungsfördernder Nahrungsmittel im Darm entstehen, selten zu viel verschluckte Luft beim Essen, Leber- oder Galleschäden und eine Störung der Bauchspeicheldrüsenfunktion.

Ätherische Öle: 3-mal täglich 2 Tropfen **Fenchelöl** einnehmen, alternativ 2–3 Tropfen Anisöl, Fenchelöl oder Ingweröl in den Oberbauchbereich einreiben. Bei Säuglingen bei jedem Windelwechsel jedoch mindestens 3-mal täglich 1 Tropfen Fenchelöl gegen Blähungskoliken in den Bauch einreiben.

Öl-Stein-Einreibungen: Ideal ergänzt sich die lokale Einreibung einer Mischung von **Fenchel**- und **Ingweröl** mit **rosa Moosachat**.

Heilsteinanwendungen:

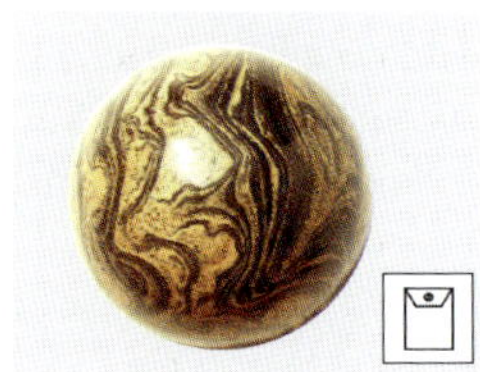

Stromatolith

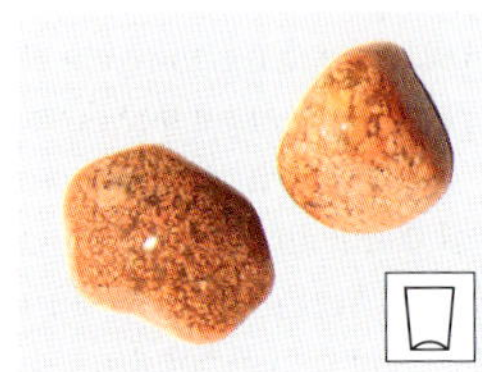

Rosa Moosachat

Zur Förderung der Darmfunktionen und Verdauungsverbesserung **Stromatolith** tragen oder mit **Amethyst**-Drusenstück regelmäßig ausstreichen,
zur Harmonisierung der Darmflora **Achat** oder **Stromatolith** tragen,
zur Blähungsminderung rosa **Moosachat** oder **Smaragd** als Wasser trinken oder als Anhänger tragen,
zur Blähungsminderung bei gleichzeitiger Stuhlverstopfung schwarzen **Turmalin** oder **Sardonyx** tragen oder als Kristalle im Verlauf des Dickdarms aufkleben.

Weitere Steine: Heliotrop, Mookait.

Physiologische Anwendungen: 2-mal täglich 10–20 ml **kolloidales Silber** mit 25 ppm einnehmen
oder 2-mal täglich 3 g **Klinoptilolith** als Pulver in etwas Wasser einrühren und einnehmen.

Blasenbeschwerden, Blasenentzündung

Zystitis

Eine meist akute bakterielle, entzündliche Erkrankung der Harnblasenschleimhaut, die aufgrund der kürzeren Harnröhre viel häufiger bei Frauen als bei Männern auftritt.

Symptome: Begleitet von häufigem, meist auch nächtlichem Harndrang. Brennen und Schmerzen beim Wasserlassen, die gegen Ende der Harnentleerung zunehmen. Fortbestehen des Harndrangs nach Blasenentleerung. Der Harn ist meist trübe. Schwere Formen treten mit Fieber, Schüttelfrost sowie Eiter und Blut im Harn auf, oft mit Allgemeinerscheinungen wie Kopfschmerz, belegter Zunge, Ringe um die Augen, Müdigkeit und Übelkeit.

Die Erkrankung wird durch kalte Füße oder Durchnässung begünstigt. Sie sollte nie als harmlos betrachtet werden, da eine Blasenentzündung zu einer Nierenbeckenentzündung führen kann.

Chronisch: Eine langzeitige und in Schüben verlaufende Entzündung der Harnblase mit gleichen Symptomen. Es kann auch jegliches unangenehme Gefühl fehlen.

Ursachen: Eine meist aufsteigende bakterielle Infektion, meist durch Kolibakterien, Staphylokokken, Streptokokken, Gonnokokken, Mykobakterien oder Trichomonaden ausgelöst, die durch Kälte, Durchnässung oder Harnstau begünstigt wird. Chronische Blasenentzündungen sind meist Folge einer chronischen Nierenentzündung. Oft spielt Energiemangel, Angst und Stress eine mitverantwortliche Rolle.

Ätherische Öle: 2-mal täglich 2–3 Tropfen **Eukalyptusöl**, Lavandinöl oder Rosmarinöl in den Unterleib einreiben.

Öl-Stein-Einreibungen: Ideal ergänzt sich die Unterleibeinreibung von **Eukalyptusöl** mit **Nephrit**, oder **Rosmarinöl** mit **Heliotrop**.

Heilsteinanwendungen:

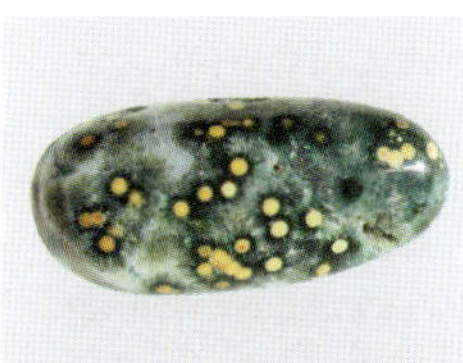

Sphärolithischer Chalcedon

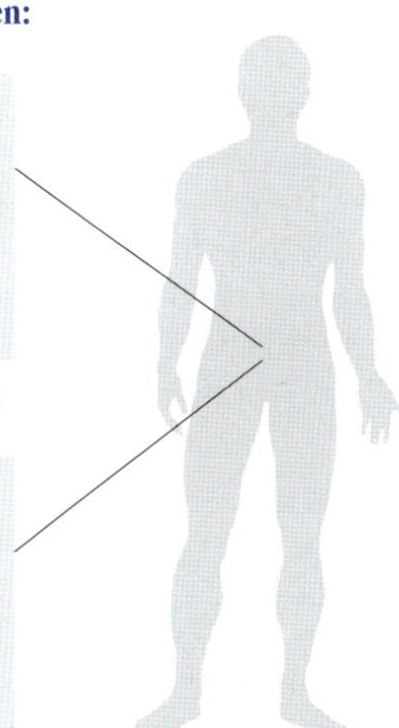

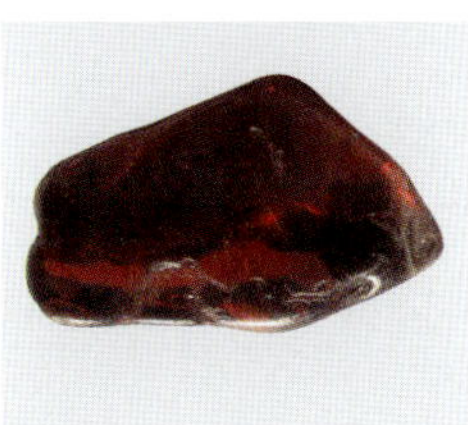

Granat

Bei akuter Entzündung und zur Fiebersenkung **Heliotrop**, **Saphir**, **Nephrit** oder **Spärolithischen Chalcedon** aufkleben,
zur Abwehrstärkung und Entzündungshemmung **Achat** mit Blasensignatur, sonst besser **Sphärolithischen Chalcedon** oberhalb des Schambeins auflegen,
bei Infektanfälligkeit und zur Durchblutungsverbesserung optimal **Granat** nur kurz auflegen und **Heliotrop** oder Smaragd längere Zeit tragen,
bei **Blasenschwäche** und unvollständiger Entleerung blauen **Turmalin** oder **Aquamarin** oberhalb des Schambeins aufkleben,
zur Stärkung der Reinigungsfunktion der Nieren **Sodalith**, Sardonyx, alternativ **Nephrit** tragen,
zur Verstärkung der Harnausscheidung **Nephrit** oder blauen **Turmalin** als Wasser trinken,
bei Harnverhalten blauer **Chalcedon** als Wasser trinken oder **Nephrit** oberhalb des Schambeins aufkleben.

Weitere Steine: Chrysopras, rosa Moosachat, Smaragd.

Physiologische Anwendungen: 3-mal täglich 20 ml **kolloidales Silber** mit 50 ppm einnehmen. Einnahmen unter 50 ppm führen selten zum Erfolg. In schweren Fällen ist auch oft zusätzlich eine Vaginalspülung erforderlich.
Blasenentzündung ist keine Indikation für **Klinoptilolith**.

Blutarmut

Anämie

Eine Verminderung des Blutfarbstoffs und damit der Zahl der roten Blutkörperchen.

Symptome: Starke Blässe der Haut und Schleimhäute, Kraftlosigkeit, Müdigkeit, Benommenheit, Erschöpfung und Konzentrationsstörungen, Appetitlosigkeit und Verdauungsstörungen, Kopfschmerzen, Sehstörungen und Schlaflosigkeit, Schwindel, Ohrensausen, Herzklopfen, Kurzatmigkeit und Verwirrtheitszustände.

Ursachen: Eisen-, Protein- oder Vitaminmangel, Folge einer Eiseneinbaustörung, einer Zerstörung der roten Blutkörperchen, bei inneren Verletzungen wie Milzriss, Magen-Darm-Geschwüren oder äußerem Blutverlust wie Unfallverletzungen und Monatsblutungen.

Auch als Folge einer Nierenkrankheit, Leberkrankheit, einer Infektion, eines bösartigen Tumors sowie als Folge einer Chemotherapie oder Bestrahlung.

Ätherische Öle: Es liegen keine sinnvollen und gesicherten Ölempfehlungen vor.

Heilsteinanwendungen:

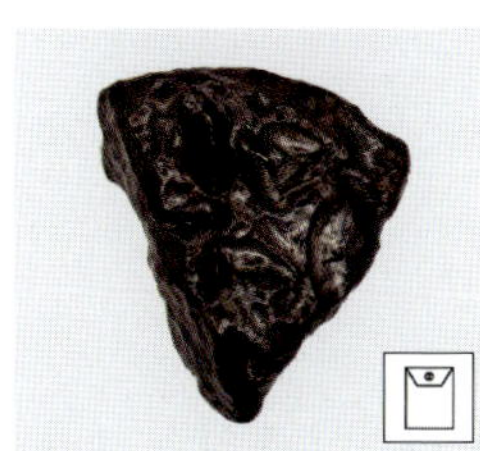

Tsesit

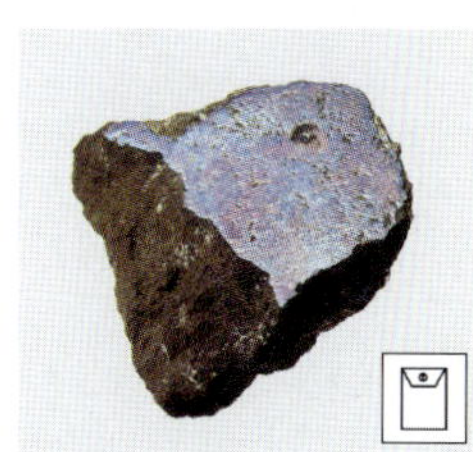

Covellin

Zur Blutbildung **Tsesit** zur allgemeinen Stärkung und zur Aktivierung des Eisenstoffwechsels bei sich tragen,
zusätzlich **Obsidian**, **Malachit** oder **Covellin** tragen,
zur Leistungsverbesserung rötlichen **Mookait** oder **Koralle** tragen.

Weitere Steine: Hämatit, Opal, Smaragd.

Physiologische Anwendung: Langfristig 1-mal täglich 20 ml **kolloidales Silber** mit 25 ppm kann sich auf die Blutbildung auswirken,
dazu 1-mal täglich 3 g **Klinoptilolith** als Pulver über Monate eingenommen, kann durch Regenerierung der Leber das Blutbild verbessern.

Blutcholesterinerhöhung

Hypercholesterinämie

Ein erhöhter Gehalt des Blutes an Cholesterin.

Symptome sind kaum erkennbar, und nur die Folgen führen zu einer weiteren Erkrankung wie Arteriosklerose oder Herzinfarkt.

Ursachen: Kann ein familiär erbliches Auftreten oder Folge einer Zuckererkrankung, Schilddrüsenunterfunktion, Gallenstörung oder von Alkoholmissbrauch sein.

Ätherische Öle: Es liegen keine gesicherten Ölempfehlungen vor. Möglicherweise kann 2-mal täglich 1 Tropfen **Ingweröl** sinnvoll sein.

Öl-Stein-Einreibungen: Ideal ergänzt sich die Einreibung von **Ingweröl** mit **Prehnit**.

Heilsteinanwendungen:

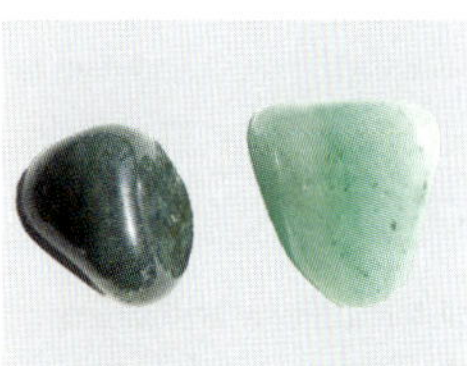

Aventurin

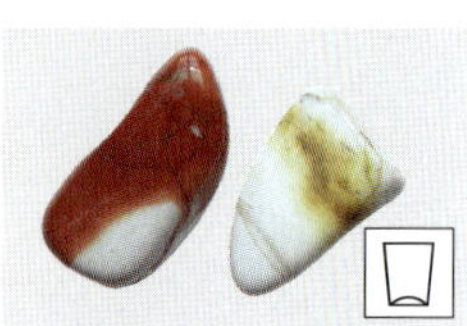

Mookait

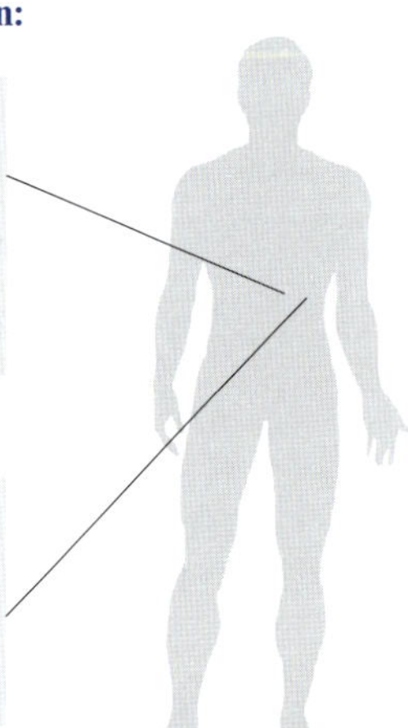

Zur Senkung der Blutfettwerte **Aventurin**, **Malachit** oder **Nephrit** als Wasser trinken
und zusätzlich mit Wirkung auf die Bauchspeicheldrüse **Mookait** auf den linken Oberbauch kleben und **Citrin** abends in der Hand halten.

Weitere Steine: Chrysoberyll, Prehnit, Diamant, Dolomit, Karneol und Moosachat.

Physiologische Anwendungen: Cholesterinerhöhung ist keine Indikation für kolloidales Silber,
dazu 1-mal täglich 3 g **Klinoptilolith** als Pulver in etwas Wasser einrühren und einnehmen.

Begleitende Maßnahmen: Täglich morgens 1–2 Teelöffel indischer Flohsamen in Joghurt gequollen essen, senkt über einen Zeitraum von 3 Monaten den Cholesterinwert beträchtlich.

Bluterguss

Hämatom

Ein Austreten von Blut aus einem Gefäß mit Ansammlung des Blutes innerhalb oder außerhalb eines Organes oder im Unterhautfettgewebe nach Einwirkung stumpfer Gewalt.

Symptome: Sofort oder erst nach Tagen tritt ein blutroter Fleck auf, der sich durch die verschiedenen Abbaustufen des Blutes erst blaurot, dann bräunlich, später grüngelblich verfärbt. Sind tiefer liegende Gefäße verletzt, wird die Blutung als Schwellung sichtbar. Durch den Druck, den das ausgetretene Blut auf das Gewebe ausübt, kann es zu Schmerzen kommen.

Ausgedehnte Blutungen können die Funktionsfähigkeit von Muskeln und Gelenken beeinträchtigen.

Ursachen: Infolge einer äußeren Einwirkung durch Prellung, Quetschung, Stoß oder Sturz sowie durch Platzen kleiner Gefäße im Alter.

Ätherische Öle: 2-mal täglich 2–3 Tropfen **Lavandinöl**, alternativ Rosmarinöl lokal einreiben.

Öl-Stein-Einreibungen: Ideal ergänzt sich die lokale Einreibung von **Lavandinöl** mit **Rhodonit**.

Heilsteinanwendungen:

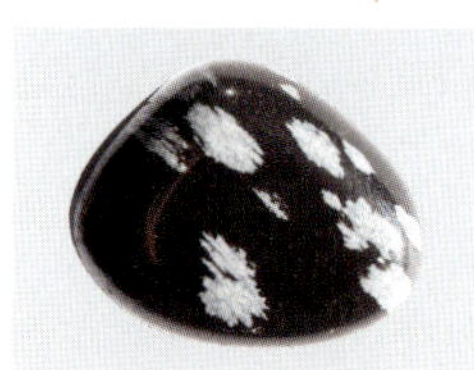

Schneeflocken Obsidian

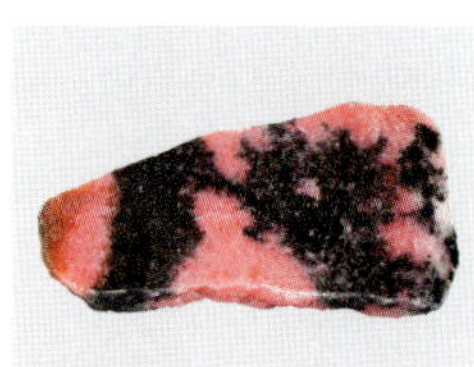

Rhodonit

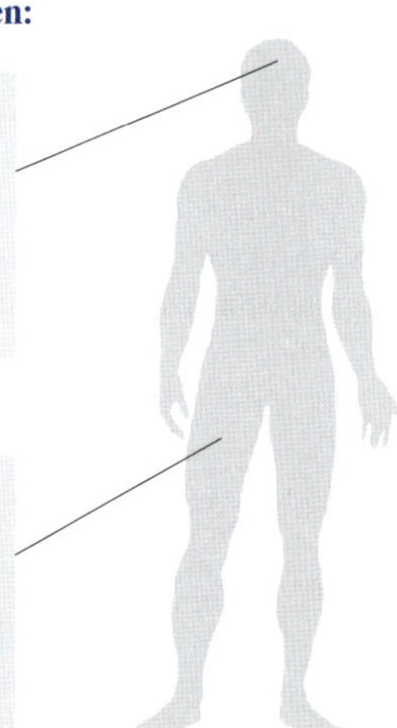

Zur Heilung der Gewebeverletzung optimal **Rhodonit**, alternativ **Rosenquarz** auflegen oder mit **Tsesit**-Creme sanft eincremen, gegen den Schock **Obsidian** auf die Stirn und die Verletzung halten und mit einem **Amethyst**-Drusenstück ausstreichen, zum Abbau des Blutergusses **Tsesit**, **Amethyst**, **Rhodonit** oder rötlicher **Mookait** lokal aufkleben.

Weitere Steine: Granat.

Physiologische Anwendungen: Die Verkleinerung und Auflösung von Blutergüssen ist keine Indikation für **kolloidales Silber**.

Klinoptilolith-Brei als Auflage über dem Bluterguss lässt ihn schneller abbauen.

Begleitende Maßnahmen: Sofort nach der Verletzung Eispackungen anwenden oder die betroffenen Körperteile unter kaltes Wasser halten. Eine 24-stündige Kältebehandlung mit kaltfeuchten Umschlägen soll den Bluterguss möglichst klein halten. Anschließend Wärmeanwendungen.

Bluthochdruck

Hypertonie

Eine Blutdruckerhöhung mit bleibend hohen Werten von über 160/90 mm Hg. Die Werte darunter sind vollständig normal.

Symptome: Nach anfänglicher Beschwerdefreiheit treten oft Herzklopfen, Kopfschmerz, Nervosität und Schwindelgefühl auf. Oft treten Gedächtnisstörungen, Ohrensausen und Sehstörungen, vermehrtes nächtliches Wasserlassen und plötzliches Nasenbluten ohne Ursache auf.

Ursachen: Primär mit bisher unbekannter Ursache oder sekundär als Folge einer Erkrankung der Gefäße, des Herzens, der Niere oder eines gestörten hormonellen Systems.

Ätherische Öle: Optimal 1–2 Tropfen **Weihrauchöl** 2- bis 3-mal täglich einnehmen, alternativ 2–3 Tropfen **Indisches Melissenöl** (senkt sanfter) in die Pulsstelle des Handgelenks einreiben.

Öl-Stein-Einreibungen: Ideal ergänzt sich die lokale Einreibung von **Weihrauchöl** mit pyritfreiem **Lapislazuli**.

Heilsteinanwendungen:

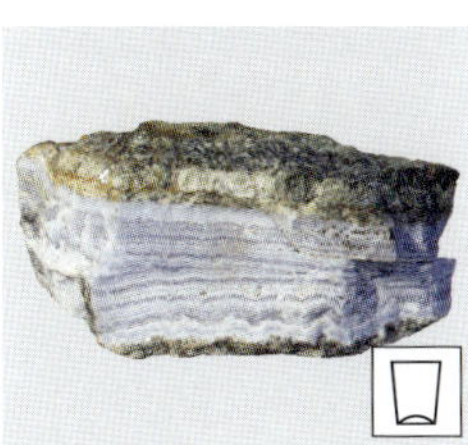

Chalcedon

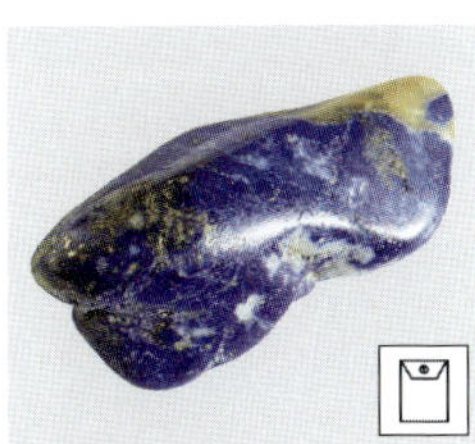

Lapislazuli ohne Pyrit

Zur allgemeinen Kühlung und Lymphflussverbesserung **Chalcedon** oder allgemeinen **Opal** als Wasser trinken,
zur Blutdrucksenkung mit hellem **Amethyst** als Drusenstück und zusätzlich mit **Halitkristall** ausstreichen, **Lapislazuli** ohne Einschlüsse von Pyrit auflegen, **Sodalith** oder **Dumortierit** bei sich tragen, alternativ **Labradorit** tragen, zusätzlich einen oder mehrere der oben genannten Steine als Wasser trinken,
zur Stärkung der Reinigungsfunktion der Niere **Nephrit, Peridot** oder blauen **Turmalin** tragen und als Wasser trinken.

Weitere Steine: Weiße Koralle, Amazonit, Bergkristall, Prehnit, versteinertes Holz.

Physiologische Anwendungen: Kolloidales Silber scheint keinen Einfluss auf den Blutdruck zu haben.

Langfristig kann die Einnahme von 1-mal 3 g **Klinoptilolith** als Pulver in etwas Wasser eingenommen den Blutdruck sanft senken.

Salzsole-Trinkkur mit niedriger Konzentration von 1 Teelöffel auf 1 Glas Wasser morgens.

Blutniederdruck

Hypotonia

Eine Erniedrigung des Blutdrucks in den Blutgefäßen unter die Norm von etwa 105/65 mmtlg.

Symptome: In allen Formen Müdigkeit, Schwäche, Schwindel, Ohnmachtneigung, Bewusstlosigkeit, Blässe und Kühle der Haut, wenig gefühltem Puls bei erhöhter Frequenz.

Ursachen: Essenziell als Störung des Kreislaufs bei sehr dünnen Personen oder durch Absacken in die erweiterten Venen oder sekundär als Folge hormoneller Störungen, nervöser Kreislaufstörungen, bei Infektionserkrankungen, Vergiftungen und bei Schock.

Ätherische Öle: Optimal 3-mal täglich 1 Tropfen **Eukalyptusöl** einnehmen, alternativ 1–2 Tropfen **Rosmarin** in die Pulsstelle einreiben.

Öl-Stein-Einreibungen: Ideal ergänzt sich die Einreibung von **Rosmarinöl** mit Granat oder **Rubin**.

Heilsteinanwendungen:

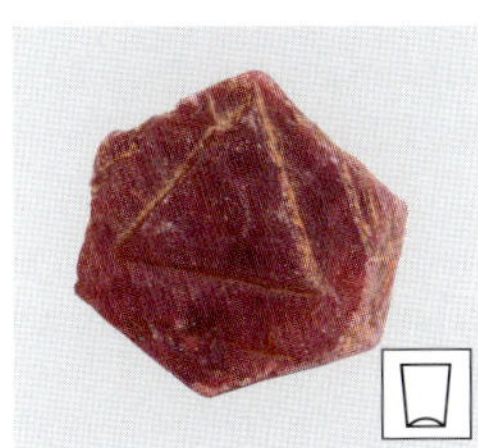

Rubin

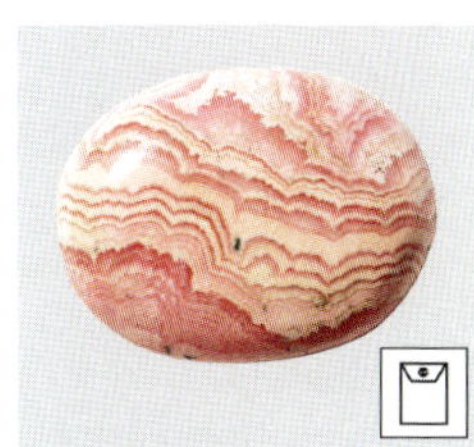

Rhodochrosit

Zur Erhöhung des Blutdrucks **Imperial-Topas**, Granat, **Rubin,** alternativ rote **Koralle** tragen oder als Wasser trinken,
zur Verbesserung der Blutbildung und während körperlicher Wachstumsphasen Apatit, **Rubin**, Malachit, **Tsesit** oder **versteinertes Holz** tragen,

zur Steigerung des Tonus der Gefäße **Rhodochrosit**, mit Wirkung auf die Kapillaren **Koralle** oder **versteinertes Holz** tragen,
zur Anhebung der Stoffwechselleistung **Obsidian**, **Rhodochrosit** oder Thulit, **Tsesit** oder **Granat** tragen,
zur allgemeinen Blutdrucksteigerung **Tsesit**, Topas Imperial, Rhodochrosit oder **Thulit** oder **Granat** tragen oder als Wasser trinken,
zur Anregung der Hormonproduktion und Ausschüttung **Mondstein**, **Malachit**, Cavansit, Smaragd oder Topas tragen oder ins Trinkwasser einleiten,
zur Anregung der blutdruckregulierenden Nierentätigkeit farbigen **Turmalin**, **Koralle**, **Smaragd** oder Cavansit auf die Nieren auflegen.

Weitere Steine: Schalenblende.

Physiologische Anwendungen: Über 2 Wochen 1-mal täglich 1 Teelöffel **Salzsole** verdünnt einnehmen.

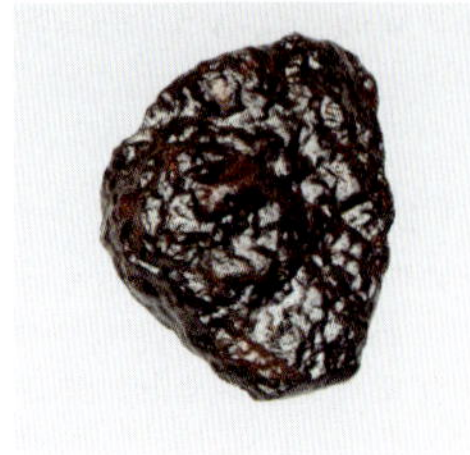

Tsesit

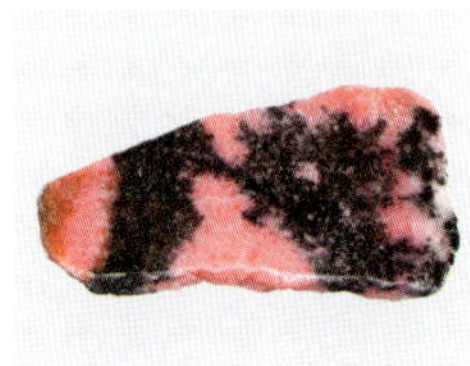

Rhodonit

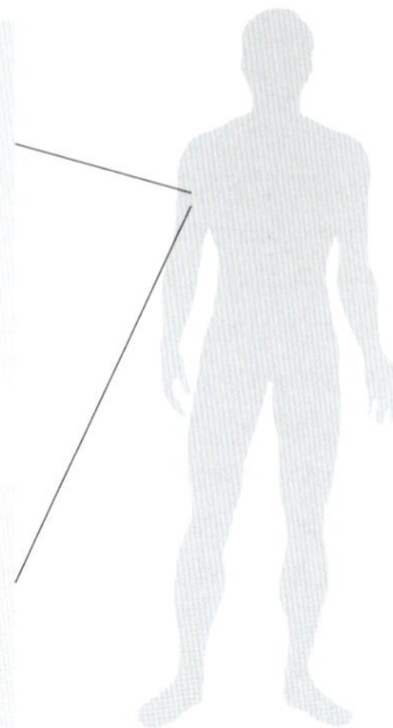

Blutung, Blutstillung, Bluterguss

Hämorrhagie

Ein Austreten von Blut aus seiner Gefäßbahn und dessen Stillstand.

Symptome: Sichtbares »Bluten«, mit Abblassen im Gesicht. Bei innerer oder länger andauernder Blutung kann eine zunehmende Blässe, Schwäche und Kraftlosigkeit auftreten, die bis zum Schock führen kann. Bei Blutungen im Verdauungstrakt färbt sich der Stuhlgang schwarz.

Ursachen: Innerlich oder äußerlich aus verletzten Arterien oder Venen, selten aus Organen oder Tumoren, auch bei Blutgerinnungsstörungen.

Ätherische Öle: Bei Blutergüssen optimal 2-mal täglich 2 Tropfen **Lavandinöl**, bei Blutungen 2 Tropfen Pfefferminzöl bei Bedarf lokal auftropfen.

Heilsteinanwendungen:
Zur Blutungsstillung, zum Wundverschluss und zur schnellen Rückbildung optimal **Tsesit** oder **Obsidian** sowie **Rhodonit** möglichst nah befestigen, in schweren Fällen zusätzlich als Elixier einnehmen,
bei leichten Blutungen **Mookait** oder **Obsidian** tragen,
zur Wundpflege **Rhodonit**, **Mookait** oder **Bergkristall** als Scheibe auflegen.

Weitere Heilsteine: Koralle, Sardonyx.

Physiologische Anwendungen: Zur Wundpflege einige Tropfen **kolloidales Silber** 25 ppm unverdünnt in die Wunde eintropfen, beschleunigt auch den Wundverschluss.
Dazu aus 2–3 g **Klinoptilolith**-Pulver mit etwas Wasser einen Brei machen und auftragen.

Borrelia-Erkrankung

Borreliose
Eine chronische bakterielle Erkrankung, die hauptsächlich durch Zecken übertragen wird.

Symptome: Ein unspezifisches Krankheitsbild, das dadurch selten erkannt wird. Nach einer Latenzzeit, die Jahrzehnte dauern kann, kommt es zu Herzbeschwerden mit Hautbeteiligung, neurologischen Symptomen, die in eine chronische Gelenkentzündung und eine Gehirnhautentzündung übergehen können. Das Krankheitsbild der Borreliose kann fast alle Symptome des Krankheitskatalogs haben und sich in über 380 Erkrankungserscheinungen darstellen.

Ursachen: Infektion mit Erregern verschiedener Borrelia-Arten.

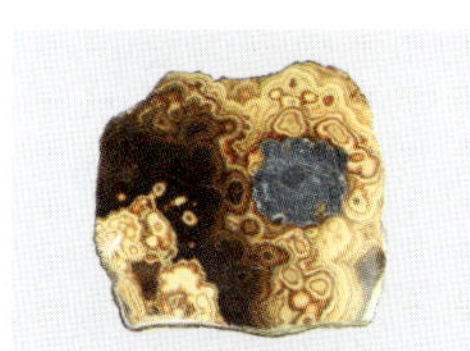

Schalenblende

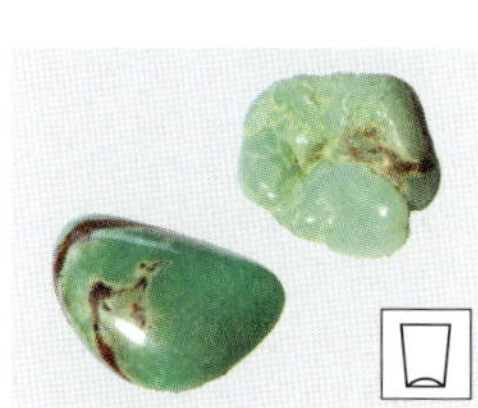

Chrysopras

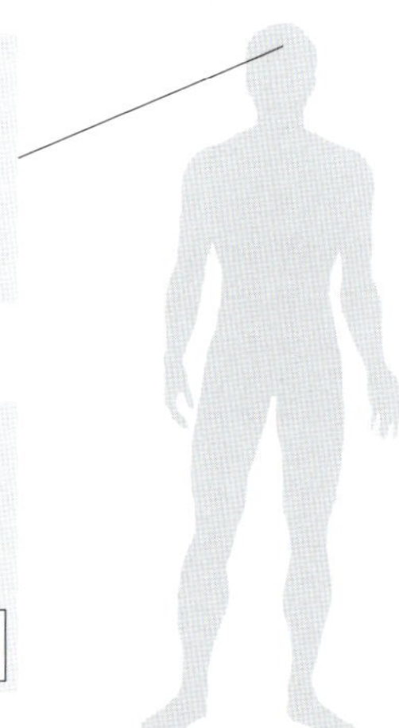

Ätherische Öle: 3-mal täglich 2 Tropfen **Ingweröl** zur Abwehrstärkung einnehmen.

Heilsteinanwendungen:

Zur Entgiftung und Anregung des Lymphflusses sowie zur Entzündungshemmung **Smaragd**, **Chrysopras** oder **Peridot** als Wasser trinken,
bei Gehirnhautentzündung zusätzlich **Schalenblende**, alternativ **Smaragd** auflegen,
zur allgemeinen Abwehrstärkung **Smaragd**, **Heliotrop**, **Sphärolithischen Chalcedon** oder **Rauchquarz** als Anhänger tragen,
zur Anregung der Leberentgiftung **Malachit** oder Peridot tragen,
zur Verbesserung der Durchblutung des betroffenen Gewebes **Rhodonit** auflegen,
zur Schmerzlinderung Tsesit oder Sugilit tragen.

Weitere Steine: Charoit, Rubin-Zoisit, Sugilit, Tansanit.

Physiologische Anwendungen: 2-mal täglich mindestens 20 ml **kolloidales Silber** mit 75 ppm (oder höher) einnehmen, kann bei einem schweren Verlauf auch bis 200 ppm gehen, langfristig dann 2-mal 30 ml **kolloidales Silber** mit 25 ppm einnehmen,
dazu 2-mal täglich 3 g **Klinoptilolith** als Pulver in Wasser einrühren und einnehmen.

Zusätzliche Maßnahmen: Täglich über 800–1200 mg **Indischer Weihrauch** (Boswellia serata) in Kapseln gegen die arthritisartigen Gelenkschmerzen einnehmen.

Brand, Wundbrand

Gangrän

Ein Absterben von Körpergewebe unter Selbstauflösung oder Fäulnis nicht ausreichend durchbluteter Körperteile.

Symptome: Zuerst wird das betroffene Gewebe blass und kalt, dann entsteht ein taubes Gefühl, später tritt ein heftiger Schmerz auf. Das Gewebe stirbt ab, trocknet und färbt sich schwarz. Nach Wochen oder Monaten wird der abgestorbene Teil vom Körper abgestoßen.

Aus zusätzlicher Infektion durch Fäulnisbakterien entsteht eine feuchte Gangrän mit Erweichung als matschige Masse, evtl. Verflüssigung des nekrotischen Gewebes unter Bildung eines üblen Geruchs.

Ursachen: Die Folge einer mechanischen oder Hitze- bzw. Kälteschädigung der Haut, mit anschließender bakterieller Besiedlung, in Folge einer Arterienverkalkung, Thrombose oder einer Zuckererkrankung.

Ätherische Öle: Mehrfach täglich 2–3 Tropfen **Lavandinöl**, alternativ **Rosmarinöl** in die Wunde tropfen und sanft einreiben.

Öl-Stein-Einreibungen: Ideal ergänzt sich die Einreibung von **Lavandinöl** mit **Obsidian**.

Heilsteinanwendungen:

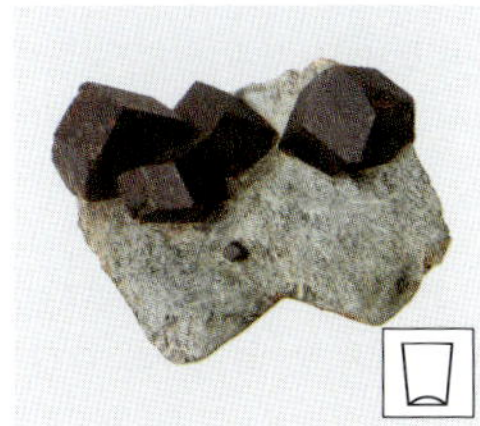

Granat

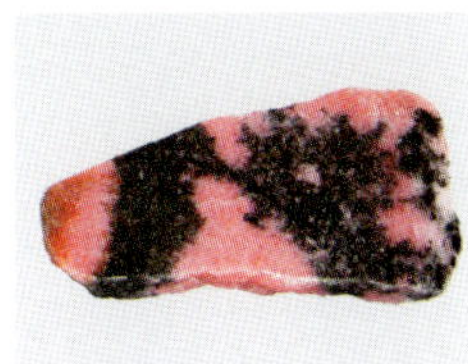

Rhodonit

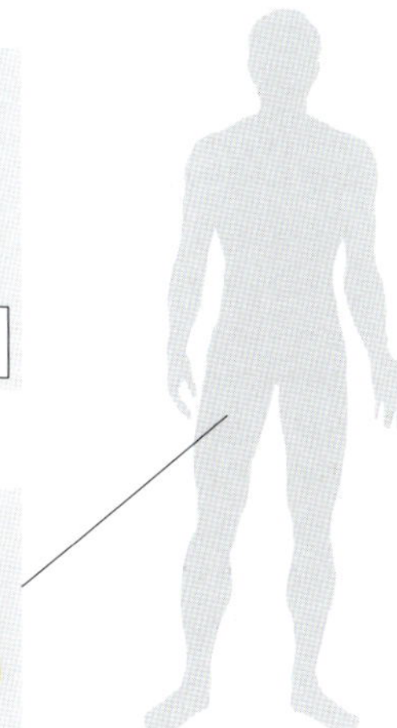

Zur Geweberegenerierung **Rhodonit**, **Nephrit** oder **Rauchquarz** als Wasser trinken und äußerlich zur Heilung auftragen,
zur Durchblutungsverbesserung **Rhodochrosit**, **Granat** oder **Rubin** nach Möglichkeit aufkleben mit angesetztem Wasser benetzen und zusätzlich trinken,
zur Nachbehandlung und Nervenregenerierung roten **Turmalin** als Wasser auftragen oder mit **Rosenquarz** einmassieren,
zur psychischen Stabilisierung **Charoit** oder **Granat** tragen.

Weitere Steine: Gagat, Karneol, Labradorit, Obsidian, Zirkon.

Physiologische Anwendungen: Zum Spülen einige Tropfen **kolloidales Silber** 50 ppm unverdünnt in die Wunde eintropfen, dazu 1-mal täglich 20 ml mit 50 ppm trinken.
1-mal täglich 3 g **Klinoptilolith** als Pulver in Wasser einrühren und einnehmen sowie die Wunde mit feuchtem Klino-Brei bestreichen.

Bronchialkatarrh

Bronchitis

Eine akute Entzündung der Bronchialschleimhäute, als Folgeerscheinung eines Infekts der oberen Luftwege.

Symptome: Ein zuerst dünnflüssiger, dann zäher weißglasiger, später schleimig-eitriger gelblicher Auswurf mit zuerst heftigem, meist trockenem, schmerzhaftem Reizhusten, brennendem Brustschmerz, der meist mit unerklärlicher Müdigkeit einhergeht. Der Beginn ist entweder von einem mäßigen Fieberanstieg, oft von Schüttelfrost begleitet, wobei der

Verlauf mit leichtem bis schwerem Fieber bis 40 Grad sein kann.

Eine Bronchitis ist chronisch, wenn diese sich mindestens über sechs Monate mit Husten und Auswurf bemerkbar macht. Sie verläuft oft anfangs symptomarm mit einem Husten, an den der Patient sich gewöhnt hat, einer nur leicht erhöhten Temperatur und einem wenig beeinträchtigten Allgemeinbefinden. Der insbesondere morgendliche Auswurf ist im Spätzustand schleimig-glasig und zäh, selten grüngelb. Oft kommt es morgens zu starken Hustenanfällen. Mit zunehmendem Verlauf kommt es zu einer Atemnot, zunächst nur bei Belastung, später auch in Ruhe.

Ursachen: Durch Bakterien, Pilze oder Viren ausgelöst.

Komplikationen: Die chronische Bronchitis kann zu einem Lungenemphysem führen, meist jedoch zu einer Rechtsherzinsuffizienz.

Ätherische Öle: 2-mal täglich 2 Tropfen **Eukalyptusöl**, alternativ **Fenchelöl** oder Rosmarinöl in die Brust einreiben oder mit einem Vernebler inhalieren.

Öl-Stein-Einreibungen: Ideal ergänzt sich die Brusteinreibung von **Rosmarinöl** mit **Heliotrop**.

Heilsteinanwendungen:

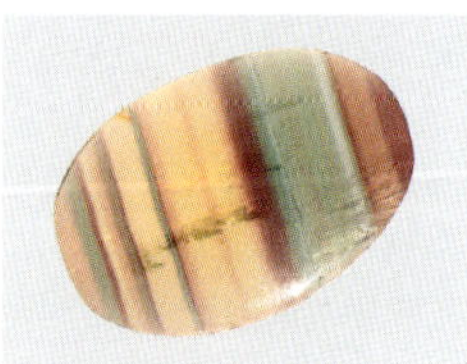

Fluorit

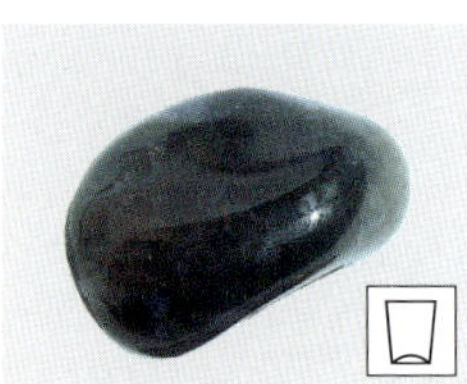

Grüner Moosachat

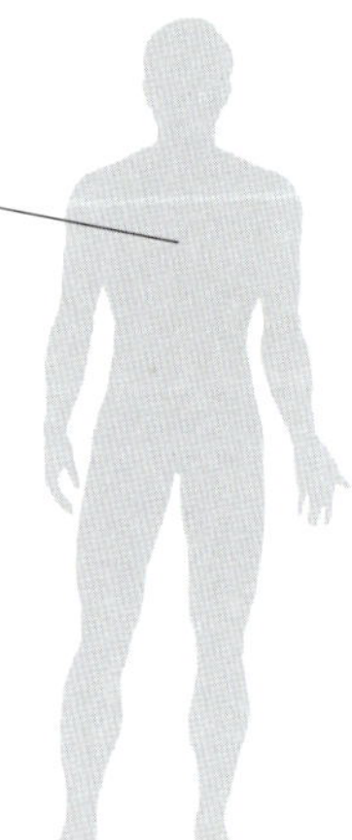

Zur Entzündungshemmung und Fiebersenkung **Moosachat** oder **Heliotrop**, alternativ **Sphärolithischen Chalcedon** auf der Brust tragen oder als Wasser trinken,
zur Hustenreizlinderung und Sekretverflüssigung **Chalcedon** oder **allgemeinen Opal** tragen,
zur Erleichterung des Abhustens **Rutilquarz** oder grünen **Moosachat** auf der Brust als Scheibe tragen oder als Wasser trinken,
zur Krampflösung und Schmerzlinderung **Charoit** oder **Dumortierit** auf der Brust tragen,
zur Abwehrstärkung **Opal**, **Sphärolithischen Chalcedon** tragen,
zur Atemvertiefung bläulichen **Topas, Türkis, Amazonit** oder **Dumortierit** tragen,
zur Regeneration der Lungenschleimhäute **Fluorit** oder **allgemeinen Opal** tragen.

Weitere Steine: Disthen, Koralle, Lapislazuli, Malachit, Saphir, Smaragd.

Physiologische Anwendungen: 2-mal täglich 30 ml **kolloidales Silber** mit 25 ppm einnehmen; besser noch 50 ppm mit einem Vernebler tief inhalieren.
Bronchialkatharr ist keine Indikation für **Klinoptilolith**.

Brustdrüsenentzündung

Mastitis nonpuerperalis

Eine meist bei Wöchnerinnen in der Stillzeit auftretende Entzündung der Brustdrüsen.

Symptome: Fieber, selten mit Schüttelfrost, schmerzhafte Schwellung, oft heiße, lokal gerötete Brust. Sind Lymphknoten in der gleichseitigen Achselhöhle angeschwollen, lässt sich meist eine harte Stelle ertasten. An den Brustwarzen können sich leicht kleine Risse bilden.

Dringt die Entzündung in den Brustmilchgang vor, kann sich ein eitriger Abszess bilden.

Ursachen: Brustdrüsenentzündung kann durch eine bakterielle Infektion, Verletzung der Brust, durch Quetschung oder Stoß, erhöhten Hormonspiegel für Prolaktin oder durch einen Milchstau auftreten.

Ätherische Öle: 2-mal täglich 2–3 Tropfen **Fenchelöl**, alternativ Anisöl oder max. 2 Tropfen **Muskatellersalbeiöl** in die Brust einreiben.

Öl-Stein-Einreibungen: Ideal ergänzt sich die Einreibung von **Anisöl** mit **Mondstein**.

Heilsteinanwendungen:

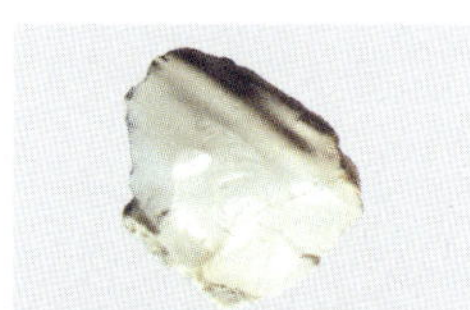

Milchiger Opal

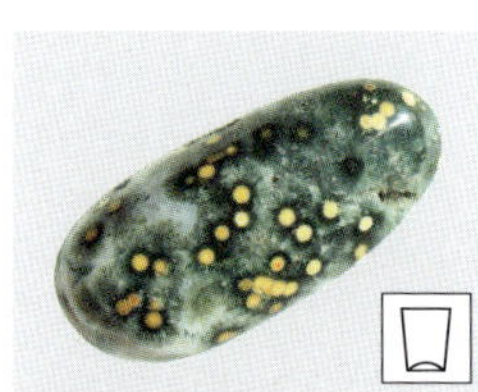

Sphärolithischer Chalcedon

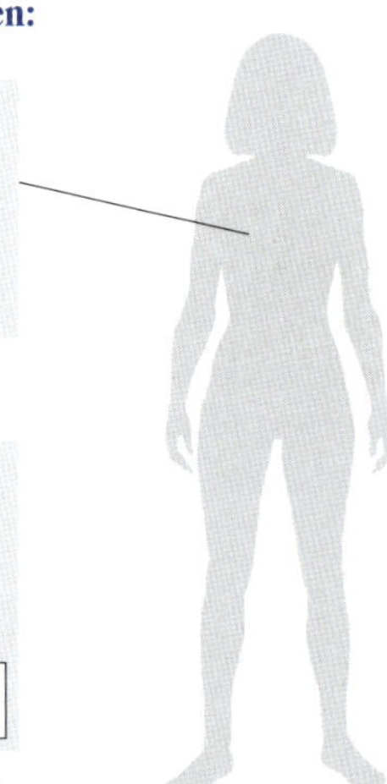

Zur Entzündungshemmung und Fiebersenkung **Moosachat** oder **Sphärolithischen Chalcedon** auflegen und als Wasser einnehmen,
zur Entstauung dendritischen **Chalcedon**, blauen **Opal** oder milchigen **Opal**, alternativ blau gebänderten **Chalcedon** als Anhänger tragen,
zur Klärung psychischer Hintergründe **Malachit** als Anhänger tragen oder **Mondstein** zum Meditieren.

Weitere Steine: Achat, Amazonit, Antimonit, Labradorit, Mookait, Smaragd.

Physiologische Anwendungen: Zur Verhinderung von Hautrissen und Entzündungen 2-mal täglich **kolloidales Silber** 25 ppm auftragen oder aufsprühen, zusätzlich 2-mal täglich 20 ml **kolloidales Silber** 25 ppm einnehmen,
mit einer aus **Klinoptilolith**-Pulver und Wasser angerührten Paste die Brust dünn einstreichen.

Allgemeine Maßnahmen: Kühlende Umschläge, am besten als Quarkwickel.

Burn-out-Syndrom

Ein andauernder Erschöpfungszustand mit Gefühl der inneren Leere und der seelischen Verausgabung, der über sechs Monate andauert. Die Erkrankung wurde noch nicht eindeutig definiert und kann sehr unterschiedliche Symptome zeigen.

Symptome: Regelmäßig kommt es durch die Erschöpfung zu einer verminderten Leistungsfähigkeit, Hoffnungslosigkeit, Apathie und Depression und zu körperlichen Beschwerden, die von Kopfschmerzen über Schlafstörungen bis hin zu Verdauungsproblemen reichen.

Ätherische Öle: 2-mal täglich 1–2 Tropfen **Muskatellersalbeiöl** einnehmen, alternativ 3-mal täglich 2 Tropfen Eukalyptusöl, Pfefferminzöl oder Rosmarinöl einreiben.

Heilsteinanwendungen:

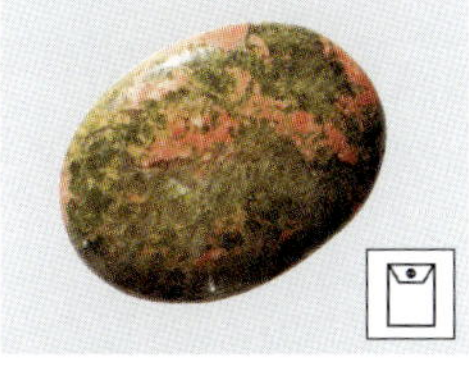

Unakit

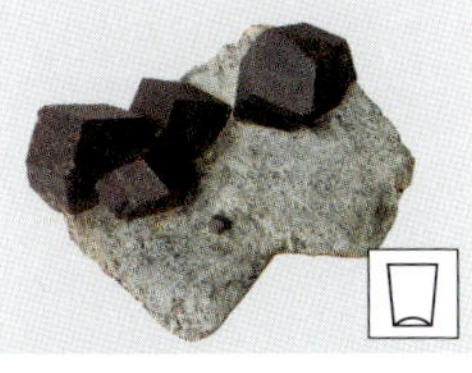

Granat

Zur Stabilisierung und Regeneration des Organismus **Unakit** mindestens 6 Wochen, anschließend **Sphärolithischen Chalcedon** tragen,
zur Aktivierung **Granat** tragen und als Wasser trinken oder **Turmalin** tragen, hilft in schwierigen Phasen ohne scheinbare Hoffnung, den Mut nicht sinken zu lassen,
zur Motivation **Apatit, Dumortierit, Smaragd, Sodalith** oder **Türkis** tragen, hilft Lustlosigkeit und Trägheit zu überwinden,
bei Erschöpfung durch kraftraubende Alltagsbelastungen **Citrin, Rauchquarz** oder **Rubin-Zoisit** in der Hosentasche mitführen,
bei Hinweis auf Leberschwäche zusätzlich **Peridot, Smaragd** oder **Malachit** aufkleben.

Weitere Steine: Chromdiopsid, Citrin, Coelestin, Variszit.

Physiologische Anwendungen: Zur langfristigen Regeneration und Aktivierung 2-mal täglich 50 ml **kolloidales Silber** mit 25 ppm einnehmen.
Täglich 3 g **Klinoptilolith** als Pulver in etwas Wasser eingenommen, kann die Körperenergie wieder aktivieren.

Begleitende Maßnahmen: Abbau äußerer Belastungen, baubiologische oder radiästhetische Schlafplatzsanierung, gesunde vitaminreiche Ernährung.

Crohnsche Krankheit

Morbus Crohn, Enteritis regionalis

Eine schubweise verlaufende chronisch-entzündliche, Narben bildende Darmerkrankung, die regional begrenzt oder im gesamten Verdauungstrakt auftreten kann.

Symptome: Oft mit kolikartigen Bauchkrämpfen, chronischen teilweise blutigen Durchfällen, selten auch Verstopfung, Übelkeit, Erbrechen, Appetitlosigkeit, Leistungsabfall, Erschöpfungszustände und Gewichtsverlust verbunden. Fieberschübe können auftreten sowie Haut-, Augen- und Gelenkentzündungen.

Im Laufe der Erkrankung kommt es zu Anämie und Eiweißmangel.

Ursachen: Weitgehend unbekannt, eine Immunstörung durch eine mangelnde Immunstimulation wird heute diskutiert. Familiäre Häufungen geben einen Hinweis auf eine mögliche genetische Rolle, psychische Einflüsse spielen sicherlich mit eine Rolle.

Ätherische Öle: 1- bis 2-mal täglich **Weihrauchöl** einnehmen und zusammen mit **Fenchelöl** in den Bauch einreiben. 2-mal täglich 1 Tropfen **Muskatellersalbei** zur psychischen Stabilisierung einnehmen.

Öl-Stein-Einreibungen: Ideal ergänzt sich die Einreibung von **Muskatellersalbeiöl** mit **Mookait**.

Heilsteinanwendungen:

Zur energetischen Stabilisierung des Darmes mit **Amethyst** als Drusenstück ausstreichen und **Antimonit** in das Trinkwasser einleiten,
zur Entzündungshemmung und Fiebersenkung **Heliotrop, Lepidolith** oder **Sphärolithischen Chalcedon** als Wasser über einen längeren Zeitraum trinken,

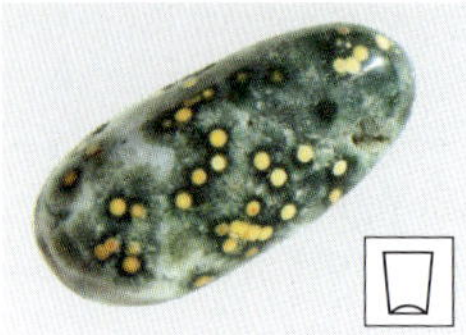

Sphärolithischer Chalcedon

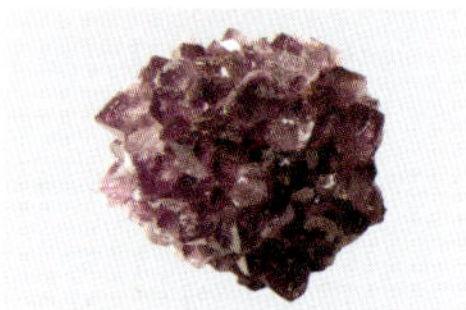

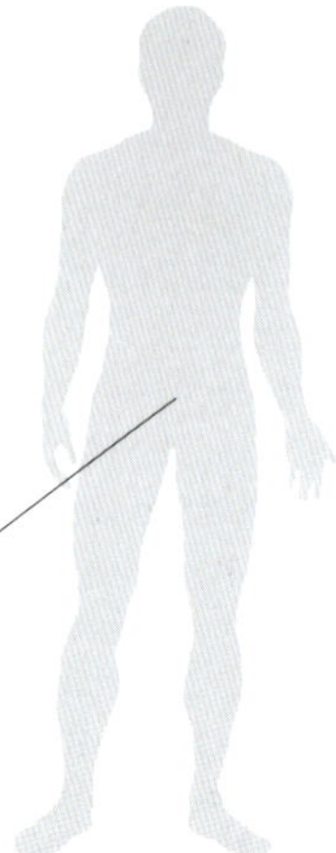

Amethyst

zur Krampf- und Schmerzlinderung **Dumortierit** tragen oder **Malachit** auflegen,
zum Schleimhautschutz und zur Schleimhautregeneration rosa **Moosachat, Lepidolith, Achat** oder **Mookait** tragen oder aufkleben,
zur Normalisierung der Darmfunktionen **Stromatolith** oder **Schalenblende** lokal aufkleben,
zur Psychostabilisierung **Kunzit, Malachit** oder **Lapislazuli** lokal aufkleben.

Weitere Steine: Amazonit, Bernstein, Mookait, Rhodonit, Turmalin.

Physiologische Anwendungen: 1- bis 2-mal täglich 20 ml **kolloidales Silber** mit 25–50 ppm einnehmen.

Dazu 2-mal täglich 3 g **Klinoptilolith-Pulver,** in etwas Wasser eingerührt, einnehmen.

Begleitende Maßnahmen: Optimal **Indischen Weihrauch** mit 65–85 Prozent Boswelliasäure, täglich 800–1600 mg einnehmen, damit liegen bisher die besten Erfahrungen vor.

Darmbeschwerden

Verschiedene Beschwerden im Darmbereich mit einer Vielzahl von Symptomen und Ursachen.

Symptome: Es kann sich dabei um diffuse oder spezielle Beschwerden handeln wie Schmerzen, Übelkeit, Erbrechen, Durchfall, Stuhlverstopfung, Druckgefühl, Blähungen mit aufgetriebenem Bauch.

Ursachen: Genauso vielfältig wie die Symptome können die Ursachen sein, und alle inneren Organe des Ober-, Mittel- und Unterbauchs können dazu beitragen sowie Vergiftungen, Nahrungsmittelunverträglichkeiten, zu schnelles Essen, Tumoren, Entzündungen und verschiedene psychische Faktoren.

Ätherische Öle: 2-mal täglich 2 Tropfen **Fenchelöl** oder Ingweröl in den Bauch einreiben.

Öl-Stein-Einreibungen: Ideal ergänzt sich das Einreiben des **Fenchelöls** mit **Stromatolith**.

Heilsteinanwendungen:

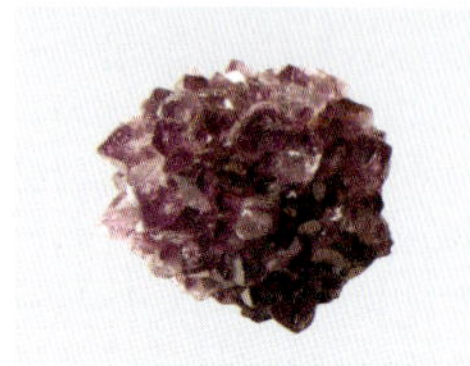

Amethyst

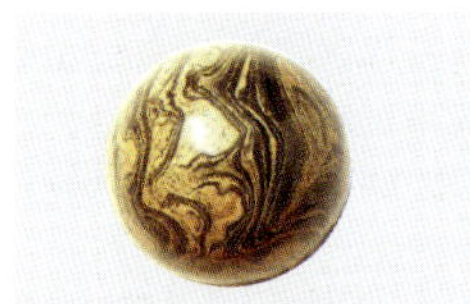

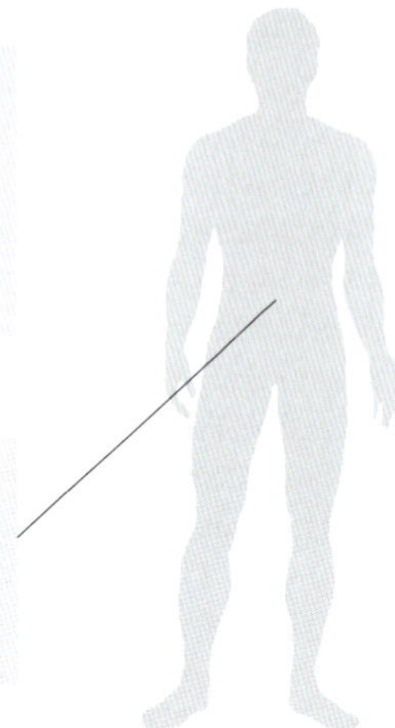

Stromatolith

Zur Verbesserung der Darmflora **Stromatolith**, rosa **Moosachat**, **Schalenblende** oder **Achat** auf den Bauch fixieren oder als Wasser trinken,
bei Infektionen und Entzündungen **Sphärolithischen Chalcedon** oder **Heliotrop**, alternativ grünen **Turmalin** oder Antimonit tragen oder ins Trinkwasser einleiten,
bei Krämpfen **Dolomit** lokal aufkleben oder **Malachit** tragen, in extremen Fällen **Zirkon** lokal aufkleben,
bei Durchfall **rosa Moosachat** und mit bevorzugt hellem **Amethyst** als Drusenstück ausstreichen,
bei Übelkeit und Erbrechen **Malachit**, **Dumortierit** oder **Bernstein** in der Hand halten, als Kette oder in der Hosentasche tragen,
bei Verstopfung und Darmträgheit mit schwarzem **Turmalin**, **Sardonyx** oder rosa **Moosachat** den Unterleib massieren, tragen oder als Wasser trinken.
Bei Nahrungsmittelunverträglichkeit **Dumortierit**, **Citrin** oder **Bernstein** tragen, zur grundlegenden Verbesserung Antimonit auflegen oder ins Wasser einleiten,
zur Giftausscheidung **Malachit, Chrysopras** oder **Antimonit** tragen,
bei nervösen Störungen und Stress **Rauchquarz, Aventurin** oder **Apophyllit** lokal fixieren.

Weitere Steine: Calcit, Chrysopras, Gagat, Mookait, Moosachat, Peridot, Rauchquarz, Rhodonit, Turmalin.

Physiologische Anwendungen: Zur Entgiftung und bei angegriffener Darmschleimhaut 1- bis 2-mal täglich 20 ml **kolloidales Silber** mit 25 ppm einnehmen,
alternativ **Kieselsäuregel, grüne Mineralerde** oder täglich 3 g **Klinoptilolith** als Pulver zur Reizminderung einnehmen.

Depression

Eine seelische Störung mit gedrückter eingeengter Stimmungslage von Niedergeschlagenheit.

Symptome: Deutlich gedrückte, pessimistische, schwermütige Stimmung, von Bedauern und Hoffnungslosigkeit beherrscht, mit Antriebsminderung, Bewegungsabläufe, Gestik und Mimik sind verlangsamt, Interessensverlust und evtl. Angstzuständen oder Selbsttötungstendenzen, bei der die Person zu nichts mehr Lust hat und sich auch nicht aufraffen kann. Freude kann nur schwach oder nicht empfunden werden, fühlt sich leer und gefühllos. Essen verliert seinen Geschmack, es tritt meist Appetitlosigkeit mit Gewichtsverlust auf – alles erscheint stumpf und leblos. Denkprozesse sind verlangsamt, die Konzentration leidet, die Sprache ist verlangsamt, Denkhemmungen kommen vor. Das sexuelle Interesse liegt still.

Oft sind auch körperliche Beschwerden wie Kopfschmerzen, starke Müdigkeit und Schlafstörungen sowie Rückenschmerzen und Stuhlverstopfung vorhanden.

Ursachen: Reaktion auf einen Todesfall, eine Scheidung oder Verlust der Arbeitsstelle, auch ungeklärte seelische Ursachen oder Folge einer Hormonumstellung, Arteriosklerose, Gehirnerkrankung, Hirnverletzung oder eines Krebsgeschehens sowie eines Impfschadens oder einer Schwermetallvergiftung.

Ätherische Öle: Optimal 2-mal täglich 1–2 Tropfen **Muskatellersalbeiöl** einnehmen, alternativ 2-mal täglich 2 Tropfen **Lavandinöl** oder Indisches Melissenöl sanft in die Brust einreiben.

Öl-Stein-Einreibungen: Ideal ergänzt sich die abendliche Einreibung von **Muskatellersalbei** mit **Chrysopal** in den Unterleib.

Heilsteinanwendungen:

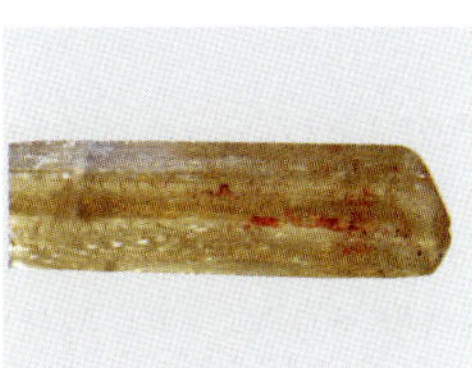

Goldener Topas

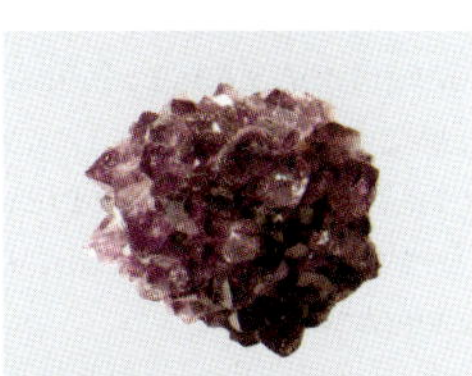

Amethyst

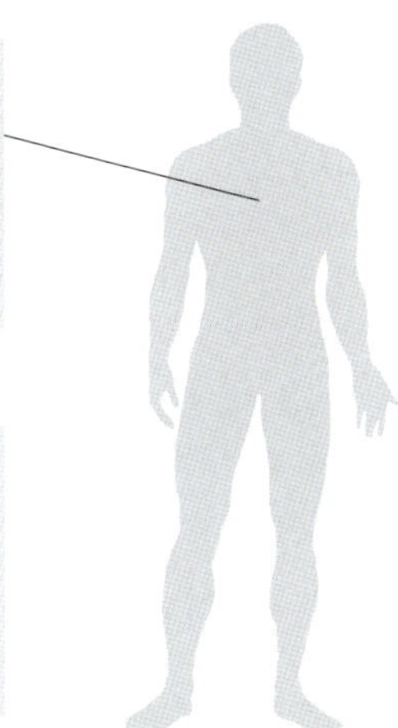

Konsequent jeden Abend mit **Amethyst** Kopf und Brust aussteichen,
zur Antriebssteigerung und Stimmungshebung **Citrin** oder **Opal** und zum Motivieren goldenen **Topas** tragen,
bei Suizidgefahr **Tsesit** oder **Türkis,** alternativ **Sugilith** tragen,
zur Abgrenzung bei Unterdrückung mit vielen **Halitkristallen** einen Steinkreis im Zimmer auslegen und **Obsidian** oder schwarzen **Turmalin** als Kristallanhänger, alternativ **Ägirin** tragen,
zur Trauer- und Verlustbewältigung **Ägirin**, **Dumortierit**, **Gagat** oder **Rauchquarz** tragen,
zur Öffnung und Annahme von Hilfe **Tsesit**, **Rutilquarz**, alternativ **Bernstein** oder **Apophyllit** tragen, er ermöglicht, Ängste und Schwäche zuzugestehen,
zwischen den depressiven Phasen **Bernstein**, Granat, **Selenit**, **Mookait, Citrin** oder goldenen **Topas** zur Stabilisierung der positiven Ausrichtung tragen.

Weitere Steine: Achat, Amazonit, Amethyst, Aquamarin, Aventurin, Coelestin, Opal, Peridot, Sphen, Tansanit, Variscit, Vivianit.

Physiologische Anwendungen: 2-mal täglich 20–30 ml **kolloidales Silber** mit 25 ppm einnehmen.

Begleitende Maßnahmen: Bedrückende äußere Lebensumstände mithilfe von Freunden bewältigen und Abhängigkeiten abbauen, Verlusterfahrungen bewältigen.

Geschwürige Dickdarmentzündung

Colitis ulcerosa

Eine schwere, subakute, meist aber chronisch verlaufende Schleimhautentzündung des Dickdarms und Mastdarms, wobei die Darmwand durch Geschwüre zerstört ist.

Symptome: Die Erkrankung beginnt meist im frühen Lebensalter mit häufigen (bis zu 20) breiigen, schleimig-blutig-eitrigen Durchfällen pro Tag, die sich langsam steigern und schließlich in reine Blutstühle übergehen können. Meist unter Mitwirkung psychischer Faktoren. Oft treten Fieberanfälle, Appetitlosigkeit und Gewichtsverlust auf. Schwere Verläufe sind durch Erbrechen, eventuell Fieber, unklare bis kolikartige Schmerzen, Übelkeit und Gewichtsverlust gekennzeichnet.

Der Krankheitsverlauf ist schleichend, unterbrochen von akuten Schüben, und führt zu Anämie und Vitaminmangelerscheinungen. Der Zustand kann sich alleine bessern, Rückfälle sind möglich.

Ursachen: Bisher unbekannt.

Ätherische Öle: 3-mal täglich 2–3 Tropfen **Fenchelöl**, alternativ 3-mal täglich 1–2 Tropfen **Ingweröl** zur Einreibung in den Bauchbereich.

Öl-Stein-Einreibungen: Ideal ergänzt sich die Einreibung von **Ingweröl** mit **Stromatolith**.

Heilsteinanwendungen:

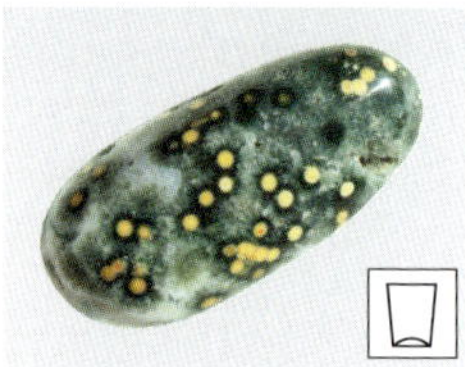

Sphärolithischer Chalcedon

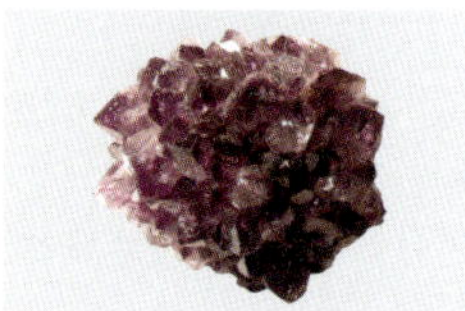

Amethyst

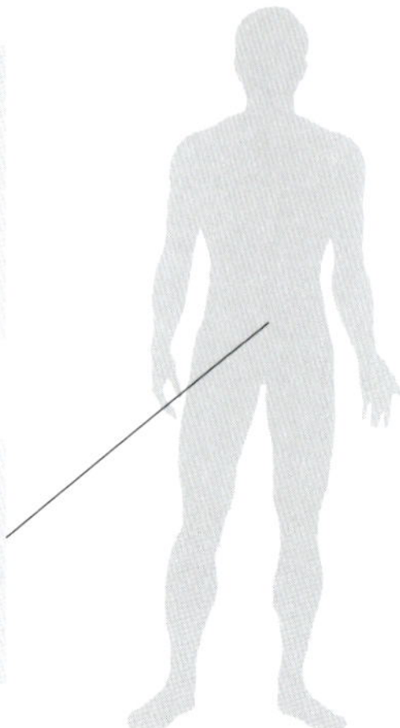

Zur Wasserresorption den Unterleib und bei schlechtem Gesamtzustand den ganzen Körper mit dunklem **Amethyst**-Drusenstück ausstreichen,
zur Entzündungshemmung **Sphärolithischen Chalcedon**, alternativ **Heliotrop** als Wasser über einen längeren Zeitraum trinken,
zur Entkrampfung und Koliklösung **Malachit**, **Dumortierit** oder hellen **Mookait** ohne rote Färbung aufkleben,
zur Schleimhautregeneration rosa **Moosachat** oder **Gagat** bzw. **Bernstein** tragen oder aufkleben,
zur Verbesserung der Darmflora rosa **Moosachat** oder **Stromatolith** als Wasser trinken und **Klinoptilolith** in der Tasche tragen,
bei psychischen Belastungen und zur Stärkung des Selbstwertgefühls **Amethyst** als Drusenstück zum Ausstreichen des ganzen Körpers, **Amethyst**, **Antimonit** und Aqamarin tragen.

Weitere Steine: Aquamarin.

Physiologische Anwendungen: 2-mal täglich 20 ml **kolloidales Silber** mit 25 ppm einnehmen, akut bis 100 ppm steigern,

dazu 2-mal täglich 3 g **Klinoptilolith**-Pulver in Wasser aufgeschlämmt einnehmen.

Zusätzliche Anwendungen: Optimal indischer **Weihrauch** mit 65–85 Prozent Boswelliasäure, 800–1600 mg in Kapseln täglich.

Dünndarmentzündung

Enteritiden

Eine entzündliche Infektion der Dünndarmschleimhaut.

Symptome: Meist übel riechende Durchfälle, plötzliche krampfartige Bauchschmerzen, Blähungen, Erbrechen und leichtes Fieber. Oft kommt auch Appetitmangel, Übelkeit, Essunlust oder Völlegefühl hinzu.

Ursachen: Kann durch Bakterien, Viren, Pilze oder Parasiten, auch durch Vergiftung, Abführmittelmissbrauch oder Wurmbefall ausgelöst sein.

Ätherische Öle: 2-mal täglich 1 Tropfen **Ingweröl** einnehmen, alternativ **Fenchel**- oder Weihrauchöl zur Einreibung in den Bauchbereich.

Öl-Stein-Einreibungen: Ideal ergänzt sich die Einreibung von **Ingweröl** mit **Sardonyx**.

Heilsteinanwendungen:

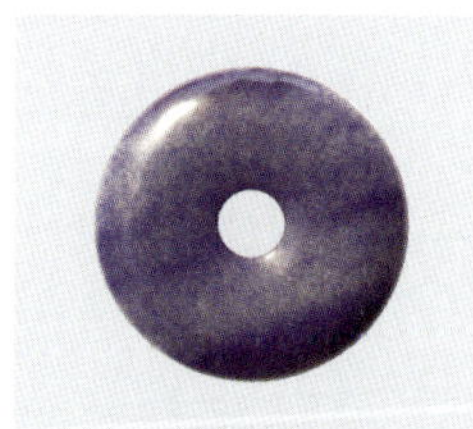

Dumortierit

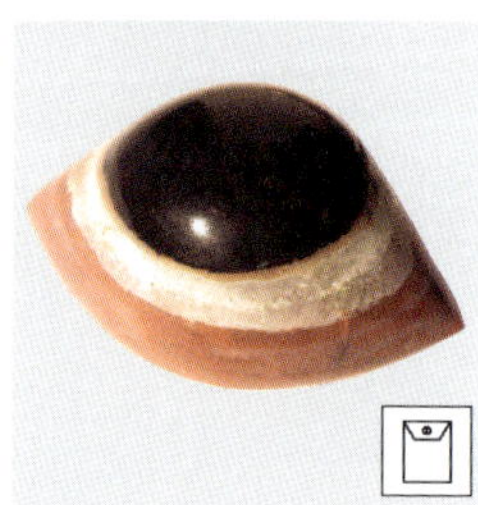

Sardonyx

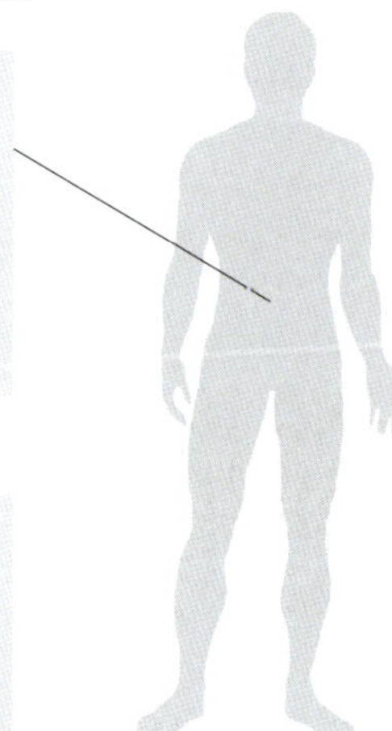

Zur Stärkung der Darmwand und zur Darmreinigung **Sardonyx** oder **Stromatolith** tragen, zusätzlich mit **Amethyst**-Drusenstücken ausstreichen,
zur Krampflösung und Schmerzlinderung **Dumortierit** oder **Malachit** aufkleben oder tragen,
zur Entgiftung und Entzündungshemmung **Smaragd** oder **Sphärolithischen Chalcedon** als Wasser einleiten und trinken,
bei psychischen Belastungen und zu hohen Anforderungen **Dumortierit** oder **Rauchquarz** tragen,
während dieser Zeit zur Beruhigung der Nerven nachts sowie zur Nachbehandlung **Bernstein** einige Wochen auf dem Bauchbereich fixieren.

Weitere Steine: Amazonit.

Physiologische Anwendungen: 3-mal täglich 30 ml **kolloidales Silber** mit 50 ppm einnehmen, bei akuten Durchfällen bis 100 ppm steigern.
Kieselsäuregel oder 1-mal täglich 3 g **Heilerde** bzw. **Klinoptilolith** als Pulver in etwas Wasser einnehmen.

Durchblutungsstörungen

Eine krankhafte, veränderte, meist verminderte Durchblutung von Teilen des sauerstoffreichen Gefäßsystems, die meist zu Funktionsstörungen der betroffenen Organe führt.

Die *Symptome* sind abhängig von der Art und Größe der Gefäße, der betroffenen Körperregion und der Möglichkeit des Körpers, diese Durchblutungsstörung wieder aufzufangen.

Komplikationen: Eine Durchblutungsstörung des Herzens führt zu einem Herzinfarkt, der Adern der Beine zur arteriellen Verschlusserkrankung und des Gehirns zu einem Schlaganfall.

Ätherische Öle: 2-mal täglich 2 Tropfen **Rosmarinöl**, alternativ **Eukalyptusöl** lokal einreiben.

Öl-Stein-Einreibungen: Ideal ergänzt sich die Einreibung von **Rosmarinöl** mit **Schneeflocken-Obsidian**.

Heilsteinanwendungen:

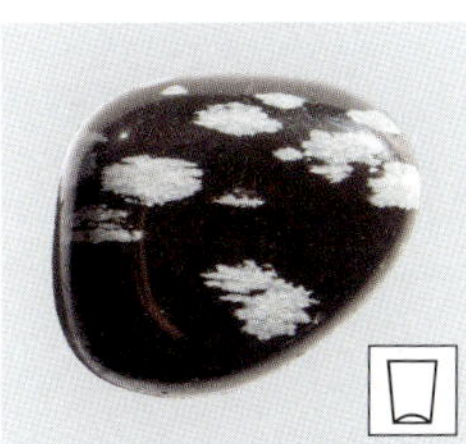

Schneeflocken-Obsidian

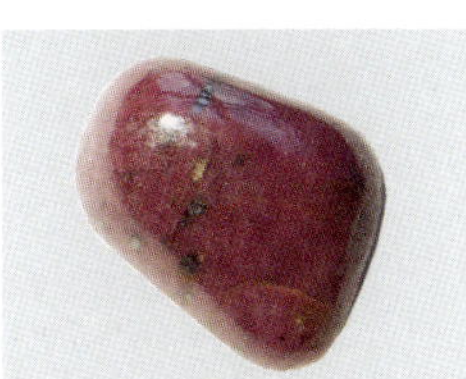

Rubin

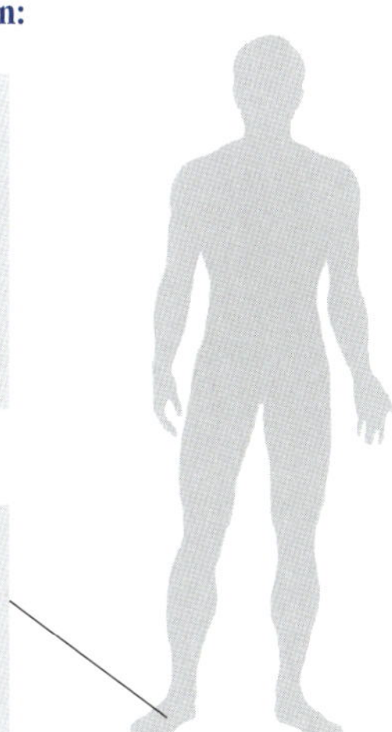

Zur Durchblutungsverbesserung und zum Ausgleich der Energieverteilung im Körper mit **Rubin**, rotem **Granat**, **Rhodonit**, **Rhodochrosit** oder mit roter **Koralle** massieren,
bei lokaler Stoffwechselunterfunktion **Granat** oder roten **Turmalin**, alternativ roten **Mookait** auflegen, aufkleben oder als Wasser trinken,
bei kalten Füßen und Händen, auch bei »Raucherbein« **Obsidian** oder **Rauchquarz**, alternativ **Koralle** in der Hand halten, in die Strümpfe stecken, auf den minder durchbluteten Bereich aufkleben oder als Wasser trinken,
zur Vorbeugung **Rosenquarz** oder **Rutilquarz** als Wasser trinken und auftragen.

Weitere Steine: Lapislazuli mit Pyrit, Purpurit, Sugilith, Tsesit.

Physiologische Anwendungen: Durchblutungsstörungen sind keine Indikation für **kolloidales Silber** oder **Klinoptilolith**, obwohl sich **Klinoptilolith** auf die Gefäßablagerungen positiv auswirkt.

Durchfall

Diarrhoe

Ein oft auftretendes Beschwerdebild, mit häufiger mehr oder weniger durch Wasser verdünnter Stuhlausscheidung, die mehr als dreimal hintereinander ungeformt, breiig oder wässrig abgesetzt wird.

Symptome: Die unzureichend eingedickte Stuhlmenge kann mit Schleim, Eiter oder Blut vermischt sein, geht oft mit krampfartigen Schmerzen einher und führt in schweren Fällen durch Elektrolytenverlust zu schweren Allgemeinerscheinungen und Durst.

Durchfall kann akut und nur wenige Stunden bis Tage oder chronisch über eine längere Zeit anhalten oder in Abständen immer wieder auftreten.

Ursachen: Folge einer meist bakteriellen Infektion, reizenden, unverträglichen oder allergieauslösenden Nahrungsmitteln, Giften oder Lebensmittelvergiftungen, Wurminfektionen, Abführmittelmissbrauch, Entzündungs- oder Tumorerkrankung sowie bei psychischen Prozessen.

Ätherische Öle: Es liegen keine gesicherten Ölempfehlungen vor. Ätherische Öle haben keinen direkten Einfluss auf die Eindickung des Stuhlbreies, aber können zur Nervenberuhigung eingesetzt werden, z. B. 2 Tropfen **Lavandinöl** oder **Fenchelöl** in den Bauch einreiben oder zur Ent-

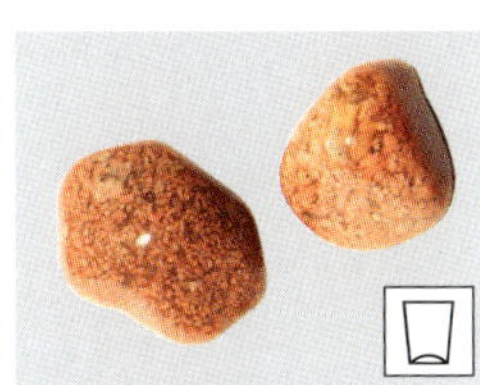

Rosa Moosachat

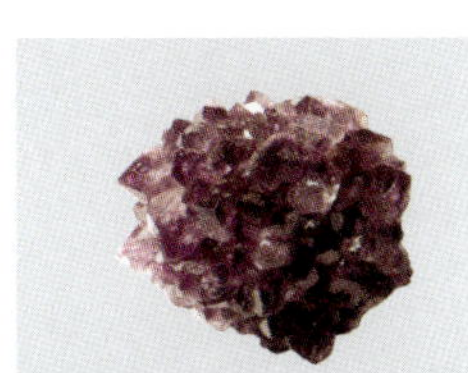

Amethyst

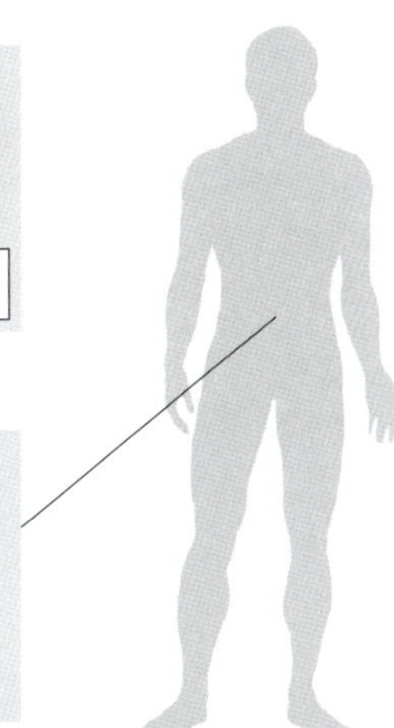

zündungshemmung 2-mal 2 Tropfen **Ingweröl** in den Bauch einreiben.

Öl-Stein-Einreibungen: Ideal ergänzt sich die Einreibung von **Ingweröl** mit **Stromatolith** im Bauchbereich.

Heilsteinanwendungen:
Zum vorbeugenden Schleimhautschutz mit einem nicht zu dunklen **Amethyst** als Drusenstück ausstreichen, grau gebänderten **Achat** oder gelb betonten **Mookait** als Wasser einnehmen oder aufkleben,
zur Beruhigung bei Krämpfen und Nahrungsmittelunverträglichkeit **Dumortierit** oder hellen **Dolomit** auflegen,
zur Verbesserung der Darmflora und Regeneration angegriffener Darmschleimhäute **Sardonyx**, **Gagat**, optimal rosa **Moosachat** in den Mund nehmen, auf den Bauch aufkleben oder als Wasser trinken,
zur Giftausleitung bei unverträglichen Inhaltsstoffen und Medikamenten **Smaragd** oder **Sardonyx** fixieren und **Malachit** auflegen,
zur Stuhleindickung durch Wasserrückresorption im Dickdarm **Amethyst** als Wasser trinken, **Tsesit** aufkleben oder in der Hosentasche tragen,
bei wechselndem Durchfall und Verstopfung mit Krämpfen **Malachit**, **Aventurin, Dumortierit, Sardonyx** oder **Nephrit** auf den Bauch auflegen.

Weitere Steine: Serpentin, Stromatolith, schwarzen Turmalin.

Physiologische Anwendungen: Zur Entgiftung und bei angegriffener Darmschleimhaut 2-mal täglich 20 ml **kolloidales Silber** mit 25 ppm einnehmen,
bzw. zur Reizminderung 2-mal täglich 3 g **Klinoptilolith** als Pulver in etwas Wasser einnehmen.

Eierstockentzündung, Eileiterentzündung

Oophoritis, Salpingitis

Eine meist bei jüngeren Frauen einseitig, selten beidseitig aufsteigende Entzündung der Eierstöcke oder Eileiter von der Scheide her.

Symptome: Plötzlich einsetzende Krampfschmerzen im Unterbauch, die häufig zum Kreuz ausstrahlen, unregelmäßig verlängerte oder verstärkte Regelblutung und ein eitriger Ausfluss. Die Eileiter schwellen unter starker Sekret- und Eiterabsonderung an. Häufig begleitet mit hohem plötzlich ansteigendem Fieber, manchmal auch mit Schüttelfrost, Erbrechen und Übelkeit, Schwindel, Magenschmerzen und Abwehrspannung der Bauchwand.

Die chronische Form verläuft in gemilderter Form meist ohne Fieber.

Ursachen: Eine bakterielle Infektion durch Gonokokken, Streptokokken, Staphylokokken oder Enterokokken sowie durch Chlamydien oder Mykoplasmen, eine chronische Entzündung kann auch die Folge einer Tuberkulose sein.

Ätherische Öle: Zur Unterstützung der Entzündungshemmung und Reduzierung des Hormonstatus **Muskatellersalbeiöl** in den Unterbauch einreiben.

Öl-Stein-Einreibungen: Ideal ergänzt sich die Einreibung von **Muskatellersalbeiöl** mit **Sphärolithischem Chalcedon**.

Heilsteinanwendungen:

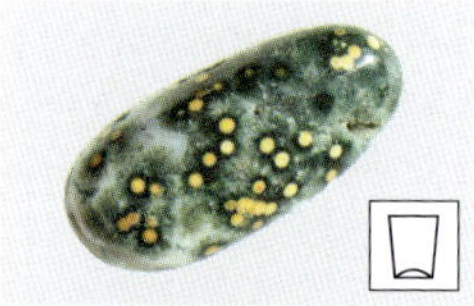

Sphärolithischer Chalcedon

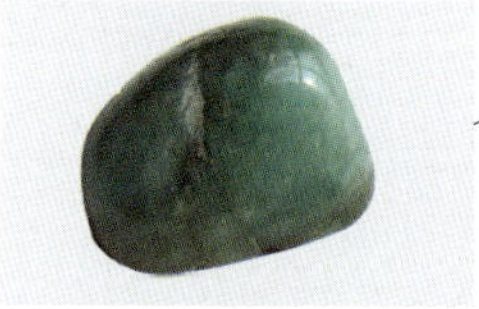

Smaragd

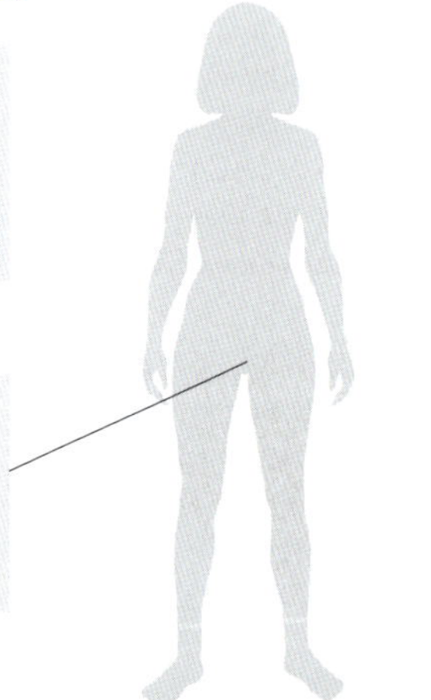

Zur Abwehrstärkung **Smaragd** oder **Heliotrop** im Slip tragen oder auf das Schambein aufkleben,
zur Entzündungshemmung und Fiebersenkung **Sphärolithischen Chalcedon, Lapislazuli** oder dendritischen **Chalcedon** aufkleben oder als Wasser trinken,
zur Krampflösung und Schmerzlinderung zunächst als sanfte Variante **Amazonit**, dann **Chrysokoll**, dann **Malachit**, dann bei sehr starken Krämpfen, nur falls keine Schwangerschaft vorliegt, **Zirkon** für wenige Minuten auflegen, aufkleben oder ausstreichen,
zur Entspannung und für das Wohlbefinden **Nephrit, Lapislazuli** oder **Charoit** tragen,
zur Psychostimulierung rosa **Chalcedon, Nephrit** oder **Amazonit** tragen.

Weitere Steine: Achat, Mondstein, dendritischer Opal.

Physiologische Anwendungen: Zusätzlich 2-mal täglich 20–30 ml **kolloidales Silber** mit 50 ppm einnehmen.
Eierstockentzündung ist keine Indikation für **Klinoptilolith**.

Eisenmangel

Ein Missverhältnis zwischen der täglichen Eisenaufnahme und des Eisenbedarfs.

Symptome: Ein langfristiger Eisenmangel führt zu Blutarmut, Blässe, Müdigkeit, Konzentrationsstörungen, Leistungsminderung bis Schwäche, oft auch Kopfschmerzen, Organschädigungen, brüchigen Fingernägeln, Rissigkeit der Haut und Schleimhautstörungen.

Ursachen: Infolge eines mangelnden Eisenangebotes, einer Aufnahmestörung, eines erhöhten Eisenverbrauchs oder eines Eisenverlustes.

Ätherische Öle: Es liegen keine gesicherten und sinnvollen Ölempfehlungen vor. Von ätherischen Ölen konnte jedoch bisher keinen Einfluss auf die Mineralstoffresorption beobachtet werden.

Heilsteinanwendungen:

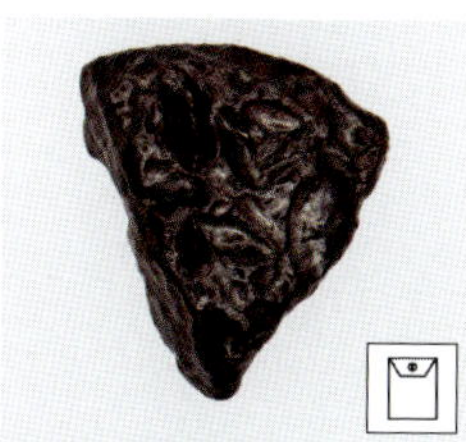

Tsesit

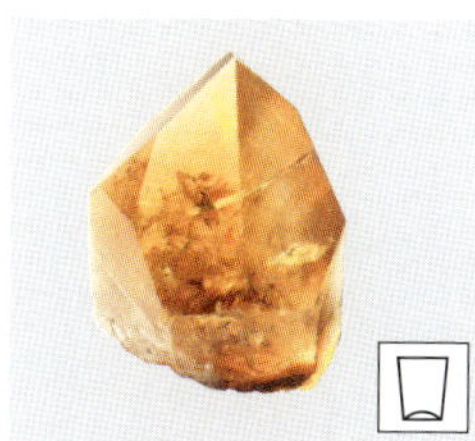

Citrin

Zur Beschleunigung der Eisenaufnahme und Eisenverwertung, vorausgesetzt es bestehen keine entzündlichen Prozesse, **Tsesit** tragen, sie verbessern die Sauerstoffversorgung des Gewebes,
bei Eisenmangel aufgrund eines gestörten Eiseneinbaus durch Mangan, Kupfer oder einer anderen Mineralstörung **Rhodochrosit** tragen oder als Essenz einnehmen,
bei Eisenmangel infolge einer inneren Entzündung **Tsesit** oder **Heliotrop** lokal aufkleben und **Smaragd** oder **Spärolithischen Chalcedon** tragen,
zur Umstimmung bei chronischem Eisenmangel **Citrin**, alternativ **Tsesit** tragen oder als Wasser trinken,
zusätzlich **Covellin** oder **Malachit** als Enzymaktivator tragen.

Weitere Steine: Granat, Hämatit, oktaedrischer **Magnetit,** Meteoreisen, Mookait, Rhodonit.

Physiologische Anwendungen: Eisenmangel ist keine Indikation für **kolloidales Silber** und **Klinoptilolith.**
Dagegen kann eine Eisen-Resorptionsstörung durch **kolloidales Silber** mit 25 ppm beeinflusst werden.

Ekzem

Eczema

Ein Sammelbegriff für akute oder chronische vielgestaltige oberflächliche, entzündliche, nicht ansteckende Hautveränderungen.

Symptome: Beide Verlaufsformen sind häufig mit einem quälenden Juckreiz begleitet und gehen mit Rötung, Nässe, der Bildung kleiner Papeln, Bläschen sowie einer gelegentlichen Schwellung auf der Haut einher. Nach Platzen der Bläschen trocknen diese unter Krusten- und Schuppenbildung aus. Durch eine nervliche Überreizung kann es zu psychovegetativen Störungen kommen.

Für das chronische Ekzem ist eine starke Schuppenbildung mit trockener Haut, einer übermäßigen Verhornung und Hauteinrissen, ohne Entzündungszeichen typisch.

Ursachen: Meist Infektionen unterschiedlicher Ursache; wie bei allen Hauterkrankungen muss eine seelische Komponente mit berücksichtigt werden.

Sonderform: Kontaktekzem. Eine Hauterscheinung, die durch den Kontakt mit Chemikalien, Pflanzen, einem Metall, Kosmetika, Medikament, berufsbedingten Stoffen, Desinfektionsmitteln oder einem Salbenbestandteil ausgelöst wird.
Die Erfahrung liebevoller Zuwendung wirkt psychisch entlastend.

Ätherische Öle: 2-mal täglich 2 Tropfen **Lavandinöl** lokal auftropfen und einreiben.

Öl-Stein-Einreibungen: Ideal ergänzt sich die Einreibung von **Lavandinöl** mit **Chalcedon** über dem Ekzem.

Heilsteinanwendungen:

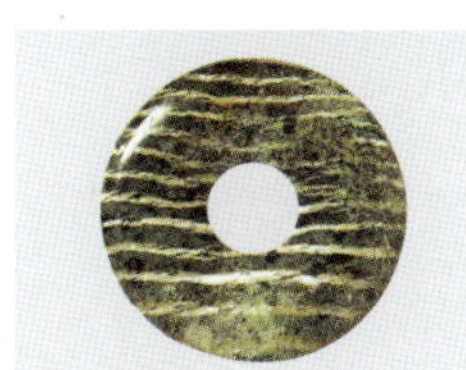

Serpentin

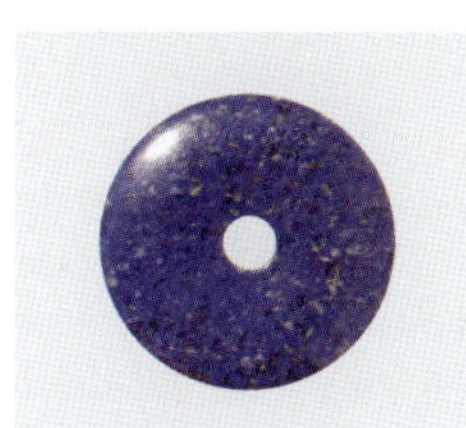

Lapislazuli

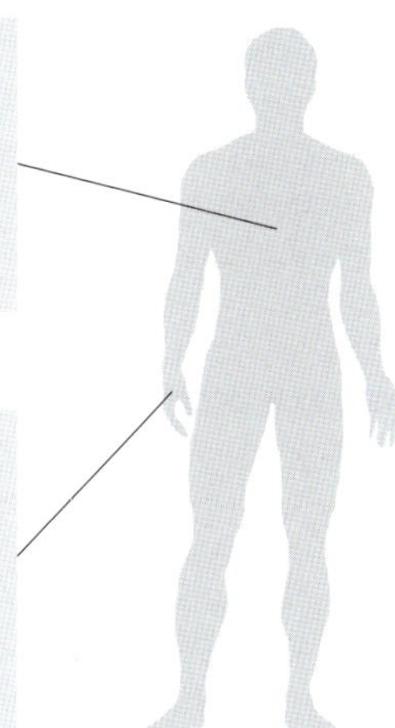

Zur Stärkung der Hautfunktionen und zur Verbesserung des Energieflusses mit **Amethyst** morgens und abends ausstreichen,

zur Senkung der Entzündungsneigung und Reizbarkeit der Haut über Monate **Lapislazuli,** alternativ **Saphir** bei sich tragen,
zur Juckreizmilderung statt zu kratzen die Haut mit Chalcedon, **Aventurin** oder **Nephrit** reiben und **Lepidolith** oder **Chalcedon** tragen,
zur Psychostabilisierung **Serpentin** oder **Rhodonit**, alternativ bei Abgrenzungsschwierigkeiten und Überreizung **Lepidolith** tragen,
bei schwereren Hautveränderungen **Rhodonit** als Wasser auftragen und zur beschleunigten Wundheilung zusätzlich trinken, bei Hautrissen **Antimonit** oder dendritischen **Chalcedon** in der Nähe fixieren, bei leichten Hautirritationen **Rosenquarz** zur sanften Massage verwenden und in die Pflegecreme einlegen,
zur Stoffwechselausscheidung über Darm **Sardonyx** oder **Schalenblende** ins Wasser einleiten und trinken oder auf den Bauch auflegen und zusätzlich auf die Nacht mit **Amethyst** als Drusenstück massieren,
zur Anregung der Nierenfunktion **Halit, Nephrit** oder **Labradorit** lokal aufkleben und als Wasser trinken,
zur Abwehrstärkung **Smaragd, Chrysokoll** *oder* **Türkis** über der Thymusdrüse tragen,
zur Stärkung der Nerven **Selenit**, Halit, **Rutilquarz** oder schwarzen **Turmalin** tragen oder im Zimmer aufstellen,
zur Verbesserung der sozialen Bindungen und Klärung zwischenmenschlicher Konflikte **Lapislazuli** oder **Chalcedon** tragen.

Weitere Steine: Schlangenhaut-Achat, Serpentin.

Physiologische Anwendungen: Zur Hautberuhigung, Abheilung und Reizstillung mit **kolloidalem Silber** von 50 ppm abreiben,
oder **Klinoptilolith** als in etwas Wasser angerührte Paste bw. **Kieselsäuregel** dünn auftragen sowie Klinoptilolith-Wasser zur Darmentgiftung trinken.
Basische Bäder entlasten die (geschlossene) Haut.

Ekzem, chronisch

Neurodermitis atropica

Eine zum Teil allergische, zum Teil stoffwechselbedingte und von der Veranlagung her vererbbare, in Schüben auftretende Erkrankung der Haut, die durch Ernährung positiv, durch Umweltsbeanspruchungen negativ stark beeinflussbar ist.

Symptome: Der Hautausschlag findet sich vor allem symmetrisch in den Armbeugen und Kniekehlen sowie im Nacken, Hals, Gesicht, an Hand- und Fußrücken. Die Haut ist gerötet, trocken, gespannt, leicht gedunsen mit einem unerträglichen Juckreiz, der in der Bettwärme noch schlimmer wird. Der unerträgliche Juckreiz zwingt zum Kratzen, wodurch der Ausschlag zu nässen beginnen kann und bei Verletzung der Haut auch blutet.

Merkmale: Haarverlust an den außen liegenden Rändern der Augenbrauen, auf Drucklinien bleiben weiße Linien erhalten, Vergröberung des Hautrasters vor allem an den Handrücken.
Häufig tritt die Neurodermitis im Wechsel mit Asthma auf.

Beeinflussung: Sie wird durch Ernährung, Seeaufenthalt und Reizklima verbessert.

Ätherische Öle: 2- bis 3-mal täglich 1–2 Tropfen **Lavandinöl** und **Elemiöl** zu gleichen Teilen lokal einreiben.

Öl-Stein-Einreibungen: Ideal ergänzt sich die lokale Einreibung von **Lavandinöl** mit **Heliotrop**.

Heilsteinanwendungen:

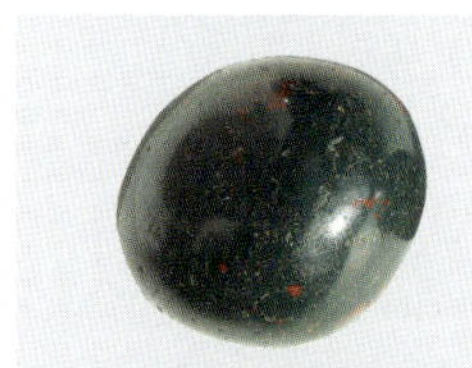

Heliotrop

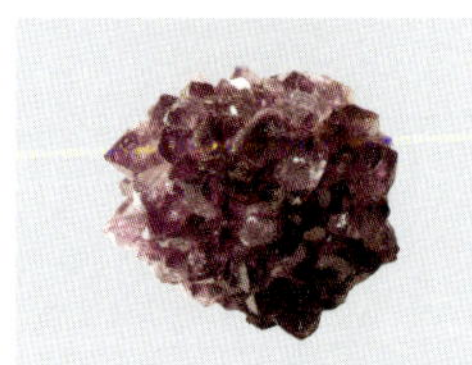

Amethyst

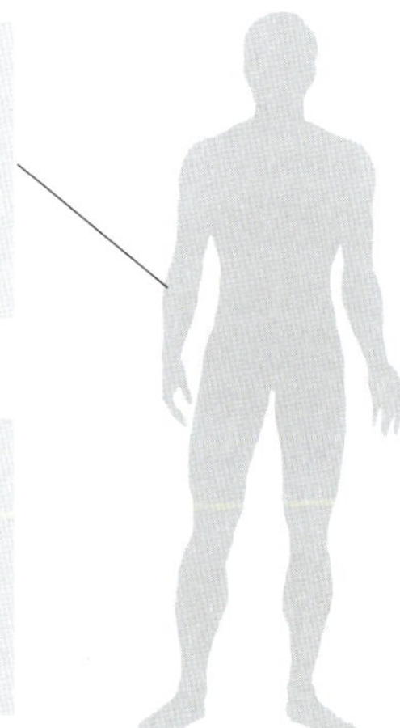

Zur schnelleren Wundheilung und zum Abbau von sozialen Empfindlichkeiten **Rhodonit** tragen, zur nachhaltigen konstitutionellen Verbesserung **Antimonit** tragen,
zur Verbesserung des Hautzustandes, der Widerstandkraft der Haut und zur Reizlinderung **Heliotrop, Aventurin** oder **Prasemquarz** tragen oder bei Juckreiz sanft massieren,
zur Stärkung der Darmfunktionen und Entlastung der Ausscheidungsfunktion der Haut mit **Amethyst**-Drusenstück den Unterleib sanft ausstreichen und **Sardonyx** oder Stromatolith in der Hosentasche tragen,
zur anschließenden Entgiftung über die Nieren bei stabilem Hautzustand **Chrysopras** oder **Smaragd** tragen und als Wasser trinken,
zur Entzündungshemmung und Juckreizminderung **Lapislazuli** möglichst ohne Einschlüsse von Pyrit oder **Chalcedon** als Anhänger oder Kette mehrere Wochen bis zur Abheilung tragen.

Weitere Steine: Antimonit, Aquamarin, Aventurin, Nephrit, Malachit, Mondstein, Rhodonit, Smaragd, Sphärolithischer Chalcedon.

Physiologische Anwendungen: 2-mal täglich tropfenweise kolloidales Silber mit 50 ppm lokal auftragen,
zur Entschlackung und besseren Wasserversorgung der oberen Hautschichten **Salz**-Vollbäder nehmen. Das über die Haut ausgeschiedene Gift mit **Salzsole** abwaschen.

Zusätzliche Maßnahmen: 2 Tropfen Borretschsamenöl oder Schwarzkümmelöl mindestens 4 Wochen einnehmen und eventuell auftragen.

Elektrosensibilität

Eine auffällig erhöhte Empfindlichkeit für bestimmte Störungen wie gepulste Strahlung, magnetische und elektrische Felder, wie sie z. B. durch DECT-Telefone, Sendeanlagen, Bluetooth, WLAN, Radar oder auch die elektrischen Installationen im Haus hervorgerufen werden.

Die vielfältige, oft unklare Symptomatik steht im Zusammenhang mit der Art des Störeinflusses. Es wird zudem ein Zusammenhang mit einer Schwermetall- und Toxinbelastung im Körper angenommen.

Ätherische Öle: Es liegen keine sinnvollen und gesicherten Ölempfehlungen vor.

Heilsteinanwendungen:

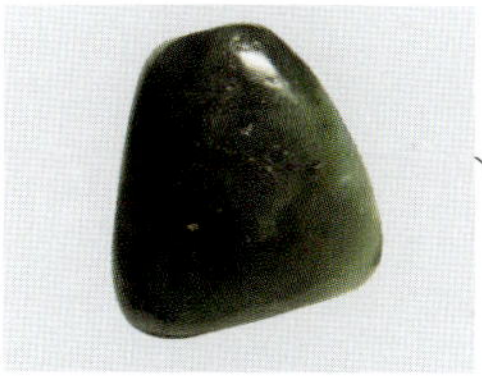

Nephrit

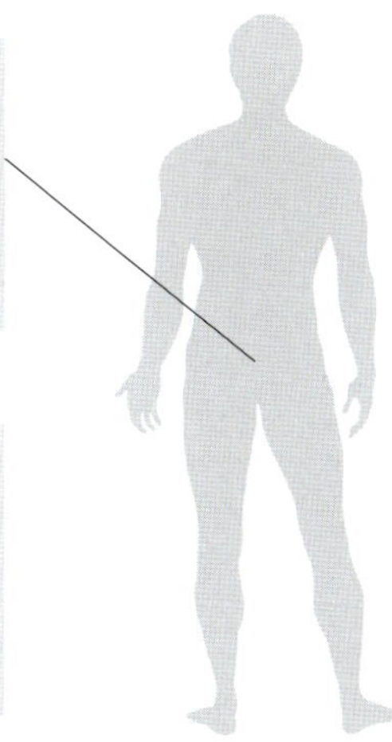

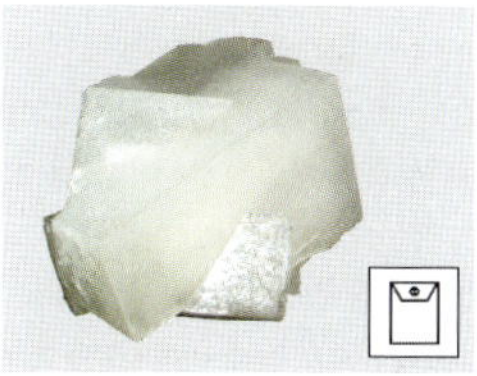

Halit

Zur lokalen elektrosensiblen Entstörung **Halit** als Kristall tragen sowie auf alle zugänglichen Störquellen legen, alternativ **schwarzen Turmalin** oder **Baryt** aufstellen oder tragen,
bei wenig ausgeprägter Sensibilität **Tsesit**, Rutilquarz oder **Selenit** aufstellen,
zur Stärkung der Milz **Rubin**, **Citrin** oder **Mookait** lokal aufkleben,
zur Stärkung der Reinigungsfunktion der Niere **Nephrit** oder **Aventurin**, bei ausgeprägter Schwäche **Peridot** oder bunten **Turmalin** aufkleben oder in der Hosentasche tragen.

Als entlastende Maßnahme regelmäßig den ganzen Körper mit **Amethyst** ausstreichen, zur Verbesserung der zwischenmenschlichen Atmosphäre im Raum **Rosenquarz** aufstellen.

Weitere Steine: Baryt, Bergkristall, Bronzit, Fluorit, Rauchquarz, Rosenquarz, Tektit.

Physiologische Anwendungen: Elektrosensibilität ist keine Indikation für **kolloidales Silber**, wenn auch schon einige Male die Verbesserung der Elektrosensibilität nach einer kolloidalen Silberkur beobachtet wurde.

Wenigstens 1-mal täglich 3 g **Klinoptilolith**, als Pulver in etwas Wasser eingerührt, trinken, um die Resistenz und die Autoregulation zu stärken.

Weitere Maßnahmen: Zusätzlich zu energetischen Maßnahmen muss eine Ursachenbekämpfung erfolgen, die in der Vermeidung des Störeinflusses liegt, z. B. durch Abschirmvlies, Umrüstung auf abgeschirmte Kabel etc.

Entwicklungs- und Wachstumsstörungen

Entwicklungsgestört ist ein Kind, wenn es in einer oder mehreren Entwicklungsfunktionen wesentlich oder nicht nur vorübergehend beeinträchtigt ist.

Entwicklungsstörungen sind dadurch charakterisiert, dass bei einem Kind mit einem sonst altersgemäßen Entwicklungsniveau einzelne oder auch mehrere Funktionen bzw. Fähigkeiten deutlich unter der Altersnorm liegen. Dies betrifft motorische Funktionen, aber auch sprachliche Funktionen und Störungen im psycho-emotionalen Bereich ebenso Entwicklungsstörungen schulischer Fertigkeiten. Häufig treten mehrere dieser Störungen gleichzeitig auf.

Ursachen: Folge von Infektionserkrankungen oder chronischen Erkrankungen, Ernährungsmangelstörungen, Schilddrüsenerkrankungen, hormonelle Störungen, Stoffwechselerkrankungen und Impfschäden, vor allem aber auch durch soziale Störungen im Elternhaus.

Ätherische Öle: Zur Veränderung der Hormonproduktion der Hypophyse 2-mal täglich 1 Tropfen **Muskatellersalbeiöl** einnehmen.

Öl-Stein-Einreibungen: Es sind bisher dazu noch keine Öl-Stein-Kombinationen bekannt. Theoretisch könnte jedoch **Muskatellersalbeiöl** mit **Strontianit** in den Nacken eingerieben eine Wirkung auf den Hypothalamus und die Hypophyse bewirken.

Heilsteinanwendungen:

Bei Störungen des Knochenwachstums und der Knochenentwicklung **Apatit**, **Fluorit** oder alternativ **Calcit** tragen und als Wasser trinken,
bei Wachstumsschub mit Knochenschmerzen und Fieber **Türkis**, **Apatit**, **Amazonit** oder alternativ **Dolomit** tragen oder als Wasser trinken,

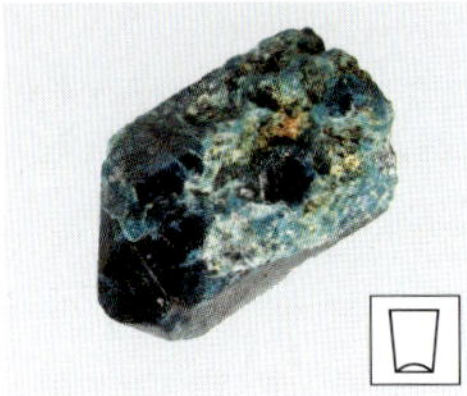

Apatit

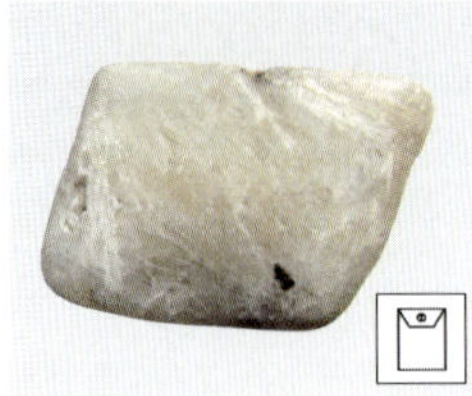

Strontianit

bei Störungen des Hirnaufbaus und unvollständiger Gehirnentwicklung **Strontianit**, **Baryt**, **Schalenblende** oder **Dolomit** tragen,
zur Verknüpfung der beiden Gehirnhemisphären **Schalenblende, Kunzit** oder **Disthen** tragen,
bei Stoffwechselstörungen und Leberschwäche **Peridot**, **Smaragd** oder **Chrysopras** tragen und als Wasser trinken,
bei zu schwach entwickelter Abwehr **Saphir**, **Sphärolithischen Chalcedon, Rubin-Zoisit** oder **Smaragd** tragen,
bei Entwicklungsschäden durch hormonelle Störungen der Hypophyse **Strontianit** oder der Nebenniere **Mondstein**, alternativ **Amazonit** tragen oder als Wasser trinken,
bei Schilddrüsenunterfunktion pyritfreien **Lapislazuli** oder **Aquamarin** tragen oder als Wasser trinken, alternativ **Mondstein** tragen,
als Folge von Infektionen der Mutter in der Pränatalphase und Infektionen der Kleinkinder **Sphärolithischen Chalcedon** oder **Smaragd** bzw. unter Vorbehalt **Malachit** tragen,
zur Förderung der körperlichen Entwicklung **Apatit**, **Calcit**, **Baryt** oder **Strontianit** tragen,
zur Verbesserung der motorischen Geschicklichkeit und der Körperwahrnehmung bei leichten Erscheinungen **Amethyst** oder **Sphärolithischen Chalcedon** oder **Disthen** tragen, in schweren Fällen **Strontianit** oder **Turmalin** tragen,
als Folge chronischer Erkrankungen des Bewegungsapparates **versteinertes Holz**, **Turmalin** oder **Bernstein** tragen,
bei Nervenschädigungen zur Regeneration der Nerven **Turmalin**, **Ägirin**, **Smaragd** oder **Disthen** tragen,
als Folge eines seelischen Traumas **Rhodonit**, **Obsidian** oder **Amethyst**, langfristig auch **Rosenquarz** ans Bett stellen,
zur Verbesserung der Wahrnehmungsverarbeitung **Amethyst**, **Chalcedon** oder **Chrysokoll** tragen,
als Folge von fehlenden oder einseitigen Sinneseindrücken **Topas** und bei fehlendem Sozialkontakt **Smaragd**, **Rubin**, **Turmalin** oder **Chalcedon** tragen oder als Wasser trinken,
zur Verbesserung der Geschicklichkeit wie auch des emotionalen und sozialen Verhaltens und des Selbstwertgefühls der Kinder **Aragonit**, **Chrysokoll**, **Rhodonit, Citrin** oder **Chalcedon** tragen,
zur Erhöhung der Effizienz in der logopädischen Therapiesitzung **Diamant, Fluorit**, **Cavansit, Disthen,** alternativ **Kunzit** tragen,
als Folge einer Mangel- und Fehlernährung **Apatit**, **Citrin**, roten **Chalcedon**, **Aventurin** oder **Turmalin** tragen,
als Folge von Impfschäden **Antimonit, Schalenblende** oder **Peridot** tragen,
bei Erbschäden **Strontianit** oder **Bergkristall** tragen oder als Wasser trinken,
zur Verbesserung des Allgemeinbefindens mit **Amethyst** als Drusenstück ausstreichen,
zur Stärkung der Nerven der Eltern **Dumortierit** oder den stärkeren **Rauchquarz** tragen.

Weitere Steine: Chiastolith, Chrysoberyll, Diamant, Epidot, Koralle und Labradorit, Sugilith, Tsesit, Variszit.

Physiologische Anwendungen: Es kann 2-mal täglich 10 ml **kolloidales Silber** mit 10 ppm über einen längeren Zeitraum probiert werden.
Möglicherweise erweist sich eine tägliche Einnahme von 1 g **Klinoptilolith** als Pulver als sinnvoll, das die Leber in ihren Funktionen unterstützt.

Entzündungen

Inflammatio

Eine Entzündung ist das Anzeichen einer Aktivierung des Immunsystems. Dadurch sollen über eine Immunreaktion Krankheitserreger oder Giftstoffe aus den Gewebszellen entfernt werden. Ein Fremdstoff, Antigen oder Gewebeschaden löst den Reiz für eine Abwehrreaktion des Immunsystems aus. Die Entzündungsreaktion findet im betroffenen Organ, im umgebenden Bindegewebe, in den beteiligten Blutgefäßen und im angrenzenden Lymphsystem statt. Dabei kommt es zu den typischen Anzeichen einer Entzündung, einer Rötung, Erwärmung, Schwellung, zu Schmerz und einer eingeschränkten Funktion.

Ätherische Öle: Zur Entzündungshemmung 2-mal täglich 1 Tropfen **Lavandinöl** direkt auf die entzündete Stelle auftropfen und sanft einreiben.

Öl-Stein-Einreibungen: Ideal ergänzt sich die Einreibung von **Lavandinöl** mit **Rhodonit** zur Verbesserung der lokalen Durchblutung,
Zur Anregung der Lymphaktivität **Lavandinöl** mit Opal,
zur Senkung des Fiebers die Einreibung von **Rosmarinöl** mit **Chrysopras**,
zur Abschwellung **Lavandinöl** mit **Obsidian** einreiben
und zur Schmerzlinderung **Pfefferminzöl** mit **Kunzit** auflegen.

Heilsteinanwendungen:
Gegen entzündliche Prozesse wirken generell ursächlich **Heliotrop**, **Smaragd** und grüner **Turmalin**, alternativ **Peridot**, lokal fixiert oder als Wasser getrunken.

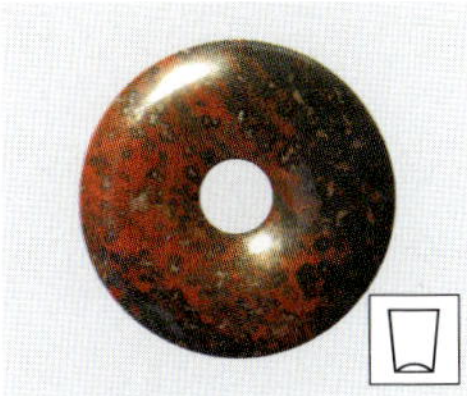

Heliotrop

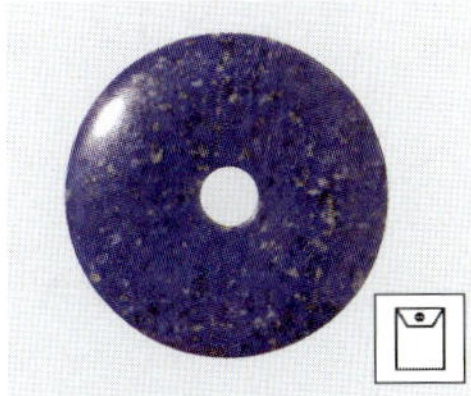

Lapislazuli

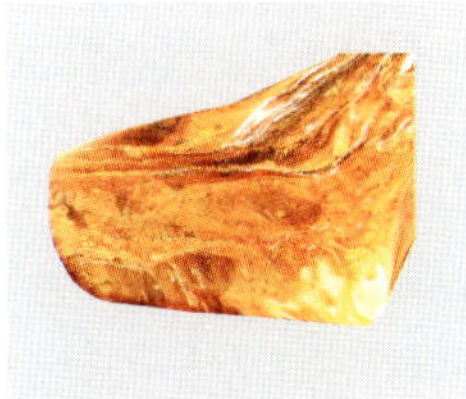

Bernstein

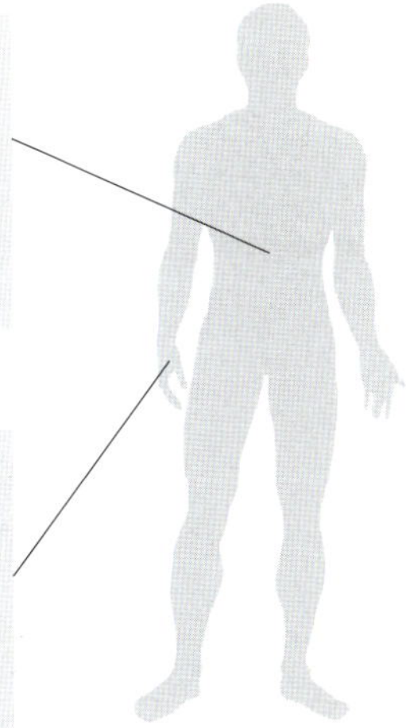

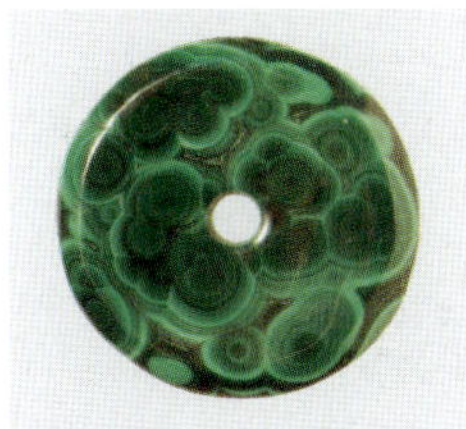

Malachit

Entzündunghemmend wirkt Pyrit-armer **Lapislazuli**, lokal aufgelegt.
Generell kühlend **Chalcedon**, Chrysopras und allgemeiner Opal, getragen oder als Wasser trinken.
Zur Ausleitung von Giftstoffen **Chrysopras** oder speziell bei Schwermetallbelastungen **Antimonit** auflegen oder tragen.

Weitere Steine: Aventurin, Malachit, Sardonyx, Saphir, Sphen, Tsesit.

Physiologische Anwendung: Das sichtlich entzündete Hautgebiet 2- bis 3-mal mit kolloidalem Silber mit 25 oder 50 ppm sanft abreiben oder eine getränkte Kompresse auflegen.
Die entzündete Stelle mindestens 2-mal täglich mit einem dünnen Brei aus **Klinoptilolith**-Pulver in etwas Wasser abdecken.

Erbrechen und Übelkeit

Emesis, Vomitus

Übelkeit, der Brechreiz vor dem eigentlichen Erbrechen und das Erbrechen selbst sind häufige Symptome zahlreicher Erkrankungen.

Das Erbrechen ist die ruckartige, rückläufige Entleerung von Mageninhalt (seltener auch Darminhalten) durch die Speiseröhre und den Mund als Reflex über das im Gehirnzentrum befindliche Brechzentrum.

Ursachen: Erbrechen kann eine sinnvolle Reaktion des Körpers auf unverträgliche Lebensmittel oder Gifte sein und kommt bei verschiedenen Infektionserkrankungen, bei Entzündungen des Magens, der Bauchspeicheldrüse, Leber, Gallenblase und Darms, bei Darmverschluss, bei Nierenentzündungen, Hirnerkrankungen, Migräne und Reiseerkrankungen auch psychisch, z. B. bei Ekelgefühlen, Gerüchen, schockierenden Anblicken und bei verschiedenen Tumoren vor.

Ätherische Öle: Akut, 1- bis 2-mal 2 Tropfen **Ingweröl** einnehmen, zur Magenberuhigung **Fenchelöl** auf den Bauch auftragen und zur Geschmacksverbesserung den Mund spülen.

Heilsteinanwendungen:
Zur Intensivierung des Brechreizes, insbesondere auch bei großen seelischen oder sozialen Komponenten, **Malachit** oder alternativ **Antimonit** auf den Magen halten,
bei häufigem Auftreten längere Zeit **Covellin** oder Antimonit zur Klärung des seelischen Hintergrundes tragen,
bei Übelkeit durch Vergiftung **Malachit, Covellin** oder **Chrysokoll** in der Hand halten,
zur Erleichterung des trotz des entleerten Magens weiter andauernden Erbrechens bei Übelkeit und erfolglosem Würgen **Bergkristall** mit aufwärtsgerichteter Spitze vor den Bauch halten,
zur Linderung des Brechreizes **Dumortierit, Dolomit** oder **Chalcedon** als Rosette tragen,
zur Normalisierung der Verdauung erst **Bernstein**, dann **Chalcedon** oder **Citrin** tragen.

Weitere Steine: Achat, Gagat, Heliotrop, rosa Moosachat, Pyrit-Sonne, Sphärolithischer Chalcedon, Sphalerit, Stromatolith.

Physiologische Anwendungen: Alle 2 Stunden 10 ml **kolloidales Silber** mit 25 ppm einnehmen, bis der Zustand vorbei ist.
Erbrechen ist normalerweise keine Indikation für **Klinoptilolith**, da bei Erbrechenszuständen eine eingenommene Flüssigkeit sofort wieder herauskommt.

Erfrierung

Congelatio

Ein akuter schmerzhafter Gewebsschaden durch Kälteeinwirkung, meist an Körperendungen wie Ohren, Nase, Finger oder Zehen.

Je nach der Schwere der Hautschädigung werden Erfrierungen, wie Verbrennungen, in vier Schweregrade eingeteilt, und nur die ersten drei Stufen sind behandelbar.

Symptome:
Grad 1: Schmerzhafte, starke Hautrötung ohne Blasenbildung.
Grad 2: Schmerzhafte, gerötete Haut, mit Blasenbildung.
Grad 3: Hautzerstörung mit schwarzer Verkrustung (Kältebrand).
Grad 4: »Vereisung« des Gewebes mit schwarzer Verkrustung (Kältebrand).

Ursachen: Kälteeinwirkung durch langsames stetiges Abkühlen z. B. im Winter, im Hochgebirge oder in einer Kühlanlage oder plötzlich durch Berührung mit extrem abgekühlten Gegenständen. Eng anliegende Bekleidung begünstigt Erfrierungen.

Ätherische Öle: Nur in leichten Fällen bis maximal Grad 2, betroffene Hautstelle mit 2 Tropfen **Zimtöl/Lavandinöl**-Gemisch lokal auf die schon leicht erwärmte Hand einreiben.

Öl-Stein-Einreibungen: **Rosmarinöl** mit 10 Prozent Zimtrindenöl mit **Obsidian** einreiben, was schnell zu einer verstärkten Durchblutung führt.

Heilsteinanwendungen:

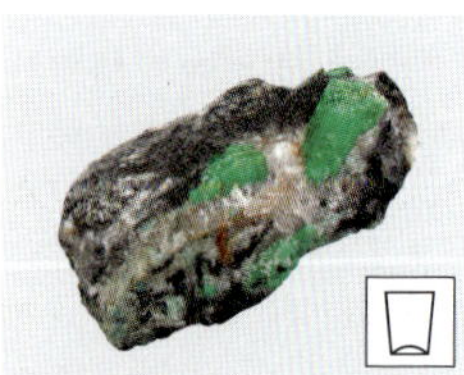

Smaragd

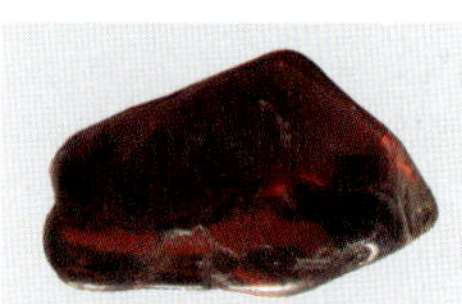

Granat

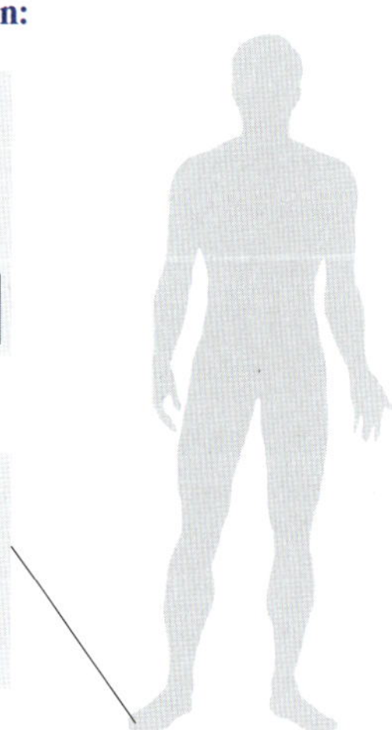

Bei Gefühllosigkeit und Taubheit sowie generell als erste Maßnahme **Obsidian** lokal fixieren und **Bergkristall** tragen,
zur Durchblutungsverbesserung **Granat**, **Rubin**, **Rhodonit** oder **Obsidian** lokal auflegen,
zum Abbau der Zellgifte und deren Abtransport **Smaragd**, **Rubin-Zoisit** oder **Sphärolithischen Chalcedon** tragen und als Wasser trinken,
zur Regeneration der Haut **Rhodonit**, **Mookait** oder **Schalenblende** auflegen oder als Wasser trinken.

Weitere Steine: Ägirin, Karneol, Lepidolith, Malachit, Unakit.

Physiologische Anwendungen: Mehrfach hintereinander tropfenweise **kolloidales Silber** mit 25 ppm auftragen und auf der nicht mehr kalten Haut verteilen.

Erkältung

Grippaler Infekt

Eine Sammelbezeichnung für eine meist durch Viren verursachte fieberhafte Erkrankung mit Katarrh der oberen Luftwege.

Symptome: Schnupfen, vermehrte Schleimabsonderung der Nase mit Rötung der Nasenlöcher, Halsschmerzen, Heiserkeit und Husten, auch Auswurf, schwere Beeinträchtigung des Allgemeinbefindens mit Abgeschlagenheitsgefühl, Kopfschmerzen und leichtes Fieber.

Ursachen: Eine Virusinfektion, meist als Folge einer Unterkühlung oder Durchnässung, oft mit einer Abwehrschwäche verbunden. Übermüdung und Stress begünstigen eine Infektion.

Komplikationen: Meist Sekundärinfektionen der Lungen wie Bronchitis, Nebenhöhlen oder Stirnhöhlen oder der Ohren wie eine Mittelohrentzündung.

Ätherische Öle: 2-mal täglich 2 Tropfen mit **Pfefferminzöl** inhalieren und 2-mal täglich 1–2 Tropfen **Ingweröl** einnehmen.

Heilsteinanwendungen:

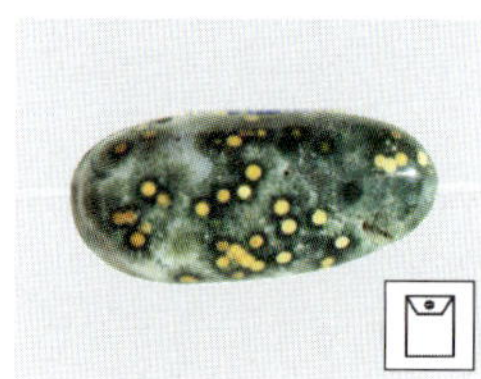

Sphärolithischer Chalcedon

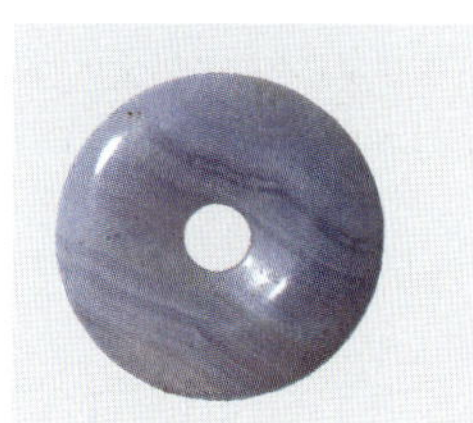

Chalcedon

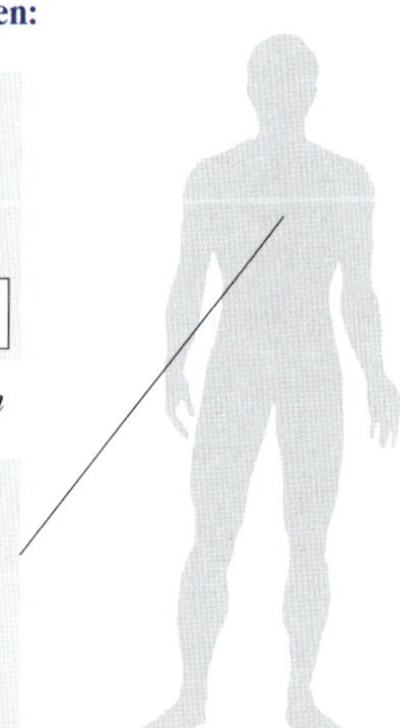

Zur Vorbeugung und Immunstärkung bereits bei den ersten Anzeichen **Heliotrop**, **Sphärolithischen Chalcedon** oder **Amethyst** als Kette auf der Brust tragen oder trinken,
zur Verstärkung des notwendigen Fiebers bei kalten Extremitäten **Thulit** oder **Rubin** in die Hand nehmen,
zur Fiebersenkung bei heißen Extremitäten **Chalcedon**, **Prasemquarz** oder **Bergkristall** zur Kühlung auflegen,
bei Glieder- und Knochenschmerzen rosa **Chalcedon, Ägirin** oder **Dolomit** tragen oder trinken,
bei Husten **Moosachat**, **Sphärolithischen Chalcedon** oder **Sodalith** tragen,

zur Schleimhautabschwellung **Chalcedon,** hellen **Mookait, Moosachat** oder **Fluorit** als Kette tragen,
zur Lymphanregung **Chalcedon,** allgemeinen **Opal, Bergkristall** oder **Moosachat** in die Hand nehmen,
zur Rekonvaleszenz bei ausgeprägter Erschöpfung oder Schwäche **Rubin-Zoisit, Türkis** oder **Unakit** bei sich tragen,
zum Schutz vor Rückfällen und um Komplikationen zu vermeiden **Sardonyx** oder **Smaragd** tragen,
Sphärolithischer Chalcedon ist in jeder Phase günstig.

Weitere Steine: Aquamarin, Karneol, Nebelquarz, Thulit, grünen Turmalin, Variszit.

Physiologische Anwendungen: 2-mal täglich 20–30 ml **kolloidales Silber** mit 25 (besser 50) ppm einnehmen, dazu mindestens 1-mal täglich mit 20 ml gurgeln und bei Bedarf einige Tropfen in die Augen träufeln.
Eine Inhalation oder Verneblung mit 50 ppm wäre sehr sinnvoll.
Eine **Salzsole**-Lösung (0,5–1 Prozent) durch die Nase ziehen.

Erschöpfung

Ein durch Überbeanspruchung oder mangelnde Erholungsphasen hervorgerufener Zustand mit völligem Verbrauch der zur Verfügung stehenden Kräfte und Ressourcen.

Symptome: Stark verminderte Leistungsfähigkeit der Muskulatur und der psychischen Prozesse.

Ätherische Öle: 2-mal täglich 2 Tropfen mit **Muskatellersalbei,** dazu 2-mal täglich 1–2 Tropfen **Ingweröl** einnehmen. Alternativ 2-mal täglich 2 Tropfen **Rosmarinöl** in die Brust einreiben.

Öl-Stein-Einreibungen: Ideal ergänzt sich die Einreibung von 2 Tropfen **Muskatellersalbeiöl** mit **Rhodochrosit** in den Brustbereich.

Heilsteinanwendungen:

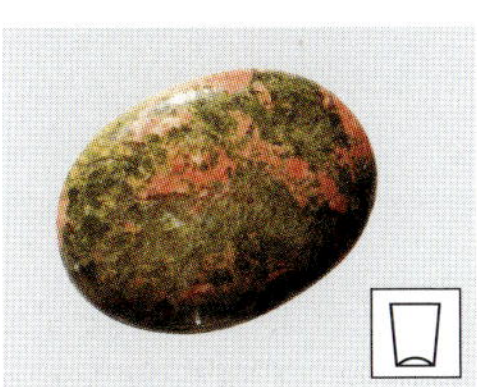

Unakit

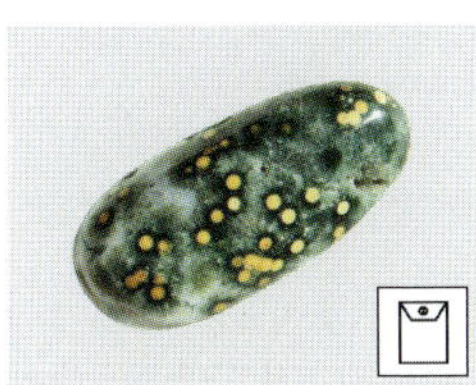

Sphärolithischer Chalcedon

Zur Erholung nach großer Anstrengung 6 Wochen lang **Unakit, Smaragd** oder **Zoisit** tragen und **Tsesit** als Wasser trinken,
zur Mobilisierung der Kraftreserven **Tsesit**, mittelfristig **Granat** oder sehr kurzfristig **Rhodochrosit** als Anhänger oder Kette tragen bzw. als Wasser trinken,
gegen Erschöpfung infolge einer unerkannten inneren Entzündung **Sphärolithischen Chalcedon** oder **Smaragd** tragen,
zur Anregung des Eiseneinbaus in das Blut **Tsesit** oder **Mookait** tragen,
zur tiefergreifenden Wiederherstellung des Organismus und der inneren Organe **Schalenblende** tragen.

Weitere Steine: Apatit, Magnetit, Peridot, Rauchquarz, Sphalerit, Türkis, grüner Turmalin.

Physiologische Anwendungen: 2-mal täglich 20–30 ml **kolloidales Silber** mit 25 ppm einnehmen.
Längerfristig kann eine tägliche Einnahme von 3 g **Klinoptilolith** als Pulver in etwas Wasser die Aktivierung der Körperenergie über die Leber anregen.

Essstörungen

Bulimie

Eine längerfristige Abweichung des Essverhaltens vom wünschenswerten Maß infolge psychisch bedingter gestörter Nahrungsaufnahme oder des Körpergewichts, die sich verschieden manifestieren und ineinander übergehen können.

Ursachen: Es spielen verschiedene genetische, familiäre und soziokulturelle Faktoren dabei ebenso mit wie akute und chronische physische und psychische Belastungen.

Die Pubertätsmagersucht (Anorexia nervosa) ist durch einen absichtlich selbst herbeigeführten und/oder aufrechterhaltenen Gewichtsverlust charakterisiert. Die Krankheit verläuft häufig fluktuierend oder chronisch.

Die Ess-Brech-Sucht (Bulimia nervosa) ist durch wiederholte Anfälle von Heißhunger und eine starke Beschäftigung mit der Kontrolle des Körpergewichts charakterisiert. Dies veranlasst die Patienten, mit extremen Maßnahmen den dick machenden Effekt der zugeführten Nahrung zu mildern.

Das Binge-Syndrom ist von starken Essattacken gekennzeichnet, da es jedoch zu keinen kompensatorischen Verhaltensweisen wie Erbrechen oder Abführmittelmissbrauch kommt, sind die Betroffenen meist übergewichtig.

Psychogene Esstörungen können Ausdruck ernst zu nehmender innerer Konflikte mit falschen, oft schwer korrigier-

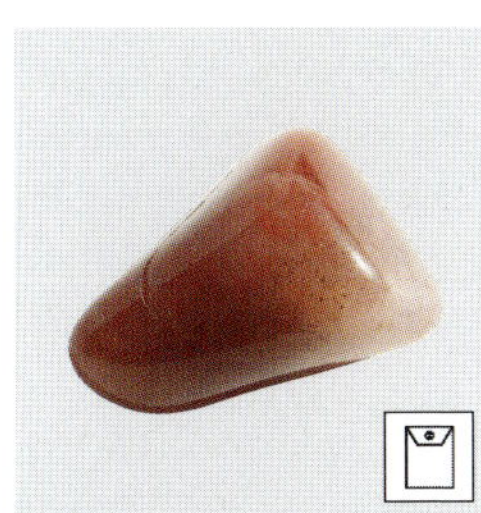

Roter Chalcedon

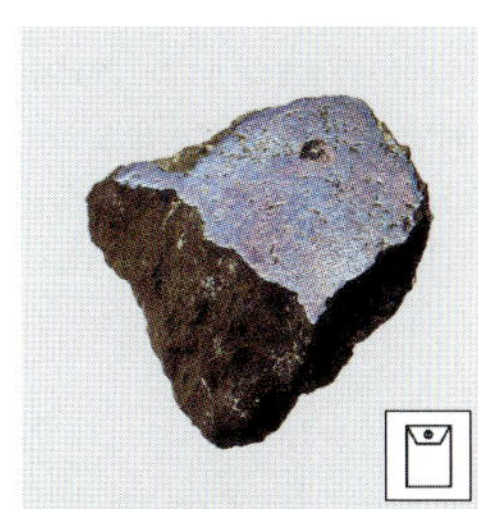

Covellin

baren Selbstbildern sein. Sie sind oft Hinweise auf zurückliegende Erziehungsfehler, pathologische familiäre Verhaltensstrukturen.

Ätherische Öle: 2-mal täglich 1–2 Tropfen **Muskatellersalbeiöl** einnehmen.

Öl-Stein-Einreibungen: Bisher ist keine sinnvolle Kombination von **Muskatellersalbeiöl** und einem passenden Heilstein dazu bekannt.

Heilsteinanwendungen:

Zur Anregung des Appetits und zur positiven Lebenseinstellung **Topas Imperial**, **Apatit, Koralle, Rhodochrosit** oder **Rubin** mehrere Monate tragen,
zur Minderung von Gelüsten **Covellin,** optimal roten **Chalcedon** oder **Antimonit** tragen, bringt das Essverhalten ins Bewusstsein,
zur Bewusstwerdung des weiblichen Selbstbildes und Auseinandersetzung mit der eigenen Geschlechtlichkeit **Malachit** oder **Covellin** tragen,
zur Auseinandersetzung mit eigenen unerreichbaren Schönheitsidealen **Covellin** oder **Antimonit** tragen,
zur Annahme der eigenen Weiblichkeit **Rosenquarz**, **Nephrit** oder rosa **Chalcedon** tragen,
zur allgemeinen Selbstannahme und Selbstliebe **Dumortierit, Covellin, Smaragd, Rubin** oder **goldenen Topas** tragen.

Weitere Steine: Antimonit, Granat, Rosenquarz, Serpentin, Tsesit, Variszit, versteinertes Holz.

Physiologische Anwendungen: 2-mal täglich 20 ml **kolloidales Silber** mit 25 ppm einnehmen.
Zur Regulierung und Harmonisierung des überforderten Stoffwechsels täglich 3 g **Klinoptilolith,** als Pulver in etwas Wasser eingerührt, einnehmen.

Fallsucht

Epilepsia

Eine vorübergehende Funktionsstörung des Gehirns mit vielgestaltigen, anfallsweise auftretenden Anfallformen, die durch plötzlich entstehende elektrische Entladungen von Nervenzellen des Gehirns bedingt sind.

Symptome: Charakteristisch auftretende, anfallsweise Bewusstlosigkeit mit gleichzeitiger Verkrampfung der Muskulatur, Beine und Arme sind meist gestreckt, die Haut kann sich durch Sauerstoffmangel bläulich verfärben. Nach 10–30 Sekunden folgen bis zu 2 Minuten lang andauernde Zuckungen in Armen und Beinen. Nach dem Anfall bestehen oft noch starke Kopfschmerzen und Benommenheit, der Patient schläft daraufhin häufig ein.

Ursachen: Können sehr vielfältig sein, z. B. krankhafte Veränderung des Gehirns, Geburtsschäden, Schädel-Hirn-Verletzungen, Hirntumoren, Stoffwechselstörungen, Gehirnentzündungen oder Durchblutungsstörungen des Gehirns. Anfälle können sich als Verhaltensmuster zur Flucht vor subjektiv unbewältigbaren Situationen etablieren. Nach der Neuen Medizin Dr. Hamers tritt epileptoides Geschehen in jedem Krankheitsverlauf als Heilungskrise auf.

Ätherische Öle: Es liegen keine sinnvollen und gesicherten Ölempfehlungen vor. Einige Öle dagegen können in einer Dosierung von mehr als 2 Tropfen eine latent vorhandene Epilepsie auslösen.

Öl-Stein-Einreibungen: Es sind bisher bei Epilepsie keine Öl-Stein-Kombinationen bekannt, die Einreibung von 1 Tropfen **Muskalellersalbeiöl** mit **Tsesit** in die Pulsstelle des Unterarmes kann sich jedoch über den Hormonhaushalt positiv auswirken.

Heilsteinanwendungen:

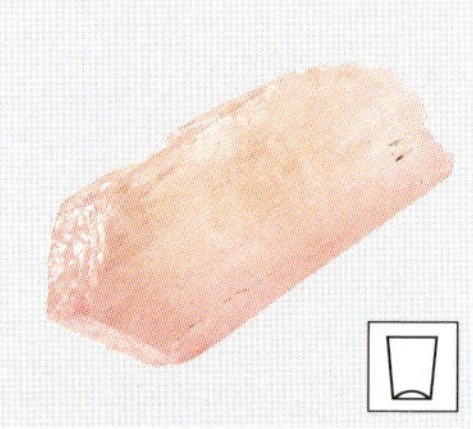

Kunzit

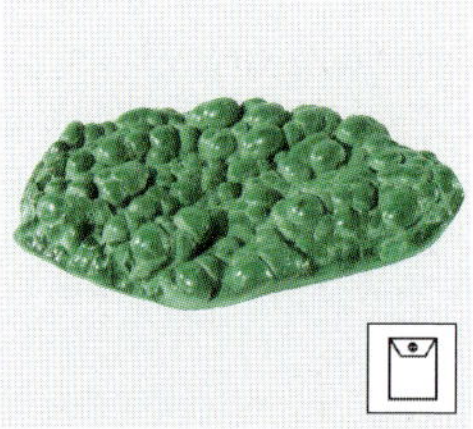

Malachit

Zur Krampflösung und Reduktion der Krampfneigung **Malachit** oder **Dolomit** tragen oder trinken, vermittelt Gelassenheit,
bei schwierigen Verläufen ist der wichtigste Stein für tagsüber brauner **Zirkon** sowie nachts im Bett **Schalenblende,**
zur Lockerung chronisch verkrampfter Muskulatur **Baryt** oder **Selenit** tragen,
zur Verbesserung der nervlichen Ursache **Kunzit**, **Sugilith** oder **Disthen** tragen.
zur Erhaltung oder Zurückgewinnung der Selbstständigkeit, mit schnellerer Wirkung **Lapislazuli** oder mit nachhaltiger Wirkung **Smaragd**, alternativ **Türkis** oder **Nephrit** tragen, hilft, die Gesamtsituation im Lauf der Monate zu verbessern,
zur Verbesserung der Körperkontrolle **Saphir**, **Lapislazuli** oder **Kunzit** tragen,
für das seelische Wohlbefinden **Dumortierit** oder **Mookait** tragen.

Weitere Steine: Bergkristall, Chiastolith, Chrysoberyll, Chrysopras, Diamant, Dumortierit, Serpentin, Tansanit, Topas.

Physiologische Anwendungen: Längerfristig 1-mal täglich 20 ml **kolloidales Silber** mit 25 ppm einnehmen.
Erfahrungen mit **Klinoptilolith** als Pulver in etwas Wasser eingenommen, wurde noch nicht oft genug bestätigt.

Fehlsichtigkeit

Ametropie

Ein gegenüber dem normalen Sehen veränderte eingeschränkte Sicht, durch eine Brechungsanomalie des Auges hervorgerufen.

Ursachen: Durch einen zu großen oder zu kleinen Augapfel, eine Augenmuskelschwäche oder Störung des Augennervs, selten durch einen Vitamin- oder Mineralstoffmangel ausgelöst.

Kurzsichtigkeit: Durch einen zu großen Augapfel oder im Alter durch eine Augenmuskelstörung.

Weitsichtigkeit: Durch einen zu kurzen Augapfel, eine zu geringe Brechkraft oder im Alter durch eine Augenmuskelstörung.

Schielen: Durch einen Stellungsfehler eines bzw. beider Augen oder eine Augenmuskelstörung ausgelöst.

Nachtblindheit: Eine eingeschränkte Sicht, die nur in der Dämmerung oder Nacht auftritt und durch einen Vitaminmangel ausgelöst wird.

Ätherische Öle: Es liegen keine sinnvollen und gesicherten Ölempfehlungen vor.

Dazu: Nie ein ätherisches Öl ins Auge tropfen, es löst einen lange anhaltenden, sehr unangenehmen Brennschmerz aus.

Heilsteinanwendungen:

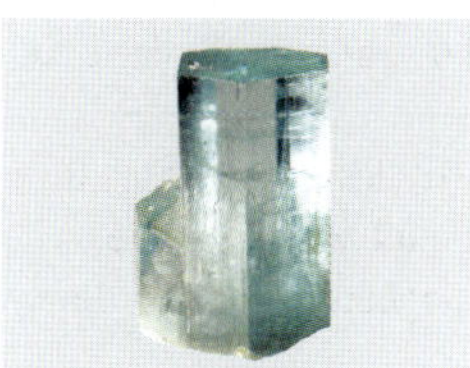

Aquamarin

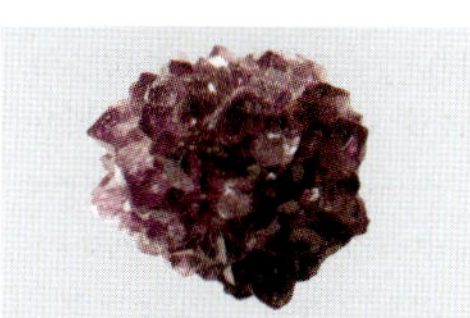

Amethyst

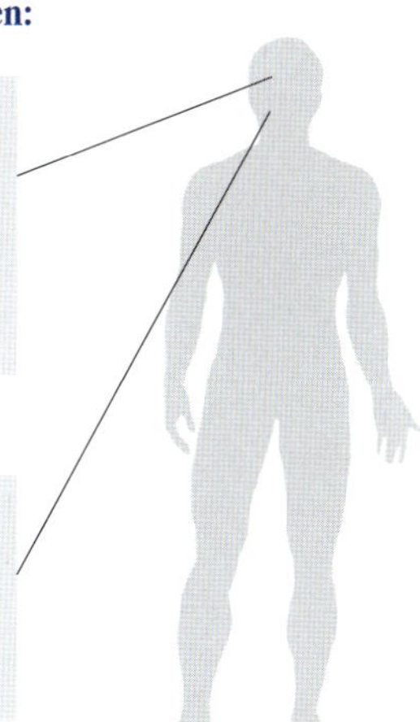

Zur raschen Steigerung der Scharfsicht in der Hand angewärmten **Disthen** auf die Augen auflegen, beruhigt die Sehnerven, aktiviert die Lichtrezeptoren im Auge und hilft Wahrgenommenes richtig zu erkennen,
zur Entspannung der Augenmuskulatur **Disthen** oder **Opal,** alternativ den schwächer wirkenden **Aquamarin** auf die geschlossenen Augen auflegen,
zur Kräftigung der Augenmuskulatur **Aquamarin** und **Smaragd** oder **Topas Imperial** auf die geschlossenen Augen auflegen,
gegen die Ermüdung **Achat**, **Bergkristall** oder **Opal** tragen und mit **Amethyst** als Drusenstück ausstreichen,
bei starker Ungleichsichtigkeit **Topas**, **Disthen** oder **Sardonyx** tragen,
zur Klärung des psychischen Hintergrundes **Malachit**, Lapislazuli tragen,
zur Leberstärkung **Chrysokoll**, **Smaragd** oder **Peridot** tragen oder als Wasser trinken,
zur Förderung der Strahlkraft der Augen goldenen **Topas** oder **Turmalin** tragen.

Weitere Steine: Chalcedon, Diamant, Dioptas, Nebelquarz, Türkis.

Physiologische Anwendungen: Es ist keine sinnvolle Indikation für **kolloidales Silber** oder **Klinoptilolith** bekannt.

Fieber

Febris

Eine veränderte Wärmeregulation der normalen Körpertemperatur mit vorübergehender erhöhter Körpertemperatur (über 38,5 Grad, im After gemessen) bei krankhaft verändertem Allgemeinempfinden. Eines der Hauptsymptome einer Entzündung.

Temperatur bis 38,5 Grad nennt man mäßiges, über 39 Grad hohes Fieber. Liegt bei einer Infektionserkrankung das Fieber nicht hoch genug, kann es vorübergehend erhöht werden, da damit die Abwehrlage verbessert wird.

Fieber ist keine Krankheit, sondern nur ein Symptom und damit immer ein Hinweis für eine Erkrankung. Fieber unter 39 Grad ohne Krämpfe bei Kindern ist ein tolerierbarer Zustand, an dem die Eltern mehr leiden als die Kinder.

Symptome: Meist beschleunigter Puls, Beschleunigung der Atemzüge, Schüttelfrost mit folgendem Hitzegefühl, meist mit Schweißausbrüchen, geröteter Haut, Durst, Appetitlosigkeit und Kräfteabnahme. In manchen Fällen treten Gelenk- und Muskelschmerzen, häufig auch Kopfschmerzen auf.

Bei Kleinkindern weisen Reizbarkeit, Weinen, Essstörungen, Ohrenreiben und Husten auf Fieber hin. Ein Fieber bis 38 Grad ist bei Kindern als normal zu betrachten, vorausgesetzt es ist nicht mit Krämpfen verbunden. Eine Körpertemperatur über 42 Grad bedeutet akute Lebensgefahr.

Ursachen: Meist durch eine Infektion mit Bakterien oder Viren ausgelöst und ist dann eine Abwehrreaktion des Körpers, um das Immunsystem zu stimulieren.

Ätherische Öle: 2- bis 3-mal täglich 1–2 Tropfen **Eukalyptusöl** einreiben und zusätzlich 2 Tropfen **Fenchelöl** einnehmen, alternativ **Pfefferminzöl** oder Rosmarinöl einreiben.

Öl-Stein-Einreibungen: Ideal ergänzt sich die sanfte Einreibung von **Rosmarinöl** mit **Bergkristall**.

Heilsteinanwendungen:

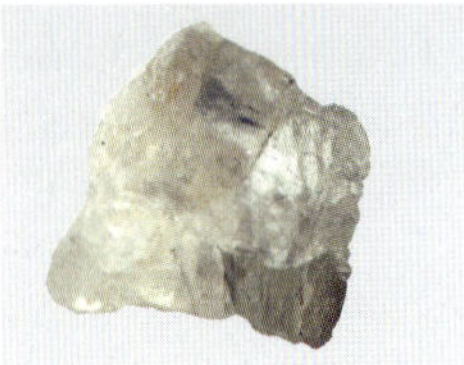

Halit

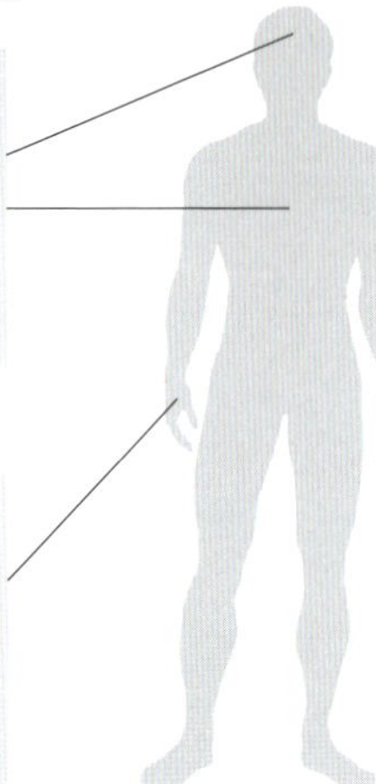

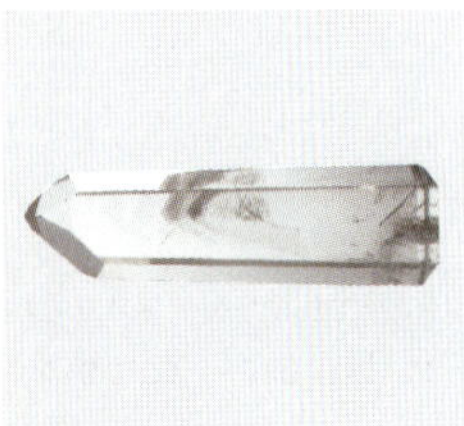

Bergkristall

Zur Fiebersenkung und Kühlung **Bergkristall**, **Chalcedon**, **Chrysokoll** oder **Moosachat** in die Hand nehmen,
zur Temperaturregulierung **Halit** als Kristalle nacheinander für Minuten auf die jeweils heißeste Körperstelle auflegen,
bei leichtem Fieber mit **Amethyst**-Drusenstück Kopf und Körper ausstreichen, bei hohem Fieber mit **Bergkristall** ausstreichen und **Prasemquarze** in den Händen halten,
bei schwacher Immunlage, zur weiteren Erhöhung der Temperatur, falls dies im Einzelfall notwendig sein sollte, **Rubin**, **Citrin** oder **Sardonyx** tragen oder **Amethyst** als Wasser trinken,
bei Fieberkrämpfen **Chrysokoll** oder **Malachit** auflegen,
zur Anregung der Nierenfunktion **Smaragd**, **Peridot** oder **Nephrit** tragen.

Weitere Steine: Chrysopras, Granat, Heliotrop, Lapislazuli, Sphärolithischer Chalcedon, Tsesit.

Physiologische Anwendungen: 2- bis 3-mal täglich 20 ml **kolloidales Silber** mit 25 ppm zur Linderung der Nebenwirkung wie belegte Stimme, brennende Augen, Heiserkeit einnehmen oder gurgeln, oder einige Tropfen 50 ppm unverdünnt auftragen.
Fieberzustände und Fieberkrämpfe sind keine Indikation für **Klinoptilolith**.

Furunkel

Furunculus

Eine schmerzhafte, knotige Entzündung des Haarbalges auf der Haut, die sich auf das umgebende Gewebe ausdehnt.

Symptome: Gerötete Haut, mit zentralem Eiterpfropf. Sie kann mit schweren allgemeinen Erscheinungen wie Abgeschlagenheit, Fieber und Schwellung der regionalen Lymphknoten einhergehen.

Fließen mehrere, dicht nebeneinanderstehende Furunkel zusammen, nennt man dies Karbunkel.

Ursache: Eine bakterielle Infektion durch Staphylokokken oder Streptokokken. Meist jedoch mit einer schwachen Abwehrlage und Übermüdung oder Unterernährung verbunden, selten infolge einer Blut- oder Zuckerkrankheit.

Ätherische Öle: 2-mal täglich 1 Tropfen **Lavandinöl** direkt auf den Furunkel auftropfen und sanft einreiben.

Öl-Stein-Einreibungen: Ideal ergänzt sich die sanfte Einreibung von **Lavandinöl** mit **Chrysopras**.

Heilsteinanwendungen:

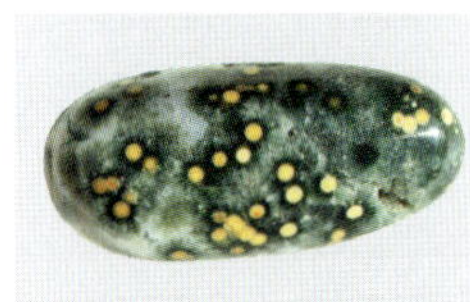

Sphärolithischer Chalcedon

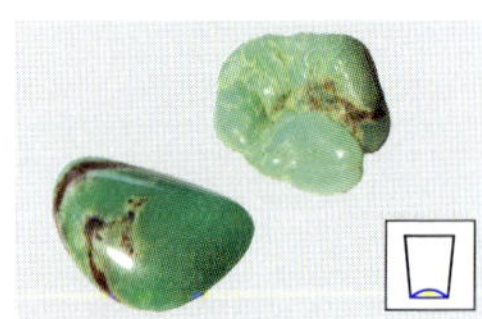

Chrysopras

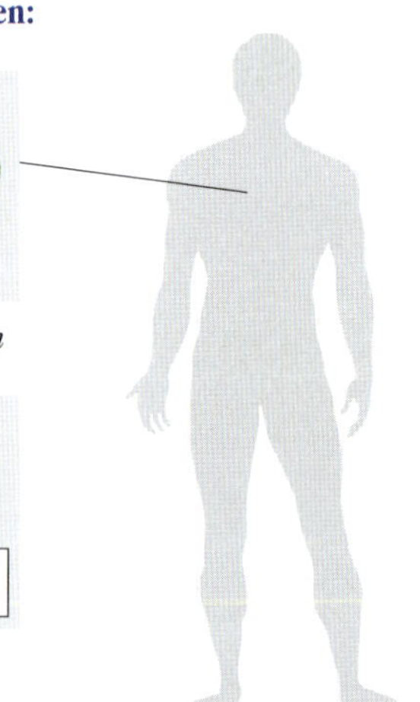

Zur Entzündungshemmung, Eiterabbau und Fiebersenkung **Heliotrop**, **Sphärolithischen Chalcedon** oder **Smaragd** tragen oder als Wasser trinken,
zur Anregung des Lymphflusses **Chrysopras**, **Sphärolithischen Chalcedon** oder **Chalcedon** tragen, lokal auflegen oder trinken,
zum Abheilen der Haut **Rhodonit** oder **Nephrit** als Wasser auftragen.

Weitere Steine: Covellin, Dioptas und Malachit.

Physiologische Anwendungen: Mindestens 2-mal täglich einige Tropfen **kolloidales Silber** mit 50 ppm lokal auftragen oder besprühen und eine feuchte Kompresse mit 50 ppm fixieren,
oder **Klinoptilolith** als Pulver mit etwas Wasser zu einem Brei vermischt auf die betroffene Stelle auftragen.

Gallenbeschwerden

Beschwerden, die von einer gestörten Gallenblase ausgehen und oft nicht direkt auf die Gallenblase zurückzuführen sind.
Ursachen: Durch eine Anregung der Leber, die bei Leberschwäche schon auf Essensgeruch reagieren kann. Meist aus-

gelöst durch fettes und süßes Essen oder Alkohol, aber auch Chemikalien und Ärger.

Ätherische Öle: Optimal 2-mal täglich 2 Tropfen **Pfefferminzöl**, alternativ **Ingweröl** oder **Rosmarinöl** in die rechte Oberbauchregion einreiben.

Öl-Stein-Einreibungen: Ideal ergänzt sich die sanfte Einreibung von **Pfefferminzöl** mit **Chrysopras**-Massagesteinen.

Heilsteinanwendungen:

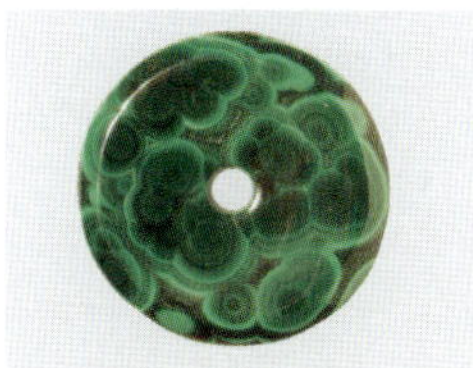

Malachit

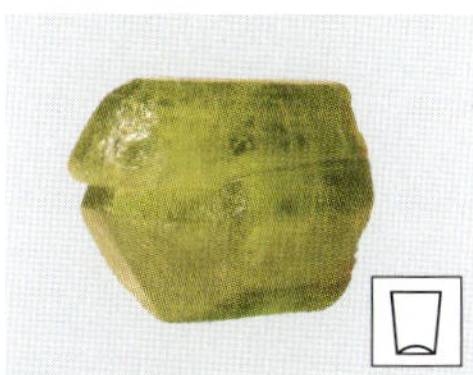

Peridot

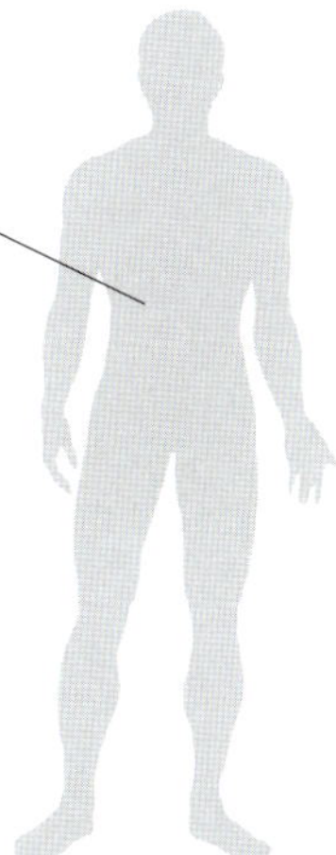

Bei Stauungen in den Gallenwegen mit Übelkeit **Malachit** oder **Chrysopras** auf die rechte Bauchseite unterhalb des Rippenbogens aufkleben,
zur Regulierung der Gallenflüssigkeit **Peridot, Smaragd** oder grünen **Turmalin** tragen, auf die rechte Bauchseite unterhalb des Rippenbogens aufkleben oder als Wasser trinken,
zur Veränderung der Gallenflüssigkeit und zur Auflösung der schon vorhandenen Gallensteine **Prehnit**, **Zirkon** oder **Bernstein** tragen,
bei Gallenstörungen infolge ungelöster Konflikte **Peridot**, **Malachit** oder **Sphärolithischen Chalcedon** tragen oder als Wasser einnehmen.

Weitere Steine: Aventurin, Prehnit, Unakit.

Physiologische Anwendungen: 2-mal täglich 20 ml **kolloidales Silber** mit 25 ppm einnehmen.
1-mal täglich 3 g **Klinoptilolith,** als Pulver in etwas Wasser eingerührt, einnehmen.

Gallenblasenentzündung

Cholangitis und Cholezystitis

Eine Entzündung der Gallenblase bzw. der -gänge mit akutem oder chronischem Verlauf.

Symptome: Akut: Plötzlich auftretendes, eventuell intermittierendes Fieber oder Schüttelfrost, leichte Gelbsucht, örtliche Schmerzen und Druckempfindlichkeit unterhalb des rechten Rippenbogens mit Ausstrahlung zwischen die Schulterblätter, Erbrechen und einem sehr schlechten Allgemeinbefinden. *Chronisch:* Druck- und Spannungsgefühl im rechten Oberbauch, Appetitmangel, morgendliche Übelkeit, Blähungszustände und eine Unverträglichkeit von fetten Speisen mit übel riechenden, blassen und schaumigen Stühlen.

Ursachen: Eine bakterielle Infektion meist durch Kolibakterien oder Eiterbakterien vom Darm aus aufsteigend, selten auch auf dem Blutweg über die Leber.

Ätherische Öle: 2-mal täglich 2 Tropfen **Pfefferminzöl** in den Bauchbereich einreiben und einnehmen, alternativ 1-mal täglich 2–3 Tropfen **Anisöl**, Fenchelöl oder **Rosmarinöl** in den Bauch einreiben.

Öl-Stein-Einreibungen: Ideal ergänzt sich die sanfte Einreibung von **Pfefferminzöl** mit **Peridot** oder **Chrysopras**-Massagesteinen.

Heilsteinanwendungen:

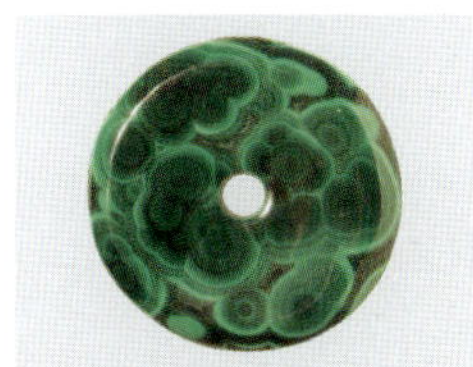

Malachit

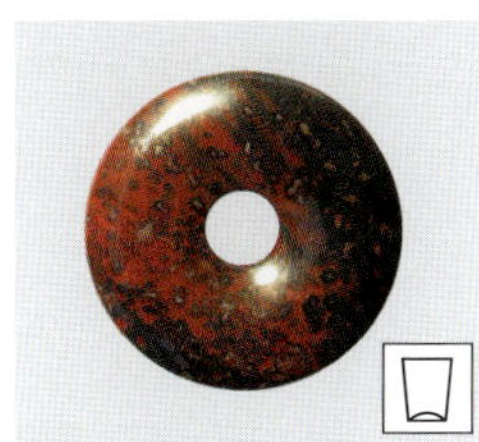

Heliotrop

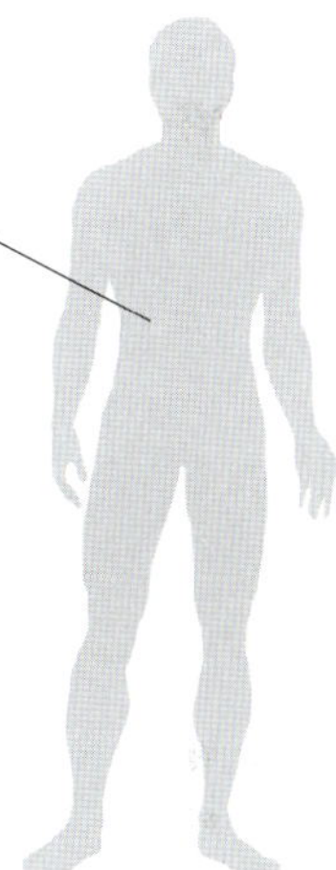

Zur Entkrampfung und Schmerzlinderung **Malachit** etwa eine Stunde, **Zirkon** wenige Minuten, alternativ **Charoit** oder **Disthen** auflegen,
zur Entzündungshemmung und Fiebersenkung **Tsesit** oder **Heliotrop** aufkleben oder als Wasser trinken, **Achat** oder **Peridot** auflegen,
bei chronischer Entzündung **Sphärolithischen Chalcedon** tragen oder als Wasser trinken,
zur Entgiftung **Chrysopras, Smaragd** lokal aufkleben oder **Malachit** auflegen oder in der Hosentasche tragen,
zur Entlastung der Leber **Aventurin** oder **Peridot** aufkleben,
zur Vorbeugung weiterer Belastung durch Gallensäfte **Aventurin** aufkleben oder **Malachit** als Kette tragen.

Weitere Steine: Grüner Turmalin, Unakit.

Physiologische Anwendungen: 2-mal täglich 20 ml **kolloidales Silber** mit 25 ppm zur Entlastung des Organismus einnehmen.
Dazu 1-mal täglich 3 g **Klinoptilolith** als Pulver in etwas Wasser einnehmen.

Gallenkolik

Colica biliaris

Krampfartige Schmerzen in der Gallenblasengegend.

Symptome: Plötzlich auftretende, krampfartige unerträgliche, meist in der Nacht einsetzende Schmerzen im rechten Oberbauch mit einer Schmerzausstrahlung bis unter den rechten Rippenbogen oder das rechte Schulterblatt, begleitet von Erbrechen und Übelkeit.

Ursachen: Ausgelöst durch die Bewegung eines Gallensteins.

Ätherische Öle: Zur Krampflösung 2 Tropfen **Pfefferminzöl** in das Gebiet der Galle am unteren rechten Rippenbogen einreiben.

Öl-Stein-Einreibungen: Ideal ergänzt sich die sanfte Einreibung von **Pfefferminzöl** mit **Smaragd**.

Heilsteinanwendungen:

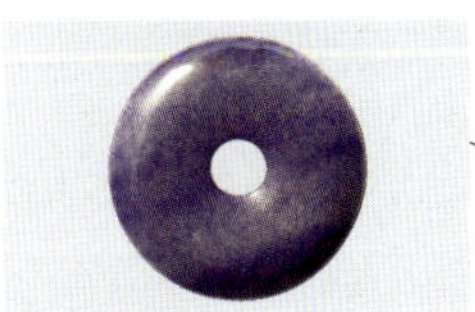

Dumortierit

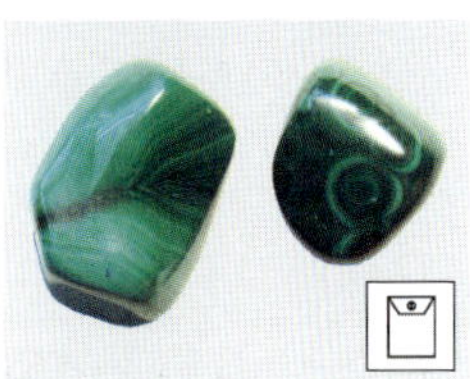

Malachit

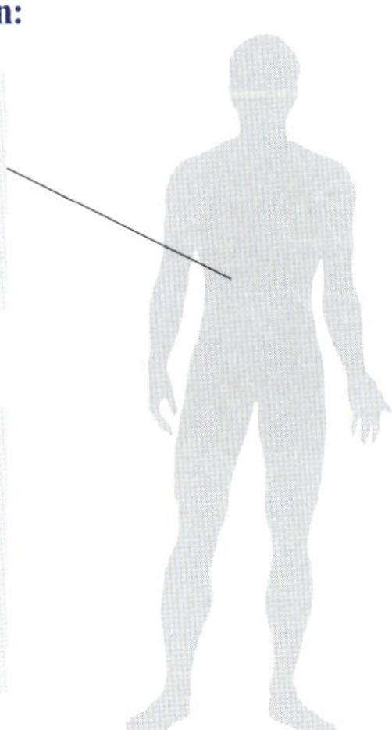

Zur Krampflösung und Schmerzlinderung **Malachit** oder **Tsesit** oder **Saphir** aufkleben,
zur Verbesserung der Übelkeit **Dumortierit** oder **Malachit** tragen oder auflegen,
zur Vorbeugung gegen eine Kolik **Malachit** oder **Smaragd** tragen.

Weitere Steine: Grüner Achat, Bernstein, Dioptas, Dumortierit, Heliotrop, Magnetit, Peridot, Sphärolithischer Chalcedon, Unakit.

Physiologische Anwendungen: Bei Gallenkoliken ist die Anwendung von **kolloidalem Silber** ohne Wirkung.
Bei Bedarf 2 Teelöffel **Kieselsäuregel** oder 5 g **Klinoptilolith** als Pulver gegen Übelkeit und Erbrechen einnehmen.

Gallensteine

Cholelithiasis

Ein Leiden durch das Vorhandensein eines oder mehrerer Gallensteine in den Gallenwegen.

Sie bestehen aus kristallinen Fettpartikeln, vor allem aus Cholesterin. Die Größe der Gallensteine reicht von einem Korn bis zur Größe eines Hühnereis.

Symptome: Druckgefühl im rechten Oberbauch, Völlegefühl und Übelkeit, Unverträglichkeit von fetten, schweren Mahlzeiten. Die Steine können eine Gallenkolik auslösen.

Ursachen: Ausfällen wasserunlöslicher Stoffe, die sich zuerst zu Grieß, dann immer größer werdenden Steinen zusammenballen, bei Stoffwechselstörungen, Fettsucht oder Schwangerschaft.

Komplikationen: Gallenblasen und Gallengangentzündung, Leberschädigung und selten ein durch Gallensteine ausgelöster Darmverschluss.

Ätherische Öle: Optimal 2-mal täglich 2 Tropfen **Pfefferminzöl**, alternativ **Eukalyptusöl** oder Ingweröl in die rechte Oberbauchregion einreiben.

Öl-Stein-Einreibungen: Ideal ergänzt sich die sanfte Einreibung von **Ingweröl** mit Peridot oder **Chrysopras** in die Leberregion.

Heilsteinanwendungen:

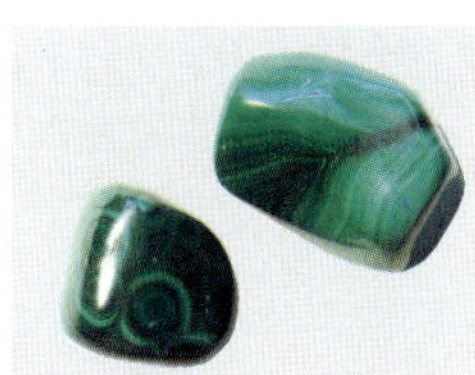

Malachit

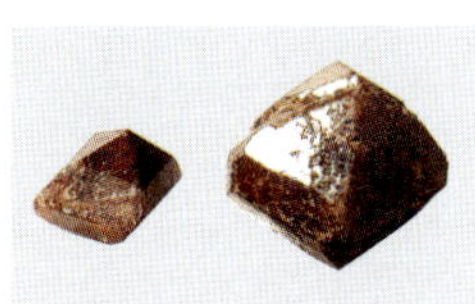

Zirkon

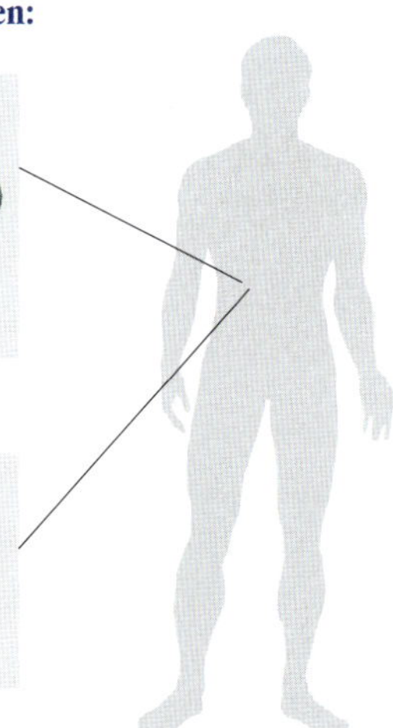

Zur Krampflösung und Schmerzlinderung **Malachit**, braunen **Zirkon** oder **Charoit** auflegen und damit massieren,
zur Gallensteinauflösung und Gallensteinaustreibung **Malachit, Zirkon** oder **Peridot** auf die Lebergegend aufkleben,
zur Entgiftung über den Darm **Sardonyx** als Wasser trinken und mit einem **Amethyst**-Drusenstück ausstreichen.

Weitere Steine: Bernstein, Biotit, Chrysopras, Sphärolithischer Chalcedon, Dumortierit, Mookait, Sphen, grüner Turmalin, Unakit.

Physiologische Anwendungen: Bei Gallensteinen ist keine Indikation für **kolloidales Silber** gegeben,
2-mal täglich 3 g **Klinoptilolith**, als Pulver in Wasser aufgeschwemmt, einnehmen.

Geburt, Entbindung

Der natürliche Vorgang der Austreibung des ungeborenen Kindes am Ende der Schwangerschaft aus dem Mutterleib.

Der Vorgang wird unterteilt in die Eröffnungsphase, Austreibungsphase und Nachgeburtsphase.

In der Eröffnungsphase wird der noch geschlossene Gebärmutterkanal durch die Wehen langsam erweitert, bis er ungefähr 10 Zentimeter geöffnet ist.

In der Austreibungsphase wird das Kind durch Presswehen aus der Gebärmutter durch das Becken und die Scheide hindurch geboren.

In der Nachgeburtsphase werden Mutterkuchen und Eihäute als Nachgeburt ausgestoßen.

Ätherische Öle: 1 Tropfen **Muskatellersalbeiöl** einnehmen. Nach der Geburt ab dem 3. Tag bei schreienden Babys bei jedem zweiten Windelwechsel 1 Tropfen Fenchelöl in den ersten Tagen, dann für weitere 4 Tage bei jedem Windelwechsel 1 Tropfen **Fenchelöl** direkt in den Bauch des Kleinkindes einreiben.

Heilsteinanwendungen:

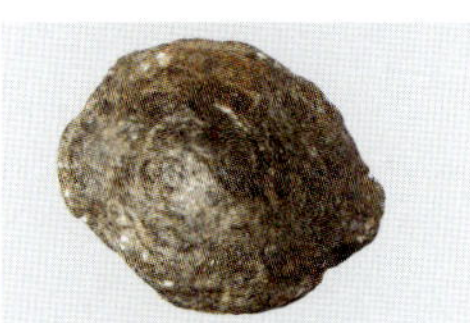

Biotit-Linse

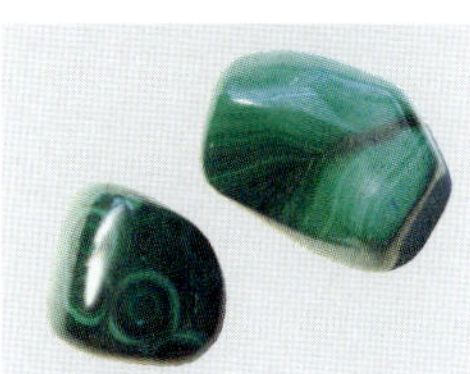

Malachit

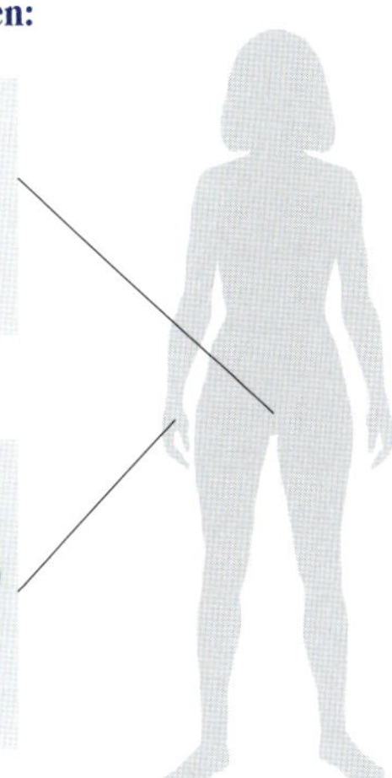

Vor und bei der Geburt:
Zur Krampflösung und Entspannung **Dolomit** oder **Malachit** tragen,
zur Schmerzlinderung und Wehenverstärkung **Malachit** oder **Biotit-Linse** in der Hand halten oder als Essenz einnehmen, zur Öffnung des Muttermundes, zur Eröffnung der Wehentätigkeit und Beschleunigung der Austreibung **Biotit,** alternativ **Amazonit** oder **Malachit** auf das Schambein und in der Hand halten,
bei großem Blutverlust **Rhodonit,** alternativ **Obsidian** auf den Unterleib halten, bis die Blutung gestoppt ist,
zum Schutz gegen Infektionen **Heliotrop** oder **Sphärolithischen Chalcedon** mit ins Bett nehmen oder tragen,
bei sehr lange dauernden schweren Geburten **Charoit** in der Hand halten zur psychischen und körperlichen Stabilisierung,
zur Abhilfe bei Geburtskrisen **Malachit** oder **Dolomit** in die Hand nehmen.

Weitere Steine: Achat mit Wasserfüllung, Chrysokoll, Karneol, Tsesit.

Nach der Geburt:
Zur besseren Heilung von Rissen oder Schnitten **Rhodonit** als Wasser zur Intimpflege verwenden, alternativ **Obsidian** oder **Mookait** als Scheibe auf das Schambein kleben oder in die Unterwäsche stecken und als Wasser trinken,
zur Rückbildung der Gebärmutter **Sardonyx** mit Gebärmuttersignatur oder **Chalcedon**-Rosetten auflegen,
zur Erleichterung der hormonellen Umstellung **Mondstein, Malachit,** alternativ **Lapislazuli** als Kette oder Anhänger tragen, zur Stabilisierung der Gesundheit der Mutter sowie gegen Stimmungsschwankungen **Bernstein**, **Tsesit**, **Mookait** oder **Sphärolithischen Chalcedon** tragen,
zur Erleichterung der liebevollen Annahme des Kindes und der Mutterrolle **Kunzit, Rosenquarz** oder **Türkis** tragen,
bei hormonell bedingten Stimmungsschwankungen **Mondstein, Smaragd, Rosenquarz** oder **Bernstein** tragen,
zur Regeneration nach einer schweren Geburt **Unakit** oder **Rubin-Zoisit** oder **Heliotrop,** alternativ **Amazonit** tragen und als Wasser trinken,

Weitere Steine: Achat, Chrysokoll, Peridot, Tsesit.

Für das Kind:
Zur Erleichterung der »Ankunft« im neuen Leben **Amethyst** als Drusenstück neben das Bettchen legen,
zur Überwindung des »Geburtstraumas« **Rutilquarz** oder **Rhodonit** als Trommelstein, so groß, dass er nicht zu verschlucken ist, ins Bettchen legen,
bei Verdauungsbeschwerden **Citrin** als Trommelstein in die Windel einbinden.

Weitere Steine: Achat, Aragonit, Calcit, Karneol, Smaragd.

Physiologische Anwendungen: Erst in den letzten Jahren hat sich der Einsatz von **kolloidalem Silber** mit 25 ppm in der Spätschwangerschaft, vor der Geburt und bei Säuglingen durchgesetzt. Da noch zu viel unbegründete Angst hier vorherrscht, haben wir auf diese Angaben verzichtet. Wird aber in den USA oft eingesetzt.

Gedächtnisschwäche, Vergesslichkeit, Verwirrtheit

Eine Störung der Fähigkeit, Sinneswahrnehmungen oder seelische Vorgänge im Gehirn zu speichern oder gespeicherte Wahrnehmungen wieder abzurufen.

Verwirrtheit ist eine plötzliche Vergesslichkeit mit einer Bewusstseinseintrübung, wobei der Betroffene örtliche, zeitliche oder situative Gegebenheiten verkennt.

Symptome: Nachlassen der Merkfähigkeit oder das Schwinden von Bewusstsein, meist im höheren Alter, das eine Erinnerung daran verhindert. Die Reaktionsfähigkeit nimmt ab. Die Betroffenen können sich zwar oft noch an Ereignisse erinnern, die weit in der Vergangenheit liegen, vergessen aber oft aktuelle Termine, Daten und Namen.

Ursachen: Kann ein natürlicher Alterungsprozess, eine Störung der Hirndurchblutung oder des Hirnstoffwechsels, die Folge von übermäßigem Alkoholgenuss, eines Schlaganfalls, Hirntumors oder psychisch bedingt sein.

Ätherische Öle: 2-mal täglich 2 Tropfen **Eukalyptusöl**, alternativ **Pfefferminzöl** oder **Zitronenschalenöl** zur Raumverdunstung einsetzen.

Heilsteinanwendungen:

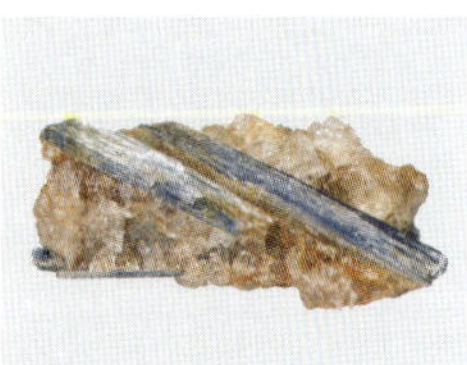

Disthen

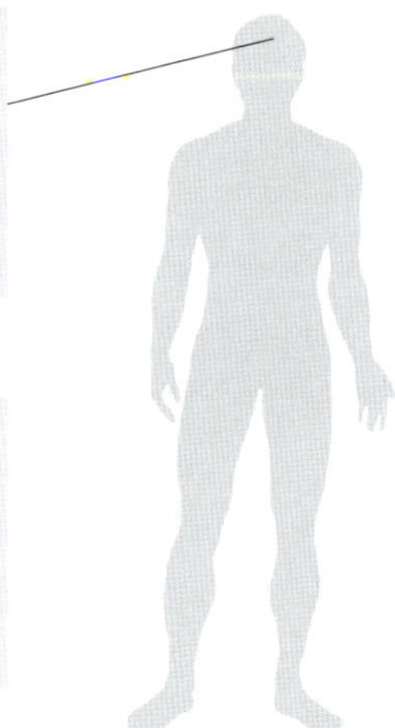

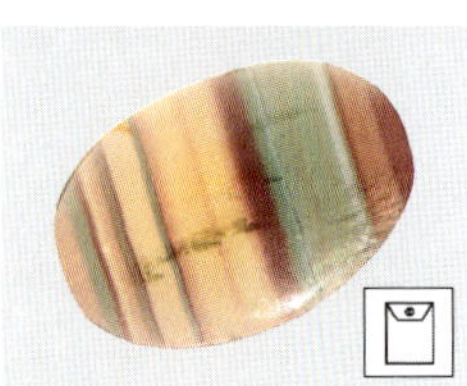

Fluorit

Zur Verbesserung der Gehirndurchblutung **Diamant**, alternativ **Rhodochrosit** einnehmen, er hilft beim Gefühl der Überforderung, selbst beherrscht und analytisch zu bleiben, sowie **Cavansit**, **Dolomit**, **Türkis** oder **Schalenblende** auflegen,
zur Synchronisation der Gehirnhemisphären, zum Zusammenspiel von Gefühl und rationalem Intellekt optimal **Disthen** oder **Chrysokoll** quer auf die Stirn halten oder in den Mund nehmen, er löst emotional bedingte Blockaden und beschleunigt die Rückruffähigkeit,
zur Verbesserung der Konzentration, der Merkfähigkeit, auch für Details, **Saphir**, **Amethyst**, **Citrin**, **Fluorit** oder **Sardonyx**, des Erinnerungsvermögens und des emotionalen Gedächtnisses und der Geistesgegenwart **Kunzit** tragen,
zur Verbesserung des Langzeitgedächtnisses und zur Verbesserung der Fähigkeit zu verknüpfen **Aquamarin** oder **Diamant** aufkleben oder als Schmuck tragen,
bei Konzentrationsmangel durch innere Unruhe und Ablenkung **Amazonit** oder **Rutilquarz** tragen,
zur besseren geistigen Organisation **Fluorit** oder **Lapislazuli** tragen, er hilft, innerlich und äußerlich Ordnung zu schaffen, und stärkt dadurch das Kurzzeit- und Mittelzeitgedächtnis,
zur Verbesserung der Gedächtnisleistung **Diamant** zusammen mit **Bergkristall** als Wasser trinken, ältere Personen sollten eher **Baryt** tragen,
zum neuen Aufbau von Nervenverbindungen im Gehirn **Dolomit** mit Hirnsignatur, **Schalenblende**, **Disthen** oder **Kunzit** tragen oder als Wasser trinken.

Weitere Steine: Cavansit, Charoit, Chrysoberyll, Coelestin, Diamant, Labradorit, Rauchquarz, Sugilith, Tansanit, Turmalin.

Physiologische Anwendungen: 2-mal täglich 20 ml **kolloidales Silber** mit 25 ppm über Monate einnehmen.

2-mal 3 g **Klinoptilolith,** als Pulver in Wasser über Monate eingenommen, verbessert die Gedächtnisleistung.

Ergänzende Maßnahmen: Regelmäßige Gedächtnisspiele wie Memory sind wichtig, um das Gedächtnis bis ins hohe Alter aktiv zu halten. Nur ein aktiv gefordertes Gedächtnis kann auch unter normalen Umständen Sinnvolles leisten.

Gefühlskälte

Frigidität

Eine bei Frauen auftretende verringerte Ansprechbarkeit gegenüber sexuellen Reizen, die mit einer Orgasmusunfähigkeit während des Geschlechtsverkehrs verbunden ist.

Ursachen: In den meisten Fällen ist sie psychisch bedingt und nicht auf mangelndes sexuelles Interesse zurückzuführen. In stark ausgeprägten Fällen besteht ein Widerwille gegen jede Art der körperlichen Berührung. Geringe sexuelle Erfahrung, moralische Hemmungen durch eine falsche und sexualfeindliche Erziehung können ebenso Ursache sein wie negative sexuelle Erfahrungen.

Ätherische Öle: 2-mal täglich 1–2 Tropfen **Muskatellersalbeiöl** einnehmen, alternativ 2-mal täglich 2 Tropfen **Patchouliöl** oder Ylang-Ylangöl in den Unterleib einreiben.

Öl-Stein-Einreibungen: Ideal ergänzt sich die sanfte Einreibung von **Ylang-Ylangöl** mit **Rubin** oder **Purpurit**.

Heilsteinanwendungen:

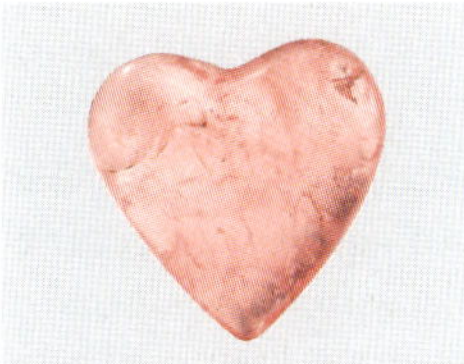

Rosenquarz

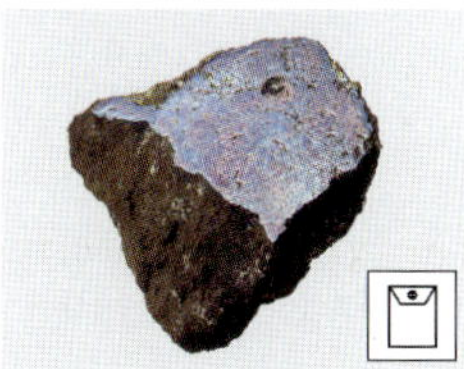

Covellin

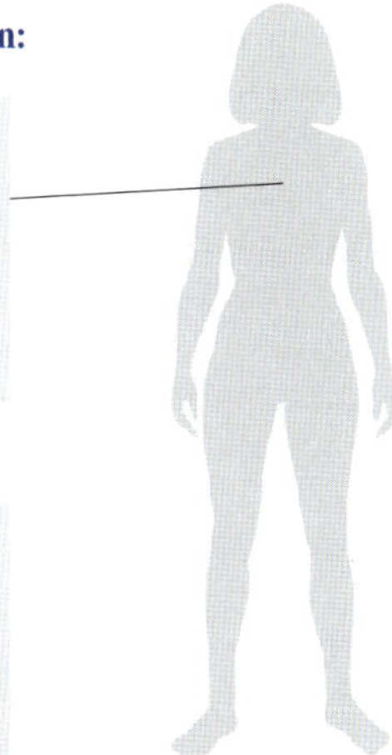

Zur Verbesserung des Verhältnisses zu Sinnlichkeit und zur Selbstannahme **Rosenquarz** oder **Covellin** mit stärkerer Schutzfunktion **Nephrit** über Monate tragen,
zur Bewusstmachung der eigenen Bedürfnisse und Empfindungen **Rosenquarz**, **Malachit** oder **Kunzit** tragen,
zur Heilung seelischer und körperlicher Verletzungen **Rhodonit** oder **Obsidian**, alternativ **Rosenquarz** tragen,
zur Erleichterung der ehrlichen und offenen Aussprache der Partner **Lapislazuli** oder rosa **Chalcedon**, alternativ **Sodalith** tragen,
zur Gefühlsstimulierung und zur Überwindung der moralischen Hemmung **Granat**, *Opal* oder **Rhodochrosit** tragen.

Weitere Steine: Amazonit, Aventurin, Chrysokoll, Chrysopras, Feueropal, Granat, Purpurit, Smithonit, Thulit.

Physiologische Anwendungen: Bei Gefühlskälte gibt es bisher keine Indikation für **kolloidales Silber** oder **Klinoptilolith**.

Gelenkentzündung

Arthritis

Eine akute oder chronische Entzündung der Gelenke, oft in Schüben, die »trocken« oder »exsudativ« verlaufen kann.

Einteilung: Nach der Zahl der betroffenen Gelenke, nach dem Verlauf in akut oder chronisch und nach der Ursache.

Symptome: Das betroffene Gelenk ist meist geschwollen, schmerzhaft und bewegungseingeschränkt zumindest morgens, selten gerötet und überwärmt. Bei chronischem Verlauf kommt es zu einem Funktionsverlust des Gelenkes mit Fehlstellung und Kontraktur.

Formen: Rheumatische Arthritis, eitrige Arthritis, Monarthritis, Polyarthritis und Morbus Bechterew.

Ursachen: Infektiös, rheumatisch, Folge einer entzündlichen Bindegewebserkrankung, allergisch, durch hormonelle Störung bedingt, infolge einer Gelenkblutung bei Blutgerinnungsstörungen, Gelenktumoren, durch Unfälle und Erkrankungen des Gelenkknorpels.

Ätherische Öle: Optimal bei Schmerzen 1–2 Tropfen **Nelkenöl**, alternativ **Pfefferminzöl** lokal einreiben.

Öl-Stein-Einreibungen: Ideal ergänzt sich die Einreibung einer Mischung aus **Rosmarin**- und Zimtöl mit **Labradorit** oder **Tsesit**.

Heilsteinanwendungen:

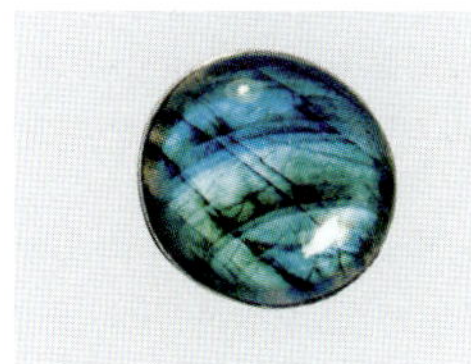

Labradorit

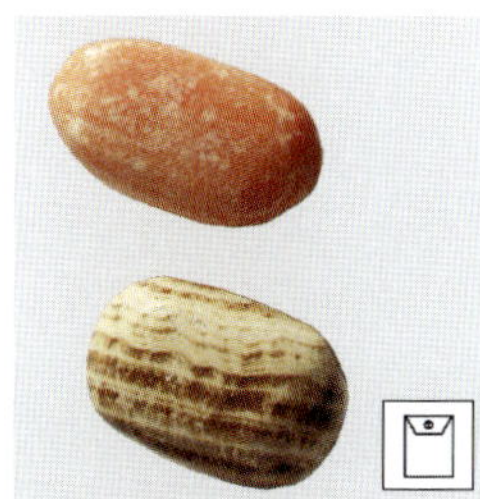

Aragonit

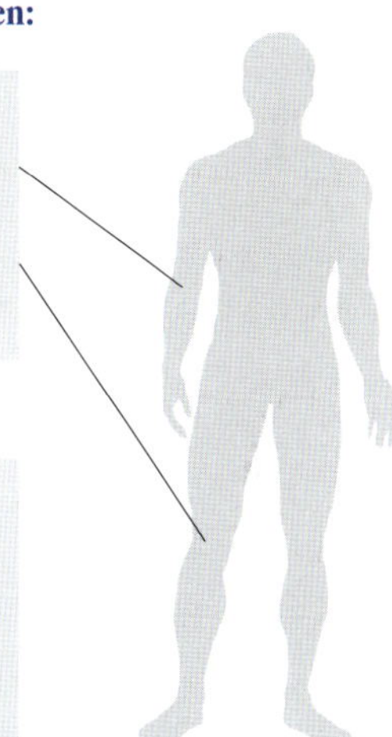

Zur Schmerzlinderung und Entzündunghemmung **Tsesit**, **Bergkristall**, **Labradorit**, **Sphärolithischen Chalcedon** oder **Heliotrop** aufkleben bzw. **Apatit** am Gelenk fixieren,
zur Bewegungsverbesserung **Ägirin**, **Fluorit**, **Aragonit** oder **Bernstein** lokal fixieren oder tragen,
zur Durchblutungsverbesserung und Verbesserung der energetischen Versorgung grünen **Granat**, **Tsesit** oder **Turmalin** tragen oder als Wasser trinken,
zur Entsäuerung des Bindegewebes und Anregung des Stoffwechsels **Charoit**, **Variscit**, **Türkis** oder **Dolomit** als Wasser trinken und/oder aufkleben,
zur Verbesserung des energetischen Flusses **Ägirin** oder grünen **Turmalin** auf das Gelenk auflegen, er lindert die Entzündungen und vermindert die Gelenkdegeneration.

Weitere Steine: Apatara, Chiastolith, Lepidolith, Saphir, Sardonyx.

Physiologische Anwendungen: 2-mal täglich 20–30 ml **kolloidales Silber** mit 35 ppm einnehmen.

Dazu 2-mal täglich 3 g **Klinoptilolith** (oder mehr) als Pulver in etwas Wasser einnehmen.

Zur Entgiftung und Entschlackung **Salzkristall**-Solebäder ansetzen.

Ergänzende Maßnahmen: Baubiologische oder radiästhetische Schlafplatzuntersuchung mit der Wünschelrute sind meist sinnvoll.

Gesichtsschmerzen

Trigeminusneuralgie

Ein meist einschießender, starker Schmerz im Verlauf des Gesichtsnervs.

Symptome: Blitzartiger, bis maximal 60 Sekunden andauernder, mit extremer Intensität auftretender, meist brennender Schmerz in einem oder mehreren Ästen des Gesichtsnervs, mit dabei zuckender Gesichtsmuskulatur. Der Schmerz kann mit beschwerdefreien Intervallen immer wieder auftreten.

Ursachen: Eine Reizung des im Gesicht verlaufenden Trigeminus-Nervs, bei Stirn- oder Kieferhöhlenentzündung, bei Zahngranulome, Schwermetallvergiftungen, Tumoren oder Herpes-Zoster im Gesichtsbereich, kann auch durch Kälte ausgelöst werden.

Ätherische Öle: 1–2 Tropfen **Nelkenöl** bei Schmerzen lokal einreiben, jedoch ist darauf zu achten, dass kein Öl in Augennähe kommt.

Öl-Stein-Einreibungen: Ideal ergänzt sich die Einreibung von **Muskelrelaxöl** mit **Disthen** oder **Ägirin**.

Heilsteinanwendungen:

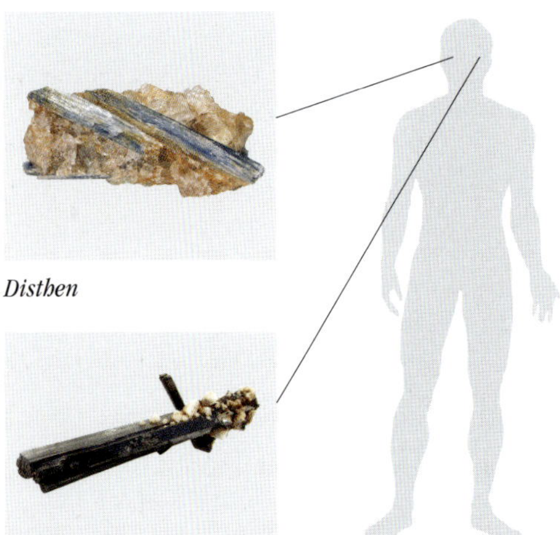

Disthen

Ägirin

Zur Schmerzlinderung **Tsesit**, **Disthen**, **Sugilith** oder **Ägirin** lokal auf den Schmerzbereich halten oder **Kunzit** lokal auflegen.

Weitere Steine: Diamant, Fulgurit, Charoit.

Physiologische Anwendungen: Zur Entzündungsvorbeugung 2-mal täglich einige Tropfen **kolloidales Silber** mit 50 ppm lokal auf die Schmerzstelle auftragen.

Gesichtsschmerzen sind keine Indikation für **Klinoptilolith**.

Weitere Maßnahmen: Gute Erfahrungen liegen mit der Anwendung vom Klangschalen, in die Nähe des Schmerzbereiches gehalten, über einen Zeitraum von einigen Tagen vor.

Gewebewassersucht

Ödema

Eine Schwellung, die durch meist eiweißreiche Wasseransammlung im Gewebe, etwa an den Knöcheln oder in den Körperhöhlen, besonders im Bauchraum, entsteht.

Symptome: Umschriebene oder diffuse Schwellung, oft auch mit Schmerzen.

Je nach Art und Ort des Ödems treten zusätzliche Symptome auf, als Folge der Störung des umgebenden Gewebes oder Organs.

Ursachen: Folge einer verminderten Wasserausscheidung bei einer Herz-, Kreislauf-, Nieren- oder Lebererkrankung sowie bei Entzündungen oder einer stumpfen Verletzung, in den Wechseljahren und bei Bindegewebsschwäche und bei chronischer Überlastung.

Ätherische Öle: 2- bis 3-mal täglich 1–2 Tropfen **Lavandinöl**, alternativ Wacholderöl lokal einreiben.

Öl-Stein-Einreibungen: Ideal ergänzt sich die Einreibung von **Lavandinöl** mit **Chalcedon** über dem Körperbereich, in dem die Wasseransammlung besteht.

Heilsteinanwendungen:

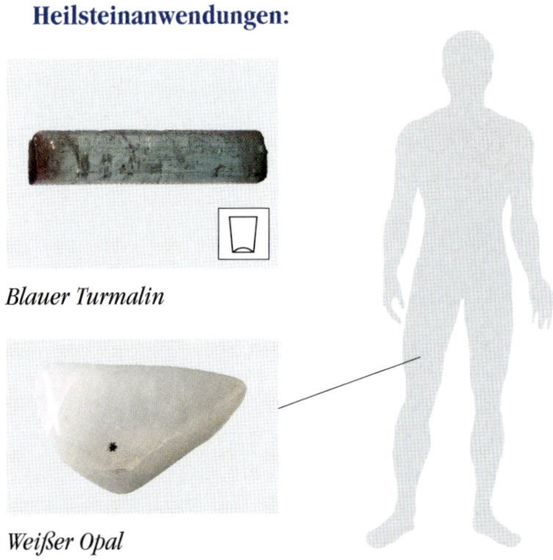

Blauer Turmalin

Weißer Opal

Zum Ödemabbau weißen **Opal** tragen und **Chalcedon** für Massagen verwenden und als Wasser trinken, alternativ **Anhydrit** zur Wasserrückresorption lokal fixieren, zur verstärkten Wasserausscheidung und zur Anregung der Nierentätigkeit blauen **Turmalin**, alternativ **Chalcedon** als Wasser trinken.

Weitere Steine: Achat, Aquamarin, Dumortierit.

Physiologische Anwendungen: Gewebewassersucht ist keine Indikation für **kolloidales Silber**.
2-mal täglich 3 g **Klinoptilolith** als Pulver in etwas Wasser einnehmen, um die Leber zu entlasten.

Gewichtsregulierung

Die Gewichtsregulierung ist eine wichtige Voraussetzung zur Besserung vieler zivilisatorischer Erkrankungen, da ein ungesundes Übergewicht nicht nur die Gelenke, den Kreislauf und die Herztätigkeit belastet, sondern auch eine Auswirkung auf die Immunlage des Körpers, die Ausscheidung von Giftstoffen und Stoffwechselschlacken, eine Beeinträchtigung der Lungenfunktion und eine allgemeine Störung des hormonellen Zusammenhanges im Körper zur Folge hat.

Das metabolische Syndrom als Verbindung von Fettleibigkeit und Zuckerkrankheit betrifft immer jüngere Menschen. Gründe für Übergewicht sind meist schlechte Ernährungsgewohnheiten, hormonelle Veränderungen wie Schilddrüsenunterfunktion oder auch Lebensmittelunverträglichkeiten und psychische Belastungen.

Ätherische Öle: Vereinzelt gab es Erfolge mit 1-mal täglich 1–2 Tropfen **Muskatellersalbeiöl** eingenommen.

Heilsteinanwendungen:

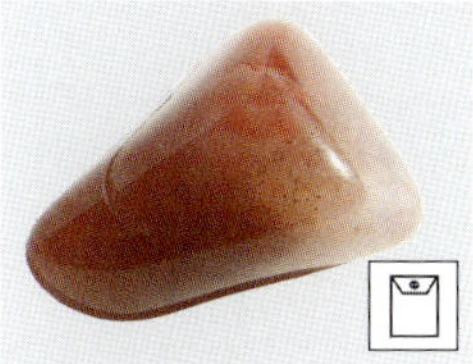

Roter Chalcedon

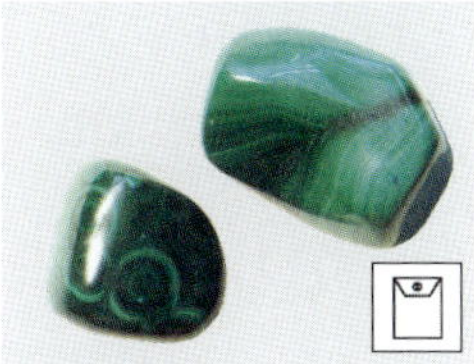

Malachit

Gegen Heißhunger und Essen aus Frust roten **Chalcedon** tragen, zur weiteren Normalisierung des Essverhaltens Selenit oder **Covellin** tragen,
zur Klärung und Bewusstwerdung des körperlichen Selbstbildes **Covellin** oder **Malachit** tragen,
zur starken Stimulierung des Stoffwechsels **Rubin** oder Granat tragen oder trinken,
zur Verbesserung des Fettstoffwechsels und der Enzymproduktion Aventurin, **Smaragd** oder Malachit auf die Leber aufkleben,
zur psychischen Stabilisierung und für emotionalen Schutz **Selenit**, versteinertes Holz oder schwarzen Turmalin tragen,
zur Verbesserung der Disziplin beim Einhalten von Ernährungsregeln **Antimonit**, Sardonyx, Rauchquarz tragen.

Weitere Steine: Coelestin, Sphalerit, Zirkon.

Physiologische Anwendungen: Gewichtsreduzierung ist keine Indikation für **kolloidales Silber**.

2-mal täglich 3–5 g **Klinoptilolith**, als Pulver mit etwas Wasser eingenommen, wirkt über den Leberkreislauf auf den allgemeinen Stoffwechsel und damit auch oft auf die Stoffwechselregulation.

Weitere Maßnahmen: Ernährungsumstellung zur Glyx-Diät, Metabolic Balance oder vegane Ernährung, Gelenke schonende Bewegung an der frischen Luft wie Schwimmen, Nordic Walking.

Gicht

Arthritis urtica

Eine durch Harnsäurevermehrung im Blut ausgelöste entzündliche Störung des Eiweißstoffwechsels der Extremitätengelenke, die vorwiegend Männer im mittleren Lebensalter betrifft.

Symptome: Plötzlich, meist nachts auftretende Anfälle mit heftigem Schmerz, am häufigsten im Großzehengrundgelenk. Das Gelenk ist gerötet und geschwollen, meist mit Fieber. Die akuten Schmerzanfälle dauern nur wenige Tage, wiederholen sich jedoch in unregelmäßigen Abständen.

Die chronische Form führt zu Verwachsungen und Deformierungen der betroffenen Gelenke. In schweren Fällen können auch innere Organe, besonders die Nieren, geschädigt werden.

Ursachen: Primär angeborener Stoffwechseldefekt, sekundär bei Nierenfunktionsstörungen. Fehlerhafte Ernährung, Alkoholgenuss, Anstrengungen und Unterkühlung können eine anfallsauslösende Wirkung haben. Auch Herz- oder Bluthochdruckmedikamente mit harntreibender Wirkung können Gichtanfälle auslösen.

Ätherische Öle: 2-mal täglich 2 Tropfen **Rosmarinöl**, alternativ Kampferöl oder Zimtrindenöl einreiben.

Öl-Stein-Einreibungen: Ideal ergänzt sich die Einreibung von **Rosmarinöl** mit **Chrysopras**.

Heilsteinanwendungen:
Zur Schmerzlinderung im akuten Gichtanfall **Ägirin** oder **Sugilith**, alternativ **Tsesit** oder **Amazonit** auflegen,
zur Entzündungshemmung und Fiebersenkung **Chalcedon**, **Chrysopras**, **Smaragd** oder **Sphärolithischen Chalcedon** als Wasser einnehmen, **Labradorit** lokal fixieren,
zur Entsäuerung, Senkung des Bluthamsäurespiegels und Verminderung der Harnsäureproduktion **Purpurit** oder **Dolomit** als Wasser trinken,

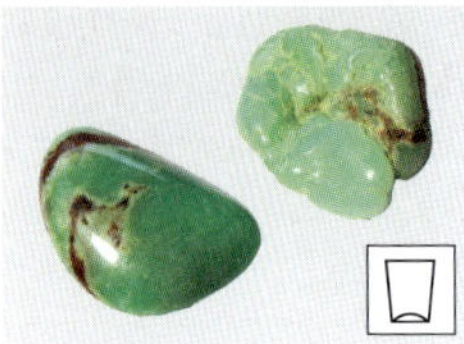

Chrysopras

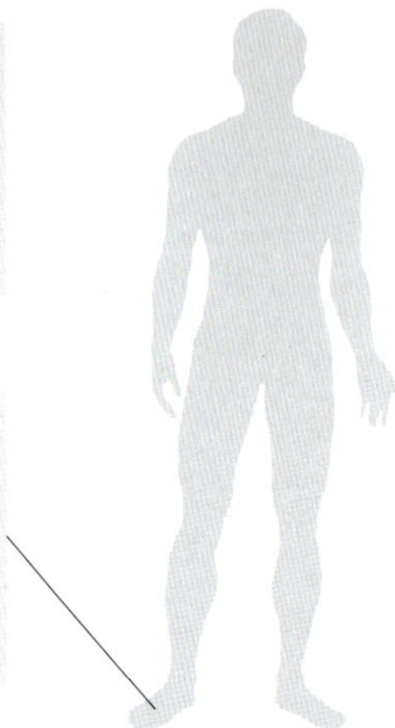

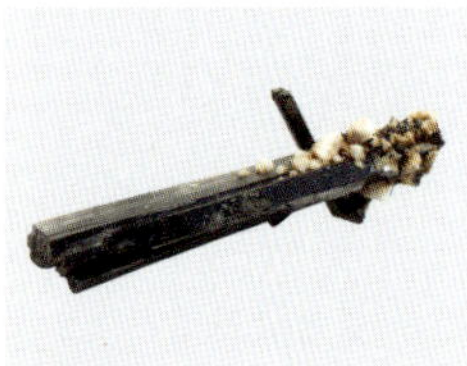

Ägirin

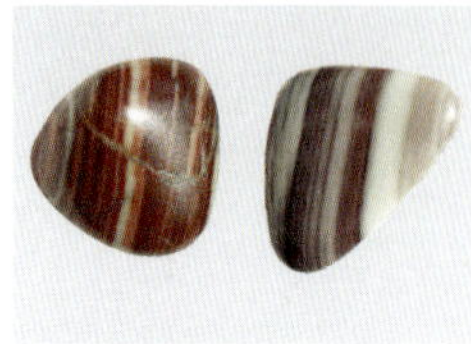

Dolomit V

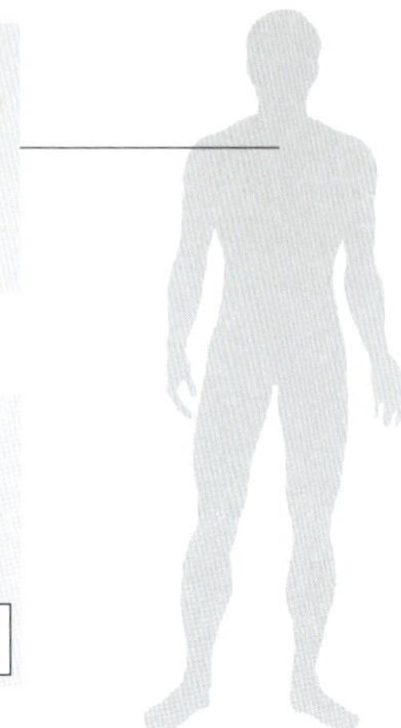

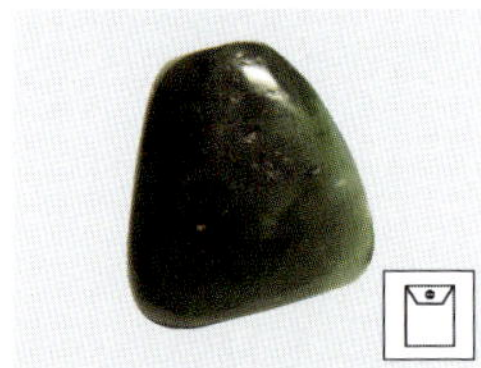

Nephrit

zur Stärkung der Reinigungsfunktion der Niere **Smaragd**, **Nephrit** oder **Aventurin** tragen und als Wasser trinken,
zur Ausscheidung der Harnsäurekristalle aus den Gelenken **Chrysopras**, **Diamant** oder **Fluorit** als Wasser trinken,
zur Verbesserung der Beweglichkeit **Bernstein, Fluorit** oder **Aragonit** tragen,
zur Durchblutungsverbesserung **Granat** kurzfristig auflegen, **Koralle** oder **Rhodochrosit** lokal fixieren,
zur Vorbeugung von Gichtanfällen **Nephrit** oder **Smaragd** tragen oder als Wasser einnehmen.

Weitere Steine: Dolomit, Klinoptilolith, Purpurit, Serpentin, Strontianit.

Physiologische Anwendungen: **Salz**-Fußbäder, lokale Abreibungen oder **Salzsole**-Vollbäder nehmen.
Gicht ist keine Indikation für **kolloidales Silber**.
2-mal täglich 3 g **Klinoptilolith** als Pulver zu den Mahlzeiten einnehmen und feuchte Umschläge mit **Klinoptilolith** als Paste machen.

Gliederschmerzen

Eine Begleiterscheinung bei fast allen durch Viren bedingten, fiebrigen Erkrankungen, auch oft bei grippalen Infekten ohne Fieber, als Reaktion auf körpereigene Abwehrstoffe.

Ätherische Öle: 2-mal täglich 2 Tropfen **Rosmarinöl** in den Bereich der Wirbelsäule einreiben und 2-mal täglich 2 Tropfen Pfefferminzöl inhalieren.

Heilsteinanwendungen:
Zur Schmerzlinderung Ägirin, **Amazonit**, **Bernstein**, **Chalcedon** oder **Dolomit** als Kette oder Anhänger tragen,
zur Erholung des Nachts **Bernstein**, **Heliotrop** oder **Tsesit** mit ins Bett nehmen,
zur schonenden Entgiftung **Chalcedon**, Dolomit, Klinoptilolith und Spärolithischen Chalcedon als Wasser trinken,
zur gezielten Ausscheidung der Giftstoffe **Chrysopras**, **Nephrit** oder **Smaragd** tragen.

Weitere Steine: Aventurin, Chrysokoll, Charoit, Moosachat, Prehnit, Sardonyx.

Physiologische Anwendungen: 2-mal täglich 30 ml **kolloidales Silber** mit 50 ppm einnehmen.
Dazu 2-mal täglich 3 g **Klinoptilolith** als Pulver in etwas Wasser einnehmen.

Grauer Star

Cataracta

Eine Augenerkrankung mit Verlust der Durchsichtigkeit der Linse, welche die Sehkraft einschränkt.

Symptome: Eine sich nach und nach verschlechternde Sehstörungen, die Umgebung wird immer unschärfer und wie durch einen Nebel wahrgenommen, helles Tageslicht wird als grell empfunden. In manchen Fällen entstehen Doppelbilder. Bei fortgeschrittener Erkrankung wirkt das Auge von außen getrübt, die Sehkraft verschlechtert sich drastisch, und es kann zur Erblindung kommen.

Ursachen: Die Krankheit kann angeboren sein, sich aus ungeklärten Gründen im Alter entwickeln, aber auch Folge anderer Erkrankungen sein.

Ätherische Öle: Es liegen keine gesicherten Ölempfehlungen vor. Prinzipiell kein ätherisches Öl ins Auge bringen, da es eine sehr schmerzhafte Reaktion auslöst.

Heilsteinanwendungen:
Zur Erhaltung und Verbesserung der Sehkraft optimal **Topas Imperial**, alternativ **blauen Topas** oder blauen **Chalcedon** ohne Bänderung auf die geschlossenen Augen legen, einen sehr klaren **Bergkristall** über längere Zeit tragen,

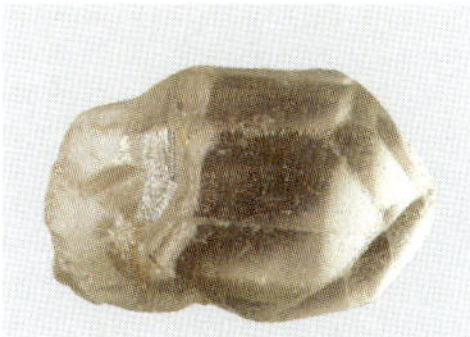

Topas

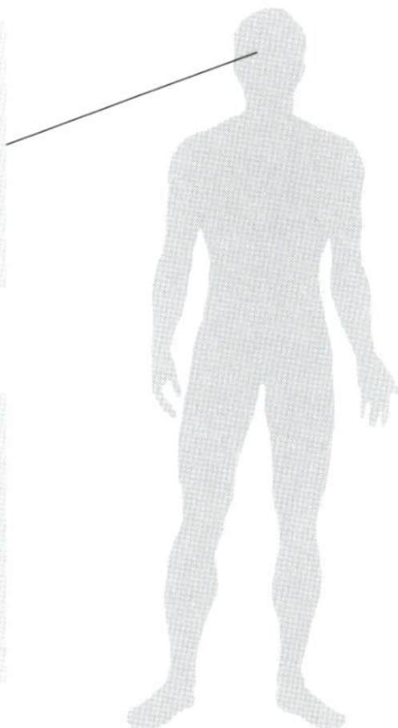

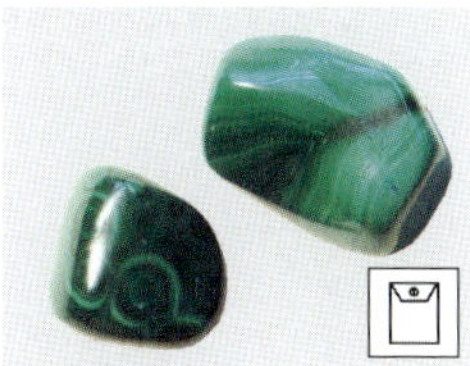

Malachit

zur Regeneration der Leber **Peridot** oder **Smaragd** über längere Zeit tagsüber auf die Lebergegend aufkleben oder als Wasser trinken sowie **Malachit** tragen,
zur Regeneration der Augenlinse und des Auges **Achat** mit Augensignatur, **Bergkristall** oder **Sardonyx** in der Tasche tragen,
zur Klärung des seelischen Hintergrundes **Malachit** als Anhänger tragen.

Weitere Steine: Apophyllit, Chrysoberyll, Diamant, Nebelquarz, Rauchquarz.

Physiologische Anwendungen: 2- bis 3mal täglich 1 Tropfen **kolloidales Silber** mit 25 ppm ins Auge tropfen. Grauer Star ist keine Indikation für **Klinoptilolith**.

Grippe

Influenza epidemica

Eine akute, ansteckende, epidemisch auftretende, schwere Infektionserkrankung, die sehr uneinheitlich verläuft.

Symptome: Hohes, in der Regel plötzlich beginnendes Fieber, oft mit Schüttelfrost, schwerem Krankheitsgefühl, Abgeschlagenheit, Fröstelgefühl, Kopfschmerzen, wässrigem Fließschnupfen, Husten und Entzündung der Bronchien, oft mit Muskel-, Glieder- oder Gelenkschmerzen, häufig auch mit Augenbeschwerden und einer allgemeinen Schwäche. Es können dabei auch eine Bindehautentzündung und Lippenbläschen auftreten.

Komplikationen: Vor allem bei Menschen mit chronischen Erkrankungen des Herzens, der Atemwege oder des Stoffwechsels und bei älteren Menschen.

Ursachen: Ein Virusinfekt, meist durch eine geschwächte Abwehrlage, durch Tröpfcheninfektion übertragen.

Ätherische Öle: 2-mal täglich 2–3 Tropfen **Fenchelöl** einnehmen und inhalieren, alternativ **Ingweröl** in den Tee zum Trinken, **Pfefferminzöl** und Rosmarinöl in die Brust einreiben.

Heilsteinanwendungen:

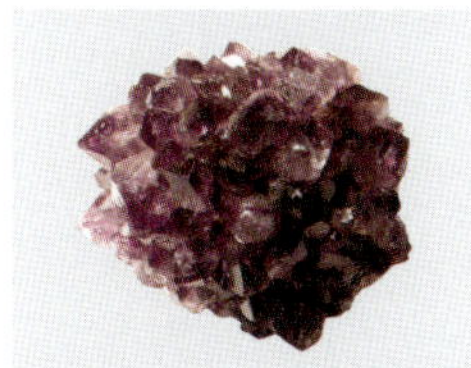

Amethyst

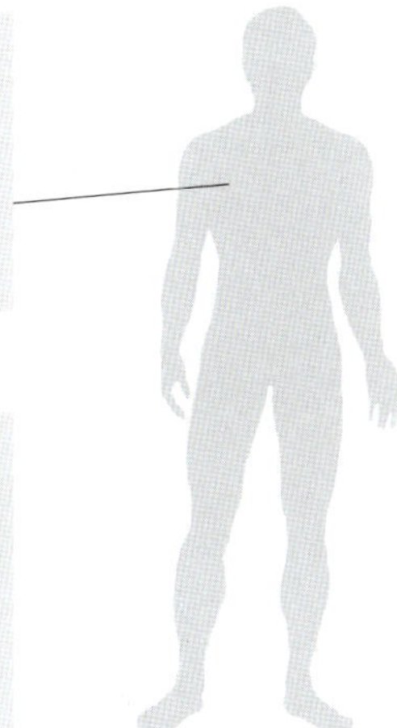

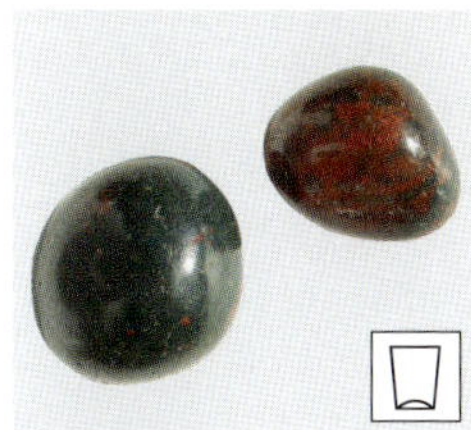

Heliotrop

Zu Beginn der Erkrankung, besser vorbeugend und regelmäßig **Heliotrop** tragen oder als Wasser trinken sowie mit einem **Amethyst**-Drusenstück den ganzen Körper ausstreichen,
zur Entzündungshemmung und Immunstärkung **Heliotrop** oder **Sphärolithischen Chalcedon** als Anhänger oder Kette tragen oder auf die Thymusdrüse aufkleben,
zur Hustenreizmilderung **Rutilquarz, Moosachat** oder **Apophyllit** tragen,
zur Schleimhautabschwellung **Aquamarin**, **Fluorit** oder **Chalcedon** als Scheibe tragen oder als Wasser gurgeln,
zur Linderung der Glieder- und Knochenschmerzen **Sugilith,** schwarzen oder grünen **Turmalin, Ägirin** oder **Chrysokoll** tragen,
zur Überwindung der allgemeinen Schwäche, Erschöpfung und Mattigkeit **Unakit, Peridot, Thulit** oder **Rubin-Zoisit** als Wasser trinken,
zur Anregung des Lymphflusses **Opal**, **Chalcedon** oder **Moosachat** als Wasser trinken,
bei Auswirkung oder Mitbeteiligung auf Herz und Kreislauf rosa **Chalcedon, Heliotrop** oder **Opal** tragen,
zur Nachbehandlung und zur Vermeidung von Rückfällen oder Komplikationen **Smaragd** auf die Nasenwurzel auflegen oder während des Ruhens **Heliotrop** auf die Brust halten oder **Sardonyx** tragen,
zur Rekonvaleszenz bei ausgeprägter Erschöpfung oder Schwäche **Rubin-Zoisit, Granat, Variscit** oder **Unakit** tragen.

Weitere Steine: Bernstein, Sphen.

Physiologische Anwendungen: 2- bis 3-mal täglich 20 ml **kolloidales Silber** mit 25 (besser 50) ppm einnehmen.

Grippe ist keine Indikation für **Klinoptilolith**.

Verdünnte **Kristallsalzsole** durch die Nase hochziehen.

Grüner Star

Glaucoma simplex

Symptom einer Erkrankung durch erhöhten Druck im Auge.

Symptom: Plötzlich ansteigender Augendruck mit aufquellenden, hervortretenden Augäpfeln, die stark gerötet und druckempfindlich sind, mit starken Schmerzen, Sehstörungen mit Gesichtsfeldausfällen und Kopfschmerzen.

Das Sehvermögen ist ernsthaft gestört.

Formen: Offenwinkelglaukom und Winkelblockglaukom.

Ursachen: Eine Verlegung der Abflusswege des Augenkammerwassers.

Ätherische Öle: Es liegen keine gesicherten Ölerfahrungen vor. Kein ätherisches Öl ins Auge bringen, es löst starken Brennschmerz aus.

Heilsteinanwendungen:

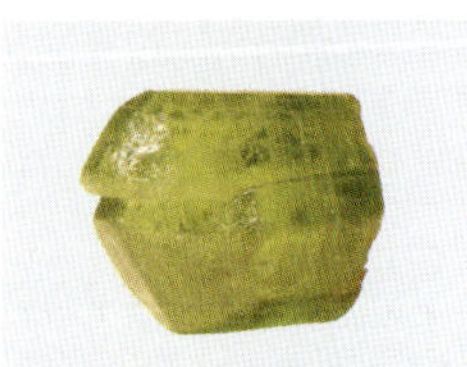

Peridot

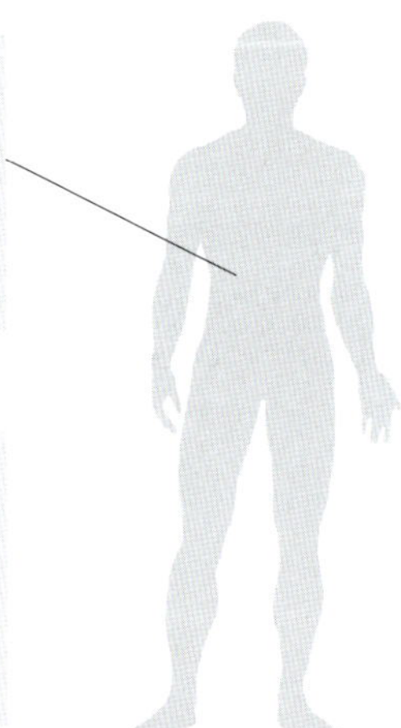

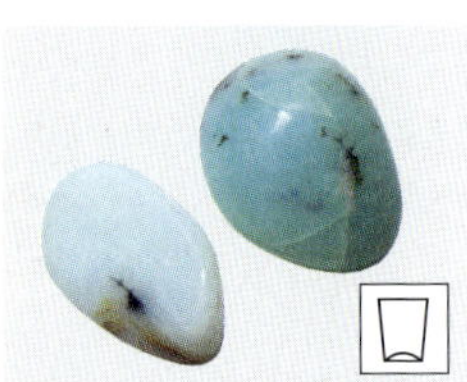

Opal

Zur Schmerzlinderung weißen **Opal** oder **Kunzit** auf das geschlossene Auge unter einer Augenklappe auflegen,
zur Flüssigkeitsregulation und zur Regulation des Augeninnendrucks **Opal, Bergkristall** oder **Chalcedon** als Wasser trinken,
zur Stärkung des Lebermeridians **Peridot, Smaragd** oder **Chrysokoll** auf die Leber aufkleben,
zur Verbesserung der Sehfähigkeit **Topas**, alternativ **Bergkristall** auf das geschlossene Auge unter einer Augenklappe auflegen.

Weitere Steine: Achat mit Augensignatur, Chrysopras, Dioptas, Malachit, Opal, Aventurin, Sardonyx mit Augensignatur.

Physiologische Anwendungen: 2- bis 3-mal täglich 1 Tropfen **kolloidales Silber** mit 25 ppm ins Auge tropfen.
Grüner Star ist keine Indikation für **Klinoptilolith**.

Gürtelrose

Herpes Zoster

Eine schmerzhafte, virusbedingte, kaum ansteckende Nervenentzündung.

Symptome: Plötzlich auftretende, einseitig bandartige juckende Bläschenbildung auf der Haut im Verlaufsgebiet eines Nervs, mit oder ohne Fieber, mit einem allgemeinen Krankheitsgefühl; es sieht aus, als ob ein Gürtel um eine Körperhälfte zieht. Der Blaseninhalt kann wässrig, blutig oder eitrig sein. Die Bläschen platzen auf und verschorfen. Der unerträgliche Schmerz tritt meist immer schon vor dem Ausbruch der Bläschen auf und bleibt oft noch nach dem Abheilen monate- oder jahrelang bestehen.

Ursachen: Eine erneute Aktivierung eines Varicella-Zoster-Virus, die nach einer Windpocken-Erstinfektion jahrelang an den Nervenfasern und Spinalganglien stumm ruhten.

Ätherische Öle: Optimal 2-mal täglich 1–2 Tropfen **Nelkenöl**, alternativ **Pfefferminzöl** lokal auf der betroffenen Hautstelle auftragen.

Öl-Stein-Einreibungen: Ideal ergänzt sich die sanfte, lokale Einreibung von **Nelkenöl** mit **Tsesit** oder Sugilith in das schmerzhafte Gebiet.

Heilsteinanwendungen:

Zur Schmerzlinderung **Kunzit**, **Sugilith** oder **Charoit** tragen oder als Wasser einreiben,
zum Abheilen der Pusteln **Rhodonit** oder **Mookait** als Wasser auftragen und mit **Amethyst** Drusenstücke ausstreichen,
zur Regeneration der Haut **Aventurin** als Anhänger wenn möglich auf Höhe der betroffenen Hautpartie tragen, **Antimonit** oder **Schalenblende** auflegen, anschließend **Rosenquarz** in die verwendete Tagescreme einlegen,
zum Schutz der Gefühlswelt **Türkis** oder **Achat** tragen,
zur Abwehrstärkung **Sphärolithischen Chalcedon** oder **Achat** tragen.

Weitere Steine: Bergkristall.

Physiologische Anwendungen: 3-mal täglich 30 ml **kolloidales Silber** mit 50 ppm einnehmen und die betroffenen Hautstellen mit 50 ppm abreiben,
oder 2-mal täglich **kolloidales Silber** 50 ppm auf die Haut auftragen,
Klinoptilolith kann als Pulver auf das betroffene Hautareal aufgepudert werden,

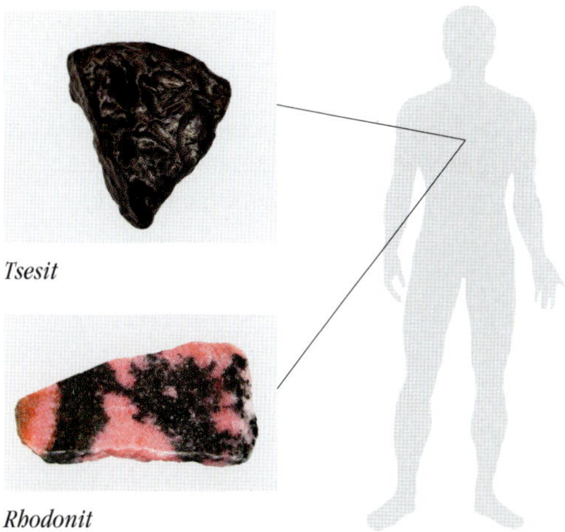

Tsesit

Rhodonit

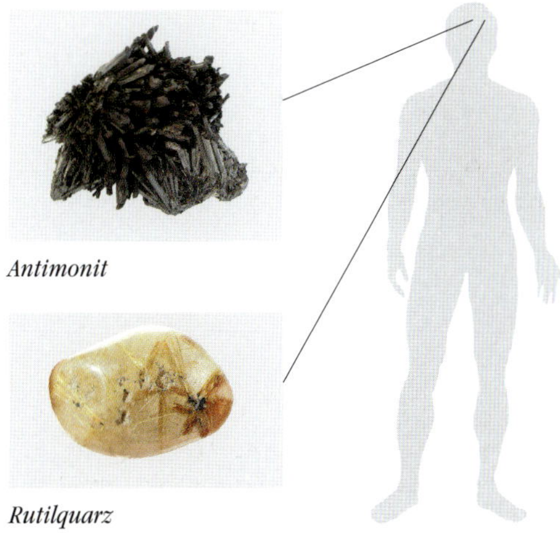

Antimonit

Rutilquarz

alternativ **Kieselsäuregel** auf die Bläschen über dem betroffenen Hautareal auftragen.

Haarausfall

Effluvium, Defluvium

Eine zeitweilige oder dauernde sichtbare Lichtung der Kopfhaare, d. h. ein Zustand mit abnorm »schütterem« Haupthaar oder mit haarlosen Hautbezirken im Sinne einer Glatze.

Ursachen: Infolge einer Erkrankung der Haarschäfte, des Haarbodens, bei Eisenmangel, Infektionserkrankungen, Folge einer Vergiftung, Chemotherapie-Anwendung oder Strahlenschäden, bei Frauen auch durch Hormonstörungen.

Ätherische Öle: 3-mal täglich 1 Tropfen **Muskatellersalbeiöl** einnehmen, alternativ Rosmarinöl lokal auf die Kopfhaut auftragen.

Heilsteinanwendungen:
Zur Förderung des Haarwuchses **Rutilquarz,** alternativ **Antimonit** als Wasser auftragen,
zur Durchblutungsförderung und lokalen Stoffwechselanregung **Rubin**, **Turmalin** oder **Granat** als Wasser einreiben,
zusätzlich mit einem **Amethyst**-Drusenstück ausstreichen,
zur hormonellen Umstimmung **Mondstein** oder **Malachit** als Kette tragen,
zur Entschlackung und Entgiftung **Peridot, Smaragd** oder **Chrysopras** als Wasser trinken oder tragen,
zum Harmonisieren des Säuren-Basen-Haushaltes **Dolomit** oder **Magnesit** tragen,
zum Ausgleich des Mineralstoffmangels **Variscit**, bunten **Turmalin** oder grünen **Granat** tragen.

Weitere Steine: Diamant.

Physiologische Anwendungen: Haarausfall ist keine Indikation für **kolloidales Silber**; 2-mal täglich 3 g **Klinoptilolith** als Pulver mit etwas Wasser einnehmen. Als Nebenwirkung einer längeren Klinoptilolith-Einnahme wurde schon mehrfach über verstärktes Haarwachstum berichtet.
Salzsole als Badezusatz oder lokal mit **Salzsole** abreiben.

Begleitende Maßnahmen: Auf vollwertige, basische Ernährung und vernünftigen Lebensstil achten und Stoffwechselschlacken abbauen.

Halbseitenkopfschmerz

Migräne

Anfallsweise auftretender halbseitiger Kopfschmerz, der meist nach einem Vorstadium auftritt und durch eine Verengung und anschließende Erweiterung der Gehirnarterien hervorgerufen wird.

Symptome: Meist mit einer Seh- und Sprachstörung, einer Einschränkung des Gesichtsfeldes und oft mit Übelkeit, Erbrechen und Schwindel begleitet. Der Schmerz, der oft bohrend über dem Auge oder an der Schläfe beginnt, erstreckt sich bald über die ganze Hälfte des Kopfes.

Der Migräneanfall verläuft meist in Phasen: 1. Vorstadium mit Angstgefühl, Konzentrationsschwäche, Reizbarkeit, Reizüberempfindlichkeit, Schwindel und Unruhe. 2. Sehstörungen, mit Lichtblitzen vor den Augen, Taubheitsgefühl, Auftreten des einseitigen Kopfschmerzes mit Erbrechen. 3. Der andere Typus weist ein euphorisches Vorstadium mit großem Tatendrang und Hochstimmungen auf.

Ursachen: Verschiedene Einflüsse werden diskutiert, wobei erbliche, allergische und psychische Faktoren die Hauptrolle spielen dürften, aber auch hormonelle Einflüsse und Veränderungen der Halswirbelsäule sind feststellbar.

Ätherische Öle: Bei Bedarf 1–2 Tropfen **Muskatellersalbeiöl** einnehmen.

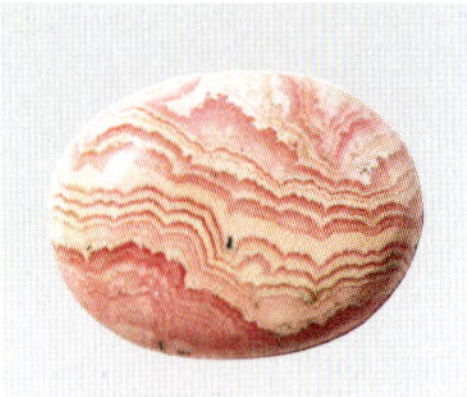

Rhodochrosit

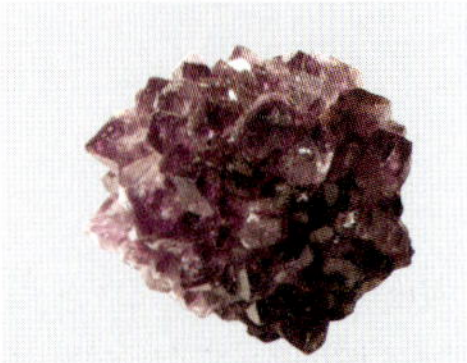

Amethyst

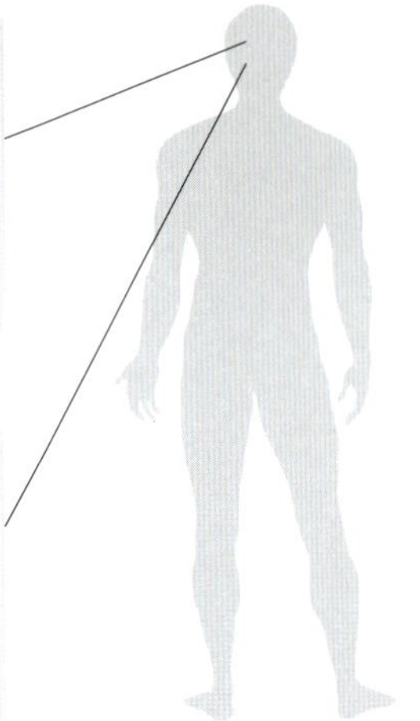

Öl-Stein-Einreibungen: Ideal ergänzt sich die sanfte, lokale Einreibung von **Muskatelersalbeiöl** mit **Rhodonit** oder Sphärolithischem Chalcedon.

Heilsteinanwendungen:
Zur Krampf- und Schmerzlinderung **Tsesit**, **Rhodonit** oder **Dolomit** als Kette tragen und mit einem **Amethyst**-Drusenstück oder Halit ausstreichen,
zur Durchblutungsverbesserung und Weitstellung der Gehirngefäße beim Ruhen am Schädelansatz (Hinterkopf) einen **Rhodochrosit** mit Gefäßsignatur auflegen oder **Nephrit** oder **Rubin** tragen,
zur Erleichterung von begleitendem Augenflimmern oder Sehstörungen **Disthen**, **Lapislazuli** oder blaue **Koralle** auf die Stirn legen,
zur Besserung der begleitenden Übelkeit und des Brechreizes **Dumortierit** oder **Saphir**, alternativ **Dolomit** als Knolle tragen,
zur Schwindelverbesserung **Schalenblende** oder **Sardonyx** tragen,
zur Angstlösung **Dumortierit**, **Dolomit** oder **Tsesit** als Kette oder **Rutilquarz** tragen,

Weitere Steine: Dioptas, Malachit, Sonnenstein, Sphärolithischer Chalcedon, Tigereisen.

Physiologische Anwendung: Migräne ist keine Indikation für **kolloidales Silber** oder **Klinoptilolith**.

Ergänzende Maßnahmen: Baubiologische oder radiästhetische Schlafplatzuntersuchung mit der Wünschelrute ist meist sinnvoll.

Halsentzündung

Pharyngitis, Tonsilitis, Angina

Eine Erkrankung der Hals- und Rachenschleimhaut, bei der oft vor allem die Rachenmandel geschwollen ist.

Symptome: Akut auftretende Entzündung im Rachen, mit Gefühl der Trockenheit, allgemeinem Krankheitsgefühl mit Abgeschlagenheit, Schluckbeschwerden, Halsschmerzen und Fieber. Häufig bestehen zusätzlich Schmerzen im Kopf oder den Ohren. Die Kehle ist hochrot, die Schleimhaut geschwollen, das entzündete Gebiet kann mit einer dicken Schleimschicht bedeckt sein.

Ursachen: Meist eine bakterielle Streptokokken-Infektion.

Ätherische Öle: 2-mal täglich mit 2–3 Tropfen **Fenchelöl**, alternativ mit Myrtenöl gurgeln und dazu 2-mal täglich 1 Tropfen **Fenchelöl** auf etwas Honig einnehmen.

Öl-Stein-Einreibungen: Ideal ergänzt sich die sanfte, lokale Einreibung von **Fenchelöl** mit **Chalcedon** im Halsbereich.

Heilsteinanwendungen:

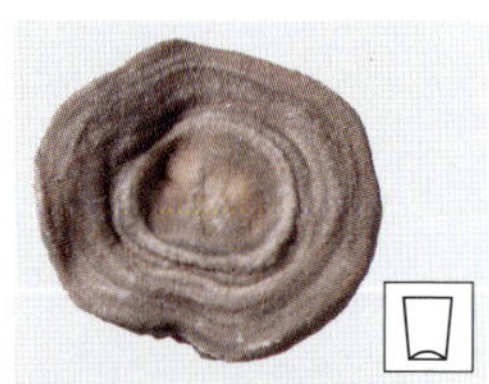

Chalcedon-Rosette

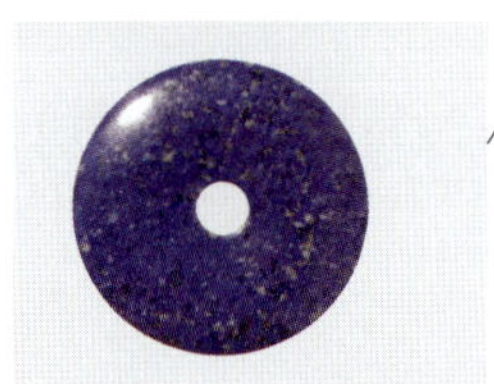

Lapislazuli

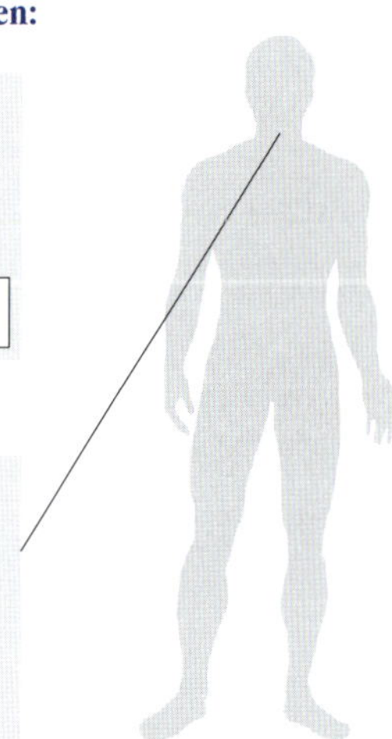

Zur Schmerzlinderung **Chalcedon** als Rosette, **Lapislazuli** oder **Chrysokoll** am Halsansatz tragen,
bei Schmerzen und Heiserkeit durch Überbeanspruchung der Stimme **Amazonit** tragen oder als Wasser trinken,
zur Erleichterung der Schluckbeschwerden **Sphärolithischen Chalcedon**, **Chalcedon** oder **Lapislazuli** mit viel Pyrit tragen oder als Wasser trinken, versuchsweise **Baryt** tragen,
zur Entzündungshemmung **Heliotrop**, **Lapislazuli** oder **Disthen** tragen oder als Wasser trinken.

Weitere Steine: Apophyllit, Aquamarin, Dumortierit, Fluorit, Labradorit, Mookait, Moosachat, Opal, Rutilquarz, Sardonyx, Smaragd, Sodalith, Türkis.

Physiologische Anwendungen: 2-mal täglich 20 ml **kolloidales Silber** mit 25 ppm zum Gurgeln verwenden und dazu vor allem auch inhalieren.
Mehrmals täglich 1 Teelöffel **Kieselsäuregel** einnehmen.

Halsschmerzen

Ein Symptom, das bei verschiedenen Beschwerden und Erkrankungen im Halsbereich oder mit Halsbeteiligung vorkommt.

Symptome: Meist brennende Schmerzen, oft mit Heiserkeit und Husten verbunden.

Ursachen: Entzündungen im Hals- und Kehlkopfbereich, grippale Infekte, Begleiterscheinung verschiedener Infektionserkrankungen, Überanstrengung der Stimme sowie chemische Reize und Rauch.

Ätherische Öle: 2-mal täglich mit 2–3 Tropfen **Fenchelöl**, alternativ mit **Salbeiöl** oder Myrtenöl gurgeln und 2-mal täglich 1 Tropfen **Fenchelöl** auf etwas Honig einnehmen.

Öl-Stein-Einreibungen: Ideal ergänzt sich die sanfte, lokale Einreibung von **Fenchelöl** mit **Chalcedon** im Halsbereich.

Heilsteinanwendungen:

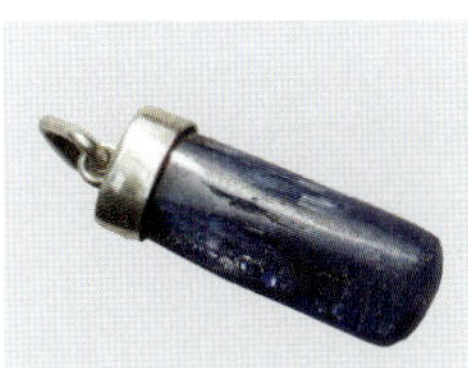

Disthen

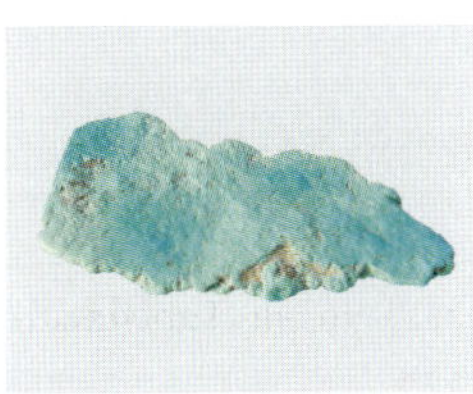

Türkis

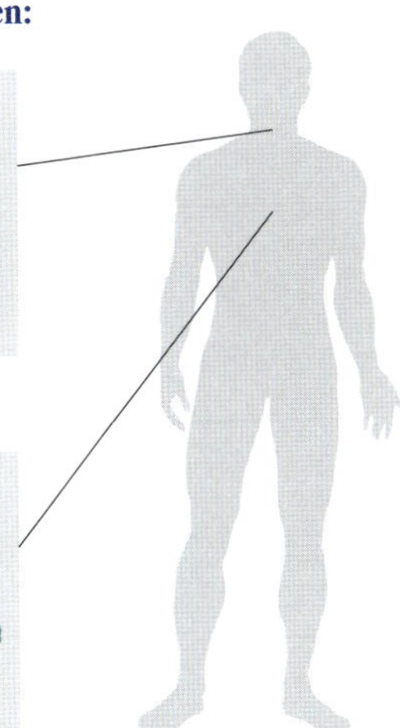

Bei Überbeanspruchung der Stimme **Amazonit, Disthen** oder **Chalcedon** am Hals tragen oder trinken,
bei Allergien und Schilddrüsenbeschwerden **Aquamarin** oder **Fluorit** am Hals tragen oder trinken,
bei Schluckbeschwerden **Chalcedon** oder **Chrysokoll** tragen,
bei Husten **Rutilquarz** oder **Chrysokoll** auf der Brust tragen,
bei beginnender Erkältung **Heliotrop** oder **Sphärolithischen Chalcedon** am Hals tragen oder trinken,
bei chronischen Schmerzen **Türkis, Lapislazuli** oder **Chrysokoll** tragen,
bei hartnäckig verschleimtem Husten **Sphärolithischen Chalcedon** oder **Moosachat** tragen.

Weitere Steine: Achat, Apophyllit, Coelestin, Sardonyx, Smaragd, Sodalith, Tsesit.

Physiologische Anwendungen: 3-mal täglich 20 ml **kolloidales Silber** mit 25 ppm zum Gurgeln verwenden.
Halsschmerzen sind keine Indikation für **Klinoptilolith**.

Hämorrhoidalbeschwerden

Eine Erweiterung der mit Blut gefüllten venösen Gefäßknoten im oder am After, die als innere und äußere Hämorrhoiden vorkommen.

Symptome: Bis kirschgroße Erweiterung der mit Blut gefüllten venösen Gefäßknoten im oder am After. Beim Pressen und Husten können sich die Hämorrhoiden vergrößern oder erst in Erscheinung treten. Es sind im Allgemeinen weiche, knotige oder wulstartige Vorwölbungen, meist hellrotes Bluten beim Stuhlgang, verbunden mit Schmerzen, die beim Stuhlgang gesteigert werden, oft mit Juckreiz und Nässe oder Brennen mit Spannungsgefühl in der Aftergegend und einer Verstopfung verbunden. Im späteren Zustand werden die Knoten größer und können heftig spontan bluten.

Formen: Innere Hämorrhoiden sind von außen nicht sichtbar, können aber beim Pressen oder während des Stuhlgangs austreten.

Äußere Hämorrhoiden sind von außen sichtbar und heben sich von der Umgebungshaut als blaurote Knoten ab.

Ursachen: Meist eine angeborene Bindegewebsschwäche oder durch Rückstau venösen Blutes des Pfortaderkreislaufs ausgelöst.

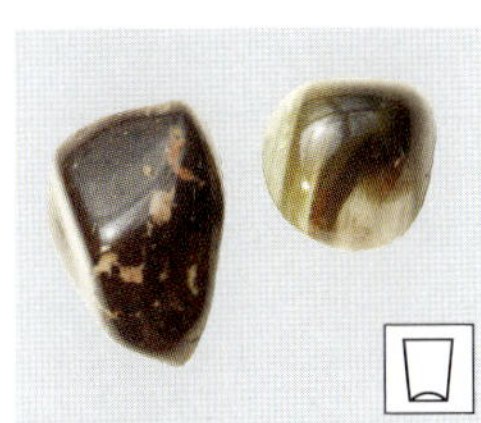

Sardonyx

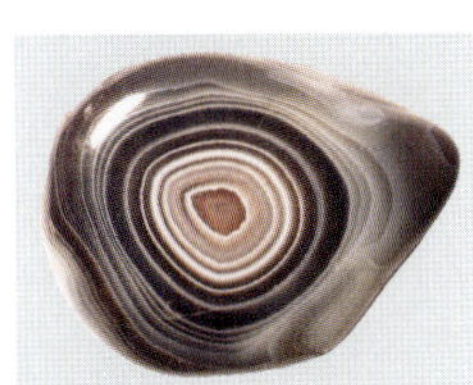

Konzentrischer Achat

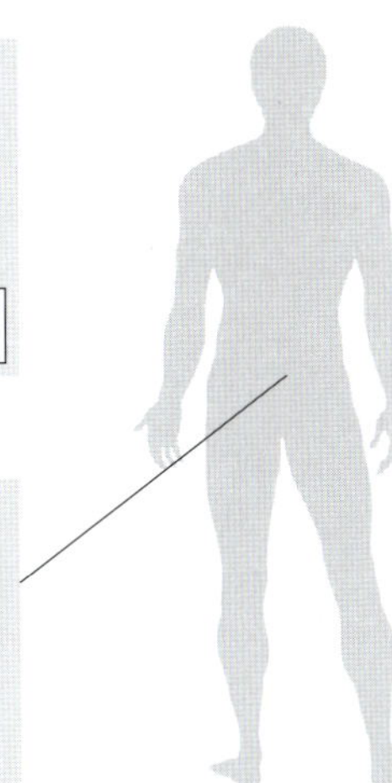

Ätherische Öle: 2-mal täglich 2 Tropfen **Lavandinöl**, alternativ Indisches Melissenöl, **Myrrhenöl** oder Weihrauchöl in die Afterregion einreiben.

Heilsteinanwendungen:
Zur Verbesserung der Hämorrhoidalbeschwerden konzentrisch gebänderten **Achat**, auch konzentrisch gebänderten **Rhodochrosit** oder **Sardonyx** auflegen oder als Wasser auftragen,
zur Juckreizmilderung **Aventurin, Sardonyx** oder **Achat** tragen und als Wasser trinken,
zur Schmerzlinderung auf **Charoit, Sardonyx** oder **Lapislazuli** sitzen,
zur Blutungsreduzierung **Rhodonit** oder **Obsidian** lokal anlegen,
zur Entzündungshemmung und Reduzierung der Entzündungsneigung blauen **Turmalin** oder **Lapislazuli** tragen,
zur Erleichterung des Stuhlgangs bei hartem Stuhl rosa **Moosachat** oder **Stromatolith** tragen,
zur Entstauung auf den Pfortaderkreislauf **Koralle** oder mit günstiger Wirkung auf die Leber **Malachit** tragen.

Weitere Steine: Amethyst, Heliotrop, Saphir, Türkis.

Physiologische Anwendungen: Einige Tropfen **kolloidales Silber** 50 ppm unverdünnt lokal auftragen oder lokal aufsprühen.

Begleitende Maßnahmen: Sitzbäder mit Hamamelis- oder Rosskastanienextrakt durchführen.

Harnröhrenentzündung

Urethritis

Eine durch Bakterien ausgelöste entzündliche Infektion der Schleimhaut der Harnröhre, die meist in Verbindung mit anderen Infektionen der Harnwege oder der Prostata auftritt.

Symptome: Fahlgelbe Haut, Juckreiz, Druckgefühl in der Blase mit einem ausstrahlenden Schmerz in die Leistengegend, häufigem Harndrang mit brennendem Schmerz beim Wasserlassen und schleimigem bis eitrigem Ausfluss. Selten tritt hohes Fieber mit auf.

Ursachen: Eine Infektion meist durch Kolibakterien, Staphylokokken, Streptokokken sowie Trichomonaden, Candida-Pilzen, Chlamydien oder Mykoplasmen ausgelöst, auch als Folge einer Blasenuntersuchung, selten auch infolge einer allergischen Reaktion im Intimbereich (meist der Frau).

Ätherische Öle: 2- bis 3-mal täglich 2 Tropfen **Wacholderöl**, alternativ **Eukalyptusöl** in den Unterleib einreiben.

Öl-Stein-Einreibungen: Ideal ergänzt sich die sanfte, lokale Einreibung von **Eukalyptusöl** mit **Heliotrop** in den Unterbauch.

Heilsteinanwendungen:

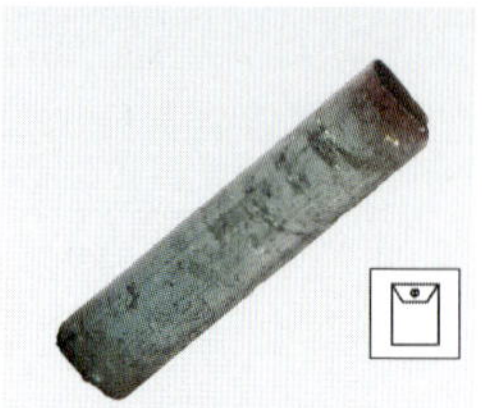

Turmalin

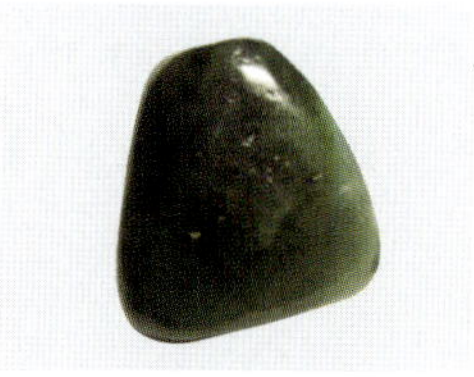

Nephrit

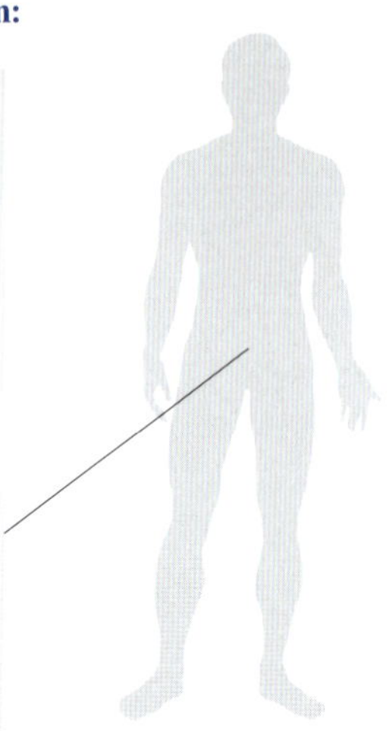

Zur Schmerzmilderung **Kunzit,** grünen **Turmalin** oder **Chrysokoll** tragen,
zur Entzündungshemmung und Fiebersenkung **Saphir, Sphärolithischen Chalcedon, Heliotrop** oder grünen **Turmalin** in der Hosentasche mehrere Wochen tragen oder am Schambein aufkleben,
zur Ausscheidungsverstärkung **Chalcedon**, blauen **Turmalin** oder **Nephrit** auf den Unterleib aufkleben,
zur besseren energetischen Versorgung **Obsidian** fixieren, optimal **Granat** oder **Turmalin** für nur ca. 3 Minuten auf die Blasengegend auflegen,
zur Vorbeugung **Citrin**, **Nephrit** oder **Achat** in der Hosentasche tragen.

Weitere Steine: Achat, Chrysopras, Karneol, Prehnit, Serpentin.

Physiologische Anwendungen: 2-mal täglich 30 ml **kolloidales Silber** mit 50 ppm einnehmen, in schwierigen Fällen auch noch zusätzliche Vaginalspülungen mit 50 ppm durchführen.
Eine Harnröhrenentzündung ist keine Indikation für **Klinoptilolith**.

Hautausschlag

Acne vulgaris

Eine Sammelbezeichnung verschiedener eitriger Entzündungen der Hauttalgdrüsenausgänge und Haarbälgchen.

Symptome: Mit gelbem Eiter gefüllte Pickel und Pusteln im Gesicht, Hals, Rücken und auf der Brust. In schlimmeren Fällen oder durch Kratzen der juckenden Bläschen entstehen zusätzliche Hautdefekte, die Narben hinterlassen können.

Sie tritt meist bei Jugendlichen von der Pubertät bis zum 25. Lebensjahr zum Teil unter Hormonbeeinflussung auf. Überwiegend sind männliche Jugendliche betroffen. Der Schweregrad der Akne variiert sehr stark, in den meisten Fällen verschwindet die Akne nach der Pubertät.

Ursachen: Meist infolge einer allergischen Reaktion, auch hormonell oder psychisch bedingt.

Ätherische Öle: 2-mal täglich 2–3 Tropfen **Lavandinöl** lokal einreiben und 2-mal 1 Tropfen **Muskatellersalbeiöl** einnehmen oder lokal einreiben.

Öl-Stein-Einreibungen: Ideal ergänzt sich die sanfte, lokale Einreibung von **Muskatellersalbeiöl** mit **Chrysopras**.

Heilsteinanwendungen:

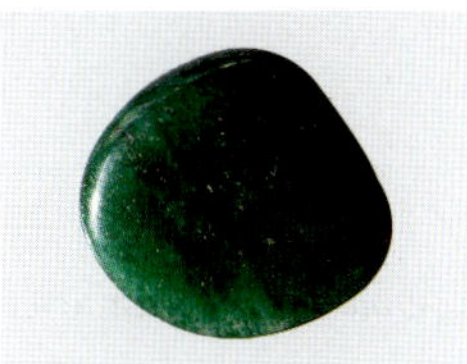

Aventurin

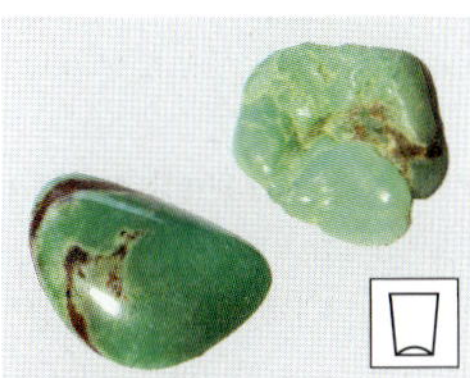

Chrysopras

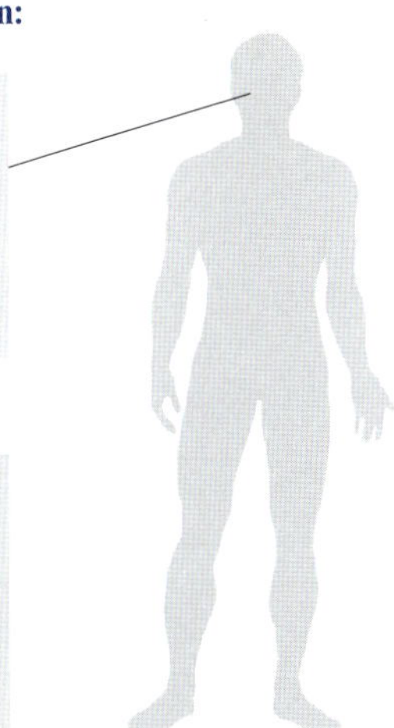

Zur Entlastung des Regulationssystems, zur Stärkung und Reinigung der Haut, zur emotionalen Stabilisierung morgens und abends Gesicht und Kopf mit **Amethyst** ausstreichen,
zur Entzündungshemmung und Juckreizmilderung **Chrysopras** als Wasser auftragen,
zur Hautreinigung und Zellerneuerung Achat, **Amethyst** oder **Aventurin** als Wasser bei Pickeln, Mitessern und Ausschlägen auftragen,
zur Abwehrstärkung, Entgiftung und Giftausscheidung **Chrysopras** oder **Türkis** als Wasser trinken, als Kette oder Pi-Scheibe tragen oder abends auf die Lebergegend legen,
zur Verhinderung der Narbenbildung und zur Regeneration **Rhodonit** oder roten **Turmalin** auf das Narbengewebe auflegen,
zur Hormonregulierung während der Pubertät und hormonellen Umstimmung **Mondstein** oder **Malachit**, alternativ **Amazonit** als Anhänger oder Kette längere Zeit tragen,
zur Entgiftung des Bindegewebes unter der Haut **Malachit** als Wasser auftragen oder mit **Antimonit** über betroffene Hautgebiete massieren,
zur psychischen Stabilisierung und zur Steigerung des Selbstwertgefühls **Citrin** oder **Rhodonit** tragen oder als Wasser trinken.

Weitere Steine: Aragonit, Bernstein, Heliotrop, Prasemquarz, Rhodochrosit.

Physiologische Anwendungen: Einige Tropfen **kolloidales Silber** mit 50 ppm auftragen und einreiben, alternativ **Kieselsäuregel, grüne Mineralerde** oder **Klinoptilolith** als Pulver lokal auftragen oder als wässrige Breiauflage auftragen.

Hautjucken

Pruritus

Eine lästige Empfindung, die nur auf der Haut auftritt und sich durch Kratzen kurzfristig verbessert.

Symptome: Jucken am ganzen Körper, Wärme verschlimmert den Zustand, deshalb oft mit Schlafstörungen verbunden.

Bei starkem Juckreiz wird das Blutigkratzen in Kauf genommen, da der dafür auftretende Wundschmerz relativ erträglicher erscheint als das Jucken.

Ursachen: Kann infolge einer Nieren- oder Lebererkrankung, Durchblutungsstörung, Diabetes, Infektionserkrankung, Hämorrhoidalerkrankung, Hauterkrankung mit trockener Haut, eines Hautausschlags, einer Vergiftung, allergischen Reaktionen eines Hautpilzes, Altern der Haut oder einer hormonellen Störung auftreten.

Ätherische Öle: Bei Bedarf optimal 1–2 Tropfen **Lavandinöl** in die juckenden Bereiche einreiben.

Öl-Stein-Einreibungen: Ideal ergänzt sich die lokale Einreibung von **Lavandinöl** mit **Aventurin**.

Heilsteinanwendungen:

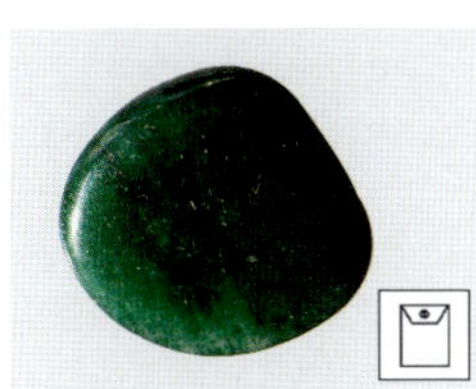

Aventurin

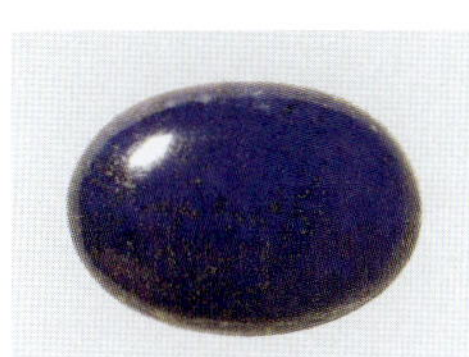

Lapislazuli

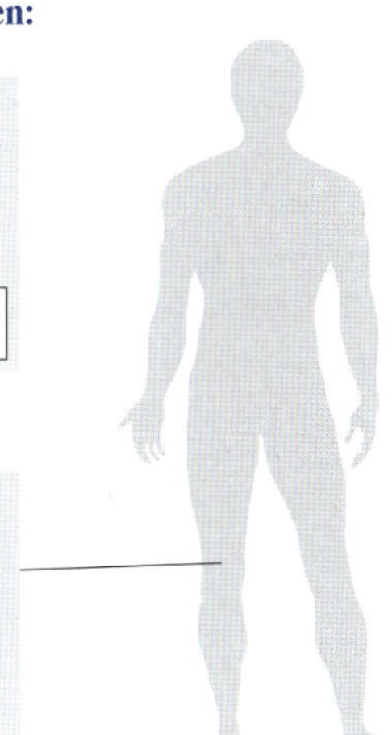

Zur Histaminunterdrückung, Juckreizmilderung und Hautberuhigung optimal **Saphir**, **Prasemquarz, Chrysopras** oder **Aventurin** tragen und das Wasser trinken,
zur Entzündungshemmung **Lapislazuli** mit wenig Einsprengungen von Pyrit tragen und eventuell als Wasser auftragen, alternativ **Chalcedon**,
zur Regeneration der Haut und Erhöhung der Widerstandskraft **Sardonyx**, **Saphir**, **Lepidolith** oder **Achat** über längere Zeit als Wasser auftragen,
bei Hautunreinheiten und zur Linderung bei Infektionen oder Hauterkrankungen **Amethyst** auf den betroffen Bereich auflegen oder als Drusenstück drückend massieren,
zur Stärkung der Niere optimal **Nephrit, Cavansit** oder **Aventurin** tragen,
bei Leberbeteiligung **Peridot** oder **Smaragd** lokal aufkleben,
zur Vorbeugung **Nephrit**, **Bernstein** oder **Chalcedon** tragen.

Weitere Steine: Schlangenhaut-Achat, Amethyst, Aragonit, Calcit, Chrysopras.

Physiologische Anwendungen: Bei Hautschädigung einige Tropfen **kolloidales Silber** mit 50 ppm auftragen und einreiben.
Ein **Salz**-Vollbad nehmen oder mit einer **Salz**-Seife abreiben.
Auf die betroffene Stelle **Kieselsäuregel** auftragen.

Heiserkeit

Raucedo, Rausitas

Eine meist vorübergehende Störung der Stimmbänder mit Stimmverlust.

Symptome: Brennen oder Kitzeln im Hals, oder mit Schmerzen beim Sprechen verbunden, raue, klanglose Stimme, die bis zur völligen Stimmlosigkeit führen kann.

Ursachen: Meist Folge einer Erkältung, Hals- oder Kehlkopfentzündung bzw. einer meist bakteriellen Infektion der Atemwege, einer Aufregung, Überanstrengung beim Reden oder Zugluft.

Ätherische Öle: 2- bis 4-mal täglich 1 Tropfen **Anisöl**, alternativ **Fenchelöl** auf die Zunge tropfen.

Heilsteinanwendungen:
Zur Entzündungshemmung optimal **Lapislazuli**, **Disthen** oder **Aquamarin** tragen,
zur Schmerzmilderung **Lapislazuli** optimal als Kette, **Chrysokoll** oder blaue **Koralle** tragen,
bei einer Überbeanspruchung der Stimme oder infolge einer Atemwegsinfektion **Chalcedon, Lapislazuli** oder **Heliotrop** tragen,
im akuten Fall oder zur Aussprache unangenehmer Themen oder zurückgehaltenen Zorns **Lapislazuli** tragen,
im chronischen Fall optimal **Sodalith,** alternativ **Dumortierit** oder **Chalcedon** auflegen,

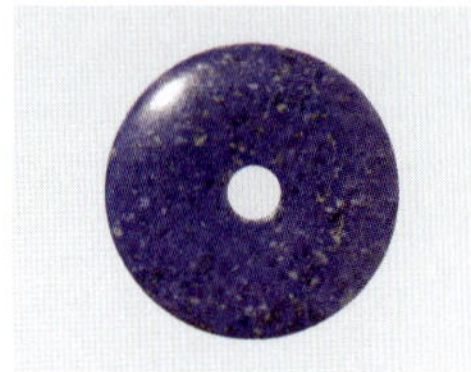

Lapislazuli

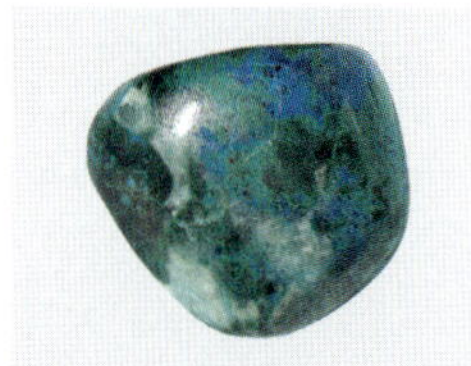

Chrysokoll

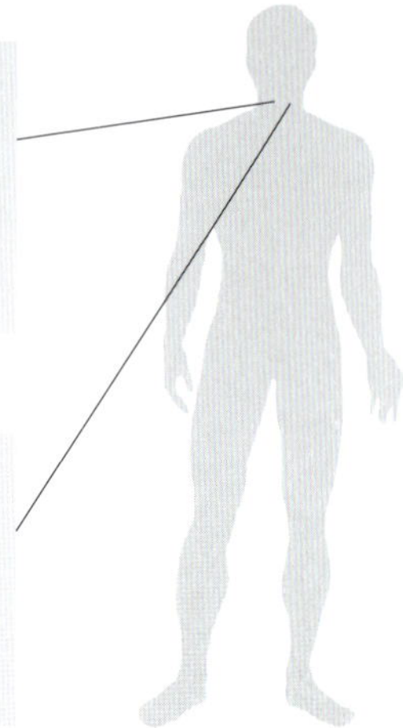

zur Vorbeugung **Aquamarin** als Anhänger, **Heliotrop** oder **Chalcedon** als Kette tragen,
im Zusammenhang mit einer Allergie **Aquamarin** tragen, vor allem in Phasen großer Belastung.

Weitere Steine: Amazonit, Türkis, blauen Turmalin, Variscit.

Physiologische Anwendungen: 1- bis 2-mal täglich 20 ml **kolloidales Silber** mit 25 ppm zum Gurgeln verwenden und **Kieselsäuregel** zum Einnehmen.
Heiserkeit ist keine Indikation für **Klinoptilolith**.

Herzbeschwerden

Ein Auftreten verschiedener Störungen der Herzfunktion, die meist subjektiv stark empfunden werden.

Symptome: Es können Herzklopfen, -stolpern, Stiche, Aussetzen des Herzschlags, Schmerzen in der Herzgegend, meist vorübergehende Atemnot, Angst- oder Beklemmungsgefühl, Schwäche, Blässe und unregelmäßiger Blutdruck auftreten.

Ursachen: Sehr unterschiedlich bedingt, z. B. durch Blutdruckschwankungen, Durchblutungsstörungen oder Reizleitungsstörungen am Herz, Entzündungen, Herzmuskelschwäche, hochstehendes Zwerchfell oder andere raumbeengende Prozesse im Brust- oder Bauchraum, Ausstrahlungen von anderen Organen des Brust- oder Bauchraums, Vergiftungserscheinungen und psychische Faktoren,

Ätherische Öle: 2-mal täglich 1 Tropfen **Eukalyptusöl** einnehmen, alternativ **Lavandinöl** oder Indisches Melissenöl.

Öl-Stein-Einreibungen: Ideal ergänzt sich die lokale Einreibung von **Indischem Melissenöl** mit **Heliotrop** oder **Aventurin**.

Heilsteinanwendungen:

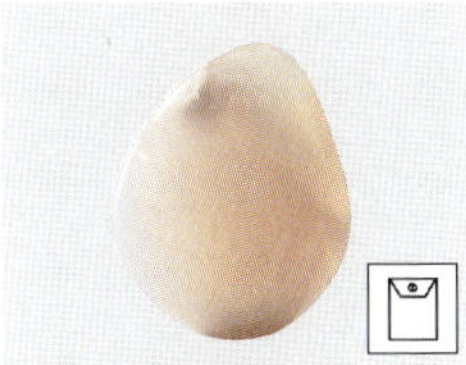

Rosa Chalcedon

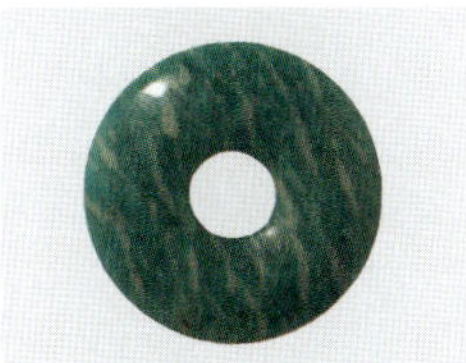

Amazonit

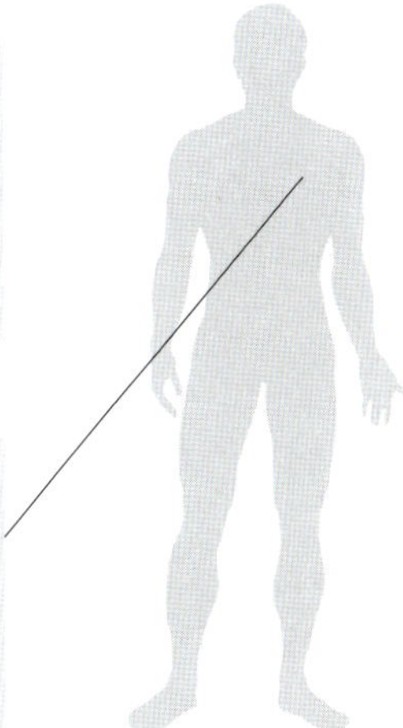

Zur Linderung der Herzangst und Nervenberuhigung **Rutilquarz, Amazonit** oder **Saphir** tragen,
zur Befreiung bei Enge und Beklemmungsgefühlen **Lapislazuli,** grünen **Apophyllit** oder alternativ **Amazonit** tragen,
zur Normalisierung des Herzschlags und Kreislaufregulierung rosa **Chalcedon** oder **Heliotrop** tragen, er lindert Entzündungen im Herzbereich, verbessert die Fließeigenschaft des Blutes,
zur Entgiftung und Entschlackung des Gewebes, zur Vorbeugung gegen Herzinfarkt und zur Verbesserung des Fettstoffwechsels **Aventurin, Chrysopras** oder **Smaragd** tragen, der auch Ablagerungen in den Herzkranzgefäßen verhindert, optimaler wäre der schwer erhältliche **Smithonit,**
zur Harmonisierung des Herzrhythmus **rosa Chalcedon** tragen, er lindert Kummer, oder den seltenen **Danburit** oder **Rosenquarz** aufkleben,
bei Herzrhythmusstörungen **Heliotrop** oder **Amazonit** tragen,
zur Entzündungshemmung und Herzkräftigung **Heliotrop** oder **Rhodonit** tragen, er schützt und weitet Verengungen,
zur Lösung von Ablagerungen in den Blutgefäßen, optimal **Aventurin** oder **Chrysopras** tragen,
zur Entspannung und Regeneration des Herzens **Aventurin** oder **Amazonit** auf der Brust tragen,
bei seelischen und körperlichen Verletzungen **Rhodonit** oder **Rosenquarz** tragen,
zur Entlastung des Herzens **Andenopal** oder **bunten Turmalin** als Scheibe auf die Herzregion kleben,
zur Angstlösung bei Enge und Beklemmungsgefühlen **Rutilquarz** optimal in der Brusttasche tragen.

Weitere Steine: Apophyllit, Chrysokoll, Koralle, Prehnit, Rubin-Zoisit, Saphir, Sarder, Sugilith, Zirkon.

Physiologische Anwendungen: Herzbeschwerden sind keine Indikation für **kolloidales Silber,**
und auch keine Indikation für **Klinoptilolith.**

Herzenge

Angina pectoris

Eine dramatische Erkrankung des Herzens, dessen Schmerzzustand nur kurzfristig bis etwa 20 Minuten anhält. Ausgelöst wird dieser Anfall meist durch eine körperliche oder psychische Belastung (Ärger oder Schreck).

Symptome: Ein anfallsweise auftretender, heftig drückender, brennender oder bohrender Schmerz unterschiedlicher Stärke im Brustraum, besonders hinter dem Brustbein. Dieser kann in die linke Schulter, den linken Arm, manchmal sogar an der linken Körperseite entlang bis in den Fuß ausstrahlen, verbunden mit Atemnot, Beklemmung, Todesangst, Schwitzen, Übelkeit und einem Vernichtungsgefühl.

Wenn der Schmerz und das Vernichtungsgefühl unerträglich sind, ist ein Herzinfarkt zu befürchten. Die Herzenge ist ein deutliches Warnzeichen, das auf einen drohenden Herzinfarkt hinweist.

Ursachen: Mangelnde Durchblutung der Herzkranzgefäße.

Ätherische Öle: Bei Bedarf 1–2 Tropfen **Muskatellersalbeiöl** einnehmen.

Heilsteinanwendungen:

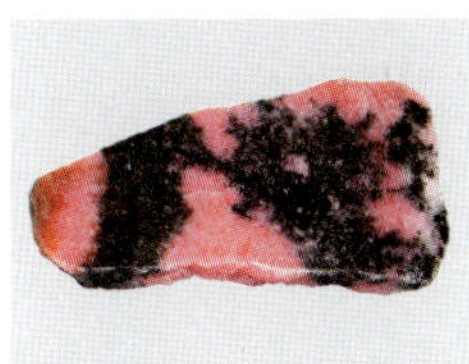

Rhodonit

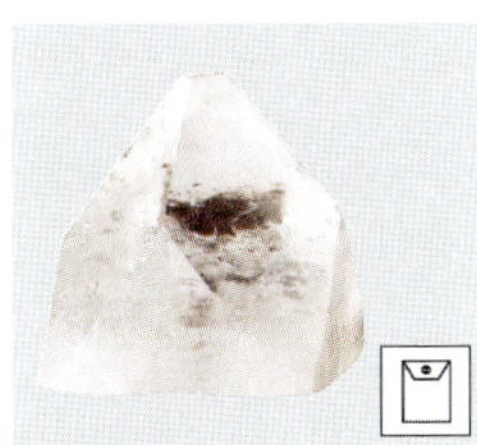

Apophyllit

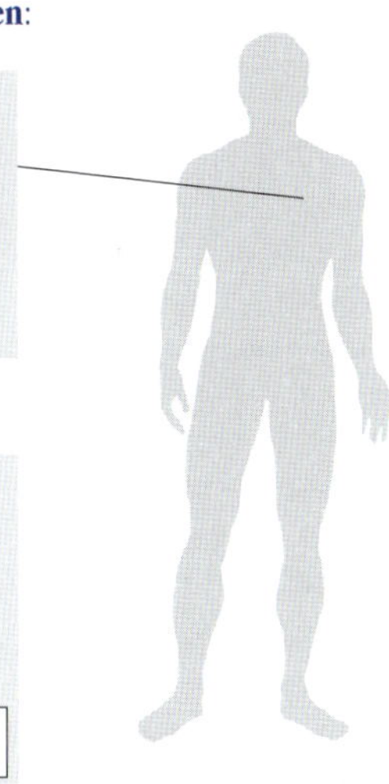

Zur Angstlösung grünen **Apophyllit, Rutilquarz, Chrysokoll** oder **Sugilith** tragen und **Halit** in der Hand halten,
zur Schmerzlinderung **Rhodonit, Chrysokoll** oder **Charoit** tragen,
zur Linderung des Herzrasens rosa **Chalcedon**, bei leichten Fällen **Rosenquarz** tragen,

bei Herzrhythmusstörungen **Rutilquarz** oder **Heliotrop** tragen, oder optimal den seltenen **Danburit** auf Herzhöhe umhängen,
gegen Panikgefühle optimal **Sugilith** oder **Zoisit** in der Hand halten,
zur Blutdrucksenkung, Durchblutungsverbesserung und Gefäßerweiterung akut: **Rhodonit** als Wasser trinken oder auf Herzhöhe aufkleben, dann **Chalcedon** oder **Koralle** über den Brustraum ohne Druck in Spiralbahnen massieren,
zur Verbesserung der Durchblutung der Herzkranzgefäße **Rhodochrosit, Koralle** oder **Rosenquarz** tragen,
zur Entgiftung und Entschlackung **Aventurin** oder **Chrysopras** über der Herzgegend tragen,
zur Entlastung des Herzens und des Stoffwechsels **Aventurin** oder rosa **Chalcedon** tragen,
als Folge einer verschleppten Infektion rosa **Chalcedon** oder **Heliotrop** tragen,
zur psychischen Stabilisierung erst rosa **Chalcedon**, dann **Rosenquarz** als Anhänger tragen,
zur Vermittlung von Geborgenheit dunklen **Bernstein** oder **Labradorit** tragen,
zur Nachbehandlung **Rhodonit** als Wasser über mehrere Wochen einnehmen, danach **Rosenquarz** tragen,
zur Vorbeugung der Anfälle rosa **Chalcedon** oder **Opal,** alternativ **Rosenquarz** über mehrere Wochen tragen,
zur Vorbeugung gegen Herzinfarkt optimal **Heliotrop** oder **Aventurin** tragen,
bei allen Herzbeschwerden mehrfarbigen **Turmalin** oder **Rhodonit** über dem Herzbereich aufkleben oder tragen.

Weitere Steine: Calcit, Beryll, Kunzit, Dolomit, Malachit, Sonnenstein, goldenen Topas.

Physische Anwendungen: Herzenge ist keine Indikation für **kolloidales Silber**,
auch keine Indikation für **Klinoptilolith**.

Heuschnupfen

Rhinitis allergica

Eine allergische Reaktion der Nasen- und Nasennebenhöhlenschleimhäute.

Symptome: Wässriger oder glasartiger Fließschnupfen, selten Stockschnupfen, mit häufigen Niesattacken, meist ausgeprägtem, starkem Juckreiz in der Nase, Behinderung der Nasenatmung und Augen, Rötung und Schwellung der Augen. Oft treten asthmaartige Anfälle oder eine Nesselsucht mit hohem Fieber auf. Die Augen sind meist lichtempfindlich, oft mit Kopfschmerz verbunden.

Ursachen: Es ist eine Reaktion auf verschiedene eingeatmete Substanzen aus der Luft.

Ätherische Öle: 2-mal täglich 2 Tropfen **Lavandinöl** in die Nase einreiben.

Heilsteinanwendungen:

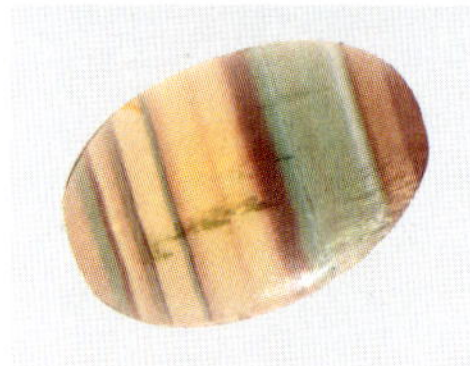

Fluorit

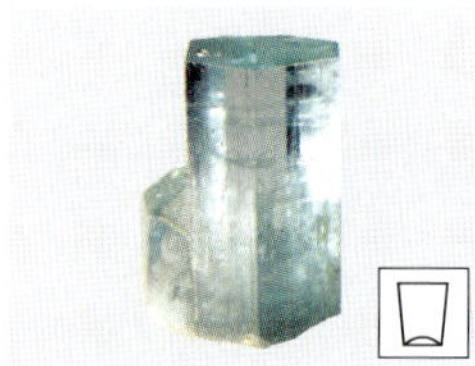

Aquamarin

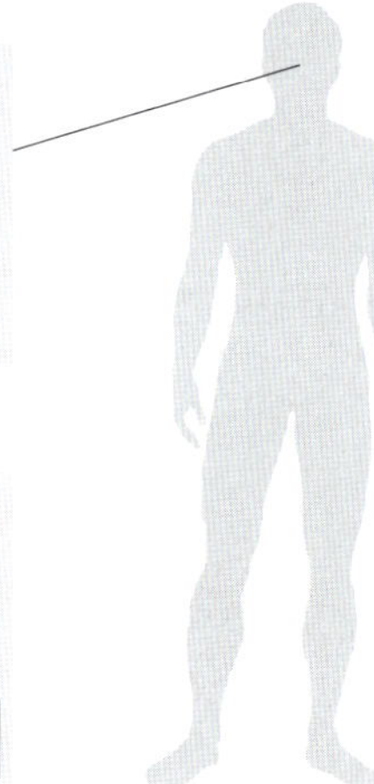

Zur Histaminunterdrückung und Juckreizminderung **Aventurin** oder **Aquamarin**, alternativ **Prasemquarz** tragen und als Wasser trinken,
zur Linderung des Fließschnupfens und zur Schleimhautabschwellung **Fluorit, Apophyllit,**
zur Lymphflussanregung **Sphärolithischen Chalcedon, Chrysopras** oder **Chalcedon** tragen oder als Wasser trinken,
zur Entschlackung und Entgiftung während der Belastungszeit **Aquamarin, Smaragd** oder **Bernstein** sowie gelb-braunen **Mookait** als Kette tragen,
zur Allergieminderung 2–3 Monate vor der Belastungszeit optimal vorbeugend **Aquamarin** als Wasser trinken.

Weitere Steine: Achat, Jaspis.

Physiologische Anwendungen: 2-mal täglich mit 10–20 ml 25 ppm **kolloidales Silber** gurgeln und in die Nase einbringen.
Eine längerfristige Einnahme von 1-mal täglich 3 g **Klinoptilolith** kann das Immunsystem positiv verändern und Heuschnupfen stark beeinflussen.

Hexenschuss

Lumbalgie

Eine heftige und meist in unregelmäßigen Abständen spontan auftretende Schmerzsymptomatik im Lendenbereich.

Symptome: Plötzlicher Schmerzbeginn (mit spastischen Zuckungen der Rückenmuskeln und kurzfristiger Rückensteifheit), der zu einer Bewegungseinschränkung, vorübergehenden Versteifung mit einer Schonhaltung führt. Das Bücken ist fast unmöglich, verschwindet jedoch in wenigen

Tagen wieder. Ist der Ischiasnerv beteiligt, so strahlen die Schmerzen von der Lendengegend in das Bein hinunter bis zum Fußaußenrand aus. Oft sind die Schmerzen beim Husten, Niesen oder Pressen verstärkt.

Ursachen: Zumeist durch eine Muskelverspannung, die eine degenerative Veränderung der Bandscheiben oder Nerveneinklemmung auslöst.

Ätherische Öle: Optimal 2-mal täglich 2 Tropfen **Nelkenöl**, alternativ **Lavandinöl**, Rosmarinöl oder Zimtrindenöl lokal einreiben.

Heilsteinanwendungen:

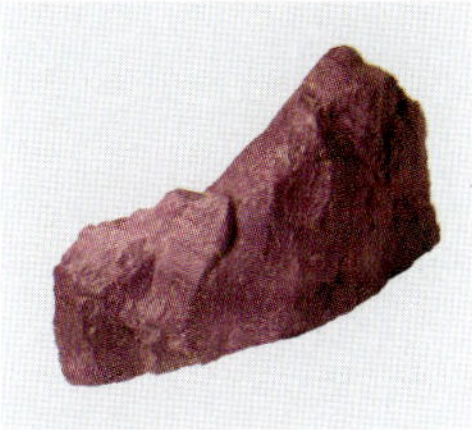

Sugilith

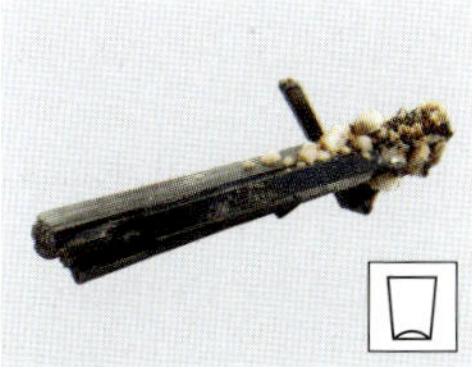

Ägirin

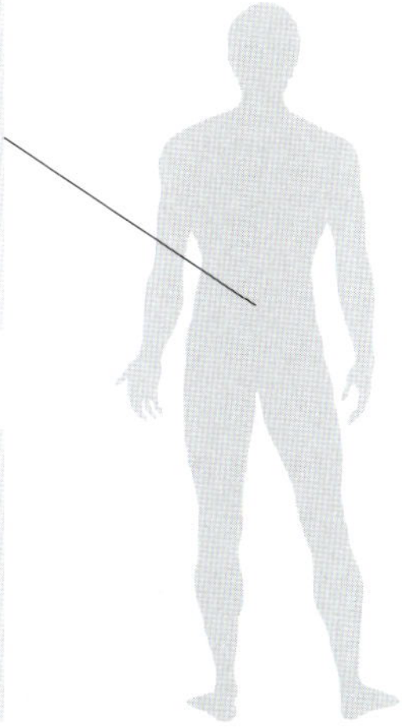

Zur Krampflösung und Spannungslösung optimal **Tsesit**, **Ägirin** oder **Charoit** aufkleben und trinken,
zur Schmerzlinderung **Sugilith**, **Kunzit** oder optimal **Tsesit** oder **Ägirin** auf den Schmerzbereich lokal auflegen,
zur Förderung der Beweglichkeit rosa **Turmalin** oder **Kunzit** aufkleben,
zur Verbesserung des Energieflusses im Körper regelmäßig mit **Amethyst** ausstreichen und kleine Spannungen mit dem kühlenden **Halit** durch Daraufhalten und Abziehen auflösen,
zur Durchblutungsverbesserung **Obsidian** oder **Rhodonit** aufkleben oder als Wasser trinken,
zur Vorbeugung **Bernstein, Dolomit** oder mehrfarbigen **Turmalin** als Kette tragen.

Weitere Steine: Augit, Basalt, Malachit, Rhodochrosit.

Physiologische Anwendungen: Hexenschuss ist keine Indikation für **kolloidales Silber** oder **Klinoptilolith**.

Hörsturz

Eine plötzlich eintretende einseitige Schwerhörigkeit, aus völligem Wohlbefinden heraus.

Symptome: Plötzlich einsetzende, einseitige Schwerhörigkeit, die von einem geringen Hörverlust bis zur Ertaubung jede Abstufung betreffen kann. Gefühl, als sei Watte im Ohr. Meist verbunden mit einem dumpfen Druckgefühl im Ohr oder Ohrgeräuschen und nur ganz selten von Schwindel begleitet.

Ursachen: Plötzliche Durchblutungsstörung des Innenohres nach einer Gefäßerkrankung, Bakterien- oder Virusinfektion, Stoffwechselstörung nach einer außergewöhnlichen Stressbelastung oder nach Unfällen mit Kopfbeteiligung.

Ätherische Öle: Es liegen keine gesicherten Ölerfahrungen vor. Ein Versuch, 2-mal täglich 2 Tropfen **Rosmarinöl** hinter das Ohr einzureiben, könnte sich als hilfreich erweisen.

Heilsteinanwendungen:

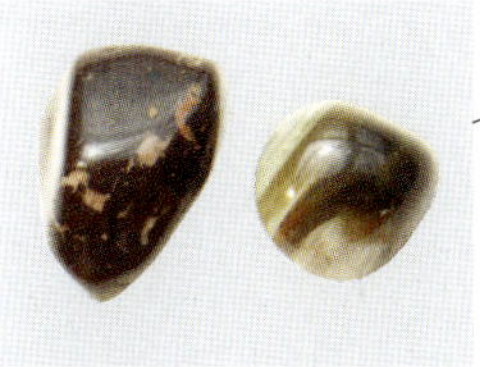

Sardonyx

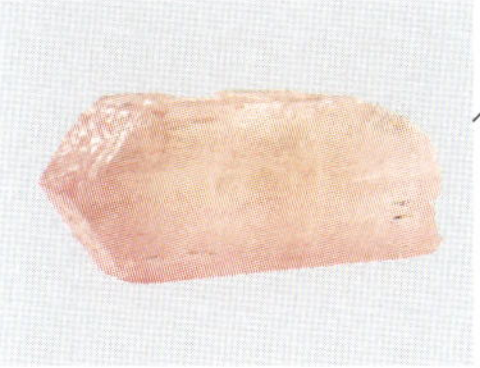

Kunzit

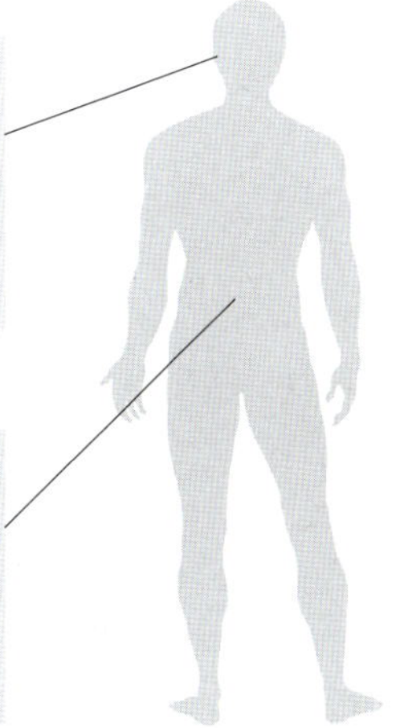

Zur Verbesserung der Schwerhörigkeit optimal **Cavansit** auflegen,
sowie **Kunzit** auf die Region der Niere der gleichen Seite aufkleben,
zur langfristigen Verbesserung auf Kopfhöhe unter das Betttuch oder ins Kopfkissen **Sardonyx** oder **Chalcedon** legen,
zur Vorbeugung und Stressabbau **Lapislazuli**, **Lepidolith, Bernstein, Chalcedon** oder **Anhydrit** in der Hosentasche tragen,
zur Stärkung der Nieren blauen **Turmalin** als Wasser trinken.

Weitere Steine: Amazonit, Chalcedon-Rosetten, Coelestin, Onyx, Sardonyx, Serpentin.

Physiologische Anwendungen: Hörsturz ist keine Indikation für **kolloidales Silber** oder **Klinoptilolith**.

Husten

Tussis

Eine durch einen Schutzreflex unwillkürlich oder willkürlich ausgelöste explosionsartige Entleerung der Luft, der die Bronchien und die Lunge von Schleim oder eingeatmeten Fremdstoffen befreien soll.

Symptome: Hustenanfälle, verbunden mit einem Auswurf von Schleim, um die Atemwege von Fremdkörpern wie Staub oder auch Schleim zu befreien.

Ursachen: Eine Reizung der Atemwege durch Gifte, Rauch und Staub oft berufsbedingt, beim Zigarettenrauchen, bei allergischen Lungenerkrankungen, Fremdkörper in den Atemwegen, Symptom bei Asthma, Grippe, Pseudokrupp, Keuchhusten und anderen Kinderkrankheiten oder psychische Probleme sowie bei Tumoren der Bronchien und Lunge.

Ätherische Öle: 3- bis 4-mal täglich 1–2 Tropfen **Eukalyptusöl**, alternativ Fenchelöl in die Brustregion einreiben.

Öl-Stein-Einreibungen: Ideal ergänzt sich die Brusteinreibung von **Fenchelöl** mit **Moosachat**.

Heilsteinanwendungen:

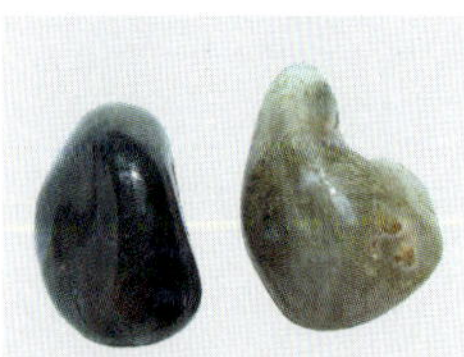

Moosachat

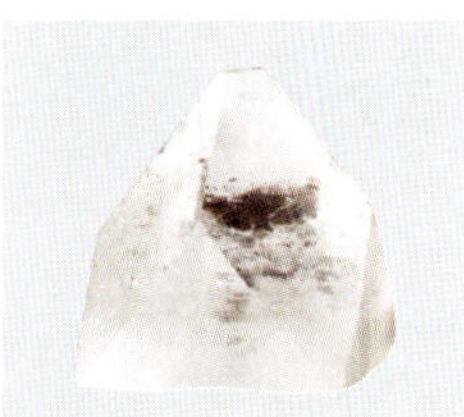

Apophyllit

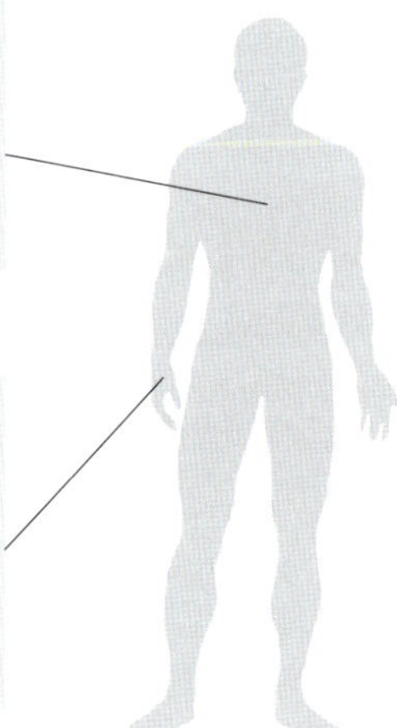

Zur Hustenreizlinderung **Apophyllit** oder **Rutilquarz** aufkleben oder in der Hand halten,
zur Hustenreizlinderung bei allergischer Disposition **Aquamarin** oder **Apophyllit** tragen,
bei trockenem Reizhusten **Fluorit, Moosachat** oder **Chalcedon** auf den oberen Brustbereich auflegen,
bei lange anhaltenden, schmerzhaften Hustenanfällen **Moosachat, Türkis** oder **Chrysokoll** über der Brust tragen,
bei Beklemmung und Atembeschwerden **Rutilquarz** oder **Apophyllit** tragen oder als Wasser trinken,
bei starkem Husten **Zirkon** in die Hand nehmen,
zur Schleimlösung und Auswurfförderung **Rutilquarz**, **Opal**, bei Bedarf zusätzlich **Moosachat** tragen,
zur Regeneration geschädigter Schleimhäute **Fluorit** oder **Opal** als Wasser trinken.

Weitere Steine: Dumortierit, Sphärolithischer Chalcedon.

Physiologische Anwendungen: 2-mal täglich 10 ml **kolloidales Silber** 25 ppm mit einem Vernebler inhalieren. Husten ist keine Indikation für **Klinoptilolith**.

Immunschwäche

Eine Anhebung der Aktivität des geschwächten körperlichen Immunsystems, mit Verbesserung der Durchblutung, Veränderung der Temperaturtoleranz und Beschleunigung der Fressgeschwindigkeit der weißen Blutkörperchen.

Symptome: Anfälligkeit für Infekte und Pilzbefall, Reinfekte in kurzem Zeitabstand.

Ätherische Öle: 2-mal täglich 1–2 Trofen **Ingweröl**, alternativ Weihrauchöl einnehmen, wenn kein zu niedriger Blutdruck vorliegt.

Heilsteinanwendungen:

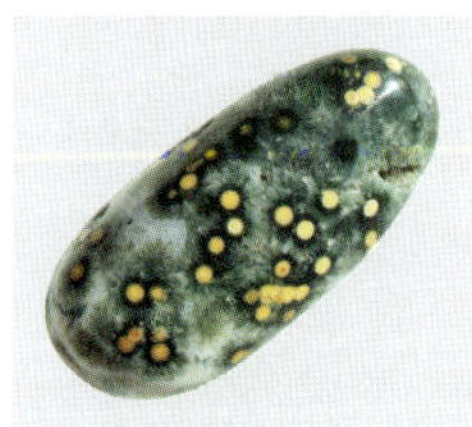

Sphärolithischer Chalcedon

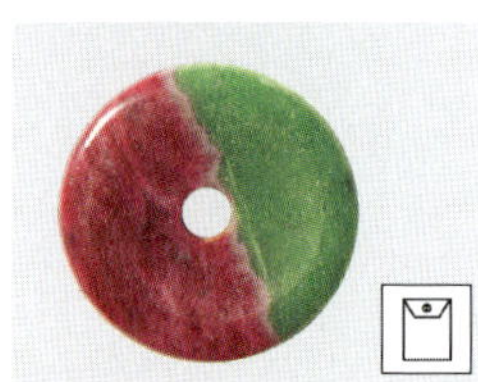

Rubin-Zoisit

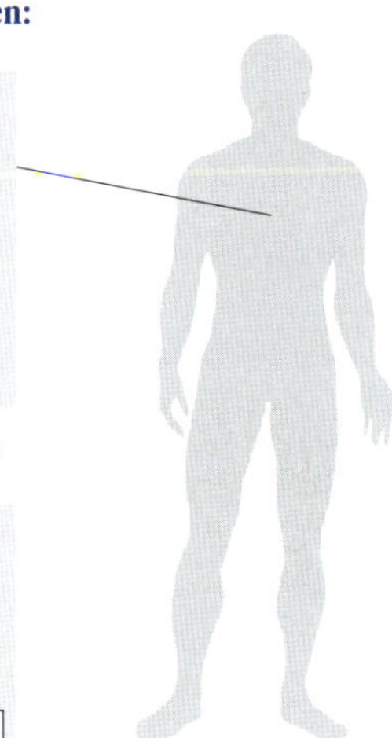

Zur allgemeinen Immunsteigerung regelmäßig mit **Amethyst** ausstreichen, anfällige Bereiche können besonders gründlich behandelt werden.
In Erkältungszeiten einige Wochen **Heliotrop** oder **Sphärolithischen Chalcedon**, alternativ **Moosachat** als Anhänger oder Kette tragen, besonders bei eitrigen Prozessen und Erschöpfung,
zur Gewebereinigung und Lymphanregung **Chrysokoll, Chalcedon** oder **Opal** als Wasser trinken,
zur Durchblutungsverbesserung **Rubin**, **Obsidian** oder **Granat** tragen,

zur konstitutionellen Verbesserung **Aquamarin**, alternativ **Smaragd** einige Monate tragen, **Bernstein** oder **Nephrit** zur Gesundheitserhaltung,
zur Stärkung bei körperlicher Schwäche **Unakit, Thulit** oder **Rubin-Zoisit** als Wasser trinken.

Weitere Steine: Aragonit, Charoit, Koralle.

Physiologische Anwendungen: 3-mal täglich 20 ml **kolloidales Silber** mit 25–50 ppm einnehmen.
Dazu 2-mal täglich 3 g **Klinoptilolith** als Pulver einnehmen.

Impfschäden

Ein nach einer Impfung auftretender Folgeschaden, der allgemein schwer erkannt wird und nicht mit der Impfung in Zusammenhang gebracht wird.

Symptome: Vertrauensverlust in die Mutter, Entwicklungsstörungen, Verhaltensauffälligkeiten, spätere Unfruchtbarkeit.

Impfversuche mit 6-fach- oder 8-fach-Impfungen werden oftmals ohne Wissen der Eltern bereits an Säuglingen vorgenommen. Der Wirkstoff enthält Quecksilberverbindungen, welche als Depotgifte vom Körper nicht ausgeschieden werden können und die frühkindliche Entwicklung massiv beeinträchtigen können.

Ätherische Öle: Es liegen keine sinnvollen und gesicherten Ölempfehlungen vor.

Heilsteinanwendungen:

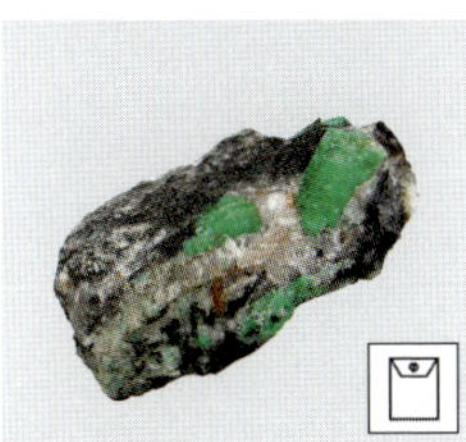

Smaragd

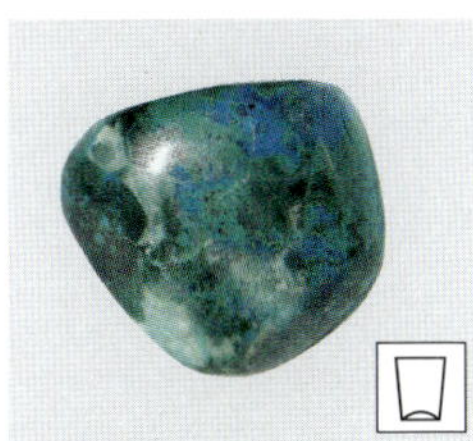

Chrysokoll

Zur Immunstabilisierung und psychischen Stabilisierung **Smaragd** oder **Chrysokoll** als Wasser trinken und schwarzen **Turmalin** tragen,
zur Entgiftung optimal **Smaragd**, **Chrysopras** oder **Peridot,** alternativ **Sphärolithischen Chalcedon** oder **Malachit** tragen,
zur Schwermetallausleitung **Antimonit** oder **Covellin** auflegen, optimaler wäre der schwer erhältlichere **Cinnabarit**.
Je nach Symptomatik können weitere Steine notwendig sein.

Weitere Steine: Baryt, Bergkristall, Malachit, Tansanit, Türkis.

Physiologische Anwendungen: Direkt nach der Impfung über einen Zeitraum von 10 Tagen 2-mal täglich 10–20 ml **kolloidales Silber** mit 25 ppm einnehmen.

Zur Ausleitung von Metallen aus Impfadjuvanten kann 2-mal 3 g **Klinoptilolith** als Pulver in etwas Wasser über einen Zeitraum von 6 Wochen eingenommen werden.

Insektenbisse und -stiche

Die Reaktion auf einen Insektenbiss oder -stich kann bis zum tödlichen Schock führen.

Symptome: Auftreten einer Rötung an der Einstichstelle, der ein Juckreiz mit mehr oder minder großer Schwellung der sich ausbreitenden Hautrötung folgt, eine Blase kann sich bilden.

Infiziert sich ein Insektenbiss oder -stich, kann die verstärkte Reaktion darauf sich massiv mit Fieber und Gelenkschmerzen äußern. Bei einer allergischen Reaktion auf einen Biss oder Stich kann eine lokale oder auch generalisierte Schwellung auftreten, die im Bereich der Atemwege zu Atembeschwerden führen kann.

Komplikationen: Durch einen Insektenbiss oder -stich kann eine Sekundärinfektion z. B. Virus (Frühsommermeningitis), Bakterien (Borreliose) oder Amöbe (Malaria) übertragen werden, die zu schweren Erkrankungen führen kann.

Ursachen: Durch einen Insektenbiss oder -stich ins Gewebe gelangtes Gift. Spinnen werden, obwohl sie keine Insekten sind, ebenfalls dazugezählt.

Ätherische Öle: Optimal 2-mal täglich 2 Tropfen **Lavandinöl** lokal auftupfen.

Heilsteinanwendungen:

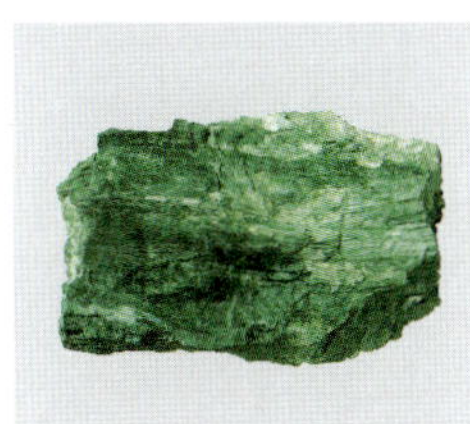

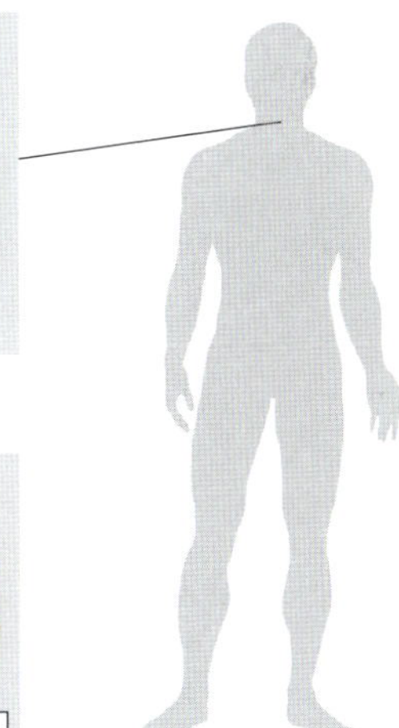

Prasemquarz

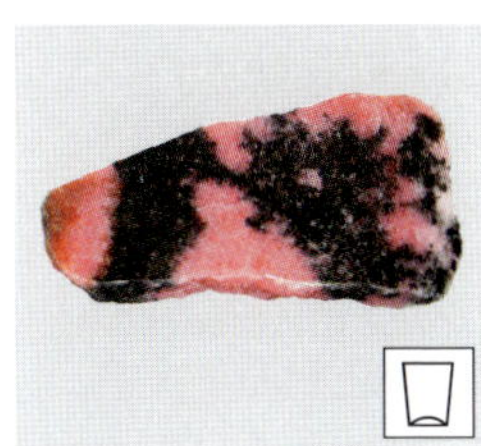

Rhodonit

Zur Kühlung und Abschwellung **Amethyst**, **Bergkristall** oder **Prasemquarz** auflegen,

zur Histaminunterdrückung und Juckreizmilderung **Rhodonit**, **Aventurin** oder alternativ **Prasemquarz** auflegen oder als Wasser trinken (der das Insektengift neutralisiert),
zur Entzündungshemmung **Heliotrop** und **Prasemquarz** auf den Stich auflegen,
zur Entgiftung und Neutralisierung des Insektengiftes sowie zur Förderung des Lymphflusses **Chrysopras** oder blauen **Turmalin** tragen sowie mit einem **Amethyst**-Drusenstück ausstreichen,
zur energetischen Ableitung mit **Bergkristall** als Kristall oder mit **Halit** vom Einstich in Richtung der Hände sonst in Richtung der Füße abstreichen und mit **Amethyst** als Drusenstücken ausleiten,
zur Stärkung der Nieren **Nephrit**, **Aventurin** oder blauen **Turmalin** tragen oder als Wasser trinken,
zur Vorbeugung **Prasemquarz**, **Serpentin** oder **Bernstein** tragen, um den pH-Wert des Urins basisch zu prägen.

Weitere Steine: Halit, Rauchquarz, Serpentin.

Physiologische Anwendungen: Bei Bedarf einige Tropfen **kolloidales Silber** mit 50 ppm auf den Einstichbereich auftragen und im Falle einer allergischen Reaktion einnehmen. Einen dünnen, wasserhaltigen Brei aus **Klinoptilolith** als Pulver auf die Einstichstelle auftragen.
Bei Kreislaufschwäche eine Prise **Salz** einnehmen.

Begleitende Maßnahmen: Möglichst viel Wasser trinken, allgemein auf basischen pH-Wert des Urins achten.

Ischiasbeschwerden

Ischialgie

Eine Reizung oder Schädigung der Ischias-Nervenwurzel.

Symptome: Akut einsetzende charakteristische Schmerzen vom Gesäß aus, dem Verlauf des Ischiasnervs folgend, über die Oberschenkelhinterseite und Wade, bis zu den Fersen ausstrahlend. Oft ist dieser Schmerz mit einem Ausfall der Reflexe verbunden. Charakteristisch für diesen Schmerz ist, dass er sich während eines Husten- oder Niesanfalles verstärkt.

Ursachen: Meist durch einen Bandscheibenvorfall oder eine Einklemmung des Ischiasnervs verursacht.

Ätherische Öle: Optimal 2-mal täglich 1–2 Tropfen **Nelkenöl**, alternativ Rosmarinöl lokal oder in den Sakralbereich einreiben.

Öl-Stein-Einreibungen: Ideal ergänzt sich die Einreibung von **Nelkenöl** mit **Kunzit** vor allem in den Sakralbereich.

Heilsteinanwendungen:
Zur akuten Schmerzlinderung **Tsesit**, **Sugilith, Kunzit** oder **Saphir** lokal über dem Steißbein aufkleben,
zur Entlastung des Organismus die Schmerzbahnen mit **Halit** langsam nachziehen,

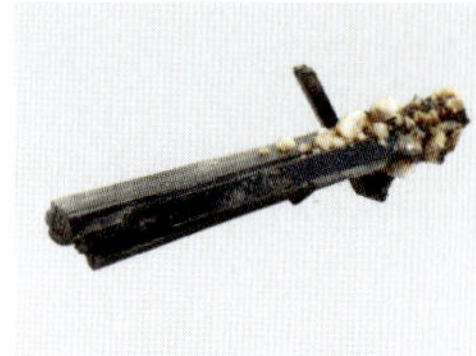

Ägirin

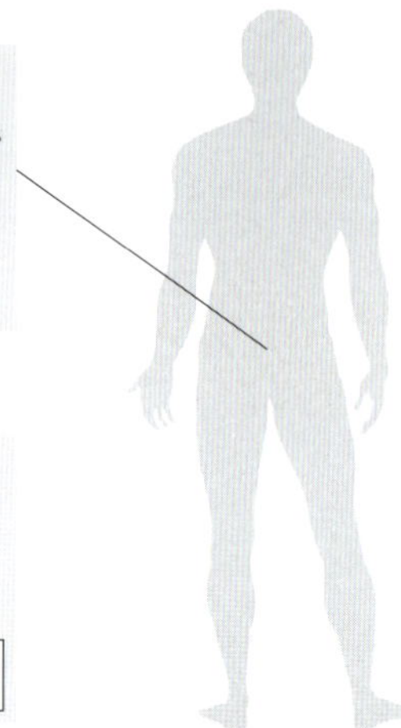

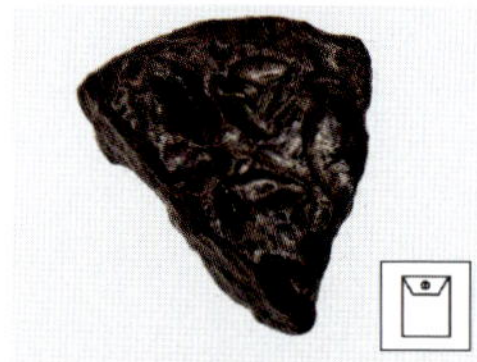

Tsesit

zur Regeneration der Nerven optimal **Ägirin, Kunzit** oder mehrfarbigen **Turmalin** aufkleben,
zur Regeneration der Bandscheiben **Aragonit**, alternativ **Apatit** über Monate aufkleben und als Wasser trinken.

Weitere Steine: Biotit, Charoit, Malachit, Lepidolith, Rhodochrosit.

Physiologische Anwendungen: Ischiasbeschwerden sind keine Indikation für **kolloidales Silber** oder **Klinoptilolith**.

Keuchhusten

Pertussis

Eine hochinfektiöse akute bakterielle Atemwegserkrankung, vorwiegend im Kindesalter.

Symptome: Typische, sehr heftige Hustenanfälle, mit starken Atembeschwerden und leichtem Fieber unter 38 Grad. Die Hustenanfälle bestehen aus einer Serie von stakkatoartigen Hustenstößen und sind oft mit kurzem Atemstillstand bis zu einer halben Minute verbunden. Diese Hustenanfälle treten vorzugsweise in der Nacht auf. Dickflüssiger Schleim wird abgehustet, häufig mit Erbrechen. Das Gesicht kann dabei anschwellen und durch Sauerstoffmangel bläulich anlaufen. Vorwiegend tritt diese Erkrankung im Frühjahr auf.

Die Hustenanfälle sehen bedrohlich aus und wirken auf den Beobachter schlimmer als auf den Kranken. Bei Kleinkindern und Säuglingen kann es zu Krämpfen und Bewusstlosigkeit kommen. Manchmal treten auch infolge der Hustenanfälle Blutungen in der Augenbindehaut auf.

Ursachen: Eine bakterielle Tröpfcheninfektion mit Bordetella pertussis, nach einer Inkubationszeit von 7–14 Tagen.

Ätherische Öle: 2- bis 3-mal täglich 2–3 Tropfen **Fenchelöl**, alternativ **Eukalyptusöl** in die Brust einreiben.

Öl-Stein-Einreibungen: Ideal ergänzt sich die Einreibung von **Fenchelöl** mit **Dumortierit**.

Heilsteinanwendung:

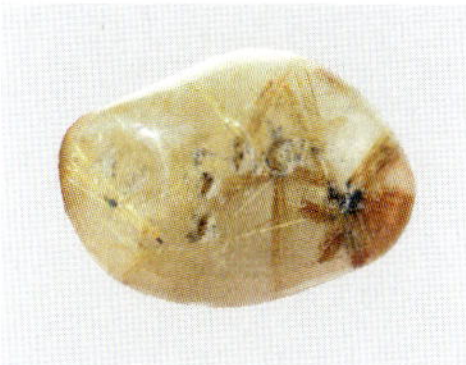

Rutilquarz

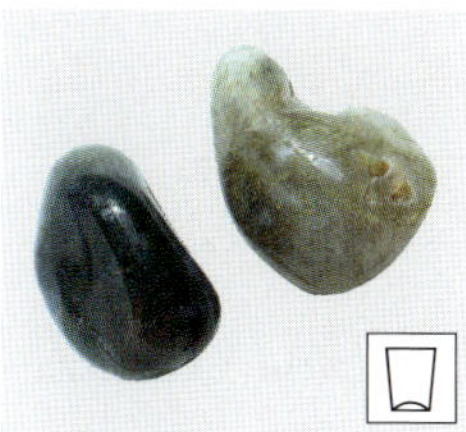

Moosachat

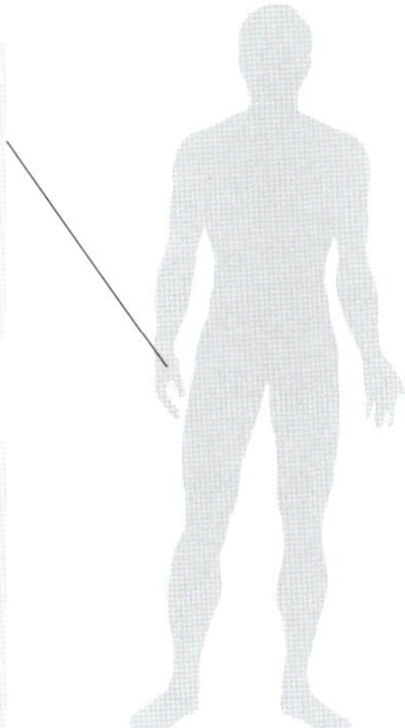

Zur Hustenreizlinderung und Besserung der Atemnot **Rutilquarz** oder grünen **Apophyllit** in der Hand halten,
zur Krampflösung **Malachit** als Kette oder Pi-Scheibe auf der Brust tragen oder den noch stärkeren **Zirkon** in der Hand halten,
zur Schleimlösung **Moosachat** oder **Opal** tragen und als Wasser trinken,
zur Linderung der Panikzustände **Angelit** oder **Strontianit** oder Zirkon tragen oder in der Hand halten.

Weitere Steine: Anhydrit, Bernstein, Coelestin, Saphir, Tsesit, Türkis.

Physiologische Anwendungen: 2- bis 3-mal täglich 20 ml **kolloidales Silber** mit 50 ppm einnehmen; besser jedoch 10 ml mit dem Vernebler inhalieren.
Keuchhusten ist keine Indikation für **Klinoptilolith**.

Knochenbruch oder Knochenriss

Fraktur

Eine Knochenerkrankung, die allgemein durch Einwirkung von Gewalt entsteht.

Symptome: Starke Schmerzen, der gebrochene Körperteil wirkt deformiert, die Umgebung ist durch Blutergüsse verfärbt. Bei verletzten Nerven kann ein Taubheitsgefühl oder gar eine Lähmungserscheinung auftreten.

Formen: Dehnungsbruch, Drehungsbruch, Abscherbruch und Stauchungsbruch. Offene Brüche, bei denen ein Knochenteil die Haut durchbricht, und geschlossene Brüche, wobei die Knochen im Gewebe eingeschlossen bleiben.

Ursachen: Meist durch äußere Gewalteinwirkung wie Unfälle, selten durch Dauerbelastung eines Knochens oder Knochenschwund ausgelöst.

Ätherische Öle: Es liegen keine gesicherten Ölempfehlungen vor. 1–2 Tropfen **Lavandinöl** lokal auftragen, das kann gegen die Schmerzen sinnvoll sein.

Öl-Stein-Einreibungen: Ideal ergänzt sich die Einreibung von **Lavandinöl** mit **Apatit** über der Bruchstelle.

Heilsteinanwendung:

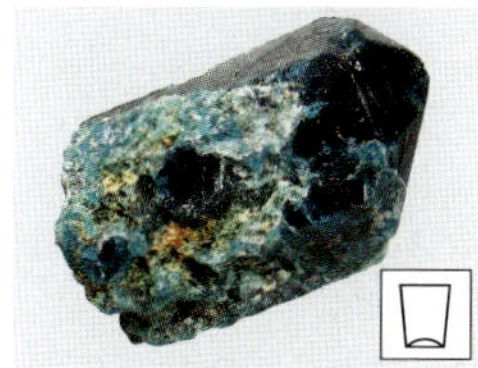

Apatit

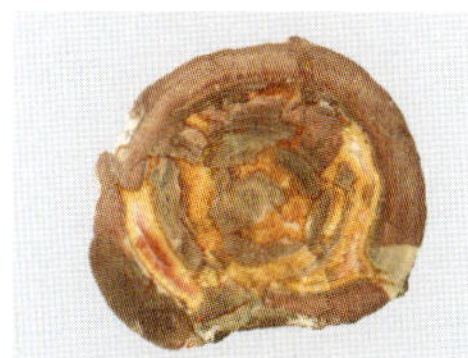

versteinertes Holz

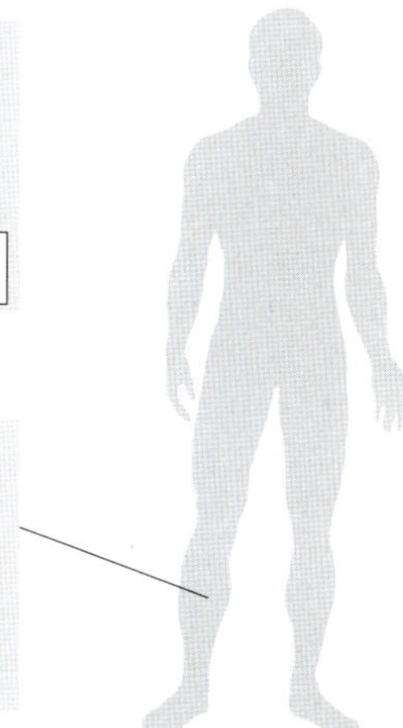

Zur Heilungsförderung **Apatit** nahe dem Bruch aufkleben und als Wasser trinken, alternativ **versteinertes Holz** oder **Aragonit** auflegen,
zur Anregung des Calciumeinbaus in den Knochen **Calcit** oder **Aragonit,** alternativ **Dolomit** aufkleben und zusammen mit Fluorit als Wasser trinken,
zur allgemeinen Stärkung bei brüchigen Knochen **Apatit** und **Fluorit** tragen und als Wasser trinken,
zur Beschleunigung der Wundheilung zunächst bis 2 Tage Obsidian zur Bewältigung des Schockereignisses, dann **Rhodonit** zur narbenfreien Abheilung oder **Magnetit** tragen,
zur Schmerzlinderung grüner **Turmalin** oder **Ägirin** und zum Abbau des Blutergusses **Mookait** aufkleben.

Weitere Steine: Calcit, Ägirin, Malachit.

Physiologische Anwendungen: Knochenbrüche sind keine Indikation für **kolloidales Silber**.

Knochenerweichung

Osteoporose

Eine Knochenerkrankung, die durch einen krankhaften Schwund von Knochengewebe gekennzeichnet ist.

Durch den Abbau werden die Knochen poröser und brechen leichter als gesunde Knochen. Knochenbrüche (Frakturen) des Handgelenks, der Wirbelsäule und der Hüfte sind häufig die Folge, es kann auch das ganze Skelett betroffen sein.

Symptome: Schmerzen, vor allem im Rücken, Haltungsänderung mit Rundrücken mit Hautfalten am Rücken, die tannenbaumähnlich aussehen.

Ursachen: Die häufigsten Formen dieser Erkrankung stellen die primären Osteoporosen dar, deren Ursachen noch ungeklärt sind. Dazu zählt die nach den Wechseljahren auftretende Osteoporose, die bei Frauen wahrscheinlich durch den Rückgang der Produktion von Östrogen verursacht wird, sowie die Altersosteoporose, die sich ab dem siebzigsten Lebensjahr manifestiert und auch Männer befällt.

Die sekundäre Osteoporose kann durch Bewegungsmangel, Mangelernährung und Alkoholismus, verschiedene Erkrankungen (z. B. Diabetes mellitus, Tumoren) oder medikamentöse Langzeitbehandlung (z. B. mit Kortikoiden) verursacht sein.

Ätherische Öle: Es liegen keine sinnvollen und gesicherten Ölempfehlungen bei Knochenerweichung vor.

Heilsteinanwendungen:

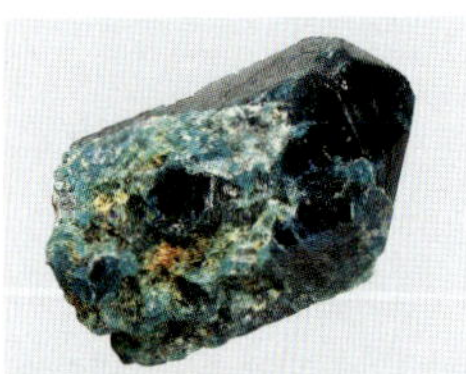

Apatit

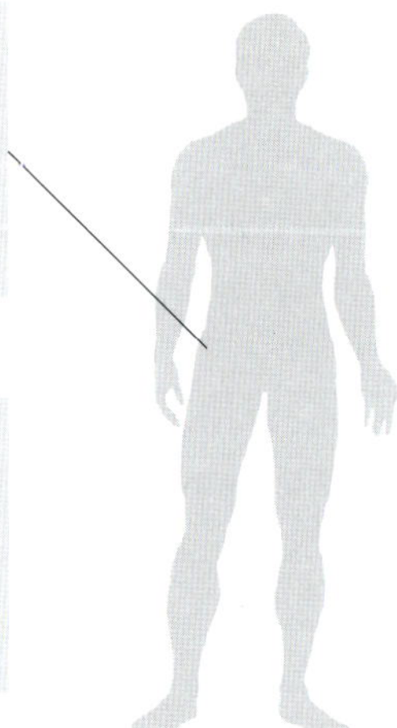

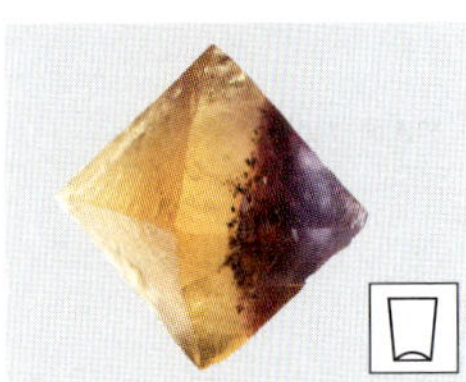

Fluorit

Zur Anregung des Calciumeinbaus in den Knochen **Apatit** oder alternativ **Aragonit** oder **Dolomit** aufkleben und als Wasser trinken,
zur allgemeinen Stärkung bei brüchigen Knochen **Apatit, Versteinertes Holz** und **Fluorit** tragen und als Wasser trinken,
zur Knochenstabilisierung weiße **Koralle** oder **Ägirin** tragen,
zur Harmonisierung des Hormonhaushalts braunen **Mondstein** tragen.

Weitere Steine: Calcit, Fluorit.

Physiologische Anwendungen: Knochenerweichung ist keine Indikation für **kolloidales Silber**.
2-mal täglich 3 g **Klinoptilolith** als Pulver über einen Zeitraum von 3 Monaten einnehmen, baut Calcium in die Knochen ein.

Konzentrationsstörungen, Lernschwäche

Eine mangelnde Fähigkeit, die Lerninhalte, beispielsweise des normalen Schulunterrichts zu erfassen, zu behalten, wiederzugeben und anzuwenden. Eine Störung der Aufmerksamkeit.

Symptome: Konzentrationsstörungen, Merkschwäche, Vergesslichkeit.

Ursachen: Sie können nach Ermüdung und aufwühlenden seelischen Ereignissen, aber auch bei Vergiftungen, Durchblutungsstörungen, psychischen Erkrankungen und Hirnverletzungen auftreten.

Ätherische Öle: 1–2 Tropfen **Eukalyptusöl**, alternativ Muskatellersalbeiöl im Raum verdunsten oder 1 Tropfen **Zitronenschalenöl** in die Schulmappe tropfen.

Heilsteinanwendungen:

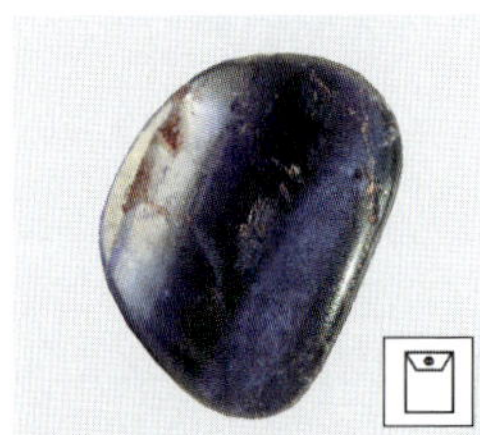

Tsesit

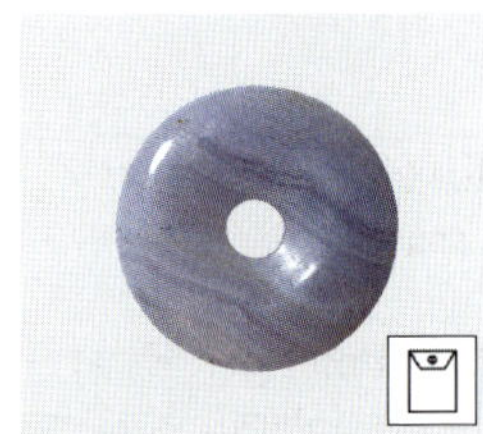

Chalcedon

Zur Konzentrationssteigerung, für die Arbeitshaltung und die ernsthafte Auseinandersetzung mit dem Lernstoff **Amethyst** als Drusenstück oder großen Einzelkristall am Lernplatz auf Dauer aufstellen und nach jeder Lerneinheit den Kopf ausstreichen, dazu **Citrin** oder **Saphir** tragen,
zur leichten Aufnahme und Wiedergabe des Stoffes optimal **Chalcedon** tragen, er hilft vor allem bei sprachlichen Fächern und im schulischen Bereich, den Stoff gut zu verstehen und mit vorhandenem Wissen zu verknüpfen; bei praxisnahen Wissensgebieten mit der gleichen Wirkung **Citrin** tragen,
zur Nervenstärkung bei außergewöhnlichen Belastungen und zur Aufnahme großer Wissensmengen im Kurzzeitgedächtnis optimal **Tsesit, Fluorit, Chrysoberyll, Diamant** oder **Rauchquarz** tragen,
zum Auswendiglernen größerer Datenmengen **Bergkristall** beim Memorieren und beim Abrufen auf die Stirn halten oder **Sardonyx** tragen,
für mehr persönliches Interesse, Geistesgegenwart und gute Auffassungsgabe und für das emotionale Gedächtnis **Kunzit** oder **Disthen** als Anhänger tragen,
bei inneren Widerständen gegen den Lernstoff optimal **Disthen** oder alternativ **Kunzit** tragen,
für Selbstkontrolle und Geisteskraft **Rauchquarz** tragen, er hilft auch, die Konzentration bei Belastung oder lange andauernden, schwierigen Situationen aufrechtzuerhalten,

zur Förderung des logischen Denkens und Durchhaltevermögens **Diamant** oder **Amethyst** tragen und als Wasser trinken,
zur gedanklichen Strukturierung, gegen Denkblockaden und Vorurteile **Fluorit**, alternativ **Kunzit, Halit** oder **Lapislazuli** tragen oder am Arbeitsplatz aufstellen, sie helfen Ordnung zu schaffen.
Zur selbstsicheren, öffentlichen Wiedergabe des Gelernten und gegen Lampenfieber goldenen **Topas** umhängen und gleichzeitig **Chalcedon** in der Hosentasche tragen,
zur Überwindung von Prüfungsangst bei extremer Nervosität **Tsesit**, **Aventurin** oder **Disthen** tragen.

Weitere Heilsteine: Cavansit, Charoit, Chiastolith, Chrysoberyll, Dumortierit, Heliotrop, Dolomit, Malachit, Purpurit, Rauchquarz, Rhodochrosit, Tigereisen.

Physiologische Anwendungen: Über eine Zeit von 4 Wochen täglich 2 Teelöffel **Trinkgold** einnehmen.

Kopfschmerzen

Cephalgie

Ein hartnäckiger, diffuser oder örtlich begrenzter Schmerz in unterschiedlichen Kopfbereichen.

Sie sind keine eigenständige Erkrankung, sondern Folge einer vasomotorischen Regulationsstörung und ein vieldeutiges Krankheitssymptom.

Die Stärke des Kopfschmerzes gibt keinen Hinweis über die Schwere der zugrunde liegenden Krankheit.

Symptome: Der Schmerz kann klopfend, dumpf, bohrend, dröhnend oder drückend sein, sich an den unterschiedlichsten Bereichen des Kopfes abspielen, dauernd, sporadisch oder zyklisch und an einem Ort oder ausstrahlend auftreten. Oft wird der Schmerz durch Geräusche oder Helligkeit verstärkt, manchmal durch Ruhe oder Dunkelheit verbessert.

Ursachen: Folge einer Gehirnerschütterung, von fiebrigen Infektionserkrankungen, auch durch Eiterherde an Mandeln, Nebenhöhlen oder Zähnen, Überanstrengung bei Kurzsichtigkeit oder verschiedenen Augenerkrankungen, Verspannungen durch Haltungsfehler, Beschwerden der Halswirbelsäule, hormonelle Umstellung und Überempfindlichkeit bei Wetterwechsel, besonders bei Föhn; Veränderungen des Blutdrucks, Stoffwechselstörungen, raumbeengende Tumoren im Kopfbereich, Schlaganfall und Blutarmut, schwere Allgemeinerkrankungen, Vergiftungen, Alkohol- oder Drogenkonsum, selten auch bei rheumatischen Beschwerden.

Oft im psychischen Bereich zu finden und als Folge einer lang andauernden Konzentration.

Ätherische Öle: Bei Bedarf 1–2 Tropfen **Muskatellersalbeiöl** einnehmen oder 1 Tropfen **Pfefferminzöl** in den Schläfenbereich einreiben.

Heilsteinanwendungen:

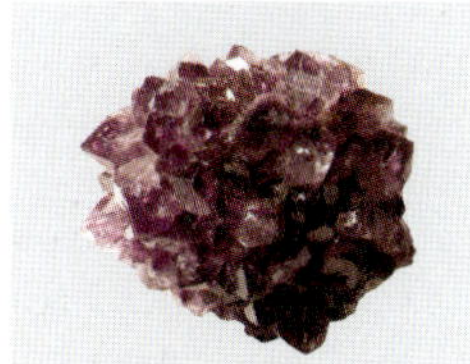

Amethyst

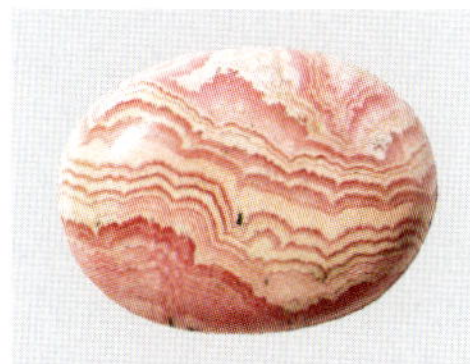

Rhodochrosit

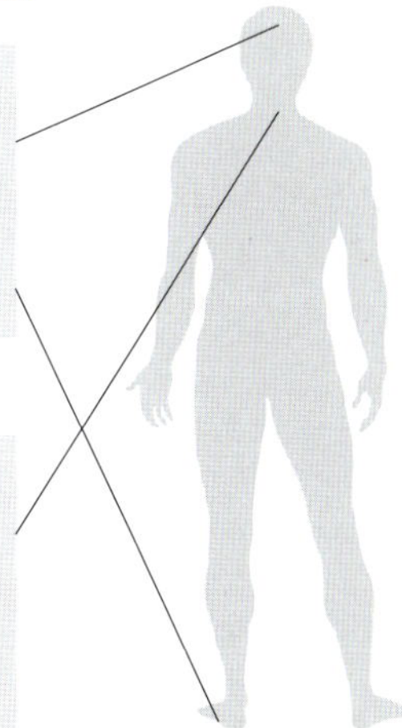

Zur kurzfristigen Schmerzlinderung mit Halit den Kopf und Nacken durch Draufhalten und Abziehen kühlen,
zur allgemeinen Schmerzlinderung des Kopfschmerzes unklarer Ursache mit **Amethyst**-Drusenstück ausstreichen und die Füße drückend massieren, alternativ **Dolomit** und **Rhodonit** als Wasser trinken oder mit dem **Tsesit** die Stirn massieren,
zusätzlich viel **Dolomit** als Wasser trinken,
bei Verspannungskopfschmerz **Amethyst** oder **Rauchquarz**, alternativ **Tsesit** als Kette tragen oder mit **Amethyst** als Drusenstück abstreichen,
bei periodisch erscheinenden Kopfschmerzen **Diaspor** tragen,
zur Durchblutungsverbesserung **Rubin, Koralle** oder **Rhodochrosit** tragen, bei zu eng gestellten Gefäßen während der Ruhe im Liegen **Rhodochrosit** in die Kuhle am Ende des Hinterkopfs legen,
bei Schmerzen infolge einer Entzündung und/oder Vereiterungen **Smaragd** als Wasser trinken und/oder **Sphärolithischen Chalcedon** tragen,
bei Schmerzen mit hormonellen, nervösen und seelischen Ursachen über Wochen **Lapislazuli, Bernstein, Malachit** oder **Serpentin** als Kette tragen.
Weitere Steine: Cavansit, Dioptas, Gagat, Halit, Lepidolith, Sphalerit, Sugilith.

Physiologische Anwendungen: Kopfschmerzen sind im Allgemeinen keine Indikation für **kolloidales Silber**, auch nicht für **Klinoptilolith,** sie können sich aber in Einzelfällen mit dessen Anwendung auflösen.

Allgemeine Maßnahmen: Heißes Fußbad im Wechsel mit kaltem nehmen.

Ergänzende Maßnahmen: Baubiologische oder radiästhetische Schlafplatzuntersuchung ist meist sinnvoll.

Krampfadern

Varikosis, Varizen

Eine krankhafte Erweiterung und Schlänglung der oberflächlichen Venen ohne ersichtlichen Grund.

Symptome: Sichtbar als erweiterte und geschlängelte, unter der Haut meist an den Beinen hervortretende Venen, können jedoch auch in der Speiseröhre, am After, im Hodensack und auf dem Bauch vorkommen. Im Liegen erscheinen diese als gewundene, dicke bläuliche Schlangenlinien, die sich beim Stehen prall füllen. Beim Auftreten größerer oberflächlicher Venen können ein brennender Schmerz und Schweregefühl auftreten.

Sie werden durch Überbelastung, Herabhängen-Lassen der Beine, Stehen, Schwangerschaft und Übergewicht verstärkt.

Es kommt zu Schmerzen, Wadenkrämpfen und einem Schweregefühl der Beine. Bei einer starken Ausprägung können sie zu einer Wassereinlagerung in den Beinen führen.

Ursachen: Vererbte Disposition, hormonelle Umstellungen während der Schwangerschaft, Übergewicht, Folge einer angeborenen Bindegewebsschwäche, langes Stehen und Sitzen ohne ausreichende Bewegung kann verstärkend wirken.

Ätherische Öle: Es liegen keine sinnvollen und gesicherten Ölempfehlungen bei Krampfadern vor.

Heilsteinanwendungen:

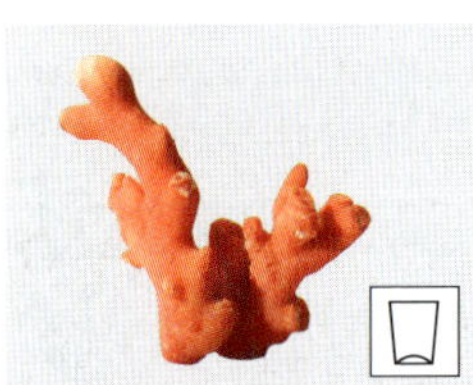

Koralle

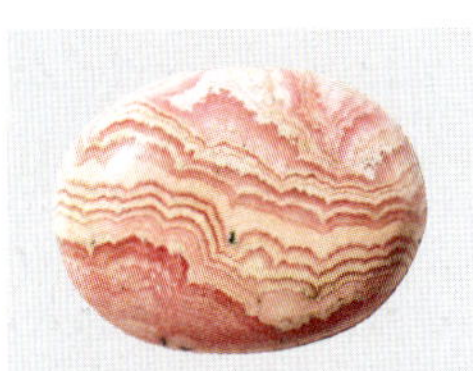

Rhodochrosit

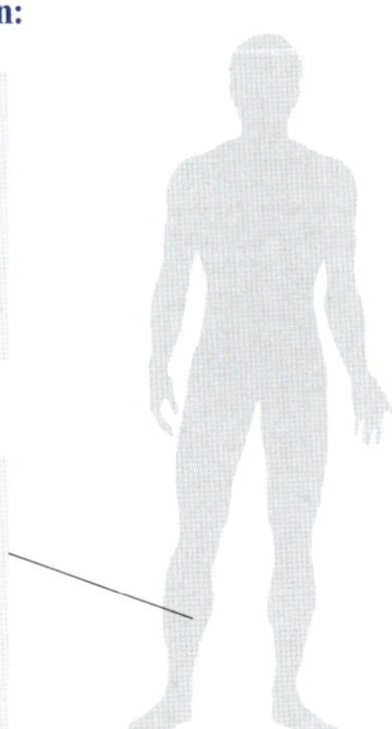

Zur Bindegewebsstärkung konzentrisch gebänderten **Achat, Koralle**, **Mookait** oder **versteinertes Holz** auf den betroffenen Bereich kleben,
zur Durchblutungsverbesserung konzentrisch gebänderten **Rhodochrosit** oder rote **Koralle** aufkleben,
zur Schmerzlinderung flachen **Rhodonit** und flachen **Dolomit** zusammen in Schmerznähe im Strumpf fixieren,
zur Vorbeugung **Rosenquarz, versteinertes Holz** oder Koralle als Wasser auftragen oder trinken,
zur Nachbehandlung, auch nach Venenoperationen **Rhodonit** als Wasser auftragen.

Weitere Steine: Dumortierit, Karneol, Malachit.

Physiologische Anwendungen: Krampfadern sind keine Indikation für **kolloidales Silber**, auch nicht für Klinoptilolith.

Krebs und Tumorerkrankungen

Karzinome

Eine allgemeine Bezeichnung von Laien für alle bösartigen Erkrankungen, die durch eine unkontrollierte Vermehrung von veränderten Zellen in bestimmten Teilen des Körpers gekennzeichnet sind. Diese Zellen können das umliegende Gewebe zerstören und Tochtergeschwülste ausbilden, die über den Blut- oder Lymphweg an entfernte Organe weitergetragen werden können und eine neue Krebskolonie bilden. Unbehandelt verläuft eine Krebserkrankung relativ schnell tödlich.

Symptome: Abhängig vom Sitz des Tumors, dessen Größe, Wachstumsgeschwindigkeit und Reaktion auf den Organismus ist die Symptomatik sehr unterschiedlich.

Zu den eigentlichen durch Krebs ausgelösten Symptomen kommen im Laufe der Zeit Sekundärerkrankungen hinzu, ebenso weitere Symptome, die sich infolge der Krebsbehandlung als Nebenwirkung einstellen.

Symptome der Sekundärerkrankungen: Auszehrung, Gewebewasserverlust, grippale Infekte, Pilzinfektionen, Kopfschmerzen.

Symptome der Nebenwirkungen der Chemotherapie: Haarausfall, Übelkeit, Erbrechen, Schwindel, nach Bestrahlungen auch Hautrötungen und Verbrennungen, nach Operationen auch Lymphstau.

Lokalisation des Krebses:

Karzinome der Lippe, der Mundhöhle und des Rachens,

Karzinome der Speiseröhre, des Magens, des Dünndarms, des Dickdarms, der Bauchspeicheldrüse, der Gallenblase und der Leber,

Karzinome des Kehlkopfs, der Luftröhre, Bronchien und der Lunge,

Karzinome der Knochen,

Karzinome der Brustdrüse und der Haut,

Karzinome der weiblichen Geschlechtsorgane wie der Gebärmutter, der Eierstöcke, der Eileiter, der Vulva und der männlichen Geschlechtsorgane wie des Hodens, der Prostata und des Penis,

Karzinome der Blase, der Niere, des Nierenbeckens und der Harnleiter,

Karzinome des Hirns, der Hypophyse und Hirnmetastasen,

Karzinome der Lymphdrüsen und des Knochenmarks,

Karzinome der Schilddrüse, Nebenniere.

Ursachen: Die vielen unterschiedlichen Krebsformen haben oft sehr unterschiedliche Ursachen, die für den einzelnen Krebs aber oft spezifisch sind wie: Fehlernährung, chemische Gifte, Hormone, Rauch, Ruß oder Teer, Asbest, Schwermetalle, ionisierende Strahlungen, ultraviolette Strahlung, lange andauernde Entzündungen, Viren und veränderte Leberflecken.

Stark diskutiert werden heute auch psychische Faktoren wie Dauerstress.

Ätherische Öle: 3-mal täglich 1 Tropfen **Ingweröl** zur Immunstärkung einnehmen.

Heilsteinanwendungen:

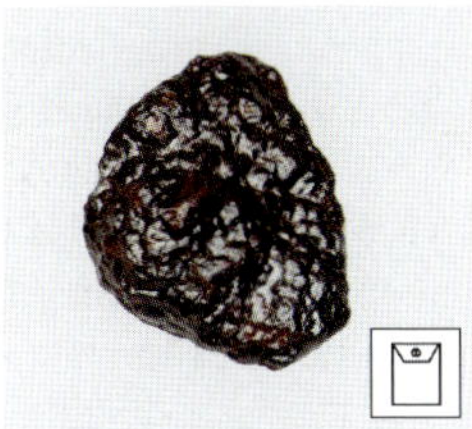

Tsesit

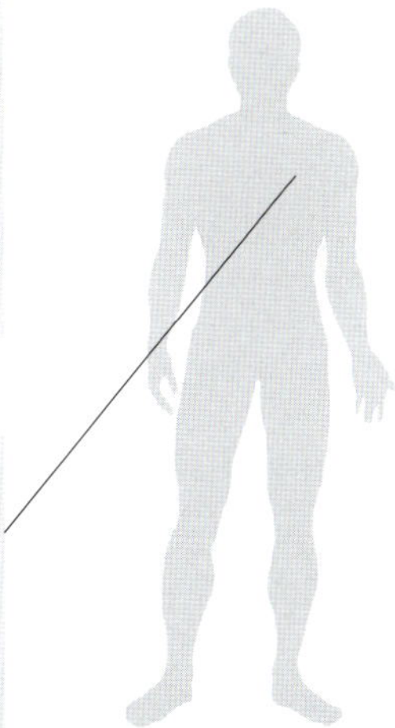

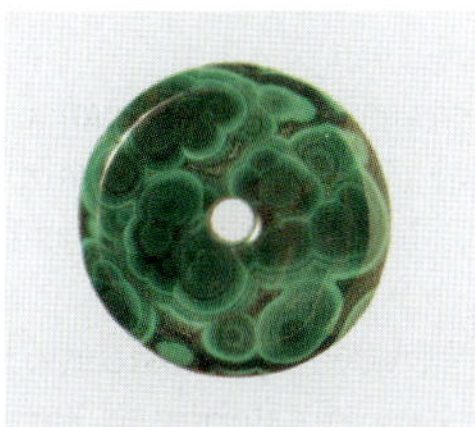

Malachit

Zur Schmerzlinderung **Sugilith,** den seltenen **Richterit** oder **Malachit** tragen,
zur Abwehrsteigerung und emotionalen Stärkung **Charoit** oder **Sugilith** tragen,
zur Atemvertiefung **Lapislazuli** oder **Türkis** tragen,
bei Abmagerung und Hinfälligkeit **versteinertes Holz, Apatit,** den seltenen **Variscit** oder **Smaragd** tragen,
gegen Müdigkeit und Schwäche **Unakit**, **Türkis** oder **Citrin** tragen,
zur Reinigung des Lymphflusses und zur energetischen Klärung **Amethyst** als Drusenstück großflächig ausstreichen,
zur Stärkung und Reinigung des gesamten Organismus **Sphärolithischen Chalcedon,** Malachit oder Moosachat auf die Lebergegend aufkleben,
um sein Leben selbstverantwortlich zu gestalten, **Charoit, Sugilit** oder **Lapislazuli** tragen,
zur Aufdeckung zugrunde liegender Konflikterlebnisse **Malachit**, so verfügbar den besseren **Azurit-Malachit** oder **Lapislazuli** tragen,
für Mut, Krisenbewältigung und Energiezufuhr **Charoit** oder **Granat** tragen,
bei depressiver Verstimmung **Tsesit** oder **Granat** tragen oder **Topas Imperial** über der Lebergegend fixieren,
zur Unterstützung der medizinischen Krebsbehandlung **Strontianit** oder **Lapislazuli** tragen.

Organspezifische Steine:
Weibliche Brust: Rosenquarz, Chrysopras, Malachit, Rhodonit.
Unterleib, Uterus: Malachit, Mondstein, Covellin.
Männliche Geschlechtsorgane: Zoisit-Rubin, Thulit, Schalenblende.
Darm: Stromatolith, Schalenblende, Turmi schwarz.
Leber: Smaragd, Malachit, Schalenblende.
Knochen: Versteinertes Holz, Koralle, Ägirin, Sugilit, Rauchquarz.
Haut: Charoit, Sugilit, Amethyst, Gagat, Schalenblende.
Blut: Rubin, Granat, Topas Imperial.
Bauchspeicheldrüse: Topas Imperial, Richterit, Citrin, Schalenblende.
Lunge: Richterit, Lapislazuli, Charoit, Sugilit.
Gehirn: Schalenblende, Lapislazuli, Diamant.

Weitere Steine: Chrysopras, Coelestin, Covellin, Dioptas, Opal, Pyrit-Sonne, Richterit, Sphalerit, grünen Turmalin.

Physiologische Anwendungen: Als begleitende Therapie kann kurmäßig 2-mal täglich über mehrere Wochen 50–100 ml **kolloidales Silber** mit 50–100 ppm eingenommen werden, hängt jedoch von der Art des Tumors sowie dem Verlauf seines Wachstums ab.
Um die Nebenwirkung einer Chemotherapie zu lindern oder gar ganz aufzuheben, 2-mal täglich jeweils 8 g **Klinoptilolith** als Pulver in etwas Wasser einnehmen.

Ergänzende Maßnahmen: Baubiologische oder radiästhetische Schlafplatzuntersuchung ist meist sinnvoll.

Kreislaufbeschwerden

Orthostatische Dysregulation

Eine Reaktion des Körpers auf eine Störung der Durchblutung oder des Blutdrucks.

Symptome: Schwindel bis Schwarzwerden vor den Augen, Kältegefühl in Händen und Füßen, Müdigkeit und Antriebsschwäche und Blässe, aber auch Herzklopfen, schneller Puls und Ohrensausen, selten auch Schweißausbrüche.

Ursachen: Meist unbekannt, sonst auch eine Folge innerer Erkrankungen, Infektionserkrankungen, Blutverlust oder Wasserverlust.

Ätherische Öle: 1- bis 2-mal täglich 1 Tropfen **Eukalyptusöl** einnehmen, alternativ **Rosmarinöl**.

Heilsteinanwendungen:
Zur Durchblutungsverbesserung **Rhodochrosit** oder **Koralle** tragen,

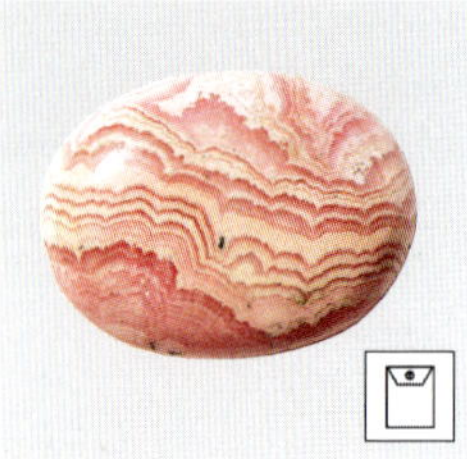

Rhodochrosit

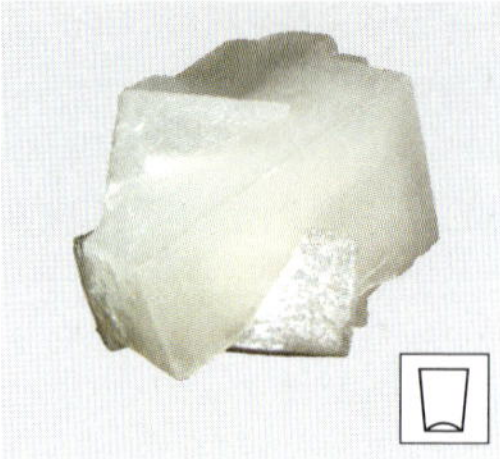

Halit

bei chronischer Kreislaufschwäche zur Blutdruckregulierung **Rubin** (schnell wirksam) und **Lapis** mit hohem Pyrit-Anteil (nachhaltig wirksam) als Anhänger auf Brusthöhe tragen,
zur Kreislaufstabilisierung **Granat** oder **Halit** als Kristall tragen,
zur sanften Kreislaufanregung **Tsesit**, **Rosenquarz** oder **Rhodonit** tragen,
zur starken Kreislaufanregung **Rhodochrosit** oder goldenen **Topas** als Anhänger tragen,
zur Erwärmung der Hände und Füße optimal **Obsidian** als flache Scheibe in den Socken tragen.

Weitere Steine: Feueropal, Karneol, Purpurit, Thulit, Tsesit, Zirkon.

Physiologische Anwendungen: Kreislaufbeschwerden sind keine Indikation für **kolloidales Silber** oder **Klinoptilolith**,
bei akuten Schwindelgefühlen **Kristallsalz** als Prise einnehmen oder als **Salzsole** kurmäßig trinken.

Kummer, Sorgen

Ein psychisches Geschehen, das ursächlich durch ein erlittenes Verlusterlebnis, ein Leid oder erschwerte Lebensumstände nicht immer bewusst ausgelöst oder zugänglich ist, sich über einen längeren Zeitraum entwickelt und sich allem Anschein nach in absehbarer Zeit nicht ändern wird.

Typisch am Kummer ist ein Festhalten an der Vergangenheit, im positiven wie im negativen Sinne.

Ätherische Öle: Bei Bedarf 1–2 Tropfen **Muskatellersalbeiöl** einnehmen, es wirkt stark euphorisch.

Heilsteinanwendungen:

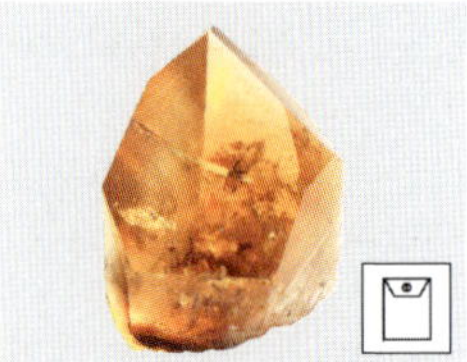

Citrin

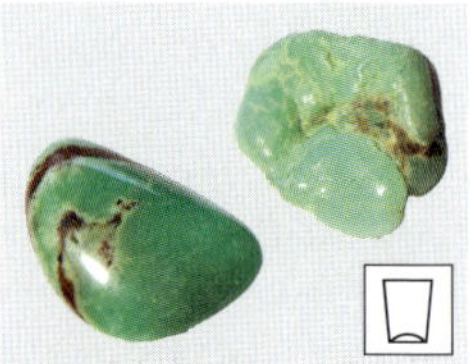

Chrysopras

Zur bewussten Verlustverarbeitung **Citrin** tragen, er hilft, sein Leben wieder in die Hand zu nehmen, und zusätzlich mit einem **Amethyst**-Drusenstück ausstreichen, um sich aus der Situation herauszulösen,
bei Empfindsamkeit und tiefen Gefühlen **Chrysopras** als Wasser trinken, er schenkt Vertrauen und Geborgenheit und lindert damit auch Liebeskummer, oder **Chrysokoll** tragen,
zur Klärung von zwiespältigen Gefühlen und Konflikten zwischen Pflicht und Neigung,
zur Stimmungsaufhellung für Optimismus und Aufgeschlossenheit **Opal** oder **Citrin** tragen, er lindert den Kummer durch wachsenden Optimismus,
zur Verbesserung des Selbstausdrucks, zur Abgrenzung und Bewusstmachung von unterdrückten Emotionen **Malachit** tragen,
bei Sorgen **Aventurin**, **Dumortierit, Mookait** und **Fluorit** tragen, sie fördern eine konstruktive Auseinandersetzung mit den belastenden Themen,
um verzeihen zu können, **Rhodonit** alternativ **Obsidian** tragen, er löst und klärt Verstrickungen.

Weitere Steine: Amazonit, Gagat, Moosachat, Opal, Sonnenstein, Tsesit.

Physiologische Anwendungen: Kummer ist keine Indikation für **kolloidales Silber** oder **Klinoptilolith**.

Lebererkrankungen

Hepatopathien

Eine Sammelbezeichnung verschiedener sehr unterschiedlicher Erkrankungen, die durch verschiedene Störungen der Leberfunktionen ausgelöst werden.

Symptome: Meist unspezifisch, mit Abgeschlagenheit, Müdigkeit, Leistungsminderung, Schmerzen im Oberbauch, mit Übelkeit und Erbrechen, Unverträglichkeit von Fett oder fetthaltigen Produkten, manchmal löst der Geruch von fettem Essen schon Übelkeit aus.

Komplikationen: Es können dabei Blutungen aus der Speiseröhre, Bauchwassersucht und Atembeschwerden auftreten.

Ursachen: Infektionen durch Bakterien, Viren und selten auch Würmer, Folge von Alkohol- oder Drogenmissbrauch, Vergiftungen oder Medikamentenschäden, Autoimmunerkrankungen oder chronische Entzündungen ungeklärter Ursache.

Ätherische Öle: 2-mal täglich 1 Tropfen **Ingweröl**, alternativ 2-mal täglich 2 Tropfen **Pfefferminzöl** einnehmen.

Öl-Stein-Einreibungen: Ideal ergänzt sich die Einreibung von **Ingweröl** mit **Peridot**.

Heilsteinanwendungen:

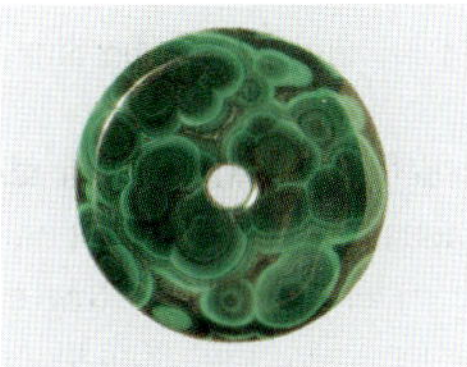

Malachit

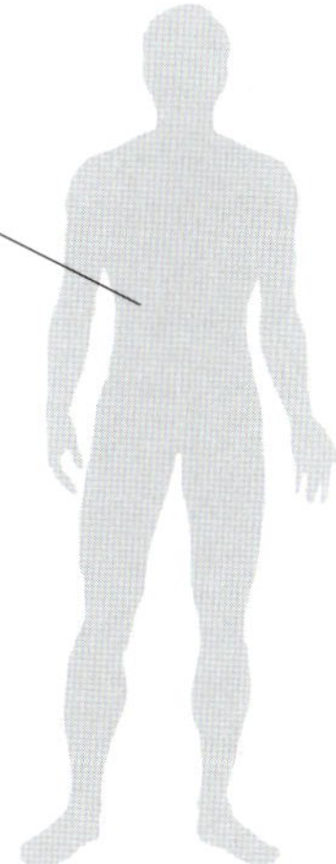

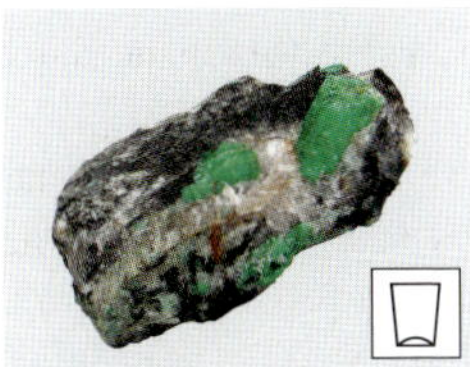

Smaragd

Zur Besserung der Übelkeit **Citrin**, **Dumortierit** oder **Malachit,** optimal den schwer erhältlichen **Prasiolith** auf den Bauch halten und mit ins Bett nehmen,
zur Entgiftung und Stärkung der Leberfunktionen **Peridot**, **Smaragd** oder **Chrysopras** als Wasser trinken,
zur Anregung der Gallenflüssigkeit **Malachit**, **Chrysokoll** oder **Smaragd** auf die Lebergegend auflegen,
zur Blähungsmilderung und Besserung der Obstipation rosa **Moosachat**, **Dumortierit** oder **Klinoptilolith** tragen,
bei Abgeschlagenheit und Müdigkeit **Rubin-Zoisit** tragen,
und bei allgemeiner Schwäche 4 Wochen **Unakit,** dann **Mookait** aufkleben oder tragen,
zur vollständigen Erholung über Monate **Rubin-Zoisit** aufkleben.

Weitere Steine: Chrysoberyll, Dioptas, Serpentin, Sphärolithischer Chalcedon, Zirkon.

Begleitende Maßnahmen: Verzicht auf Alkohol und schwere abendliche Mahlzeiten, stattdessen zeitig zu Bett gehen; zugehörige Reflexzonen des Rückens und unterhalb des unteren rechten Rippenrandes mit Saugschröpfkopf bis zur Hautrötung massieren. In der Erholungsphase Wärmezufuhr mit ölgetränkten warmen Packungen gewährleisten.

Physiologische Anwendungen: 2-mal täglich 30–50 ml **kolloidales Silber** mit 50–100 ppm kann durch dessen Wirkung auf die Stammzellen auf das Leberparenchym einwirken.
2-mal täglich von jeweils 3 auf 6 g steigernd **Klinoptilolith** als Pulver in etwas Wasser einnehmen, entlastet die Leber.

Lippenbläschen

Herpes labialis

Eine harmlose Viruserkrankung mit schmerzhaften Bläschen auf den Lippen und um den Mund bzw. den Übergangszonen der Lippenschleimhaut zur Mundschleimhaut.

Symptome: In Gruppen auftretende Bläschen, die mit serösem Inhalt gefüllt sind, verkrusten nach wenigen Tagen und heilen ohne Narbenbildung ab; werden durch Sonneneinfluss verschlimmert. Die umgebende Haut schwillt an und jede Berührung ist schmerzhaft. Bei großflächigem Befall kommt es zu Abgeschlagenheit, Fieber mit Lymphknotenschwellung.

Herpes verläuft gutartig, kann jedoch in regelmäßigen Abständen erneut wieder auftreten.

Ursachen: Meist als Begleiterscheinung der verminderten Abwehr bei fieberhaften Erkrankungen.

Ätherische Öle: Bei Bedarf 1 Tropfen **Lavandinöl** lokal auftragen.

Heilsteinanwendungen:

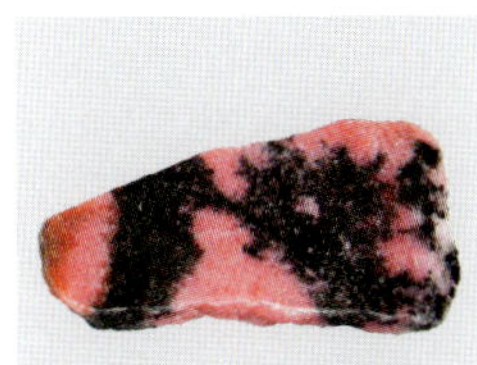

Rhodonit

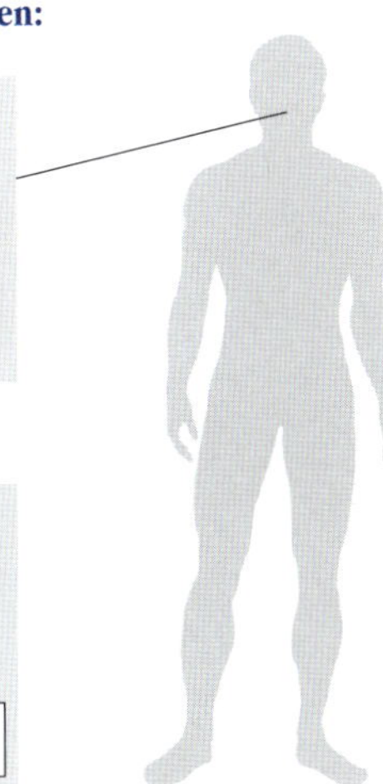

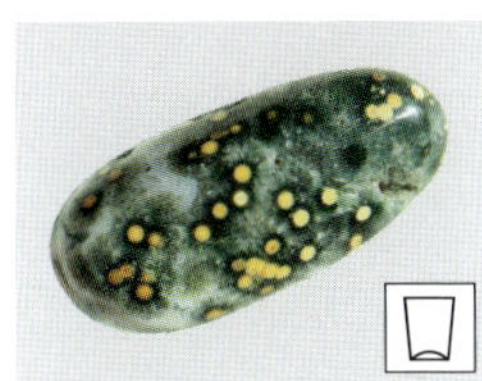

Sphärolithischer Chalcedon

Zur energetischen Reinigung und Anregung des Immunsystems mit **Amethyst**-Drusenstück ausstreichen,
zur Entgiftung des Bindegewebes **Peridot,** optimal **Chrysopras** oder **Smaragd**, alternativ weißlichen **Opal** lokal auflegen, als Wasser auftragen und trinken,
zur Lymphflussanregung **Sphärolithischen** oder dendritischen **Chalcedon** tragen oder als Wasser trinken,
zur Entzündungshemmung und Entgiftung **Chrysopras** oder **Sphärolithischen Chalcedon** als Wasser trinken,
zur Beschleunigung des narbenfreien Abheilens **Rauchquarz** in der Tasche tragen oder **Rhodonit** als Wasser trinken,
zur Linderung des Brennens der Bläschen **Labradorit, Opal** oder alternativ **Chalcedon** darauf halten,
zur Reduktion der Sonnenempfindlichkeit **Prasemquarz** oder **Aventurin** umhängen,

zur Überwindung von Schamgefühlen bunten **Turmalin**, **Malachit** oder Lapislazuli tragen.

Weitere Steine: Citrin, Gagat, Prasemquarz, Tsesit.

Physiologische Anwendungen: Einige Tropfen **kolloidales Silber** mit 50 ppm lokal auftragen und 2-mal täglich 20 ml mit 25 ppm einnehmen.

Lippenbläschen sind keine Indikation für **Klinoptilolith**. Die Lippen mit **Kristallsalzsole** einreiben, das kann die Bläschen verschwinden lassen.

Luftröhrenerweiterung

Bronchiektasen

Eine sackförmige Erweiterung der Bronchialäste, der Luftwege zu den Lungen, mit Atemnot.

Symptome: Häufig starker Husten, mit großen ausgeworfenen Schleimmengen, der jedoch nur Teile des Schleimes herausbringt und Atembeschwerden bis zur Atemnot. Fieberschübe wechseln mit einer Zeit der Beschwerdefreiheit ab.

Ursachen: Als Folge einer schlecht ausgeheilten Lungenerkrankung wie Keuchhusten, Lungenentzündung, Tuberkulose oder Asthma, selten angeboren.

Ätherische Öle:2- bis 3-mal täglich 2 Tropfen **Eukalyptusöl** einnehmen, 2-mal täglich 2–3 Tropfen Rosmarin- oder Zypressenöl in den oberen Brustbereich einreiben.

Öl-Stein-Einreibungen: Ideal ergänzt sich die Brusteinreibung von **Eukalyptusöl** mit **Sodalith**.

Heilsteinanwendungen:

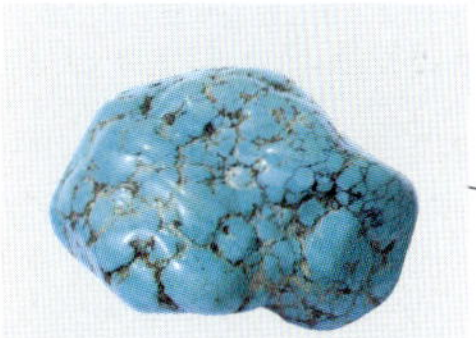

Türkis

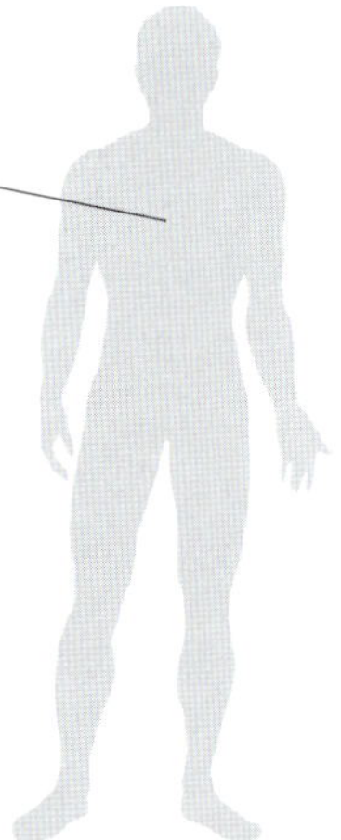

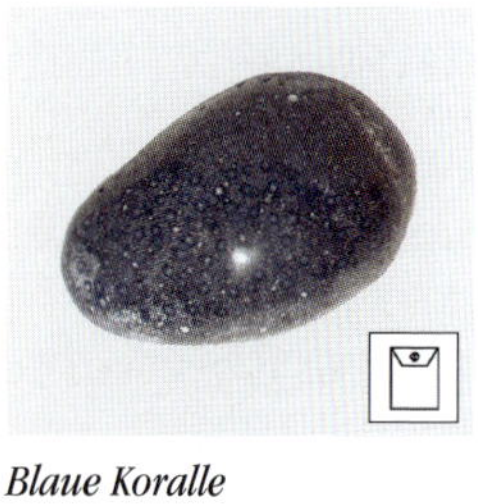

Blaue Koralle

Zur Atemvertiefung bei flacher Atmung Koralle, **Türkis** oder **Sodalith** tragen,

zur Entzündungshemmung Saphit blau, alternativ **Chalcedon** mit Dendriten tragen,

zur Husten- und Schleimlösung **Rutilquarz**, allgemeinen **Opal, Labradorit** oder **Moosachat** tragen.

Weitere Steine: Dumortierit.

Physiologische Anwendungen: 2-mal täglich mit 10 ml **kolloidalem Silber** 50 ppm inhalieren, um den Schleim zu lösen und die bakterielle Besiedlung in Griff zu halten.

Eine Luftröhrenerweiterung ist keine Indikation für **Klinoptilolith**.

Lungenentzündung

Pneumonie

Eine meist gefährliche, akute oder chronische durch Bakterien oder Viren ausgelöste Entzündung des Lungengewebes, die meist plötzlich beginnt.

Symptome: Eine schwere Beeinträchtigung des Allgemeinempfindens, mit beschleunigter, oberflächlicher Atmung mit Luftnot, Auswurf, plötzlich auftretendem hohem Fieber, meist mit Schüttelfrost, trockenem Husten und stechendem, atemabhängigem meist einseitigem Brustschmerz. Husten mit rostrotem Auswurf kommt erst später hinzu.

Rückfälle nach einer überstandenen Lungenentzündung sind grundsätzlich möglich.

Ursachen: Durch verschiedene Bakterien wie Pneumokokken oder Staphylokokken, seltener Viren oder Pilze hervorgerufen, aber auch durch radioaktive Strahlen, chemische Reizstoffe oder das fehlerhafte Einatmen von saurem Mageninhalt oder Essen bei Schluckstörungen.

Ätherische Öle: 2-mal täglich 2 Tropfen **Eukalyptusöl**, alternativ **Fenchelöl**, Pfefferminzöl oder Rosmarinöl in die Brust einreiben.

Öl-Stein-Einreibungen: Ideal ergänzt sich die Einreibung von **Rosmarinöl** mit **Rutilquarz** oder **Chalcedon**.

Heilsteinanwendungen:

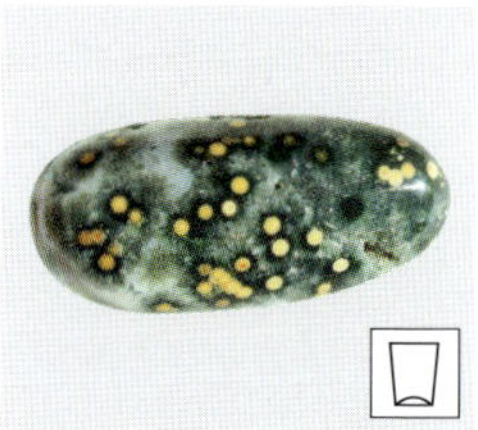

Sphärolithischer Chalcedon

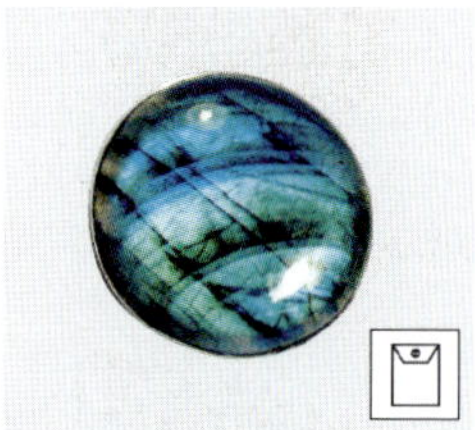

Labradorit

Zur Schmerzlinderung **Charoit** oder **Sugilith** tragen,
zur Hustendämpfung und Krampflösung **Rutilquarz** und **Moosachat**, alternativ **Chalcedon** mit Dendriten tragen, bei starken Krämpfen/Anfällen grünen **Apophyllit** auf die Brust halten,

zur Entzündungshemmung und Fiebersenkung **Labradorit** oder **Moosachat** in der Hand halten oder tragen,
zur Schleimlösung und Auswurfförderung allgemeinen **Opal** oder milchigen **Rutilquarz** tragen,
zur Bronchialerweiterung und allgemeinen Erleichterung blaue **Koralle**, **Chalcedon** als Rosette oder **Opal** als Anhänger auf der Brust tragen.

Weitere Steine: Aquamarin, Fluorit, Topas, Türkis.

Physiologische Anwendungen: 2-mal täglich 5–10 ml **kolloidales Silber** mit 50 ppm inhalieren, dazu 2-mal 20–30 ml einnehmen.
Lungenentzündung ist keine Indikation für **Klinoptilolith**.

Lymphgefäß- und Lymphknotenentzündung

Lymphangitis, Adenitis

Eine Entzündung der Lymphgefäße und Lymphknoten, nach Eindringen von Erregern in die Lymphkapillaren.

Symptome: Schwellung mit rotfleckigen Gebieten und eine rote streifenförmige Schwellung unter der Haut, mit Schwellung der Lymphknoten.

Ursachen: Die Folge einer meist bakteriellen Infektion, verschiedene Kinderkrankheiten, Lymphgefäßentzündung, Leukämie oder dem Abbau einer Metastatisierung.

Ätherische Öle: 2-mal täglich 1–2 Tropfen **Ingweröl** lokal auf die Schwellung auftragen.

Öl-Stein-Einreibungen: Ideal ergänzt sich die sanfte Einreibung von **Lavandinöl** mit **Sphärolithischem Chalcedon** über den betroffenen Hautgebieten.

Heilsteinanwendungen:

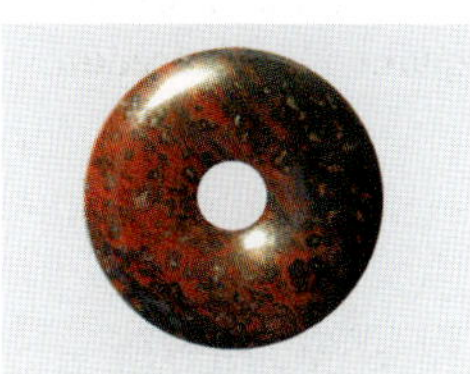

Heliotrop

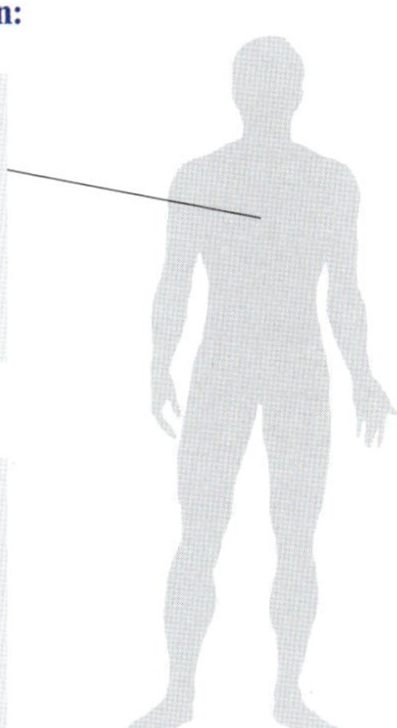

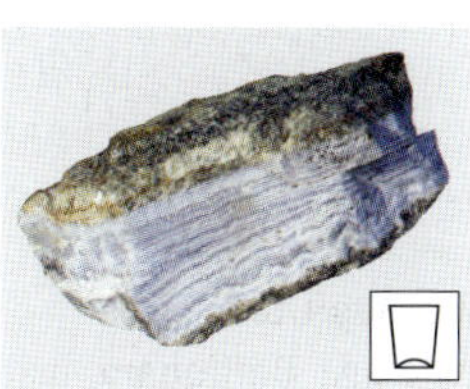

Chalcedon

Zur Entzündungshemmung optimal **Heliotrop**, alternativ **Sphärolithischen Chalcedon** tragen,
zur Lymphableitung **Sphärolithischen Chalcedon** tragen, dazu **Chalcedon** mit Dendriten oder **Bergkristall** als Wasser trinken,
zur Stärkung der Nieren und Optimierung des Wasserhaushalts blauen **Turmalin** als Wasser trinken und **Nephrit** oder **Aquamarin** auf die Nieren aufkleben.

Weitere Steine: Achat mit Fließsignatur, Covellin, Mookait, Moosachat, Opal, Prasemquarz.

Physiologische Anwendungen: 2-mal täglich 20 ml **kolloidales Silber** mit 25 ppm einnehmen.
Ein Brei aus **Klinoptilolith** als Pulver, in etwas Wasser aufgeschlämmt, auf die Stelle auftragen und im Idealfall lange feucht halten.

Magenbeschwerden

Eine Anzahl unspezifischer Beschwerden im Oberbauchbereich, die sich kaum von einer Erkrankung der Bauchspeicheldrüse, Gallenblase, Leber und des Darms unterscheiden und genauso unterschiedlich sein können wie die möglichen Ursachen.

Symptome: Druckgefühl oder Schmerzen in der Magengegend, Völlegefühl, oft mit Appetitlosigkeit und Aufstoßen, Blähungen oder Unverträglichkeit bestimmter Speisen, Übelkeit, manchmal auch mit Erbrechen. Es können Durchfall oder Stuhlverstopfung vorhanden sein, meist aber ist die Stuhlkonsistenz nicht betroffen.

Ursachen: Verdorbener Magen, Alkohol oder Medikamentennebenwirkung, chronische Magenschleimhautentzündungen, verminderte Säureproduktion im Magen, Kummer, Sorgen und Stress.

Ätherische Öle: 2-mal täglich 2 Tropfen **Ingweröl**, alternativ **Fenchelöl** in den Bauch einreiben.

Öl-Stein-Einreibungen: Ideal ergänzt sich die sanfte Einreibung von **Ingweröl** mit **Chalcedon** über dem Magengebiet.

Heilsteinanwendungen:
Bei Übelkeit **Dumortierit**, **Malachit, Smaragd** oder bei nur geringen Empfindungen **Bernstein** zur Beruhigung aufkleben,
bei Verdauungsschwäche **Citrin** und **Chalcedon** als Rosette lokal auflegen,
bei übersäuertem Magen optimal **Dolomit** aufkleben und als Wasser trinken,
bei Schmerzen im Magenbereich **Calcit** tragen,
bei Krämpfen im Magenbereich Malachit, Dumortierit oder **Chalcedon**-Rosetten tragen,
bei Magenleiden körperlicher und seelischer Ursache Malachit mit Magensignatur oder **Bernstein** auflegen.

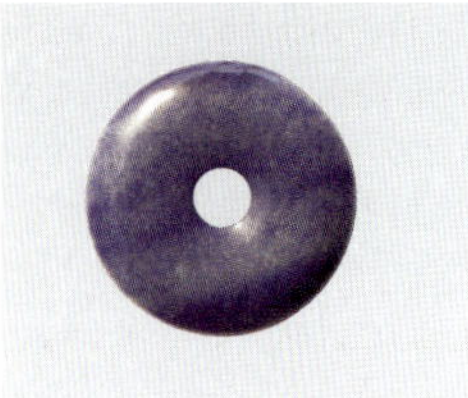

Dumortierit

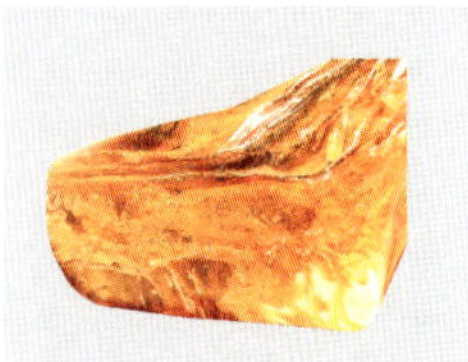

Bernstein

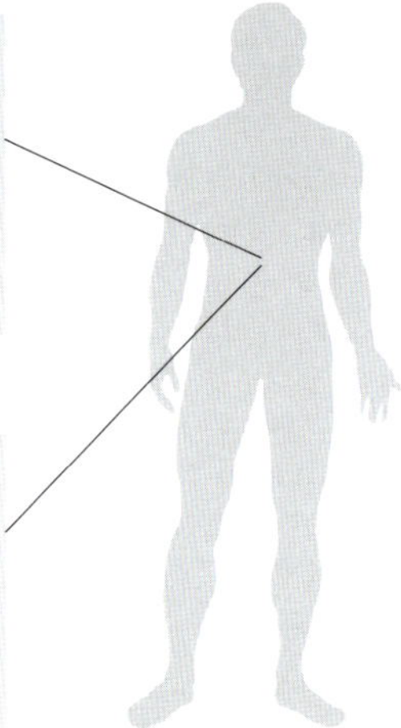

Weitere Steine: Antimonit, Beryll, Diaspor, Stromatolith, Türkis.

Physiologische Anwendungen: 2-mal täglich 10 ml kolloidales Silber mit 25 ppm einnehmen,
2-mal täglich 2 Teelöffel **Kieselsäuregel** als Schleimhautschutz einnehmen,
oder 2-mal täglich 3 g **Klinoptilolith** als Pulver mit etwas Wasser vor dem Essen einnehmen.

Magen-Darm-Geschwüre

Ulcus ventriculi et duodeni, Ulcus pepticum

Eine Sammelbezeichnung für Geschwüre des Magens und Zwölffingerdarms.

Symptome: Der Beginn der Geschwüre ist schleichend, meist als leichtes Unwohlsein oder als brennende, nagende oder krampfartige Schmerzen in der Magengrube, mit saurem Aufstoßen und einem Nüchternschmerz oder einem Schmerz sofort nach den Mahlzeiten. Dann treten Übelkeit, Sodbrennen, Erbrechen und Verstopfung auf.

Das Geschwür kann tief in die Schleimhaut eindringen und schwere Blutungen verursachen, wobei Blut im Erbrochenen oder im Kot auftreten kann.

Ursachen: Meist unbekannt, auch als Folge einer Magenschleimhautreizung, bei übermäßigem Alkohol- oder Tabakgenuss, Stress und Überarbeitung, Nebenwirkung verschiedener Medikamente und oft mit einer psychischen Komponente.

Ätherische Öle: 2-mal täglich 1 Tropfen **Ingweröl** einnehmen und 2-mal täglich 2 Tropfen Ingweröl in den Bauch einreiben.

Heilsteinanwendung:

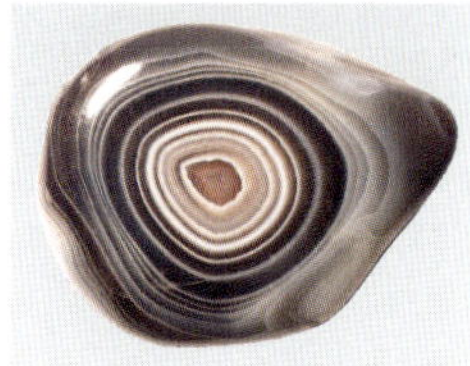

Achat

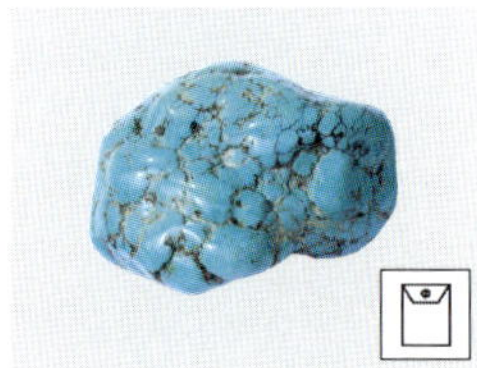

Chalcedon

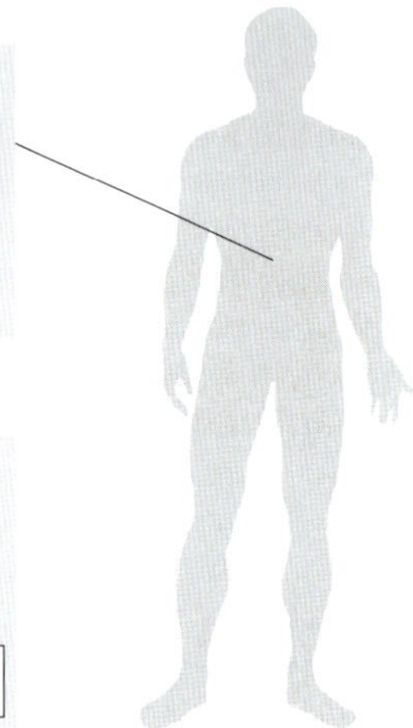

Zur Schmerzlinderung **Chalcedon** als Rosette auflegen,
zur Entzündungshemmung, Völlegefühl und Magenschutz **Achat** mit Magensignatur aufkleben,
bei Übelkeit nach dem Essen und zur raschen Entsäuerung des Gewebes **Dolomit** aufkleben,
zur Vorbeugung gegen Übersäuerung des Magens und des Gewebes **Türkis** tragen, gegen Krämpfe und Gereiztheit **Dolomit** als Wasser trinken,
zur Magenschleimhautregeneration und Schleimhautschutz bei Geschwüren und gegen Sorgen **Türkis, Charoit** oder **Bernstein** aufkleben.

Weitere Steine: Citrin, Diaspor.

Physiologische Anwendungen: 2-mal täglich 20 ml **kolloidales Silber** mit 25 ppm einnehmen.
Dazu 1-mal täglich 3 g **Klinoptilolith** als Pulver in etwas Wasser einnehmen.

Magenschleimhautentzündung

Gastritis

Eine gereizte und entzündliche Veränderung der Magenschleimhaut, die akut oder chronisch auftreten kann.

Symptome: Akute Form mit plötzlichem Beginn, meist nach Alkohol oder scharf gewürztem Essen. Begleitet von saurem Aufstoßen, Blähungen, Druckgefühl oder krampfartigem Schmerz im Oberbauch, fadem Geschmack im Mund, Zungenbeläge, Mundgeruch, Erbrechen, Übelkeit, Völlegefühl und gelegentlichen Durchfällen. Es können auch Schwindel und Durchfall auftreten.

Ursachen: Akut: Meist Folge von übermäßigem Alkoholgenuss oder Rauchen, Nebenwirkung verschiedener Medikamente, Stress. *Chronisch:* Autoimmun, durch Helicobacter

Pylori verstärkt oder ausgelöst und durch Gallenrückfluss verursacht.

Ätherische Öle: Es gibt keine gesicherte Ölempfehlung.

Heilsteinanwendungen:

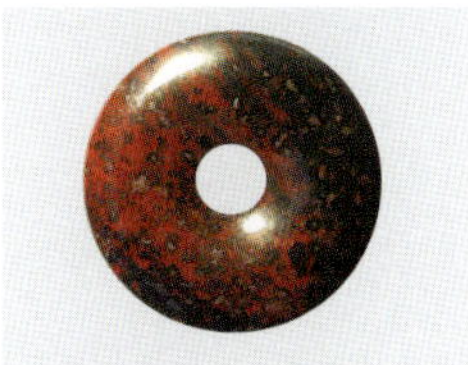

Heliotrop

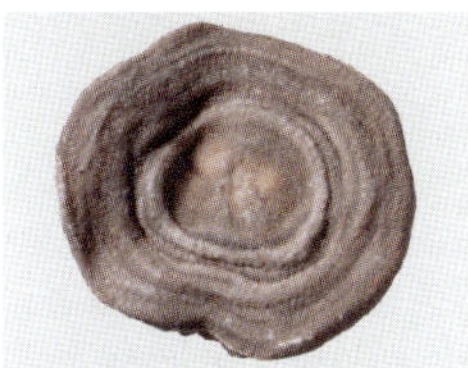

Chalcedon

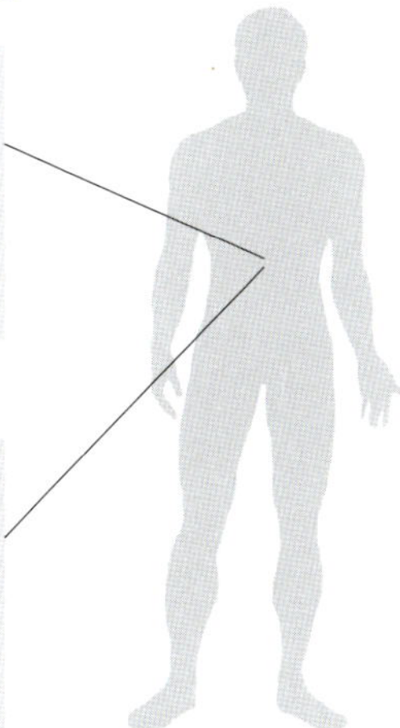

Bei Magenschmerzen **Chalcedon** als Rosette auf den Bauch halten, bei Magenkrämpfen **Malachit** auflegen,
gegen Unwohlsein und Übelkeit **Bernstein** oder **Sardonyx** aufkleben,
zur Entzündungshemmung gelben Mookait, **Achat** mit Entzündungssignatur oder **Heliotrop** aufkleben,
zur Nachbehandlung, Schleimhautschutz und Magenstabilisierung gebänderter **Achat** tragen oder **Stromatolith** auf den oberen Bauchbereich auflegen.

Weitere Steine: Karneol, Smaragd.

Physiologische Anwendungen: 2-mal täglich 20 ml **kolloidales Silber** mit 25 ppm einnehmen,
alternativ 3 g **Kieselsäuregel,** grüne **Mineralerde** oder **Klinoptilolith** als Pulver in etwas Wasser einnehmen.

Mandelentzündung

Angina tonsilitis

Eine akute Entzündung der Gaumenmandeln des lymphatischen Rachenringes.

Symptome: Flammende Rötung des Rachens mit Schwellung der Mandeln, Schluckschmerz und einem Engegefühl im Hals, meist plötzlich einsetzendem hohem Fieber, eventuell auch Schüttelfrost und Erbrechen. Die Schmerzen können beim Schlucken bis ins Ohr ausstrahlen. Die Lymphknoten am Hals sind geschwollen und schmerzhaft, auf den Mandeln erscheint ein gelber Belag, meist mit üblem Mundgeruch. Es besteht ein allgemeines Krankheitsgefühl mit Abgeschlagenheit, Glieder- und Kopfschmerzen.

Komplikationen: Eine nicht richtig ausgeheilte Mandelentzündung kann eine Nieren-, Mittelohr- oder Herzbeutelentzündung oder Gelenkrheumatismus auslösen.

Ursachen: Eine Infektion meist durch Streptokokken oder Viren, selten durch Pilze ausgelöst.

Ätherische Öle: 2-mal täglich 1 Tropfen **Salbeiöl**, alternativ 2-mal täglich 2–3 Tropfen mit **Fenchelöl** oder Rosmarinöl gurgeln.

Öl-Stein-Einreibungen: Ideal ergänzt sich die Einreibung von **Salbeiöl** mit **Chalcedon**.

Heilsteinanwendungen:

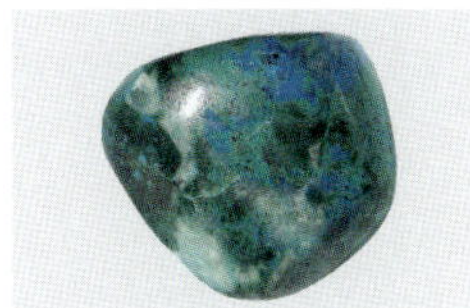

Chrysokoll

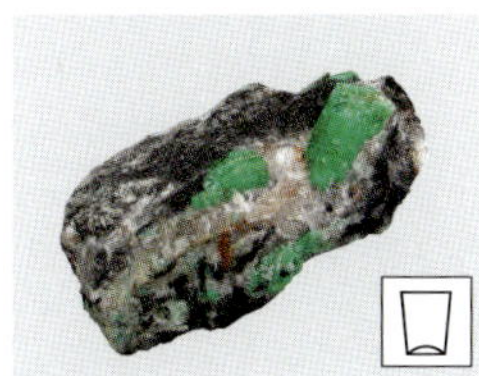

Smaragd

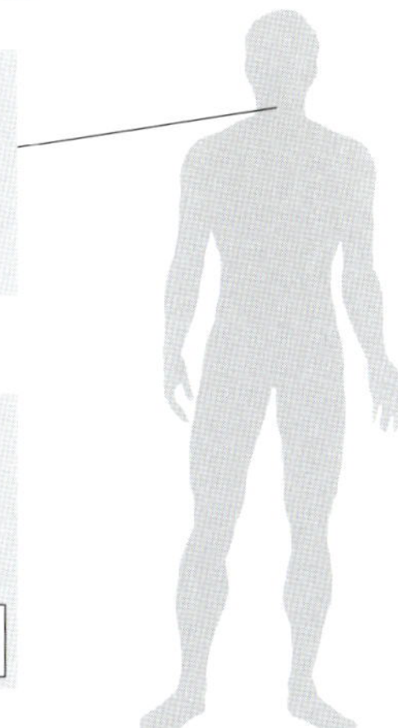

Zur Schmerzlinderung **Chrysokoll** oder **Sugilith** alternativ **Chalcedon** oder **Lapislazuli** lokal fixieren,
zur Entzündungshemmung und Fiebersenkung **Lapislazuli**, **Saphir**, **Smaragd**, **Malachit**, **Heliotrop** oder **Sphärolithischen Chalcedon** tragen,
zusätzlich zur Unterstützung des Immunsystems mit hellem **Amethyst** als Drusenstück den gesamten Körper ausstreichen,
zur Abschwellung allgemeinen **Opal, Selenit** oder blauen **Turmalin** auf die Mandelregion aufkleben bzw. blauen **Turmalin** als Wasser trinken,
zur Entgiftung und Lymphentstauung **Chrysopras** oder **Chalcedon** tragen,
zur Schleimlösung grünen **Moosachat** oder hellen **Mookait** als Anhänger auf der Brust tragen,
zur Bronchialerweiterung **Lapislazuli** oder **Türkis** als Anhänger auf der Brust tragen,
zur Vorsorge, allgemeinen Besserung und Regeneration der Mandeln Chalcedon, alternativ **Mookait** lokal aufkleben.

Weitere Steine: Bergkristall, Serpentin.

Physiologische Anwendungen: 2-mal täglich je 10–20 ml **kolloidales Silber** mit 25 ppm zum Gurgeln und trinken.
Als sinnvoll erweist sich auch, 10 ml **kolloidales Silber** mit einem Vernebler zu inhalieren.
Mandelentzündung ist keine Indikation für **Klinoptilolith**.

Masern

Morbili

Eine sehr ansteckende, durch Tröpfcheninfektion ausgelöste fieberhafte Virusinfektion, die besonders im Kindesalter auftritt.

Symptome: Beginnt mit uncharakteristischen Erkältungserscheinungen, Appetitlosigkeit, Mattigkeit, Halsschmerzen sowie Lichtscheue mit geröteten, tränenden Augen, einem aufgedunsenen Gesicht, trockenem Husten, Bindehautentzündung und Fieber, das sehr hoch steigen kann, aber wieder verschwindet.

Der typische Hautausschlag beginnt hinter den Ohren und breitet sich vom Gesicht, über den Hals und den gesamten Körper aus, mit erneutem Fieberanstieg bis zu 40 Grad (dabei erfüllt das Fieber eine wichtige Heilungsfunktion und sollte in der Regel nicht gesenkt werden). Nach 2–5 Tagen geht dann das Fieber zurück, der Ausschlag verschwindet. Auf der Haut bilden sich kleine weiße Schuppen.

Komplikationen: Es kann infolge verschleppter Masern zu einer Mittelohrentzündung, Lungenentzündung oder Gehirnentzündung kommen.

Ursachen: Eine Masern-Virus-Infektion, mit einer Inkubationszeit von 9–11 Tagen.

Ätherische Öle: Bei Bedarf täglich 2 Tropfen Fenchelöl lokal auftragen und einnehmen, alternativ 3-mal 2 Tropfen Lavandinöl lokal auftragen.

Öl-Stein-Einreibungen: Ideal ergänzt sich die Einreibung von Lavendelöl mit Heliotrop.

Heilsteinanwendungen:

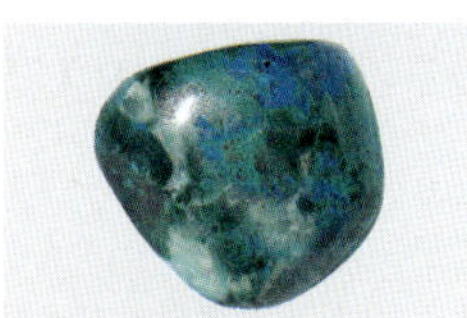

Chrysokoll

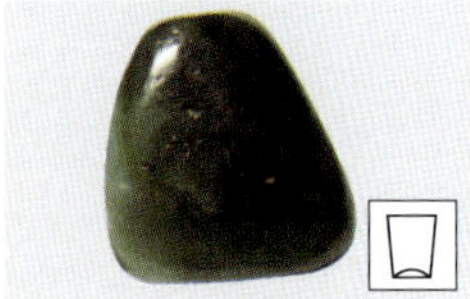

Nephrit

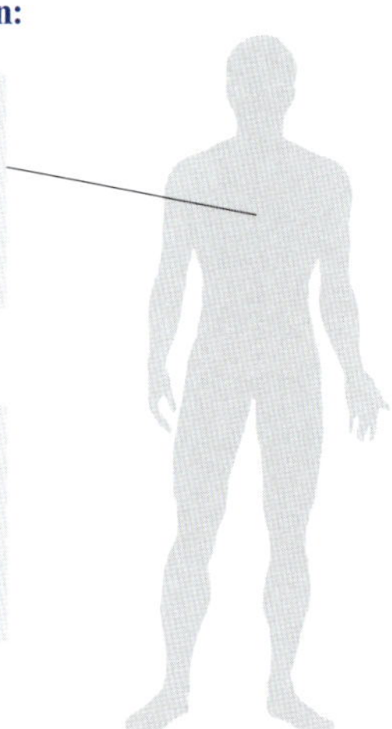

Zur Entzündungshemmung und Fiebersenkung **Chrysokoll, Heliotrop** oder grünen **Moosachat** tragen oder als Wasser trinken,
zur Juckreizmilderung mit **Aventurin**, **Prasemquarz**, **Labradorit** oder **Bernstein** sanft streicheln oder tragen,
zur Förderung der Entgiftungsfunktion der Niere **Nephrit** oder **Peridot** tragen bzw. als Wasser trinken,
zur Hautregeneration **Aventurin** oder **Chalcedon** bzw. **Rhodonit** tragen.

Weitere Steine: Charoit, Lepidolith, Sodalith.

Physiologische Anwendungen: 2-mal täglich 20 ml **kolloidales Silber** mit 25 (besser 50) ppm einnehmen und tropfenweise auf die betroffene Fläche unverdünnt auftragen sowie gegen den Juckreiz **Salzsole** auf die Haut auftragen.

Menstruationsbeschwerden

Dysmenorrhö

Verschiedene Störungen der monatlichen Regel.

Symptome: Schmerzhafte, teils psychisch bedingte Regelblutung mit Spannungsgefühl, krampfartigen Unterleibs- und Rückenschmerzen und Völlegefühl. Sie können sich bis zu wehenartigen Gebärmutterkoliken steigern und treten kurz vor der Regel meist bei Frauen unter 30 Jahren auf, verbunden mit einem Unwohlsein und gedrückter psychischer Stimmung. Es können dabei auch neben Stimmungsschwankungen, Reizbarkeit, Appetitlosigkeit und Nervosität verschiedene Beschwerden im Kopf- und Magen-Darm-Bereich sowie Übelkeit und Schwindel auftreten.

Prämenstruelles Syndrom: Viele Frauen leiden einige Tage vor dem Einsetzen der Regelblutung unter verschiedenen körperlichen und psychischen Beschwerden, die mit dem Einsetzen der Regelblutung verschwinden, wie Spannung in der Brust, Völlegefühl, Blähungen, Ödeme, Schwindel, Kopfschmerzen, Hungergefühl, depressiver Verstimmung und Schlafstörungen.

Formen der Menstruationsstörung:

Amenorrhö: Ausbleiben der Regel mit mehr als 3 Monaten.

Oligomenorrhö: Zu seltene Regelblutung, mit einem Zyklus von länger als 35 Tagen.

Polymenorrhö: Zu häufige Regelblutung, mit einem Zyklus kürzer als 22 Tage.

Hypomenorrhö: Zu schwache Regelblutung.

Hypermenorrhö: Zu starke Regelblutung.

Menorrhagie: Verlängerte und verstärkte Regelblutung, die 7–14 Tage andauert,

Metrorrhagie: Längere Zwischenblutung über 7 Tage, die auch unanhängig von der normalen Regelblutung auftreten kann.

Ursachen: Schwangerschaft, fehlende, unvollständig angelegte oder fehlfunktionierende Eierstöcke oder Gebärmutter, Unterfunktion der Hirnanhangsdrüse oder Schilddrüse, Nebenwirkung der Pille, Endometriose, Entzündungen, Myome oder Polypen, selten Karzinome, psychische Probleme und Stress, nach Angst, Freude, Schreck oder Spannungen.

Emotionale Beeinflussungen wie anstrengende geistige Arbeit oder der Beginn einer neuen Arbeit kann ebenso dafür verantwortlich sein.

Ätherische Öle: Optimal 2-mal täglich 1–2 Tropfen **Muskatellersalbeiöl** einnehmen oder in den Unterleib einreiben, das in etwa 90 Prozent aller Fälle sehr schnell hilft, oder Anisöl bzw. Fenchelöl, alternativ **Lavandinöl** oder Rosmarinöl in den Unterleib einreiben, deren Wirkung lange nicht so zuverlässig ist.

Öl-Stein-Einreibungen: Ideal ergänzt sich die Einreibung in den Unterleib von **Muskatellersalbei** mit **Mondstein**.

Heilsteinanwendungen:

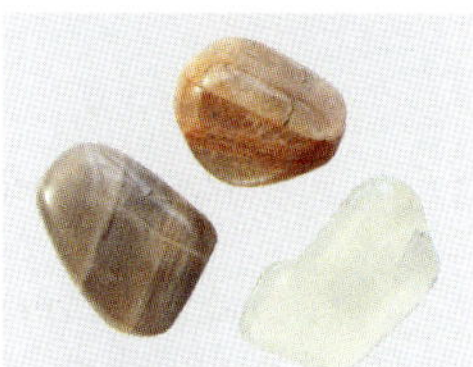

Mondstein

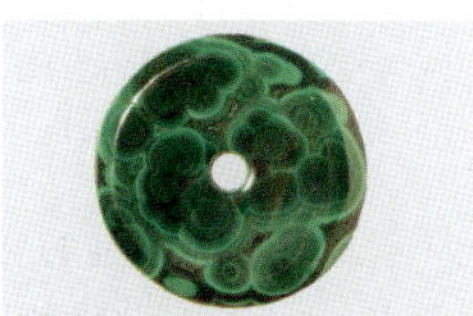

Malachit

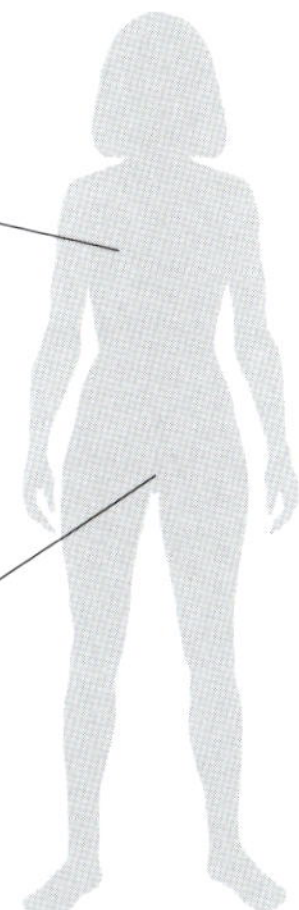

Zur Schmerzstillung und Entkrampfung des Unterleibs **Dumortierit, Chrysokoll** oder **Covellin**, bei stärkeren Krämpfen **Malachit** oder **Zirkon** auflegen,
bei spät einsetzender Blutung **Malachit** oder **Zirkon** auf den Unterbauchbereich auflegen,
zur Erleichterung der körperlichen Beschwerden vor dem Einsetzen der Blutung **Mondstein** oder **Amazonit** tragen,
zur Regulierung von zu starker Blutung **Rhodonit**, alternativ Mookait in der Hosentasche tragen,
zur Regulierung von zu schwacher Blutung **Rubin** oder **Granat** tragen,
zur Regulierung von zu seltener Blutung **Covellin**, Malachit oder Mondstein längere Zeit tragen,
zur Verlängerung des Zyklus bei stets verfrüht einsetzender Blutung **Lapislazuli** ohne Einsprengsel von Pyrit tragen,
zur Einstellung des Eisprungs auf den Vollmond **Mondstein** 2–3 Zyklen tragen, stärkt durch die Verbundenheit mit den Naturrhythmen,
zur Menstruationsauslösung als letztes Mittel **Zirkon** wiederholt wenige Minuten auflegen,
zur Regulierung der Hormonschwankungen **Mondstein** oder **Rubin** tragen,
zur Durchblutungsverbesserung und Kreislaufstabilisierung **Mookait, Rubin** oder **Rosenquarz** in der Hosentasche tragen,
zur Erleichterung der Hitzewallungen Bernstein, **Lapislazuli, Sodalith, Opal** tragen,
bei Schwäche und Energiemangel während der Menstruation **Tsesit** oder roten Mookait auflegen,
zur Klärung der seelischen Ursache **Malachit** oder **Covellin** als Anhänger tragen,
bei Reizbarkeit, Kopfschmerzen und Spannungsgefühlen reichlich **Dolomit** als Wasser trinken,
zur psychischen Aufhellung und zur Verbesserung des Allgemeinempfindens **Bernstein**, rosa **Opal, Covellin, Amazonit** oder violetten **Nephrit** tragen.

Weitere Steine: Charoit, Dioptas, Magnetit.

Physiologische Anwendungen: 2-mal täglich 20 ml **kolloidales Silber** mit 25 ppm einnehmen.

Milchbildungsstörung

Eine Störung der normalen Muttermilchbildung, während der Stillzeit.

Ursachen: Können Unsicherheit und Nervosität, häufig jedoch auch Störungen von außen während der Stillzeit sein.

Das Stillen sollte im »Stillen«, in behaglicher zurückgezogener Umgebung durchgeführt werden. In der Muttermilch sind alle Stoffe enthalten, die das Baby braucht; sie ist durch nichts zu ersetzen.

Ätherische Öle: 1-mal täglich 1–2 Tropfen **Fenchelöl** in den Brustbereich nach dem Stillen, alternativ Anisöl einreiben. Der Abstand von der Einreibung zum nächsten Stillvorgang sollte mindestens 2 Stunden betragen, wobei die Brust vor dem Stillvorgang nochmals abgewaschen werden sollte.

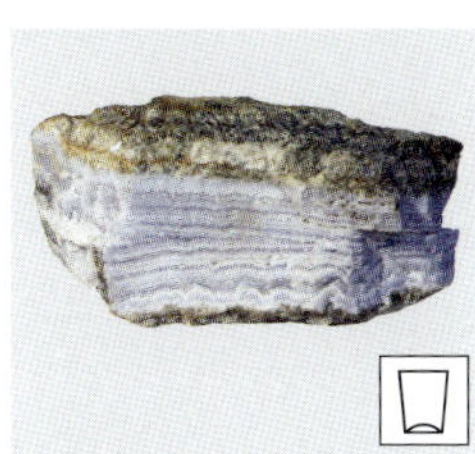

Chalcedon

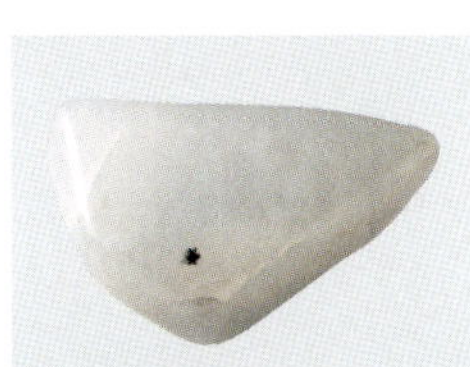

Weißer Opal

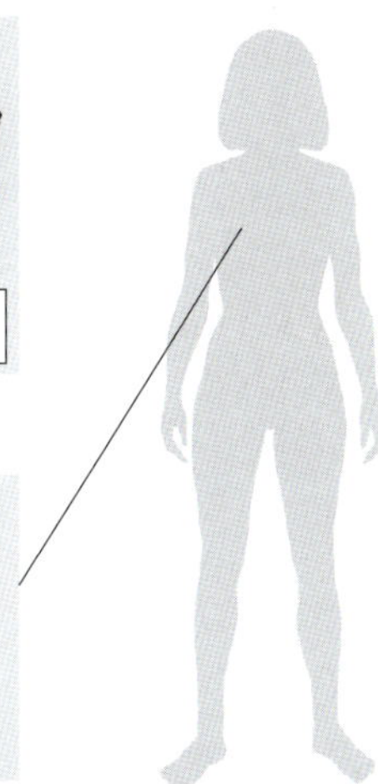

Öl-Stein-Einreibungen: Ideal ergänzt sich die Brusteinreibung von **Anisöl** oder **Fenchelöl** mit **Mondstein**.

Heilsteinanwendungen:
Zur Unterstützung der Milchbildung hellblauen **Chalcedon,** dendritischen **Chalcedon** oder weißlichen **Opal** als Anhänger tragen sowie als Wasser trinken,
zur Entzündungshemmung und zur Heilung wunder Brustwarzen **Heliotrop** oder **Rhodonit** im BH tragen.

Weitere Steine: Chiastolith, Malachit, Mondstein, Moosachat.

Physiologische Anwendungen: Tropfenweise **kolloidales Silber** mit 25 ppm,
oder das weniger wirksame **Kieselsäuregel** zur Behandlung von Hautrissen auf die Brustwarzen auftragen.

Ergänzende Maßnahmen: Wenn das Säugen schmerzhaft ist, weil das Baby zu fest beißt, kann mit Stillhütchen vorgebeugt werden.

Milchschorf

Crusta lactae

Ein im Säuglingsalter oder bei Kleinkindern auftretendes weißschuppiges Hautekzem, welches häufig auf Nahrungsmittelunverträglichkeiten zurückgeht.

Symptome: Kleinschuppige Rötung, weißliche oder gelbe Schuppen und Krusten, selten mit Bläschen, vor allem des behaarten Kopfes, mit Juckreiz. Wird die Haut aufgekratzt, kann diese nässen.

Auf Nahrungsmittelunverträglichkeit wie Kuhmilch oder Früchte achten.

Ätherische Öle: 2-mal täglich 1–2 Tropfen **Lavandinöl**, alternativ **Fenchelöl** lokal einreiben.

Öl-Stein-Einreibungen: Ideal ergänzt sich die Einreibung von **Lavandinöl** mit **Aventurin**.

Heilsteinanwendungen:
Zur Juckreizmilderung **Aventurin** oder **Lepidolith** als Wasser auf die Kopfhaut auftragen, hilft gegen Schuppenbildung,
zum Abheilen aufgekratzter Haut **Rhodonit** oder **Nephrit** als Wasser auftragen oder zu trinken geben,
zur Stärkung der Nierentätigkeit **Aventurin** oder **Nephrit** in die Windel stecken oder tragen,
zur Verbesserung der Verdauung **Citrin** oder Bernstein als Wasser trinken oder **Stromatolith** tragen.

Weitere Steine: Antimonit.

Physiologische Anwendungen: Täglich 2-mal 20 ml **kolloidales Silber** mit 25 ppm einnehmen, dazu die betroffenen Hautstellen mit **kolloidalem Silber** von 50 ppm besprühen oder mit 25 ppm feucht abreiben.

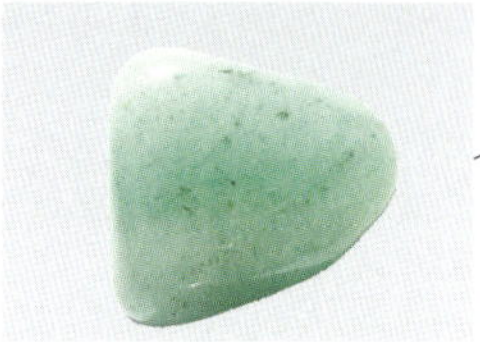

Aventurin

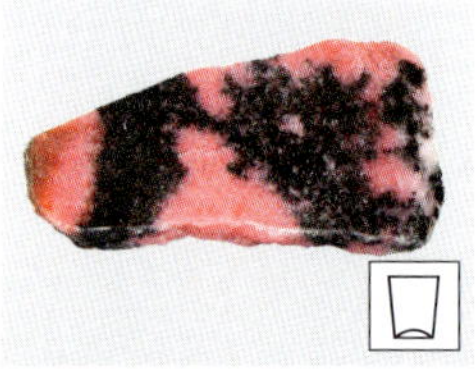

Rhodonit

1-mal täglich 3 g **Klinoptilolith** über einen Zeitraum von mindestens 6 Monaten einnehmen.
Auch **Klinoptilolith** als Pulver, zu einem Brei angerührt, auf den Schorf auftragen.
Mit **Kristallsalzsole** bei nässendem Hautzustand waschen.

Mineralstoffmangel

Mineral-Defizit-Syndrom

Ein Auftreten verschiedener Beschwerden, ausgelöst durch das Fehlen verschiedener Mineralstoffe.

Ursachen: Eine meist mineralstoffarme Fehl- oder Mangelernährung, Folge von hormonellen Störungen, Nebenwirkungen von Diuretika, Vergiftung, Nierenerkrankungen.

Ätherische Öle: Es liegen keine sinnvollen und gesicherten Ölerfahrungen vor, 1–2 Tropfen **Muskatellersalbeiöl** können jedoch über den Hormonhaushalt auf verschiedene Mineralstoffe einwirken.

Heilsteinanwendungen:

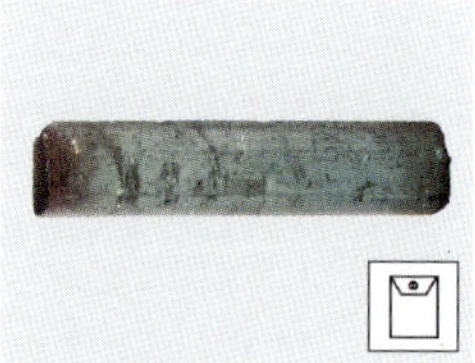

Turmalin

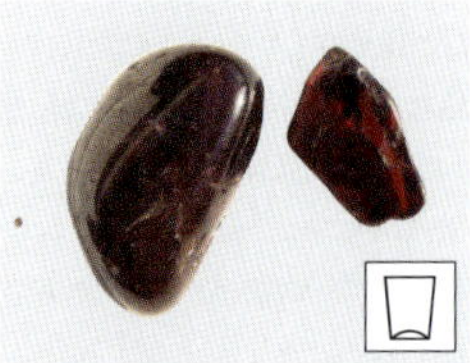

Granat

Grundsätzlich verbessert das Tragen eines Steins die Resorption über den Darm und den Einbau ins Gewebe der in ihm enthaltenen Mineralstoffe,
zur Verbesserung der allgemeinen Resorption im Dünndarm bei Mineralstoffmangel **Sardonyx**, alternativ mehrfarbigen **Turmalin** oder **Granat** tragen oder als Wasser trinken,

bei Kupfermangel optimal **Covellin**, alternativ **Malachit** tragen,
bei Magnesiummangel **Dolomit** tragen,
bei Manganmangel **Tsesit** oder **Rhodonit**, alternativ **Rhodochrosit** tragen,
bei Lithiummangel **Kunzit** oder **Lepidolith** tragen,
zur Verbesserung der Calciumresorption **Apatit** oder **Fluorit** tragen,
zur Verbesserung der Eisenresorption **Tsesit** tragen,
zur Verbesserung der Zinkresorption **Schalenblende** tragen.

Weitere Steine: Dioptas, Dolomit, Karneol, Smaragd, Vesuvian.

Physiologische Anwendungen: Mineralstoffmangel ist keine Indikation von **kolloidalem Silber** oder **Klinoptilolith**.
Über einen Zeitraum von 2–4 Wochen täglich 1 Teelöffel **grüne Tonerde** einnehmen.

Mittelohrentzündung

Otitis media

Eine entzündliche Erkrankung des Mittelohrraumes, oft mit Schmerzen und Schwerhörigkeit.

Die akute Form entsteht durch eine Infektion der Mittelohrschleimhaut, die im Rahmen einer Erkältungskrankheit auftritt.

Symptome: Herabgesetztes Allgemeinempfinden, plötzlich auftretende, starke Ohrschmerzen, Ohrgeräusche, Hörverminderung mit Schwerhörigkeit bis Taubheit, hohes Fieber und im Spätstadium Ohrfluss, eventuelles Erbrechen.

Bei der chronischen Form tritt manchmal eine Schwerhörigkeit auf, die jedoch nicht stark ausgeprägt sein muss, mit dumpfem Gefühl im Ohr, Absonderungen und Schmerzen können fehlen.

Bei der chronisch-eitrigen Form besteht Ausfluss aus dem Ohr, häufig schubweise auftretend, oft mit Schmerzen. Die Absonderung fließt durch einen Trommelfelldefekt nach außen. Die Schwerhörigkeit wird zunehmend stärker.

Komplikationen: Wenn eine Mittelohrentzündung nicht abheilt, kann eine Mastoiditis entstehen.

Ursachen: Meist durch eine aufsteigende bakterielle oder virale Infektion nach einer Verletzungen des Trommelfells oder über die Tuben ausgelöst.

Ätherische Öle: 3-mal täglich 1 Tropfen **Anisöl,** alternativ **Fenchelöl** lokal hinter dem Ohr einreiben. Das Ohr mit verdünnter, warmer Kamillelösung ausspülen.

Öl-Stein-Einreibungen: Ideal ergänzt sich die sanfte Einreibung von **Anisöl** hinter dem betroffenen Ohr mit **Sardonyx**.

Heilsteinanwendungen:

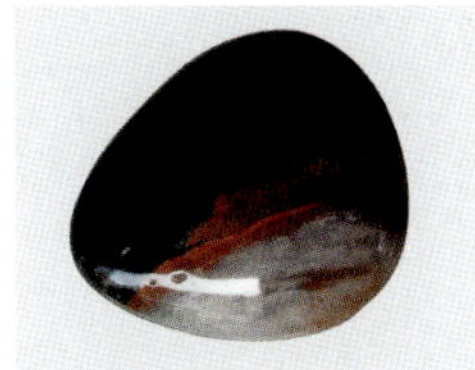

Sardonyx

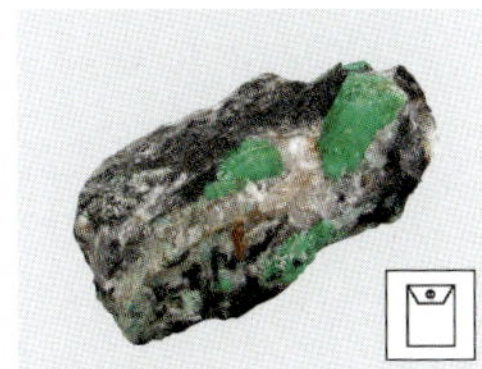

Smaragd

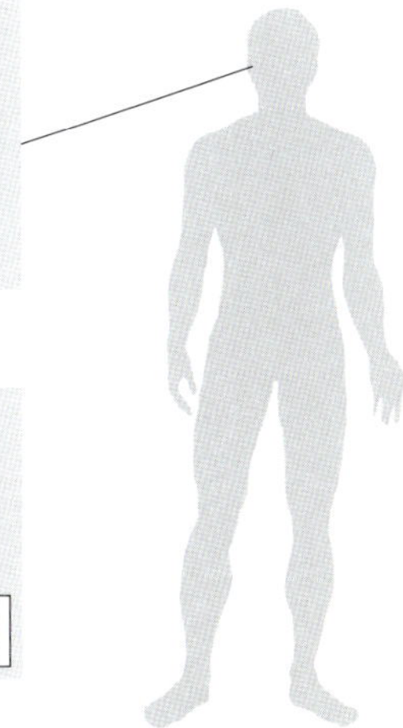

Zur Entzündungshemmung **Smaragd, Heliotrop** oder **Cavansit** in der Hörmuschel befestigen,
bei chronischer Entzündung mit beginnender Schwerhörigkeit **Smaragd** oder **Sardonyx** auf das Ohr auflegen,
zur Stärkung der Nieren **bunten Turmalin, Lapislazuli** oder **Nephrit** tragen,
zur Immunstärkung **Chalcedon** als Rosetten oder **Smaragd** tragen,
zum Schutz des Ohres **Sardonyx** tragen.

Weitere Steine: Malachit, Türkis.

Physiologische Anwendungen: Kolloidales Silber mit 50 ppm konnte in Einzelfällen durch Einträufeln in die Ohren die Entzündung stoppen.
Mittelohrentzündung ist keine Indikation für **Klinoptilolith**.

Müdigkeits- und Erschöpfungssyndrom, chronisch

Chronic-fatigue-Syndrom

Eine rätselhafte und umstrittene Krankheit, wobei die Betroffenen an permanenter und extrem starker Erschöpfung leiden, die ein normales alltägliches Leben unmöglich macht.

Symptome: Eine monatelange Müdigkeit mit Abgeschlagenheit und Konzentrationsschwäche. Zusätzlich können depressive Verstimmungen, Nachtschweiß und Sensibilitätsstörungen auftreten.

Ursachen: Vermutlich mehrere Faktoren, kann sowohl auf Entzündungen, Eisenmangel, Durchblutungsstörungen, Nervenleiden, Umweltgifte, Belastungen durch Elektrostress, Schwermetallbelastung, hormonelle Störung als auch auf ungünstige Lebensgewohnheiten sowie seelische Belastungen, Konflikte und Sorgen zurückgeführt werden.

Ätherische Öle: 3-mal täglich 1 Tropfen **Eukalyptusöl** in das Pulsgebiet am Arm einreiben und 2-mal täglich 1 Tropfen **Muskatellersalbeiöl** einnehmen, alternativ 3-mal täglich 1 Tropfen Anisöl und Rosmarinöl einreiben.

Heilsteinanwendungen:

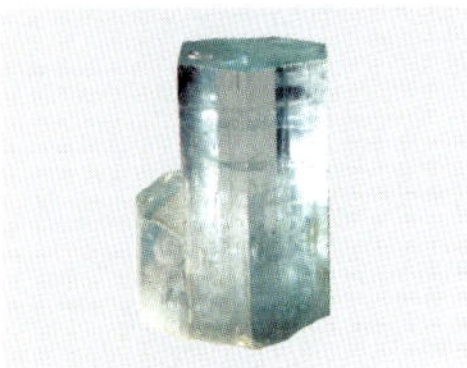

Aquamarin

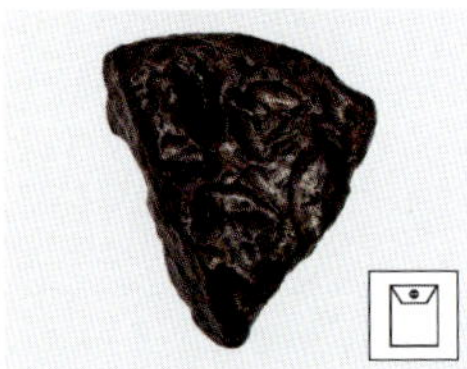

Tsesit

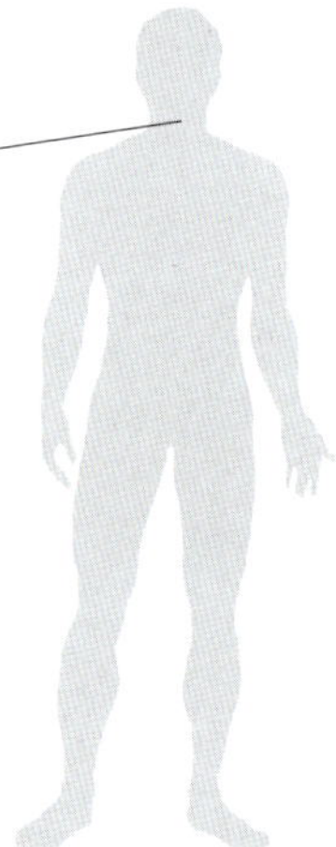

Zur Kräftigung **Apatit** oder **Smaragd** tragen, sie bauen Energiereserven auf, erfrischen und motivieren,
für Realitätsbezug und Auseinandersetzung mit Konflikten roten **Granat**, alternativ **Sardonyx** tragen, der mit besonderer Ausdauer durch Krisen hindurch hilft,
zur Steigerung der körperlichen Leistungsfähigkeit **Aquamarin, Rubin** oder **Tsesit** tragen,
hilft Lustlosigkeit zu überwinden, alternativ zur Vitalisierung und für Tatendrang roten **Granat** tragen, der mit besonderer Ausdauer durch Krisen hindurch hilft, alternativ **Rhodochrosit** nicht länger als 3 Wochen am Stück tragen, um sich nicht unbemerkt zu verausgaben,
zur Besserung mentaler Erschöpfungszustände **Cavansit** oder **Aquamarin** tragen, sie setzen Energiereserven frei und helfen bei der Zielfindung,
zur Anregung der Nebenniere allgemeiner Opal, **Rubin** oder **Nephrit** tragen, gegen Energiemangel bei Müdigkeit und Erschöpfung,
zur Regeneration nach schweren zehrenden Erkrankungen **Rubin-Zoisit** oder **Unakit** in der Hosentasche tragen,
gegen Energiemangel **Tsesit** tragen.

Weitere Steine: Achat, Feueropal, Obsidian, Tansanit, Tigereisen, Variscit.

Physiologische Anwendungen: 2-mal täglich 1 Teelöffel **Trinkgold** einnehmen,
2-mal täglich 20 ml **kolloidales Silber** mit 25 ppm einnehmen,
dazu 1-mal täglich 3 g **Klinoptilolith** als Pulver in etwas Wasser einnehmen.

Begleitende Maßnahmen: Wichtig ist, möglichst viele belastende Faktoren auf seelischer und sozialer Ebene zu reduzieren, aber auch Schwermetallbelastungen, Impfschäden und baubiologische Störungen auszuschließen.

Multiple Sklerose

Encephalomyelitis disseminata

Eine schubförmig oder langsam sich entwickelnde entzündliche Autoimmunerkrankung des Rückenmarks mit einer Schädigung der Nervenhüllen. Betroffen sind überdurchschnittlich viele Frauen zwischen 20 und 40 Jahren, die Selbstmordrate ist hoch.

Symptome: Sehr vielfältig und sehr unterschiedlich. Beginnt meist mit einer Sehverschlechterung, verschwommenem Sehen und Augenzittern, mit zunehmender Müdigkeit und Schwäche, Zittern beim Zugreifen und zunehmender Sprachschwierigkeit. Der Betroffene kann Stuhl und Urin nicht mehr halten. Es kommen Sensibilitätsstörungen und immer stärker werdende Lähmungserscheinungen hinzu.

Ursachen: Sind weitgehend unbekannt, eine Beteiligung von auslösenden Infektionserkrankungen wie Masern und Röteln wird heute diskutiert.

Ätherische Öle: Es liegen keine gesicherten und sinnvollen Ölerfahrungen vor. **Indischer Weihrauch** in Kapseln mit 85 Prozent Boswelliasäure-Anteil über längere Zeit eingenommen kann die nächsten Schübe weit hinauszögern.

Heilsteinanwendungen:

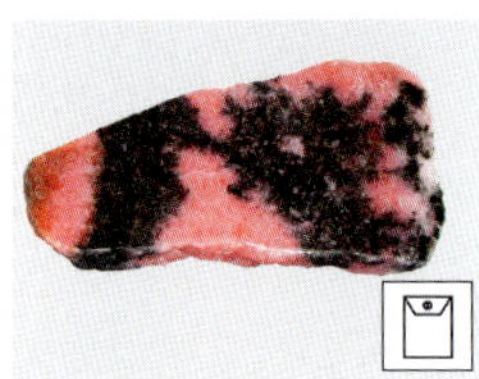

Rhodonit

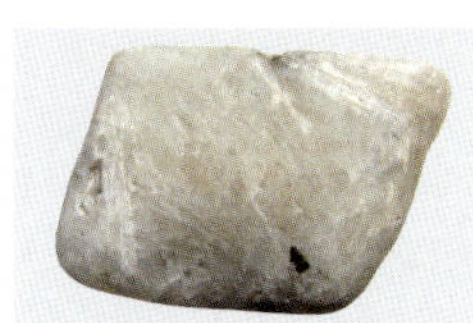

Strontianit

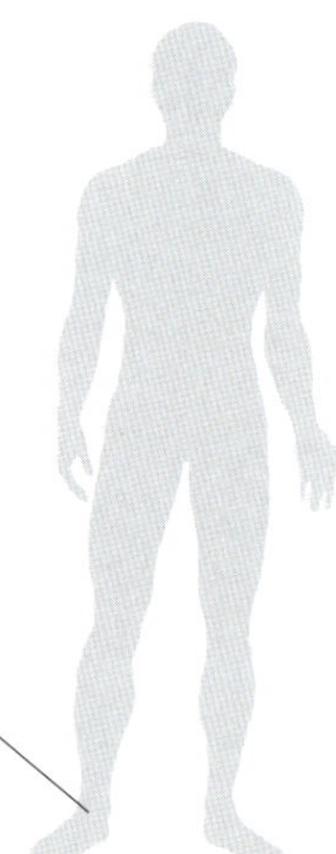

Zur Besserung der Sehstörungen **Topas** auf das Auge mit einer Augenklappe fixieren oder **Dioptas** als Wasser trinken bzw. als »Wala Augenwasser« ins Auge tropfen,
zur Besserung der Blasenschwäche **Nephrit** oder **Chrysopras** oder **Citrin** tragen bzw. als Wasser trinken,

zur Linderung der Zuckungen und Spasmen **Strontianit** in der betroffen Region fixieren, z. B. nachts im Strumpf tragen,
zur Minderung der Lähmungserscheinungen **Turmalin, Ägirin, Kunzit** oder **Sugilith** tragen,
zur Entzündungshemmung **Kunzit, Smaragd** oder **Sugilith** tragen,
zur Besserung des allgemeinen Wohlbefindens **Rhodonit** oder **Rhodochrosit** tragen oder sich mit Bernstein massieren lassen,
bei Kontrollverlust **Kunzit, Sugilith** sowie **Turmalin** als Kristallanhänger tragen,
bei verzweifelter Stimmungslage und scheinbarer Hoffnungslosigkeit die schwer erhältlichen **Tansanit** oder **Richterit** und **Tsesit** tragen,
zum Ausleiten der Gewebegifte nach Kortison oder Chemotherapie **Smaragd** oder **Chrysopras** tragen und als Wasser trinken.

Weitere Steine: Chrysoberyll, Dioptas, Nephrit, Purpurit.

Physiologische Anwendungen: In erster Linie indischer Weihrauch hochdosiert mit mindestens 800 mg (besser 1400–1600 mg) auf 67–80 Prozent Boswelliasäure einnehmen.
2-mal täglich 30 ml **kolloidales Silber** mit 50 (besser 100) ppm über Wochen einnehmen, dann auf 2-mal 20 ml mit 25 ppm senken,
prinzipiell: täglich 2-mal 3 g **Klinoptilolith** als Pulver in etwas Wasser einnehmen.

Mumps

Parotitis epidemica

Eine akute übertragbare hochansteckende Viruserkrankung mit Anschwellung der Ohrspeicheldrüse, die vorwiegend bei Kindern und Jugendlichen auftritt.

Symptome: Eine schmerzhafte nichteitrige Entzündung und Schwellung meist einer Ohrspeicheldrüse und anderer Speicheldrüsen sowie charakteristische Ohrenschmerzen und Beschwerden beim Kauen und Schlucken. Nach einem Vorstadium mit Appetitlosigkeit, Reizbarkeit, Hals- und Kopfschmerzen kommt es zu einem Fieberanstieg bis 40,5 Grad, oft mit Schüttelfrost. Die Ohrspeicheldrüse schwillt teigig und schmerzhaft an, meist zuerst einseitig, die andere Seite folgt nach wenigen Tagen.

Nach 5–8 Tagen sinkt das Fieber ab, die Drüsenschwellung bildet sich zurück.

Ursachen: Durch eine Tröpfcheninfektion mit dem Mumps-Virus nach einer Inkubationszeit von 15–21 Tagen ausgelöst.

Komplikationen: Hodenentzündung bei Jungen und Eierstock- und Brustdrüsenentzündung bei Mädchen, die Entzündungen können zur Unfruchtbarkeit führen; Bauchspeicheldrüsenentzündung, Herzmuskelentzündung oder Hirnhautentzündung.

Ätherische Öle: 2-mal täglich 2 Tropfen **Lavandinöl** lokal einreiben.

Öl-Stein-Einreibungen: Ideal ergänzt sich die sanfte Einreibung von **Lavandinöl** mit **Heliotrop**.

Heilsteinanwendungen:

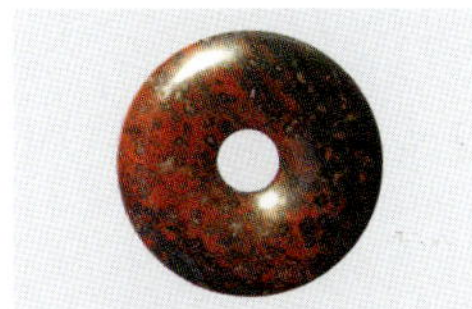

Heliotrop

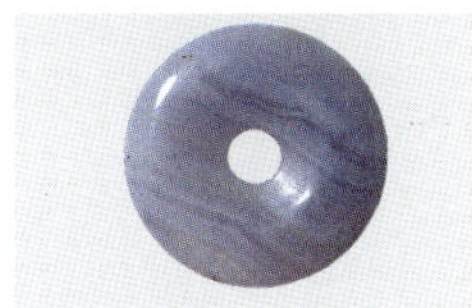

Chalcedon

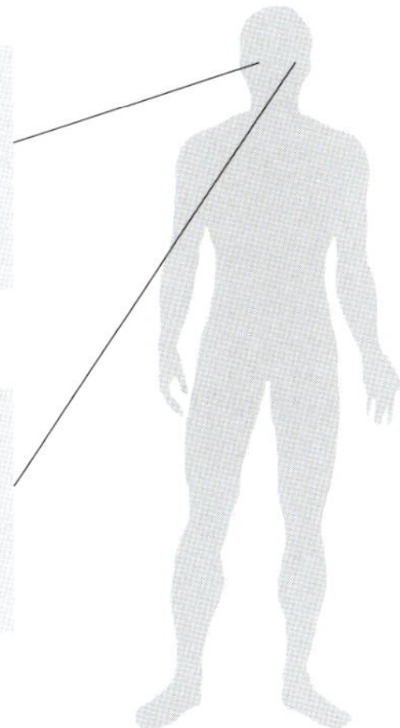

Zur Entzündungshemmung und Fiebersenkung, **Heliotrop** und **Chalcedon** alle 2 Stunden im Wechsel lokal auflegen oder fixieren, nachts **Sphärolithischen Chalcedon** oder **Moosachat** mit ins Bett nehmen und in der Hand halten,
zur Lymphflussanregung und Drüsenabschwellung **Chalcedon, Chrysopras** oder allgemeinen **Opal** tragen,
zum Schutz des Innenohrs **Chalcedon** als Rosette, **Onyx** oder **Heliotrop** am Ohr fixieren.
zur Schmerzlinderung **Sardonyx** oder **Chrysokoll** auf die Backen auflegen,
zur Linderung der Halsschmerzen **Chalcedon**, alternativ **Heliotrop** als Kette oder im Halstuch direkt auf der Haut im Halsbereich tragen.

Weitere Steine: Mookait, Rhodonit.

Physiologische Anwendungen: 3-mal täglich 20 ml **kolloidales Silber** mit 50 ppm einnehmen oder durch einen Vernebler einatmen.
Dazu täglich 3 g **Klinoptilolith** als Pulver in etwas Wasser einnehmen, bessert die Grundlage des Immunsystems.

Mundausschlag

Aphten

Ausschlag an Lippen und Mundschleimhaut in Form kleiner, gelblicher Flecken.

Symptome: Linsengroße, gelblich weiße Flecken, die zu einer schmerzhaften und unangenehmen oberflächlichen

Läsion führen. Die Bläschen verschwinden meist nach etwa 10–14 Tagen von alleine, ohne weitere Folgen.

Ursachen: Die Folge einer verminderten Abwehrlage mit der Anfälligkeit für Infektionen.

Ätherische Öle: Mit 2 Tropfen **Myrtenöl** in alkoholischer Lösung gurgeln.

Heilsteinanwendungen:

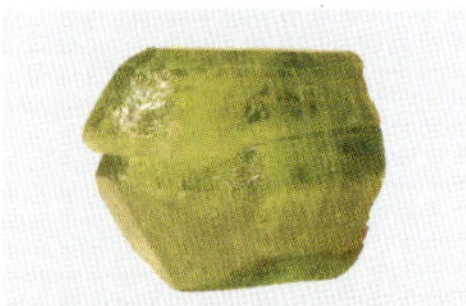

Peridot

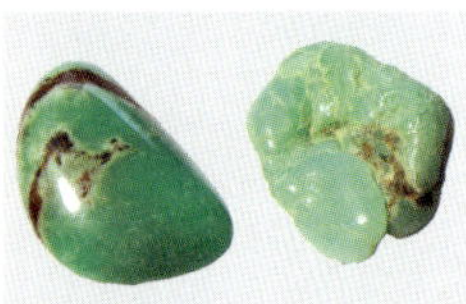

Chrysopras

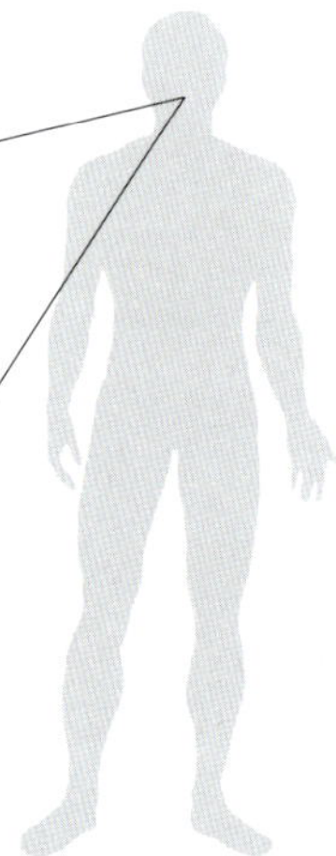

Bei ersten Anzeichen **Peridot** und **Chrysopras** als Mundspülung trinken,
zur Abheilung der Bläschen und zur Schmerzlinderung **grünen Turmalin, Sphen** oder **Chrysopras** in den Mund zum Lutschen nehmen,
zur Stärkung der Abwehrkraft **Sphen** und **Smaragd** tragen oder mit **Aventurin** als Wasser trinken,
vorbeugend zur energetischen Stabilisierung des Magen-Darm-Traktes mit **Amethyst**-Drusen ausstreichen.

Weitere Steine: Achat, Aventurin, Gagat und Sphärolithischer Chalcedon.

Physiologische Anwendungen: Mindestens 3-mal täglich **kolloidales Silber** mit 25 ppm zur Mundspülung einsetzen, dazu 2-mal 20 ml 25 ppm einnehmen und auftragen.

Mundschleimhautentzündung

Stomatitis simplex

Eine nicht ansteckende Entzündung der Mundschleimhaut.

Symptome: Schmerzhafte Entzündung, mit Rötung und Schwellung, auch Blutungen, Belägen, Mundgeruch, vermehrter Speichelbildung und erschwerter Nahrungsaufnahme mit einer Empfindlichkeit gegen heiße, saure oder gewürzte Speisen und Beschwerden beim Kauen oder Schlucken.

Sonderform Soor (St. mycotica): Weiße, brennende Bläschen an Wangen, Zunge und im Rachen, die leicht abwischbar sind.

Ursachen: Die Folge einer bakteriellen oder viralen Erkrankung, einer Pilzinfektion, durch Tabakrauchen, Begleitreaktion einer Stoffwechselerkrankung wie der Zuckerkrankheit, Eisenmangelanämie, Vitamin-B-Mangelstörung, einer Metallvergiftung, Antibiotika- oder Chemobehandlung, Immunschwäche und empfindliche Reaktion auf Zahnprothesen.

Ätherische Öle: Es liegen keine gesicherten Ölempfehlungen vor, ein Versuch mit 2-mal täglich 1 Tropfen **Fenchelöl** sollte unternommen werden.

Heilsteinanwendung:

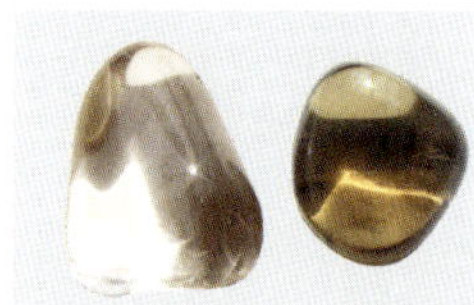

Rauchquarz

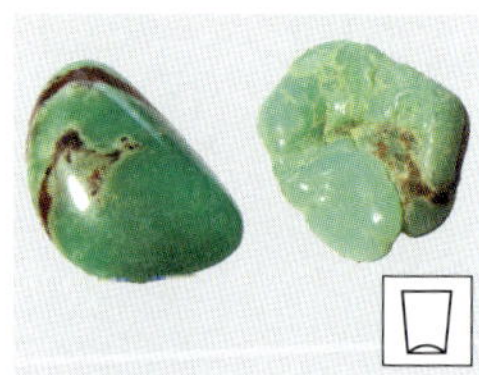

Chrysopras

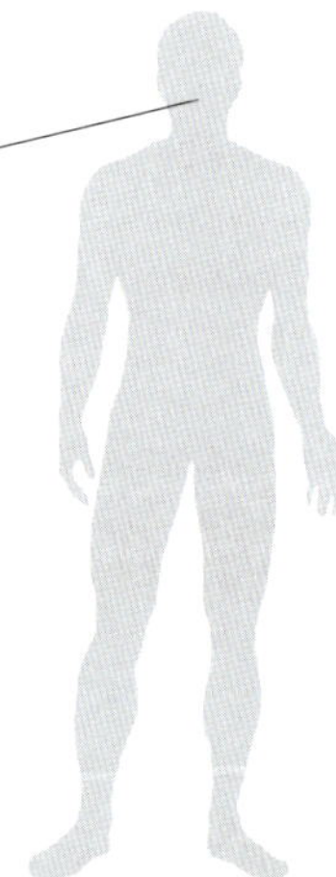

Zur Abheilung der Bläschen und zur Schmerzlinderung **Peridot** oder **Chrysopras** in den Mund zum Lutschen nehmen oder als Mundwasser einsetzen,
zur Stärkung der Abwehrkraft **Peridot** und **Smaragd** mit **Rauchquarz** als Wasser trinken,
bei Zuckerkrankheit **Citrin** als Wasser reichlich trinken,
zur Entgiftung nach medikamentöser Behandlung **Chrysopras, Smaragd** oder **Sardonyx** als Wasser trinken,
vorbeugend zur energetischen Stabilisierung des Magen-Darm-Traktes **Rauchquarz** oder **Bernstein** tragen.

Weitere Steine: Gagat, Saphir.

Physiologische Anwendungen: 2-mal täglich 10 ml **kolloidales Silber** 25 ppm zur Mundspülung einsetzen, dazu 2-mal 20 ml einnehmen und tropfenweise auftragen.

Muskelschmerzen, chronisch

Fibromyalgie

Ein Krankheitszustand ungeklärter Ursache durch chronische Schmerzen in der Muskulatur.

Symptome: Ein über den ganzen Körper verteilter Schmerz, ausgelöst durch Fingerdruck auf Muskeln, Muskelhüllen oder Sehnen.

Chronische Müdigkeit und Erschöpfung, Schlafstörungen, Kopfschmerzen, kalte Hände und Füße, starke Schweißneigung, Zittern, Gleichgewichtsstörungen, Empfindungsstörungen wie Taubheitsgefühl oder Kribbeln, Gelenkschmerzen und erhöhte Kälteempfindlichkeit. Es kann zu Gesichtsfeldausfällen mit verschwommenem Sehen kommen. Ängstlichkeit, Gedächtnis- und Konzentrationsstörungen, Depressionen und Stressempfindlichkeit.

Ursachen: Bisher weitgehend ungeklärt, es werden heute Virusinfektionen, autoimmune oder psychogene Faktoren diskutiert.

Ätherische Öle: 2-mal täglich 1 Tropfen **Nelkenöl** in den Schmerzbereich sanft einreiben.

Öl-Stein-Einreibungen: Ideal ergänzt sich die sanfte Einreibung von **Muskelrelaxöl** mit **Sugilith**.

Heilsteinanwendungen:

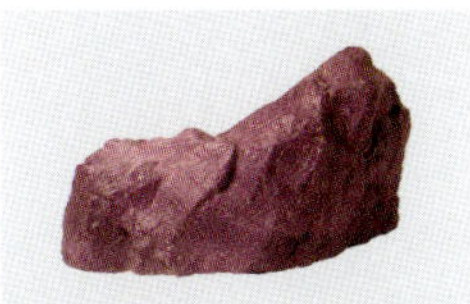

Sugilith

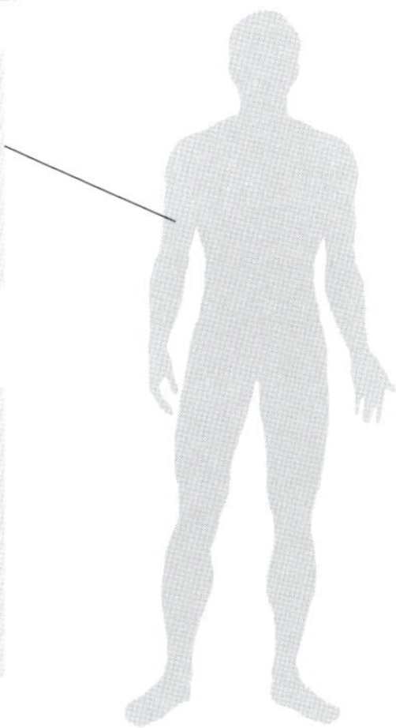

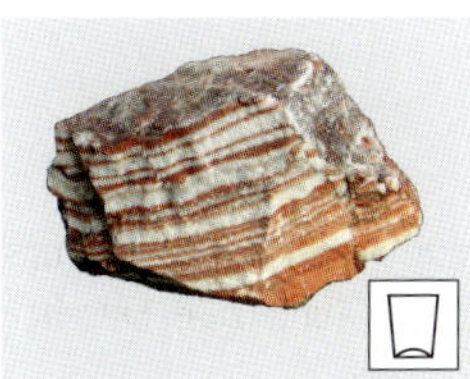

Dolomit

Zur Schmerzlinderung **Sugilith**, **Charoit** oder **Rauchquarz** alternativ **Rhodonit** tragen bzw. sanft einmassieren,
zur Aktivierung und Verbesserung der Müdigkeit **Tsesit** tragen,
bei Empfindungsstörungen und Taubheitsgefühl **Turmalin** oder **Kunzit** tragen,
zur Reduktion der Reizbarkeit und Empfindlichkeit **Dolomit** als Wasser trinken.

Weitere Steine: Aragonit, Granat, Lapislazuli.

Physiologische Anwendungen: 2-mal täglich 30 ml **kolloidales Silber** mit 50 ppm einnehmen.
Dazu täglich 2-mal 3 g **Klinoptilolith** als Pulver in etwas Wasser einnehmen.

Muskelschwäche

Myasthenia gravis pseudoparalytica

Eine durch Muskelabbau auftretende Schwäche und Kraftlosigkeit, oft als Begleiterscheinung anderer Erkrankungen.

Symptome: Ein Augenlid schließt sich oder Auftreten von Doppeltsehen mit zunehmender Verschlechterung im Laufe des Tages. Schwierigkeiten beim Kauen und Schlucken, die sich während der Mahlzeit verschlimmern. Die Muskulatur des Gesichts erschlafft und die Lippen weichen zurück, wobei ein verzerrtes Lächeln entsteht. Die Kraft der gesamten Muskulatur wird immer schwächer, bis es zu einer Lähmung der Atemmuskulatur kommt.

Ursachen: Überanstrengungen, Infektionen, schlechte Ernährung, in seltenen Fällen eine Folge eines Antikörperüberschusses, der die normale Reizübermittlung zwischen Muskeln und Nerven stört.

Ätherische Öle: Es liegen keine gesicherten Ölempfehlungen vor.

Heilsteinanwendungen:

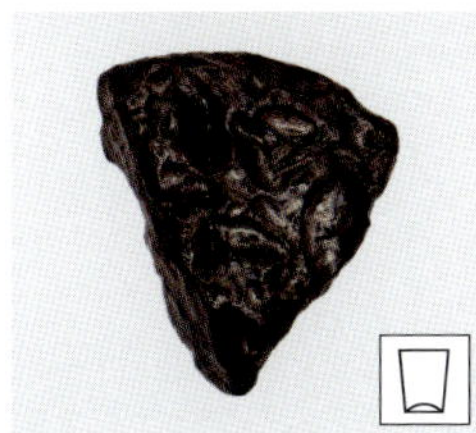

Tsesit

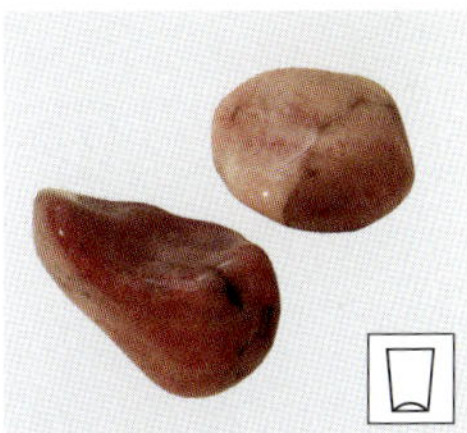

Thulit

Zum Muskelaufbau und zur Muskelkräftigung **Tsesit** im Wechsel mit **Thulit** als Wasser trinken, und die betroffene Muskulatur sanft massieren, zur Verbesserung der Energieversorgung und gegen mögliche Traumatisierungen der Muskulatur Obsidian tragen und zur Massage benutzen,
zur Anregung des Stoffwechsels zusätzlich **Apatit** oder roten **Granat** in der Hosentasche tragen,
zur Anregung der Körperenergie in den Meridianen roten **Turmalin** als Wasser trinken,
für eine aktive und engagierte Beteiligung am Leben **Rhodochrosit**, **Türkis** und **Thulit** tragen.

Weitere Steine: Chrysoberyll, Feueropal, Magnetit, Tansanit.

Physiologische Anwendungen: 2-mal täglich 20 ml **kolloidales Silber** mit 25 ppm einnehmen.
Dazu täglich 2-mal 3 g **Klinoptilolith** als Pulver in etwas Wasser einnehmen.

Nagelfalzentzündung

Paronychie / Panaritium

Eine durch eine kleine Verletzung, rissige Nagelbetten oder Nägelbeißen auftretende Entzündung des Nagelfalzes.

Symptome: Der Bereich um den Nagel ist mehr oder minder gerötet, geschwollen, berührungsempfindlich und schmerzhaft, mit klopfenden Schmerzen. Schreitet die Entzündung weiter fort, bildet sich Eiter unter der Haut. Eine Wärmeanwendung verschlimmert den Schmerz, kühlende Umwicklungen lindern ihn meist etwas.

Ursachen: Eine bakterielle Entzündung verschiedener Bakterien (Staphylokokken oder Streptokokken) oder des Hefepilzes Candida albicans, nach einer Verletzung des Nagelbetts.

Ätherische Öle: Optimal 2-mal täglich 2 Tropfen **Lavandinöl** lokal auftragen, alternativ Weihrauchöl.

Heilsteinanwendungen:

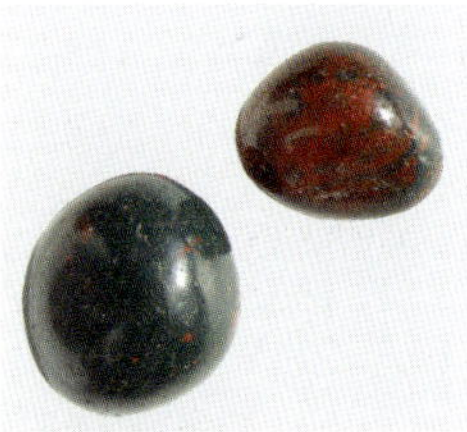

Heliotrop

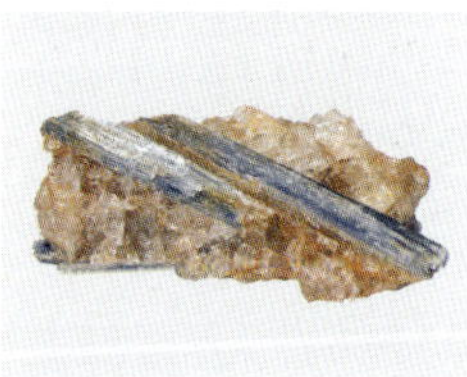

Disthen

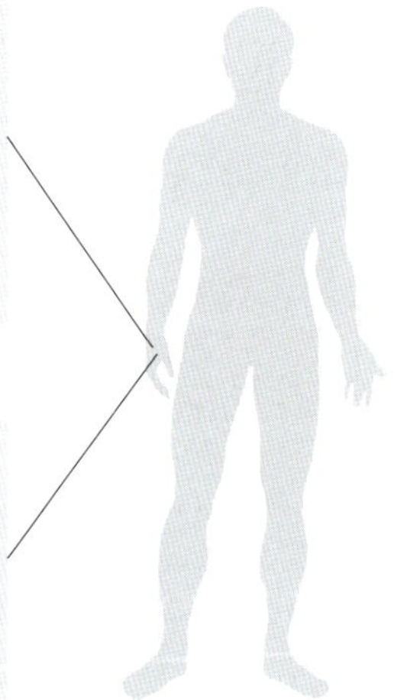

Zur Entzündungshemmung **Heliotrop** oder **Lapis** pyritfrei in der Hand halten,
zur Schmerzmilderung **Disthen** oder **Rhodonit** in die Hand nehmen,
zur Abschwellung und Entstauung der Lymphe **Chalcedon, Chrysokoll** oder **Opal** in die Hand nehmen.

Weitere Steine: Sphärolithischer Chalcedon.

Physiologische Anwendungen: Tropfenweise **kolloidales Silber** mit 50 ppm auftragen oder durch ein Fingerbad mit 25 ppm tief einwirken lassen.
Klinoptilolith als Pulver, in etwas Wasser angerührt, auf die entzündete Stelle streichen und leicht antrocknen lassen.

Nahrungsmittelunverträglichkeit

Eine Reaktion des Körpers auf den Verzehr von unverträglichen Nahrungsmitteln, wobei die Reaktion wegen enthaltenem Gift oder allergischer Sensibilisierung stattfinden kann. Bei der nicht-immunologischen Reaktion liegt hingegen ein erworbenes oder angeborenes Unvermögen vor, einen Nahrungsbestandteil völlig zu verwerten, etwa wegen eines Enzymmangels.

Symptome: Häufige Symptome sind Atemnot, Juckreiz, Nesselsucht, Schwellungen der Schleimhaut, Übelkeit, Erbrechen, Durchfall oder Herzrasen, die einzeln oder in Kombinationen auftreten können.

Bei stark sensibilisierenden Allergien kann durch eine massive Histaminfreisetzung ein Schock ausgelöst werden, der innerhalb von wenigen Sekunden bis zu einer Stunde nach Allergenkontakt auftreten kann. Er betrifft oft mehrere Organsysteme gleichzeitig, wobei am häufigsten das Herz-Kreislauf-System, die Atemorgane, der Magen-Darm-Trakt sowie die Haut betroffen sind.

Nahrungsmittelintoleranzen werden häufig nicht als solche erkannt und können zu verschiedensten Beschwerdebildern führen, von Gewichtsproblemen bis zu depressiven Verstimmungen. Wichtig ist es, die Bestandteile zu kennen und konsequent zu vermeiden.

Ursachen: Die Reaktion auf Allergien auslösende Nahrungs- und Genussmittel, Lebensmittelfarbstoffe, Geschmacksverstärker oder Konservierungsstoffe.

Ätherische Öle: Bei Bedarf 1–2 Tropfen **Lavandinöl**, alternativ Indisches Melissenöl, Minzöl, Zitronenöl oder Zypressenöl lokal einreiben.

Heilsteinanwendungen:

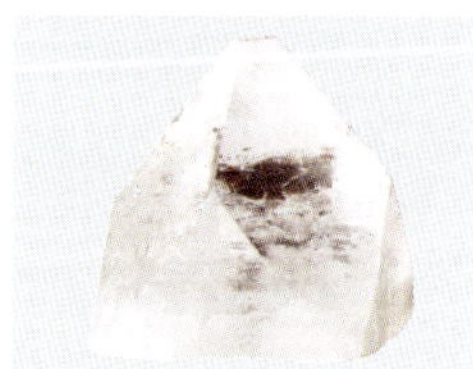

Apophyllit

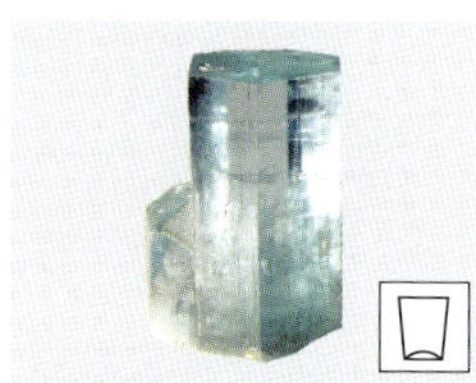

Aquamarin

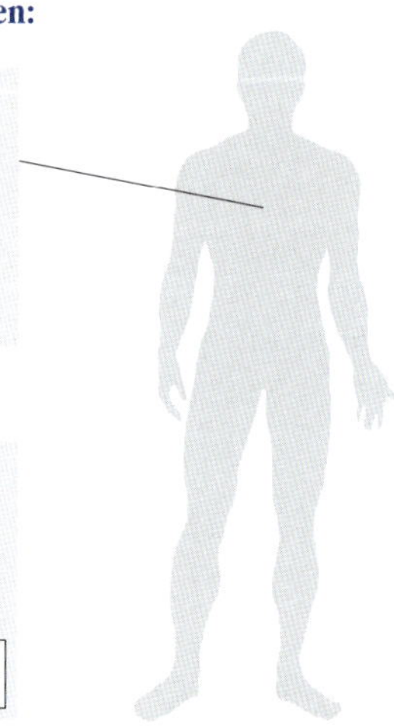

Zur Histaminblockierung und Juckreizminderung **Aquamarin**, eventuell zusätzlich zur Desensibilisierung **Apophyllit**, alternativ **Prasemquarz** oder **Aventurin** tragen und als Wasser trinken,
zur Abwehrstärkung **Granat, Aquamarin** oder **Smaragd** einige Wochen tragen,
zur Verbesserung der Verdauung **Citrin, Sardonyx** oder **Schalenblende** auf Magenhöhe tragen,
zur Verbesserung der Aufnahme und Verwertung der Nährstoffe **Rutilquarz, Mookait** oder versuchsweise **Antimonit** tragen.

Weitere Steine: Achat, Selenit, Turmalin, Vesuvian.

Physiologische Anwendungen: Tropfenweise **kolloidales Silber** mit 25 ppm äußerlich auftragen und verteilen, lindert Hautreizungen,
dazu 2-mal täglich 10 ml **kolloidales Silber** mit 25 ppm einnehmen, senkt sanft die Allergiebereitschaft und Entzündungsneigung.
Eine Einnahme von 2-mal täglich 3 g Klinoptilolith als Pulver über einen Zeitraum von 6 Monaten kann Unverträglichkeiten bessern.

Anmerkungen: Nahrungsmittelunverträglichkeiten überfordern das Verdauungssystem und sind schwer festzustellen, da keine direkte allergische Reaktion stattfindet. Grundsätzlich sollten allergieauslösende oder unverträgliche Nahrungsmittel über längere Zeit gemieden werden, da der Organismus nach einer Stärkungs- und Entgiftungsphase oftmals Stoffe in Bio-Qualität wieder vertragen kann.

Narbennachbehandlung

Cicatrix

Ein im Laufe einer Wundheilung bei Verletzungen der Haut, Geschwüren, Entzündungen, örtlichem Gewebstod, tieferen Verbrennungen und nach Operationen auftretendes Gewebe, das sich als Ersatzgewebe für das zerstörte Körpergewebe bildet.

An exponierten Körperstellen werden sie als störend empfunden und stellen nicht nur ein kosmetisches Problem dar. Sie können mitunter erhebliche Schmerzen verursachen oder, wenn sie in der Nähe von Gelenken liegen, auch zu Einschränkungen der Beweglichkeit führen.

Grundsätzlich beeinträchtigen sie aufgrund der geringeren elektrischen Leitfähigkeit den Energiefluss in den betroffenen Energiemeridianen. Quer zur Körperachse verlaufende Narben wirken störender.

Ätherische Öle: 2-mal täglich 1–2 Tropfen **Lavandinöl** lokal auftragen.

Heilsteinanwendungen:
Zur Abheilung und weiteren Entstörung der Narbe das Gewebe mit **Obsidian** und **Rhodonit** massieren oder als Wasser die gesamte Partie einreiben,
zur Regeneration des Narbengewebes **Chrysokoll** tragen oder lokal fixieren,
zur Verbesserung der Nervenleitung und zur Entstörung der Energiebahnen durch das Narbengewebe **Ägirin** oder **Turmalin** als Kristall mit Pflaster auf die Haut über der Narbe kleben,
zur gezielten Verbesserung des Energieflusses zusätzlich **Turmalin**-Kristall oder **Bergkristall** als Doppelenderkristall mit Pflaster auf die Haut über der Narbe kleben.
Zur kosmetischen Regeneration der Haut mit **Rosenquarz** massieren oder lokal fixieren.

Weitere Steine: Chrysokoll, Rauchquarz.

Physiologische Anwendung: Eine Narbennachbehandlung mit **kolloidalem Silber** ist nicht sinnvoll.

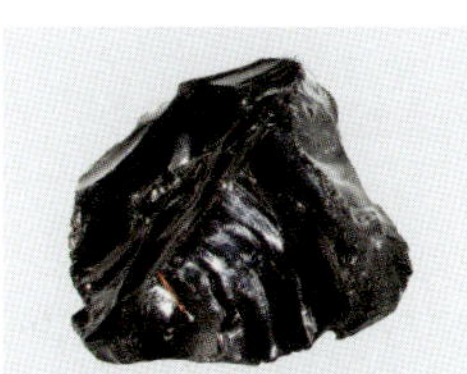

Obsidian

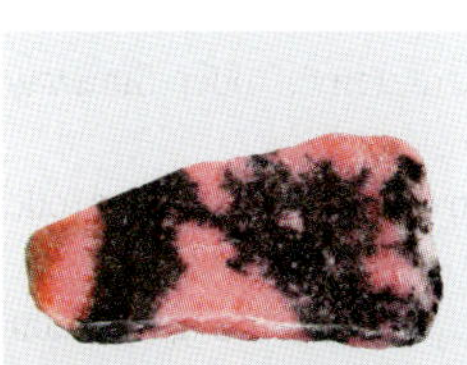

Rhodonit

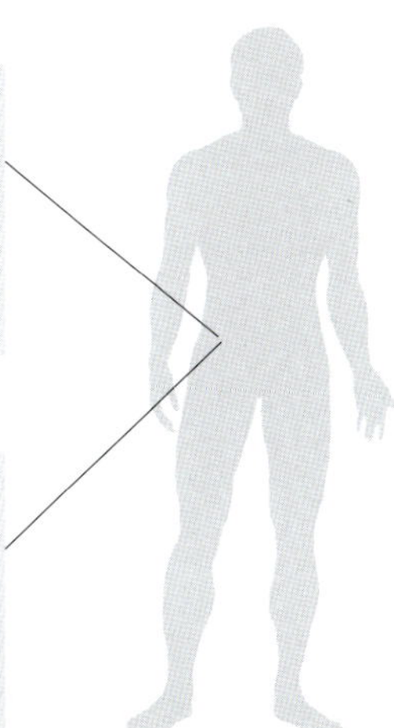

Nasenbluten

Epistaxis

Ein spontanes Austreten von Blut aus der Nase in unterschiedlicher Stärke mit sehr unterschiedlicher Ursache.

Symptome: Aus einem oder beiden Nasenlöchern fließt Blut.

Ursachen: Folge einer Erkältung, trockener Nasenschleimhaut, kräftiges Schnäuzen oder Niesen, Nasenbohren, Nasen- oder Kopfverletzungen, Bluthochdruck, Blutgerinnungsstörungen, Arteriosklerose und bei akuten Infektionen, Nasennebenhöhlenentzündung, Mangel an Vitamin C und K, gelegentlich auch bei bösartigen Geschwülsten.

Ätherische Öle: Bei Bedarf 1 Tropfen **Lavandinöl**, auf Watte getropft, in die Nase einführen.

Heilsteinanwendungen:
Bei plötzlichem Einsetzen heftigen Blutens **Obsidian,** alternativ **Rhodonit** an die Nasenwurzel halten,
zur Stillung schwächerer Blutung **Rhodonit** oder **Koralle** auflegen, sie wirken zusammenziehend auf die Schleimhäute und kräftigen die Gefäße.

Weitere Heilsteine: Karneol, Turmalin.

Physiologische Anwendungen: Mit verdünnter **Kristallsalzsole** Nasenspülung auf Verträglichkeit testen, nicht jedoch an dem Tag, an dem das Bluten aufgetreten ist.

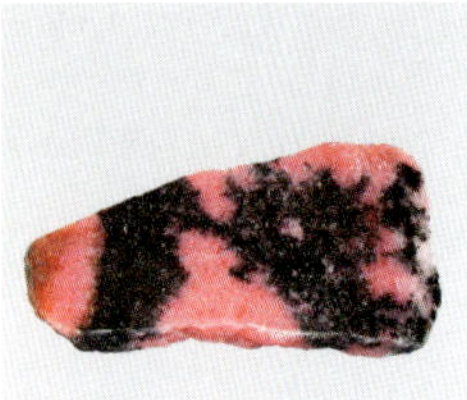

Rhodonit

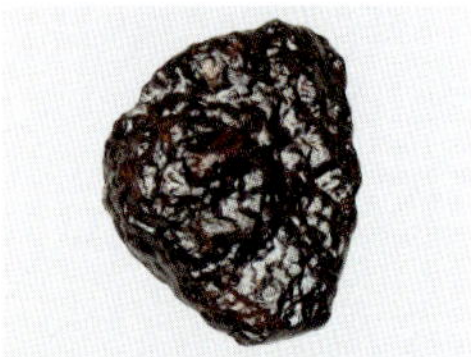

Tsesit

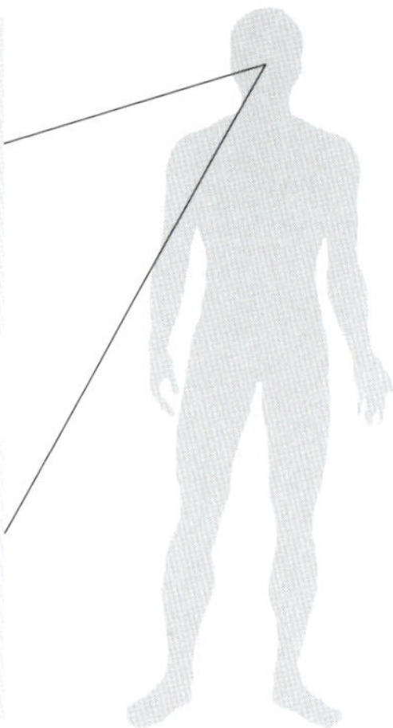

Nebenhöhlenentzündung

Sinusitis

Eine meist bakteriell ausgelöste, hartnäckige, abszessähnlich eitrige Entzündung der Schleimhäute der Nebenhöhlen.

Symptome: Plötzlicher Beginn, mit klopfenden Druckschmerzen in der Gegend der erkrankten Nebenhöhlen an der oberen Wangenregion, die beim Bücken schlimmer werden, Schwindelgefühl, Lichtempfindlichkeit, Fieber bis zu 40 Grad, ein nicht abheilen wollender Schnupfen mit eitrig-gelblichem oder milchig-trübem Nasenausfluss, Schweregefühl im Kopf mit einem allgemeinen Unwohlsein sowie eine behinderte Nasenatmung und gerötete Augenlider können lange Zeit bestehen bleiben.

Ursachen: Eine Infektion durch Bakterien, Viren oder Pilze, kann auch durch einen kranken oberen Zahn oder eine Zahnwurzel verursacht werden.

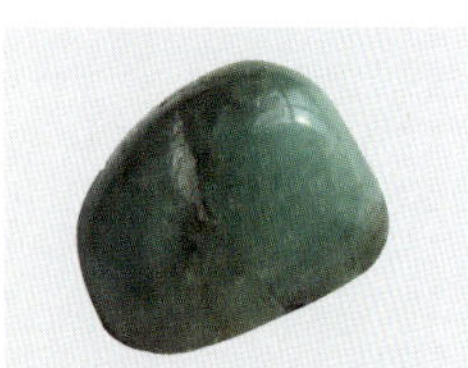

Smaragd

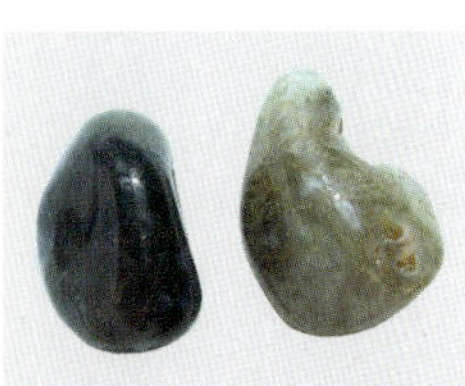

Moosachat

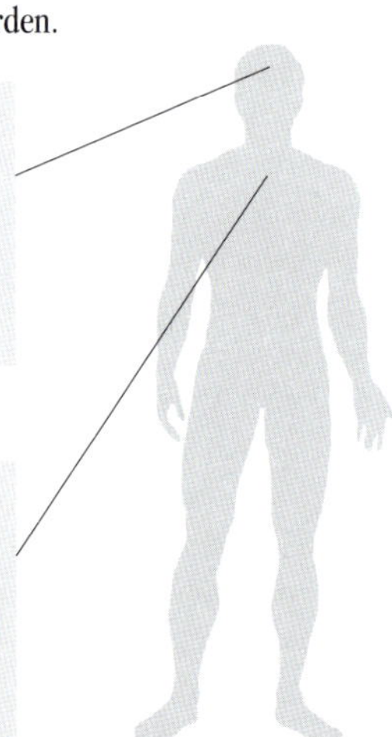

Ätherische Öle: 1 Tropfen **Rosmarinöl** mit einem Wattestick bis 1 cm tief in die Nase einführen.

Öl-Stein-Einreibungen: Ideal ergänzt sich die Einreibung von **Rosmarinöl** mit **Smaragd**.

Heilsteinanwendungen:
Zur Entzündungshemmung und Eiterabbau optimal **Smaragd** oder **Heliotrop**, versuchsweise **Cavansit** auf dem Nasenansatz für mehrere Stunden befestigen,
speziell bei Stirnhöhlenentzündung optimal **Smaragd,** alternativ **Sphen** oder **Tsesit** auflegen,
zur Fiebersenkung und Regeneration der Schleimhäute **Moosachat** oder **Labradorit** als Anhänger oder Kette auf der Thymusdrüse tragen,
zur Schmerzlinderung und weiteren Stärkung der Abwehrkraft **Heliotrop** oder **Smaragd** in die Hand nehmen.

Weitere Heilsteine: Chalcedon, Chrysoberyll, Aventurin, Prehnit, Spärolithischer Chalcedon.

Physiologische Anwendungen: 2-mal täglich 20 ml **kolloidales Silber** mit 25 ppm lange im Mund belassen sowie äußerlich tropfenweise auftragen und einreiben. **Kristallsalz**-Solespülung durch die Nase ziehen.

Nervenentzündung und Nervenschmerz

Neuritis, Neuralgie

Eine Bezeichnung für anfallartig auftretende Schmerzen im Ausbreitungsgebiet eines sensiblen Nervs.

Symptome Neuritis: Ein wellenförmig, attackenartig oder dauerhaft auftretender Schmerz, der als stechend, bohrend, reißend, brennend empfunden wird und meist auf ein umschriebenes Gebiet begrenzt bleibt.

Symptome Neuralgie: Meist ein stechender oder bohrender Schmerz, der bis zum Schulterblatt ziehen kann, begleitet von Empfindungsstörungen wie Kribbeln, Brennen oder einem pelzigen Gefühl, auch mit Lähmungserscheinungen. Der Schmerz kann von wenigen Minuten bis zu mehreren Wochen anhalten und in unregelmäßigen Abständen immer wieder auftreten.

Beim Nervenschmerz sind im Gegensatz zur Nervenentzündung keine anatomischen Veränderungen oder Funktionsausfälle der Nerven nachweisbar.

Ursachen: Folge einer Infektion durch verschiedene Bakterien oder Viren, Vergiftung.

Ätherische Öle: Optimal 2-mal täglich 1 Tropfen **Nelkenöl**, alternativ Eukalyptusöl, Pfefferminzöl oder Wacholderöl lokal auftragen.

Öl-Stein-Einreibungen: Ideal ergänzt sich die lokale Einreibung von **Nelkenöl** mit **Selenit**.

Heilsteinanwendungen:

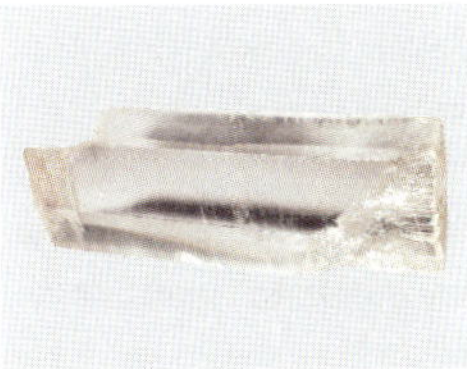

Selenit

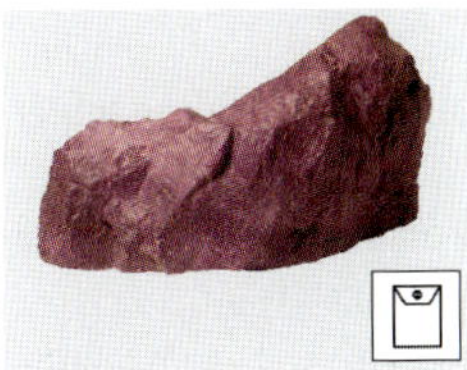

Sugilith

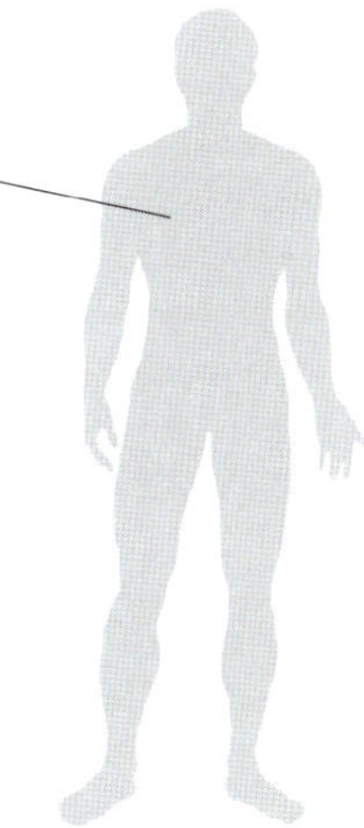

Zur akuten Schmerzreduktion **Selenit,** alternativ **Sugilith** lokal fixieren, **Tigerauge** kann bei mehrwöchigem Gebrauch Taubheitsgefühle verursachen,
zur Entzündungshemmung vor allem bei Empfinden von Hitze, bei ziehenden und ausstrahlenden Schmerzen **Kunzit** oder blauen oder grünen **Turmalin** lokal aufkleben,
zur Schmerzlinderung bei bohrenden, drückenden und stechenden Schmerzen sowie zur Nervenberuhigung **Sugilith,** alternativ **Ägirin** tragen,
zur Nervenregeneration und bei Taubheitsgefühlen **Turmalin,** alternativ **Disthen** lokal aufkleben,
zur Entzündungshemmung bei wiederholtem Auftreten **Nephrit** lokal aufkleben,
zur Vorbeugung und Nachversorgung kann der nervenberuhigende **Selenit** getragen oder ins Bett gelegt werden.

Weitere Steine: Amethyst, Smaragd, Türkis.

Physiologische Anwendungen: 2-mal täglich 30 ml **kolloidales Silber** mit 50 oder besser 100 ppm einnehmen. Nervenschmerz ist keine Indikation für **Klinoptilolith**.

Nervosität

Nervosismus

Ein Zustand einer reizbaren Überempfindlichkeit oder Überreaktion.

Symptome: Reizbare Überempfindlichkeit, Ungeschicklichkeit, Unausgeglichenheit, Überreaktion, Hast, Unruhe, Ungeduld und gesteigerte Ermüdbarkeit.

Ein jahrelang andauernder nervöser Zustand kann zu Kopfschmerzen, Magenbeschwerden, Herzbeschwerden und Schwindelgefühlen führen sowie irgendwann zur nervösen Erschöpfung.

Ursachen: Die Folge einer Schilddrüsenüberfunktion, aber auch psychischer aufwühlender Ereignisse.

Ätherische Öle: 1 Tropfen **Muskatellersalbeiöl**, alternativ Lavandinöl einnehmen.

Heilsteinanwendungen:

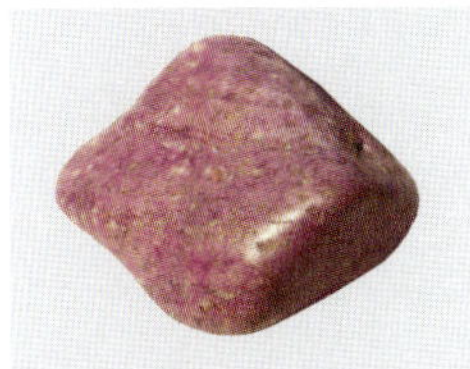

Lepidolith

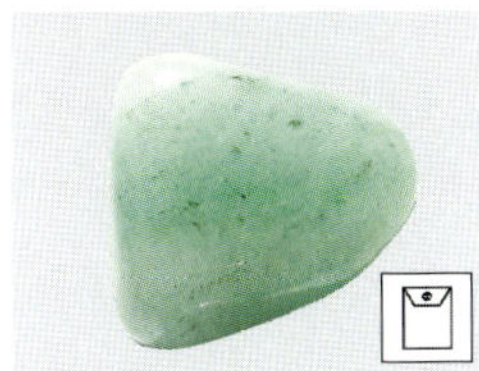

Aventurin

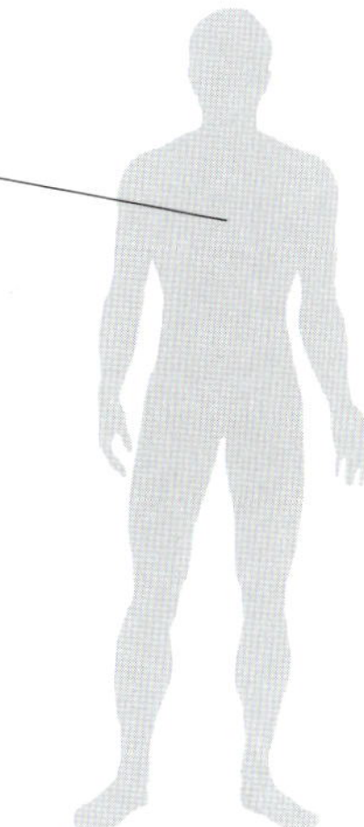

Zur allgemeinen Beruhigung **Lepidolith**, **Aventurin**, alternativ **Bernstein oder Nephrit** tragen, sie fördern Sammlung und Abgrenzung,
zur Beruhigung einer überaktiven Schilddrüse **Aquamarin** oder **Lapislazuli** am besten als Kette tragen,
zur Verhinderung von negativem Stress, Missgeschicken und allen Formen von Kontrollverlust **Kunzit, Lapislazuli** oder alternativ **versteinertes Holz** tragen, er vermittelt Nervenstärke und Überblick,
zur kontinuierlichen Erbringung von Leistungen während großer unausweichlicher Anforderung von außen **Rauchquarz, Charoit** oder **Granat,** alternativ **Halit** als Kristall oder **Dumortierit** tragen, sie senken den Stresspegel und stärken die Konzentration.
für eine Grundhaltung der Gelassenheit und für innere Zufriedenheit zunächst **Dumortierit**, dann nach 4 Wochen **Bernstein** als Kette tragen und **Selenit,** besser noch **Tsesit** mit ins Bett nehmen,
bei Nervosität, die mit Unruhe, Gereiztheit und Hektik einhergeht, **Tsesit**, **Selenit**, **Dolomit, Türkis** oder **Aventurin** tragen, sie reduzieren Übersäuerung,
zur Hebung des Selbstbewusstseins und bei Überempfindlichkeit **Tsesit**, **Charoit** oder **Malachit** tragen,
zur Entsäuerung **Dolomit**, **Türkis** oder **Variscit** tragen oder **Dolomit** als Wasser trinken.

Weitere Steine: Achat, Amethyst, Chiastolith, Citrin, Diaspor, Disthen, Lepidolith, Selenit, Serpentin, Smaragd, goldener Topas, versteinertes Holz.

Physiologische Anwendungen: Nervösität ist keine Indikation für **kolloidales Silber** oder **Klinoptilolith**.

Nesselsucht

Urtikaria

Eine angeborene oder erworbene veränderte, gesteigerte oder verminderte Reaktion der Haut oder Schleimhäute auf bestimmte »normale« Reize.

Symptome: Können sofort und massiv oder erst später, teils erst nach einigen Tagen auftreten, mit heftigem Juckreiz und Prickeln, Hautrötung, Schwellung und Quaddelbildung auf der Haut, die unregelmäßig begrenzt, sich aber auch großflächig auf dem Körper ausbreiten kann.

Ursachen: Folge einer Überempfindlichkeitsreaktion auf Nahrungsmittel, Pflanzen, Insektenstiche, Tierhaare, Medikamente oder chemische Stoffe und Sonnenstrahlen.

Ätherische Öle: 2-mal täglich 2–3 Tropfen **Lavandinöl** lokal auftragen.

Heilsteinanwendungen:

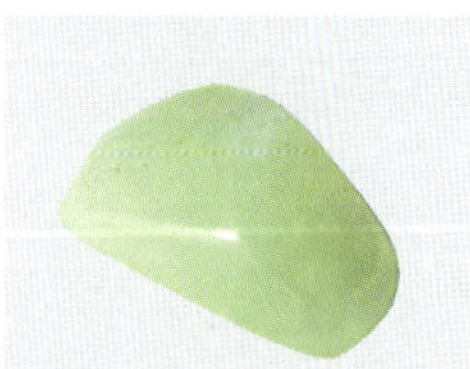

Nephrit

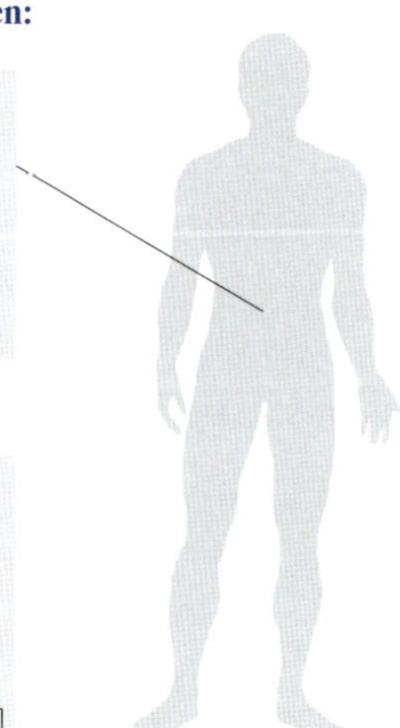

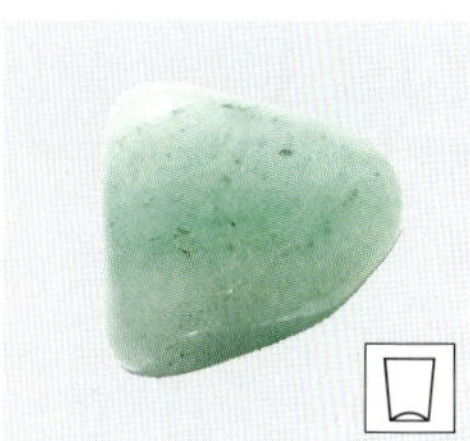

Aventurin

Zur sofortigen Kühlung und Entlastung des Organismus die betroffene Partie und eventuell die Stirn mit **Halitkristall** ausstreichen,
zur Senkung der Reaktionsbereitschaft, Histaminunterdrückung und Juckreizminderung **Nephrit**, **Aquamarin** und **Apophyllit** als Wasser trinken, alternativ **Serpentin** tragen,
zur Linderung der Hautreizungen **Aventurin**, gelb-braunen **Stromatolith** oder **Schalenblende** tragen,
zur Reduzierung von Überreaktionen des Immunsystems Saphir oder Heliotrop oder versuchsweise **Schalenblende**, alternativ **Ägirin** oder Rauchquarz aufkleben,
zur Abschwellung und Entzündungshemmung **Heliotrop**, **Chrysopras** oder **Lapislazuli** ohne Pyrit tragen,
zur Stärkung der Entgiftungsfunktion der Nieren **Nephrit**, **Smaragd** oder **Aventurin** tragen,
zur Stärkung der Ausscheidung über den Darm **Sardonyx**, **Schalenblende**, **Mookait** oder **Stromatolith** tragen.

Weitere Steine: Saphir, Sphärolithischer Chalcedon.

Physiologische Anwendungen: Zur allgemeinen Linderung 3-mal täglich 20 ml **kolloidales Silber** mit 25 ppm einnehmen und äußerlich tropfenweise 50 ppm unverdünnt anwenden,
sowie **Kristallsalz**-Solevollbäder zur Entlastung des Bindegewebes einnehmen.
Zur Verbesserung des Hautzustands täglich 2 Teelöffel **Kieselsäuregel** lokal auftragen.

Nierenbeckenentzündung

Glomerulonephritis

Eine meist akute, bakterielle Entzündung des Nierenbeckens, die oft nach einer Blasenentzündung auftritt.

Symptome: Appetitlosigkeit, Unbehagen, Frösteln, Fieber und Schüttelfrost, Herpes labialis, heftige Kreuzschmerzen; Schmerzen oder ein Druckgefühl in der Nierengegend, die klopfempfindlich ist; trockene und belegte Zunge oder mit vereinzelten Fieberanfällen und erschwertem Wasserlassen mit einem vermehrten Harndrang einhergehende milde chronische Form. Der Urin wird trübe und meist flockig. In schweren Fällen kann die Harnausscheidung immer mehr zurückgehen oder ganz aufhören. Das Gesicht ist morgens geschwollen, vor allem um die Augen.

Die chronisch verlaufende Form ist durch mildere Symptome mit vereinzelten Fieberanfällen und Schmerzen beim Wasserlassen gekennzeichnet.

Ursachen: Eine meist aufsteigende bakterielle Infektion, meist durch Kolibakterien, Staphylokokken, Streptokokken, Gonnokokken, Mykobakterien oder Trichomonaden ausgelöst, die durch Kälte oder Harnstau begünstigt wird.

Ätherische Öle: 2-mal täglich 1 Tropfen **Wacholderöl** in den Unterleib, alternativ Lavandinöl einreiben.

Öl-Stein-Einreibungen: Ideal ergänzt sich die sanfte Einreibung von Eukalyptusöl oder Wacholderöl mit Nephrit.

Heilsteinanwendungen:

Zur Entzündungshemmung **Aventurin**, **Smaragd**, alternativ **Heliotrop** als Wasser trinken und lokal fixieren,
zur Stärkung der Niere und Verbesserung ihrer Funktionen **Cavansit**, **Nephrit** oder farbigen **Turmalin** tragen,
zur Vorbeugung grünen **Nephrit**, **grünen Granat**, alternativ **Chrysopras** lokal aufkleben,

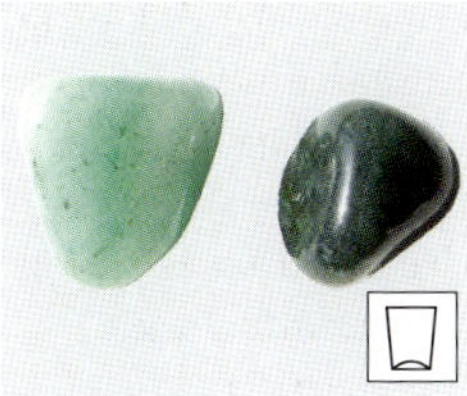

Aventurin

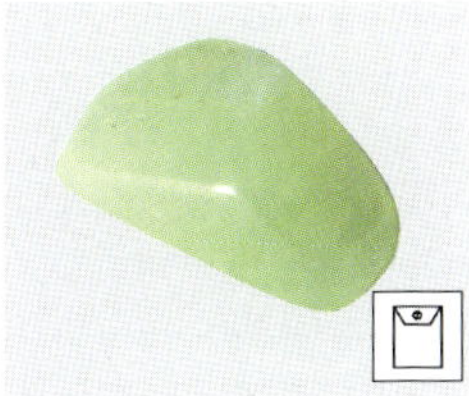

Nephrit

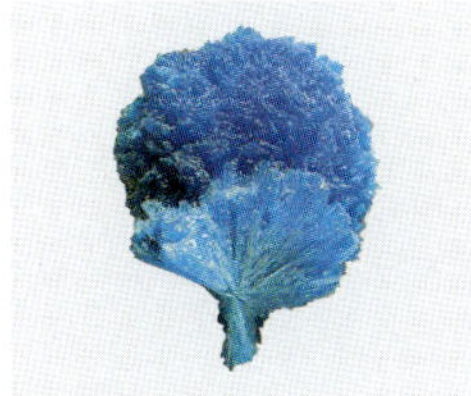

Sardonyx

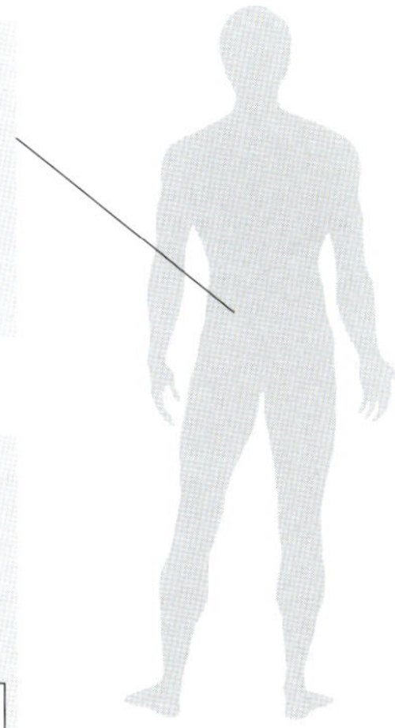

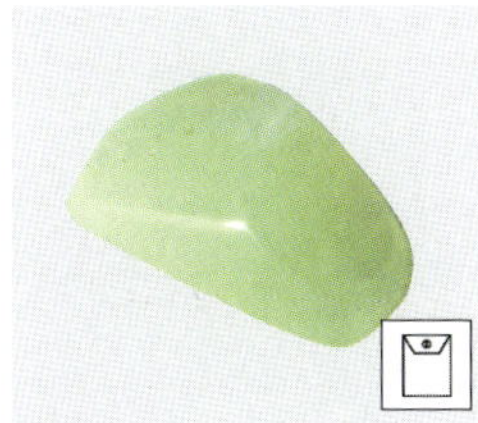

Nephrit

zur verstärkten Harnausscheidung **Peridot** oder blauen **Turmalin** als Wasser trinken,
zur Schmerzlinderung **Sugilith**, **Ägirin** oder **Labradorit** auch versuchsweise **Schalenblende** am Kreuz aufkleben.

Weitere Steine: Achat, Mookait, Rhodonit.

Physiologische Anwendungen: 2-mal täglich 30 ml **kolloidales Silber** mit 50 (besser 100) ppm zur Reduktion der Entzündung einnehmen, 25 ppm ist meist zu schwach.

Nierensteine

Nephrolithiasis

Eine durch Steinbildung gekennzeichnete Erkrankung der Niere unterschiedlicher Ursachen, die bei Steinabgang wehenartige Schmerzen verursachen können.

Symptome: Steine können von Reiskorngröße sein, sie können aber auch das ganze Nierenbecken ausfüllen; die Beschwerden sind von der Größe des Steines sowie dessen Sitz abhängig. Quälend-krampfartige Schmerzen, die in die Leistengegend oder Oberschenkelinnenseite ausstrahlen, mit Übelkeit, Erbrechen, Schweißausbrüchen, Schüttelfrost und Fieber sowie Blut im Harn.

Ursachen: Nierensteine entstehen durch das Auskristallisieren im Harn gelöster Stoffe.

Ätherische Öle: 2- bis 3-mal täglich 1 Tropfen **Eukalyptus**, alternativ **Fenchelöl**, Lavandinöl, Rosmarinöl oder Zypressenöl in den Unterbauch einreiben.

Öl-Stein-Einreibungen: Ideal ergänzt sich die sanfte Einreibung von **Eukalyptusöl** mit **Nephrit** in den Unterbauch.

Heilsteinanwendungen:
Zur Beeinflussung der Grunderkrankung sowie zur Vorbeugung optimal Smaragd, **Aventurin** oder **Nephrit,** alternativ **Cavansit** lokal aufkleben,
zur Krampflösung **Charoit** oder **Malachit** und zur Schmerzlinderung **Dumortierit** in der Hosentasche tragen, oder als **Pyrit-Sonne** tragen,
zur Durchblutungsverbesserung farbigen **Turmalin**, **Rhodonit** oder **Mookait** zur sanften Massage verwenden oder **Granat** tragen, sie unterstützen zudem die Austreibung der Steine,
zum Auflösen und Austreiben der Steine **Nephrit, Diamant, Sphärolithischen Chalcedon** oder schwarzen **Turmalin** tragen oder als Wasser trinken,
zur Verbesserung und Glättung der Haut mit Ödemabbau **Anhydrit** tragen oder lokal auflegen,
zur Juckreizmilderung **Aventurin** oder **Chalcedon** tragen oder als Wasser trinken.

Weitere Steine: Epidot, grüner Granat, Nebelquarz, Prehnit, Serpentin, Turmalin.

Physiologische Anwendungen: Nierensteine sind keine Indikation für **kolloidales Silber** und auch nicht für **Klinoptilolith**.

Ohrgeräusche

Tinnitus aurium

Ein akutes und häufig nur kurzzeitig anhaltendes Phänomen mit störenden Ohrgeräuschen, die ohne äußere Schallquelle im Kopf empfunden werden.

Symptome: Rauschen, Pfeifen, Summen oder Klingen in einem oder beiden Ohren oder im Kopf lokalisiert wahrgenommen.
Chronisch ist Tinnitus, wenn die Ohrgeräusche über einen Zeitraum von mehr als 3 Monaten anhalten.

Komplikationen des chronischen Tinnitus sind psychische Folgeerscheinungen, die sich in Konzentrations- und Schlafstörungen, Depressionen und Ängsten äußern.

Ursachen: Hörbeeinträchtigungen, Lärmschäden, Morbus Menière, Hörsturz, Probleme mit der Halswirbelsäule oder im Zahn-Kiefer-Bereich sowie Stress.

Ätherische Öle: Es liegen keine gesicherten Ölempfehlungen vor. Bei starker psychischer Beeinträchtigung kann der Einsatz von 2 Tropfen **Musaktellersalbeiöl** sinnvoll sein.

Heilsteinanwendungen:

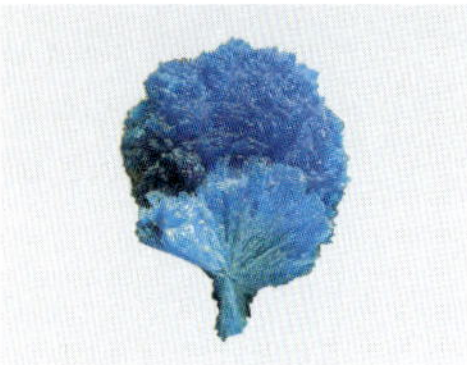

Cavansit

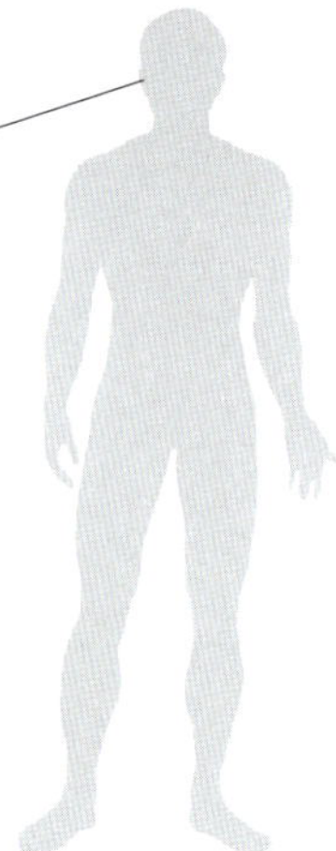

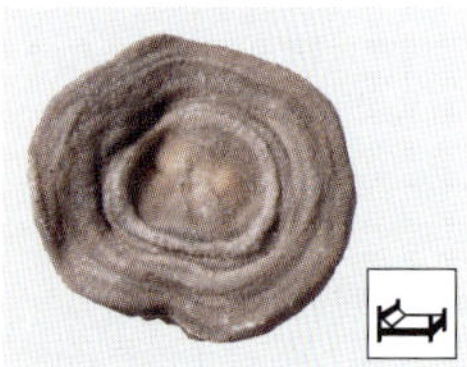

Chalcedon-Rosette

Zur Verbesserung der ausgeprägten Grunderkrankung und Steigerung der Lebensenergie optimal **Cavansit** im betroffenen Ohr fixieren, dies gelingt mithilfe eines um den Kristall gewickelten Bindfadens, für täglich 20 Minuten,
zur Verbesserung der leichten Erkrankung, mit dem Ohr auf **Chalcedon** als Rosette schlafen und **Sardonyx** tagsüber tragen,
in schweren Fällen 2-mal täglich ruhend 10 Minuten **Chalcedon** als Rosette auf jedes Ohr auflegen und **Sardonyx** tragen,
zur weiteren Hebung des Energieniveaus, wenn sich der Zustand mit obiger Anwendung nicht weiter verbessern lässt, **Cavansit** in einem Ohr fixieren, alternativ **Türkis** oder schwarzen Turmalin als Kristall ins Ohr mit einem Wattebausch stecken,
zur Durchblutungsverbesserung und Regeneration roten **Granat**, **Rhodonit**, **Cavansit** auflegen oder wenn möglich als Kette tragen,
zur Stärkung des Nierenorgans **Cavansit, Nephrit** oder **Smaragd** tragen.

Weitere Steine: Prehnit, Serpentin.

Physiologische Anwendungen: Ohrgeräusche sind keine Indikation für **kolloidales Silber** oder **Klinoptilolith**.

Operation

Ähnlich einer Schnittverletzung ist sie ein tiefer Gewebeeingriff mit einem scharfen Messer (Skalpell), wobei Haut, Bindegewebe, Nerven und Blutgefäße durchtrennt werden.

Größere Operationen müssen unter Narkose durchgeführt werden, wobei das Gehirn zumindest zeitweise vollständig ausgeschaltet wird.

Kleinere Operationen werden unter einer lokalen Betäubung durchgeführt, wobei Medikamente zur Unterbrechung der Nervenübertragung gespritzt werden.

Ätherische Öle: Es gibt kaum eine Möglichkeit, eine OP mit Ölen vorzubereiten oder diese während einer Operation einzusetzen. Sinnvoll jedoch kann 1 Tropfen **Nelkenöl** lokal gegen Schmerzen und die Nachbehandlung der OP-Narbe und die Durchblutungsförderung des Gewebes um das OP-Feld mit **Lavandinöl** sein.

Heilsteinanwendungen:

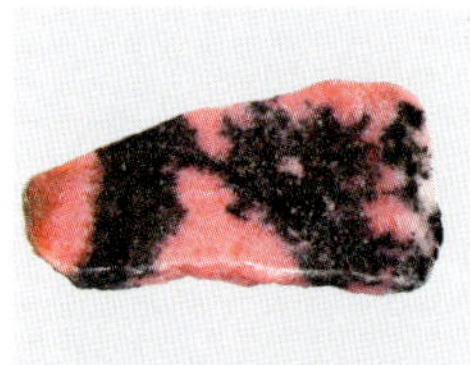

Rhodonit

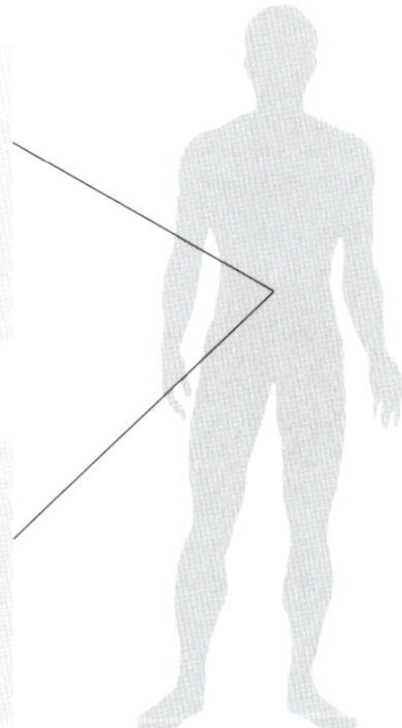

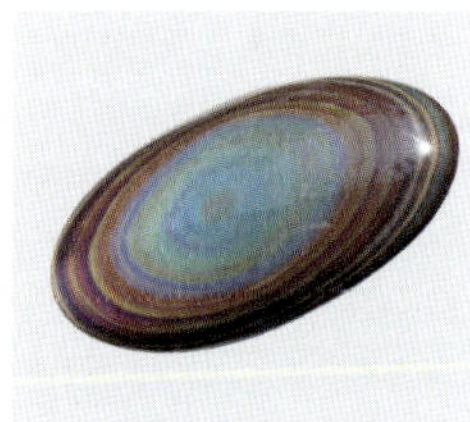

Obsidian

Zur Linderung der Sorgen vor einer Operation **Chrysopras** oder **Dumortierit** tragen,
zur Vorbereitung des Körpers auf die Eingriffe mit Amethyst-Drusenstück ausstreichen, beseitigt zellulären Stress früherer Belastungen,
gegen die Angst vor einer Operation **Sugilith** oder **Rhodonit** tragen,
zur Linderung der Schmerzen nach einer Operation **Obsidian, Sugilith** oder **Kunzit** lokal aufkleben, bei Bedarf mit Halitkristall durch kurzes Daraufhalten kühlen,
zur Wundheilung nach einer Operation erst **Obsidian** auflegen, dann **Rhodonit** oder **Mookait** tragen, sowie regelmäßig mit **Amethyst**-Drusenstück ausstreichen,
zur Erholung und Kräftigung nach einer Operation mehrere Wochen **Unakit** tragen oder **Sphärolithischen Chalcedon** als Wasser trinken.

Orangenhaut

Cellulitis

Eine Veränderung der Beschaffenheit der Unterhautstruktur und des Unterhautfettgewebes.

Symptome: Unregelmäßige Einlagerung von Fettdepots, die zu buckligen Unregelmäßigkeiten der Hautoberfläche, mit orangenähnlichem Aussehen führen.

Ätherische Öle: 2-mal täglich 1–2 Tropfen **Wacholderöl** alternativ Orangenöl oder Zitronenöl über etwa 6 Monate konsequent lokal einreiben.

Heilsteinanwendungen:

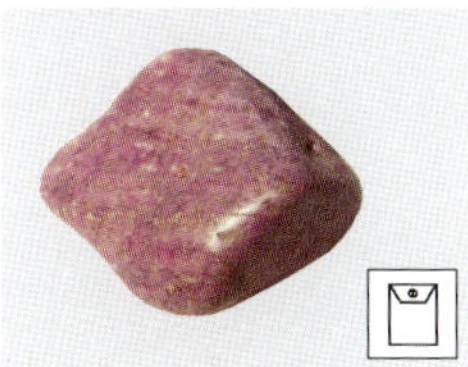

Lepidolith

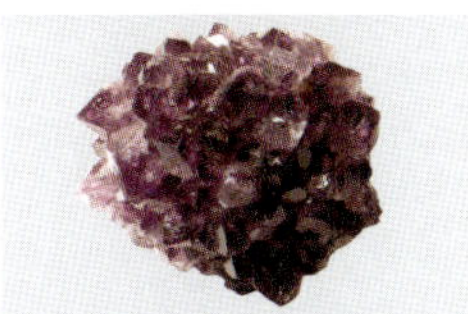

Amethyst-Drusenstück

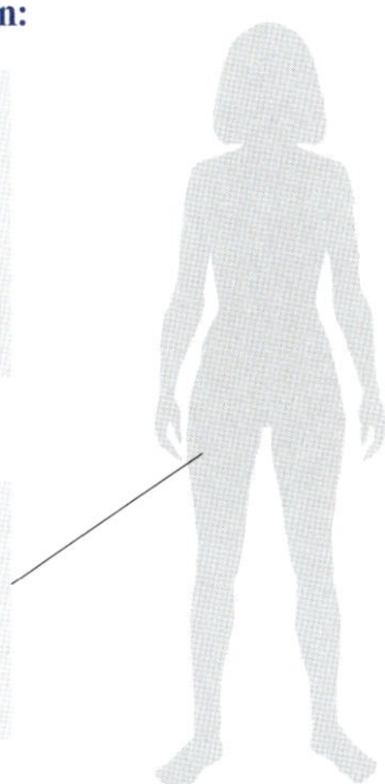

Zur Bindegewebekräftigung **Lepidolith** tragen oder langfristig **Bergkristall** und **Rosenquarz** zusammen als Wasser trinken,
zur Hautregeneration **Sphärolithischen Chalcedon** tragen und mit **Amethyst** als Drusenstück ausstreichen, er entschlackt auf energetischer Ebene,
zur Durchblutungsverbesserung und Gewebestraffung roten **Granat** für Massagen verwenden,
zur Entgiftung über die Niere und Förderung der Wasserausscheidung **Peridot** oder blauen **Turmalin** als Wasser trinken,
zur Anregung des Lymphflusses **Chrysopras** oder blauen **Opal** tragen.

Weitere Steine: Achat, Biotit, Moosachat, Nebelquarz, Prehnit, Rhodonit.

Physiologische Anwendungen: Orangenhaut ist keine Indikation für kolloidales Silber.
Salzsole-Vollbad nehmen und **Kieselsäuregel** auftragen.

Begleitende Maßnahmen: Zeitweise Zufuhr basischer Mineralstoffe mit ausgewogener Ernährung und vermehrt trinken. Während der Zeit der Entgiftung kein Sport.

Pilzbefall

Mykosen

Ein Befall der feucht-warmen Hautpartien oder der Schleimhäute u. a. durch Candida-Hefepilze.

Symptome: Betroffen sind meist die Leistenbeugen oder Schleimhäute, verbunden mit einer Hautrötung sowie einem starken Juckreiz. Im Intimbereich der Frau macht sich ein Brennen mit Juckreiz in der Scheide bemerkbar. Die Schamlippen schwellen an und sind leicht gerötet. Der Ausfluss ist weißlich-cremig.

Bei einer herabgesetzten Widerstandsfähigkeit können sich diese Pilze auch auf innere Schleimhäute etwa des Mundes, des Magens, des Darmes und der Lunge festsetzen und schwere Krankheitsbilder hervorrufen.

Ursachen: Die Folge von Durchblutungsstörungen, Fehlernährung, Immunschwäche, Stoffwechselstörungen, Schwermetallbelastung und Arzneimittelauswirkungen mit einer Pilzbesiedlung.

Vorsicht: Es gibt keine harmlosen Pilzinfektionen. Jede Pilzerkrankung muss intensiv behandelt werden, um ein Übergreifen auf andere Organe zu vermeiden. Die Behandlung von Pilzinfektionen muss lange genug durchgeführt werden. Mindestens jedoch noch drei Tage, nachdem alle äußeren Hauterscheinungen abgeklungen sind.

Ätherische Öle: Optimal 2- bis 3-mal täglich 1–2 Tropfen **Lavandinöl**, alternativ Rosmarinöl lokal auftragen, bei Nagelpilz über mindestens 6 Monate auftragen.

Öl-Stein-Einreibungen: Ideal ergänzt sich die lokale Einreibung in das vom Pilz befallene Gebiet mit einer Mischung aus **Lavandin-Rosmarinöl** mit Rauchquarz.

Heilsteinanwendungen:

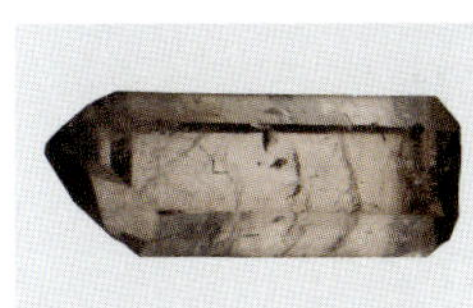

Rauchquarz

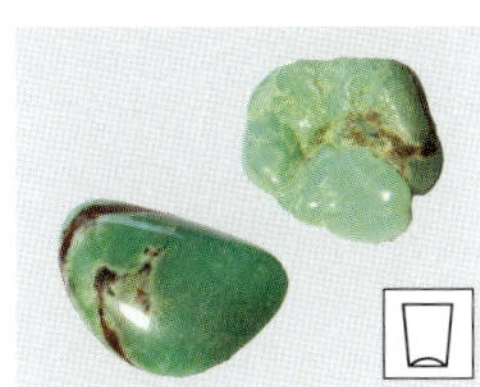

Chrysopras

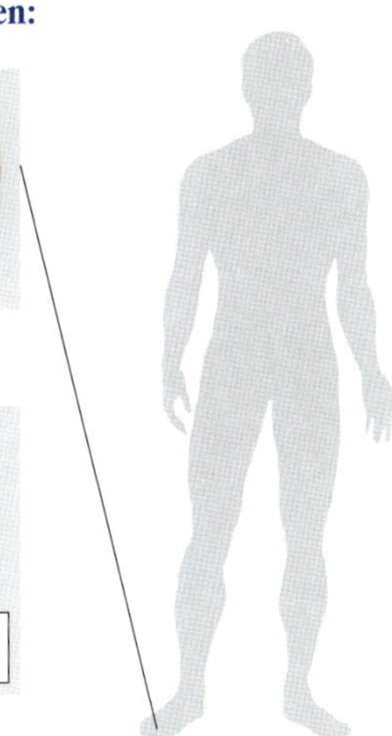

Zur Immunstärkung **Rauchquarz** lokal fixieren,
bei Befall der Schleimhäute **Fluorit** innerlich als Wasser trinken,
bei Befall der Scheide als Zusatzmaßnahme **Rhodochrosit**, rosa **Chalcedon** als Rosette, alternativ **Achat** mit Signatur-Zeichen lokal auflegen oder im Slip tragen,
bei Befall der Fußnägel **Rauchquarz** lokal fixiert im Strumpf tragen.

zur Lymphflussanregung und Ausleitung **Chrysopras**, **Rauchquarz** oder **Fluorit** tragen und am besten in Kombination als Wasser trinken,
zur Durchblutungsverbesserung **Rosenquarz**, roten **Granat** oder **Rhodonit** als Wasser trinken,
zur Vorbeugung oder begleitend mit Nierenstärkung **Nephrit** tragen, alternativ **Gagat** tragen.

Weitere Steine: Malachit, Sphärolithischer Chalcedon.

Physiologische Anwendungen: 2-mal 15 ml **kolloidales Silber** mit 50 ppm zur Pilzabtötung auch bei Nagelpilz und Reizlinderung einnehmen sowie häufig lokal mit 50 oder 100 ppm auftragen.

Potenzstörungen

Impotentia

Unvermögen des Mannes, den Geschlechtsverkehr regelrecht und befriedigend zu vollziehen.

Symptome: Erektionsschwäche bis -unfähigkeit, verfrühter oder verzögerter Samenerguss, Ausbleiben der Befriedigung.

Ursachen: Psychisch durch Erwartungsspannung, Penisfehlbildung, Gefäßerkrankung und Durchblutungsstörung, hormonelle Fehlsteuerung bei Hypogonadismus, Nervenerkrankungen als Folge einer Zuckerkrankheit, Folge von Alkoholismus oder Morphinismus, Lähmungen, Medikamentennebenwirkungen.

Ätherische Öle: Es liegen, entgegen den vielen Buchbeschreibungen, bisher keine gesicherten und zuverlässigen Ölempfehlungen vor.

Heilsteinanwendungen:

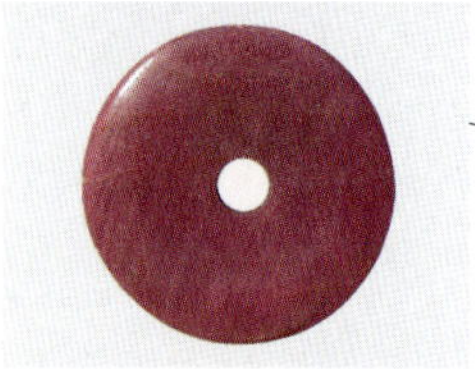

Rubin

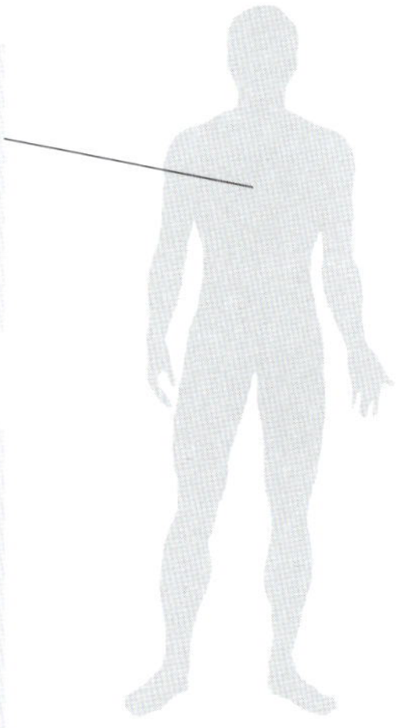

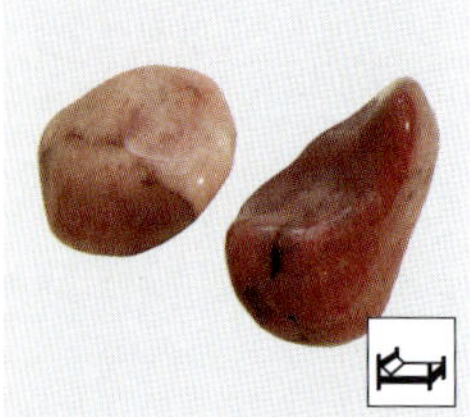

Thulit

Zur Verstärkung männlicher Kraft- und Charaktereigenschaften **Rubin**, **Citrin** oder **Thulit** tragen,
zur Steigerung der sexuellen Leistungsfähigkeit und Ausdauer roten **Granat** und **Rubin** am Körper tragen,
zur Überwindung schmerzlicher oder traumatisierter Erfahrungen **Rhodonit**, **Obsidian** oder **Malachit** tragen,
zur Linderung von Versagensangst und Unsicherheit **Rubin-Zoisit** oder **Thulit**, alternativ **Rhodonit** in der Hosentasche tragen,
zur Verhinderung von vorzeitigem Samenerguss **Rutilquarz**, **Granat** versuchsweise **Antimonit** tragen,
Opal oder **Serpentin** am Körper getragen, helfen, sexuelle Befriedigung zu erfahren,
zur Überwindung von sexuellen Hemmungen wie auch zum Flirten und für Kontaktfreude **Rhodochrosit** oder **Thulit** tragen oder im Raum positionieren,
zur vertieften Entspannung und für gesteigerte sexuelle Erlebnisfähigkeit **Nephrit** am Körper tragen,
zur sinnlichen Anregung **Rosenquarz** oder **Obsidian** als großen Rohstein im Raum platzieren oder als Schmeichelstein tragen,
zur Unterstützung der männlichen Fruchtbarkeit **Rubin-Zoisit**, **Rosenquarz** oder **Thulit** tragen,
zur Stärkung der Potenz bei Energiemangel und großem Regenerationsbedarf **Rubin-Zoisit**, **Unakit** oder **Nephrit** tragen,
zur Klärung emotionaler Blockaden und Bedürfnisse **Malachit**, alternativ **Chrysokoll** in die Hand nehmen,
zur Erleichterung von Gesprächen **Chalcedon** oder **Kunzit** tragen, er hilft, sich mit Vertrauten oder Fremden auf hohem Niveau auszutauschen, **Lapislazuli** für klärende Aussprachen tragen, rosa **Chalcedon** für romantische Stunden, jeweils als Anhänger tragen.

Weitere Steine: Purpurit, Serpentin, Sugilith.

Physiologische Anwendungen: 2-mal täglich 20 ml kolloidales Silber mit 25 ppm über einen Zeitraum von 6 Monaten einnehmen.

Prellungen

Kontusion

Eine durch Einwirkung von stumpfer Gewalt auftretende schmerzhafte Verletzung wie Fall, Schlag oder Stoß, meist mit Bluterguss, aber ohne eine Gewebeverletzung.

Ätherische Öle: Optimal 2-mal täglich 2–3 Tropfen **Lavandinöl** lokal einreiben.

Öl-Stein-Einreibungen: Ideal ergänzt sich die Einreibung von **Lavandinöl** mit Obsidian.

Heilsteinanwendungen:
Als erste Hilfe **Obsidian**, anschließend **Rhodonit** auflegen,
zur Regeneration des Gewebes grünen **Granat** auflegen,

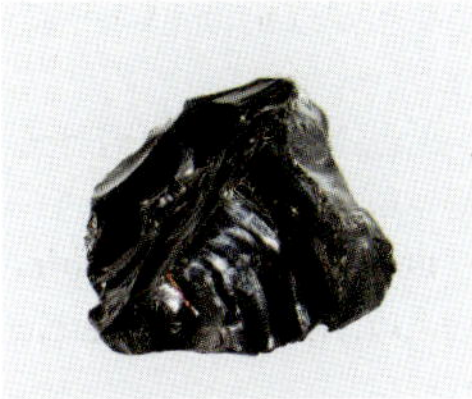

Obsidian

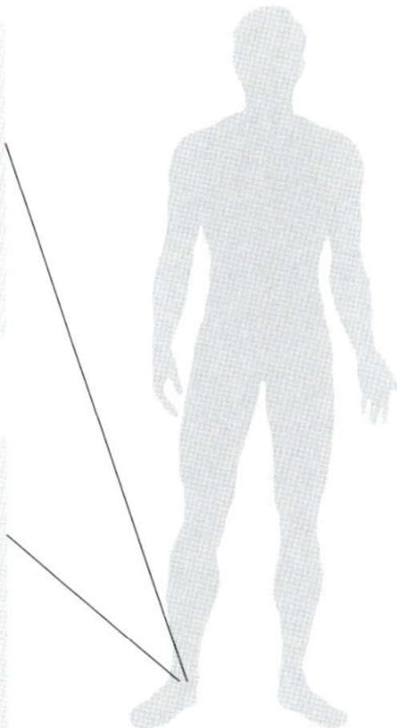

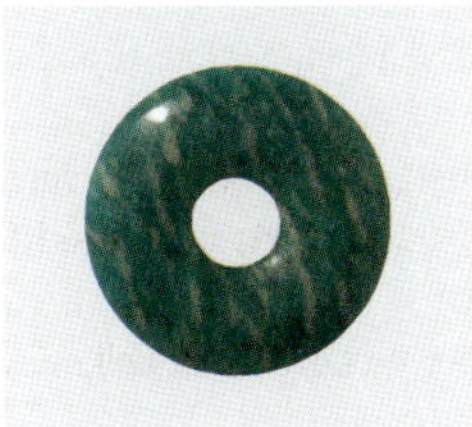

Amazonit

zur Schmerzlinderung **Amazonit** oder **Bergkristall**, sie wirken kühlend und abschwellend oder **Rhodonit** aufkleben,
zur Rückbildung von Blutergüssen **Rhodonit** oder **Rhodochrosit** lokal fixieren.

Weitere Steine: Achat, Amethyst, Karneol, Türkis.

Physiologische Anwendungen: Die Haut über der geprellten Stelle mit **kolloidalem Silber** mit 25 ppm einsprühen.
Den geprellten Bereich mit einem dünnen Brei aus **Klinoptilolith**-Pulver in etwas Wasser auftragen und durch eine Abdeckung schützen.

Prostatavergrößerung

Prostataadenom

Eine meist nach dem 50. Lebensjahr bei Männern auftretende gutartige Wucherung der Vorsteherdrüse (Prostata), welche die Harnröhre abdrückt und dadurch zu Störungen beim Wasserlassen führt.

Symptome: Häufiger Harndrang auch nachts, verzögerter Beginn des Wasserlassens, starker Harndrang mit gleichzeitigem Abgang nur geringer Harnmengen, schwächer werdender Harnstrahl, wobei die vollständige Harnentleerung oft nicht mehr möglich ist; Schmerzen, Brennen und Ziehen beim Wasserlassen, manchmal mit Blut im Urin. Die vollständige Harnentleerung ist oft schmerzhaft, und es kommt häufig zu einem ständigen Tröpfeln aus der Harnröhre.

Ätherische Öle: Es liegen keine gesicherten und zuverlässigen Ölempfehlungen vor.

Heilsteinanwendungen:
Zur Abschwellung der Prostata **Rubin-Zoisit**, **versteinertes Holz** oder Achat tragen bzw. lokal aufkleben,

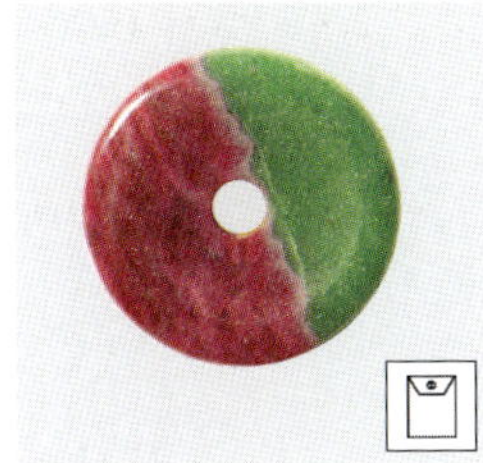

Rubin-Zoisit

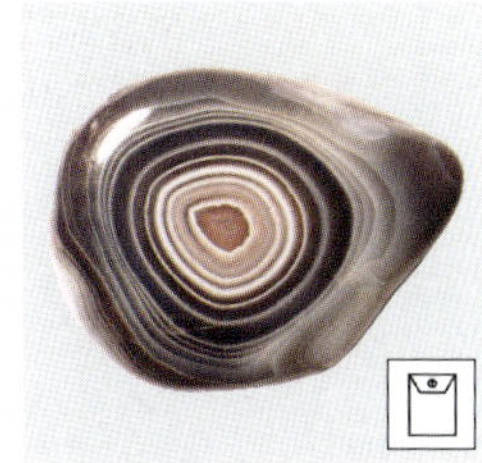

Konzentrischer Achat

zur Schmermilderung **Dolomit**, konzentrischen **Achat** oder **Bergkristall** lokal aufkleben,
zur Stärkung der Vitalität roten **Granat**, **Nephrit** oder mehrfarbigen **Turmalin** in der Hosentasche tragen oder als Wasser trinken,
zur Stärkung des männlichen Selbstbewusstseins **Rubin-Zoisit** oder **Thulit** in der Hosentasche tragen oder über dem Schambein aufkleben.

Weitere Steine: Nebelquarz, versteinertes Holz, Sphärolithischer Chalcedon.

Physiologische Anwendungen: 2-mal täglich 30 ml **kolloidales Silber** mit 25 ppm (besser sogar 50 oder 70 ppm) über einen Zeitraum von 6 Monaten einnehmen.
Dazu 1-mal täglich 3 g **Klinoptilolith** als Pulver in etwas Wasser einnehmen.

Rachen-Kehlkopf-Entzündung

Pharyngitis, Laryngitis

Eine akute oder chronische Entzündung, meist als Begleiterscheinung einer Erkrankung der oberen Luftwege.

Symptome: Entzündeter und geröteter Rachen, Hustenreiz mit trockenem, bellendem Husten mit einer pfeifenden Einatmung, mäßigem Fieber bis 38,5 Grad, Heiserkeit, die bis zur Stimmlosigkeit führen kann. Räusperzwang mit einem Kratzen im Hals oder einem Enge- oder Fremdkörpergefühl und Schmerzen beim Schlucken oder Sprechen, Kopfschmerzen und geschwollene Lymphknoten am Hals.

Ursachen: Meist durch eine bakterielle Streptokokken-, selten eine virale Infektion ausgelöst, die aber auch durch das Einatmen von Chemikalien, Staub, Rauch oder Überanstrengung der Stimme ausgelöst werden kann. In seltenen Fällen können Masern, Röteln und Grippe ursächlich sein.

Ätherische Öle: 2-mal täglich 2–3 Tropfen **Fenchelöl** zum Gurgeln.

Heilsteinanwendungen:
Zur Entzündungshemmung und Fiebersenkung **Heliotrop** oder **Lapislazuli**, alternativ bei Fremdkörpergefühl **Sphärolithischen Chalcedon** tragen oder lokal fixieren,

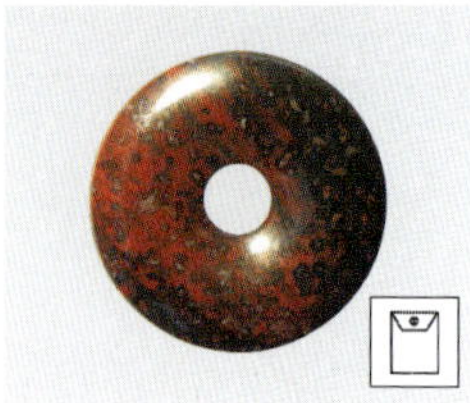

Heliotrop

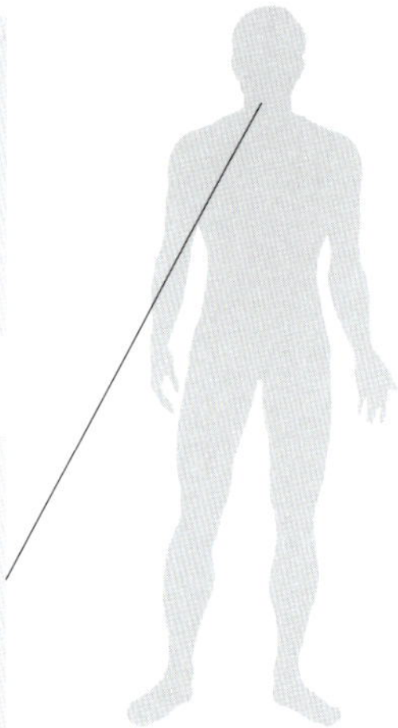

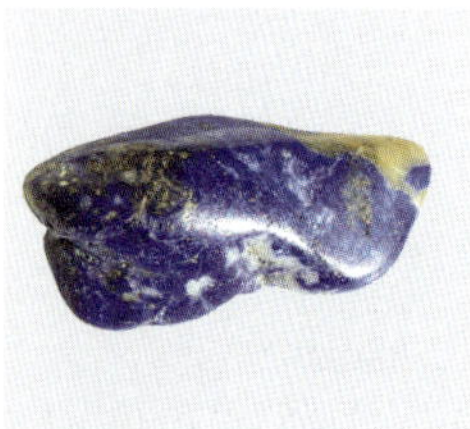

Lapislazuli

zur Hustenreizlinderung **Chalcedon** oder **Moosachat** als Wasser trinken,
zur Schmerzlinderung **Rutilquarz** oder **Apophyllit** tragen,
zur Pflege der Stimmbänder **Disthen**, **Chalcedon** oder **Türkis** lokal fixieren oder **Disthen** als Wasser gurgeln.

Physiologische Anwendungen: 2 mal täglich 20 ml **kolloidales Silber** mit 25 ppm über einen Zeitraum von 3 Wochen einnehmen.

Regeneration

Rekonvaleszenz

Die Wiederherstellung, Erneuerung oder Neubelebung von Zellen, Geweben oder Organen auf körperlicher Ebene sowie der geistigen Kraft, Vitalität und der Stimmungslage auf psychischer Ebene.

Ätherische Öle: 2–3 Tropfen einer Mischung aus **Muskatellersalbeiöl** und **Zitronenschalenöl** in der Aromalampe verdunsten.

Heilsteinanwendungen:

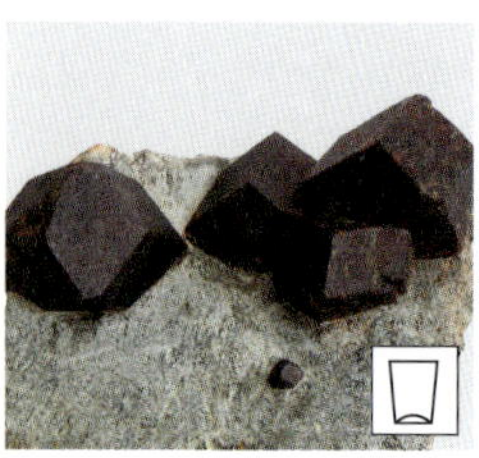

Granat

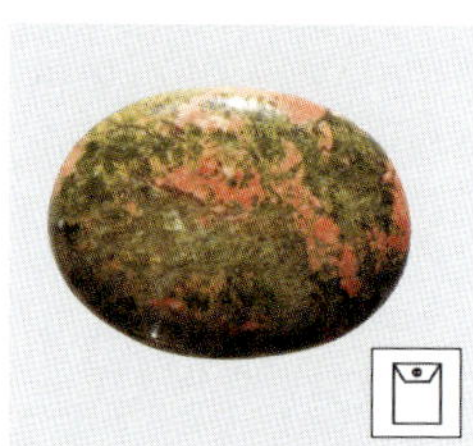

Unakit

Zur Regeneration nach großer körperlicher Anstrengung **Rubin-Zoisit** tragen,
zur Regeneration nach schwerer Erkrankung **Unakit** oder **Rubin-Zoisit** tragen oder als Wasser einnehmen,
nach völliger körperlicher Auslaugung **Charoit** oder **Granat** tragen,
zur Regeneration nach langer geistiger Anstrengung **Fluorit** oder **Türkis** tragen,
zur Entgiftung und Entschlackung des Bindegewebes, mit Ausscheidung der darin eingelagerten Stoffwechselprodukte **Chrysopras** oder Unakit tragen,
zur Stärkung der Leber und Anregung der Gallensäfte, um Gifte über den Darm auszuscheiden, **Peridot** und **Smaragd** tragen,
zur Zellerneuerung und allgemeinen Regeneration der Organe **Granat** oder **Amazonit** tragen,
zur Vertiefung des Schlafs **Charoit** oder **Lepidolith** tragen,
zur Abschottung der Energie **Lepidolith**, **Türkis** oder schwarzen **Turmalin** tragen.

Weitere Steine: Rauchquarz.

Physiologische Anwendungen: 2-mal täglich 20 ml **kolloidales Silber** mit 25 ppm zur körperlichen und geistigen Regeneration über einen längeren Zeitraum einnehmen. Dazu mindestens 1-mal täglich 3 g **Klinoptilolith** als Pulver in etwas Wasser einnehmen.

Reise- und Seekrankheit

Kinetose, Nausea

Eine vorübergehende Reaktion des Menschen auf ungewohnte, vor allem schwankende oder drehende Bewegungsabläufe, vor allem auf Schiffen, durch monotones Rütteln in Automobilen oder Reisebussen, in der Eisenbahn, in Flugzeugen (das Gefühl, ohne Grund zu sein).

Ausgelöst werden die Symptome durch eine Reizung des Gleichgewichtssinns und des vegetativen Zentrums im Stammhirn, auch durch seelische Spannungen und Angst.

Leichte Form: Appetitlosigkeit, Übelkeit mit blasser Gesichtsfarbe, Kopfschmerzen, Müdigkeit, Antriebsarmut, Schweißausbrüche und Schwindelgefühl.

Schwerere Form: Übelkeit, oft mit Erbrechen, Appetitlosigkeit, ausgeprägte Müdigkeit, Antriebslosigkeit oft mit Darmbeschwerden oder Durchfall.

Schwere Form: Subjektiv schweres Krankheitsgefühl, Appetitlosigkeit oder Übelkeit, oft mit starkem Erbrechen von Magensaft und Gallenflüssigkeit, Ekelgefühl gegenüber jeglichen Nahrungsmitteln, Koordinationsstörung, völlige Antriebslosigkeit.

Ätherische Öle: Bei Bedarf 2 Tropfen **Muskatellersalbei** einnehmen.

Heilsteinanwendungen:

Zur Verbesserung der Übelkeit **Dumortierit** oder alternativ **Malachit** tragen,

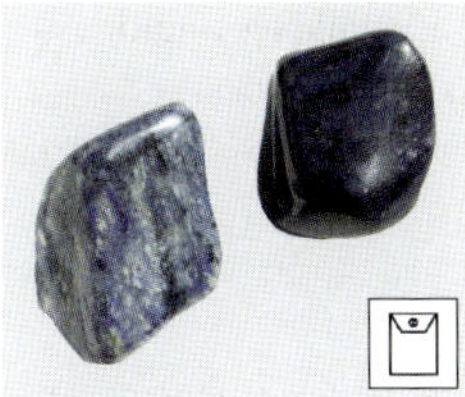

Dumortierit

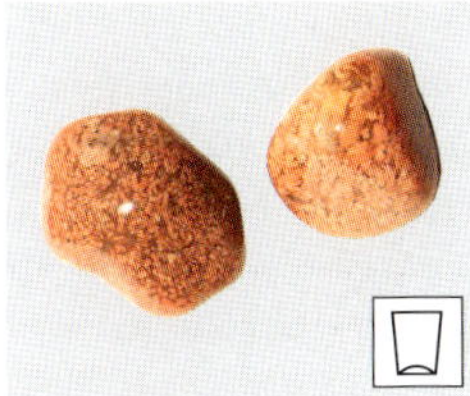

Rosa Mooosachat

bei Durchfall rosa **Moosachat** und **Gagat** tragen oder als Wasser trinken und den Unterleib mit hellem **Amethyst** als Drusenstück ausstreichen,
zur besseren Verträglichkeit von Busfahrten und Flügen **Türkis** in der Hosentasche tragen,
zur Förderung der geistigen Gelassenheit **Dumortierit** tragen,
zur Überwindung der Flugangst **Sugilith** tragen,
zur psychischen Stabilisierung, gegen unerwünschte Überraschungen und Missgeschicke **Türkis** oder **Aquamarin** tragen.

Weitere Steine: Aquamarin, Chiastolith.

Physiologische Anwendungen: Bei Übelkeit durch ungewohntes Essen und bei Durchfall 20 ml **kolloidales Silber** mit 25 ppm einnehmen.
Reise-/Seekrankheit ist keine Indikation für **Klinoptilolith**.

Reizdarm

Colica mucosa, Colon irritabile

Eine chronische Entzündung, die selten den gesamten Dickdarm, meist jedoch das Darmende befällt, plötzlich einsetzen oder jahrelang dauern kann.

Es sind meist vieldeutige, stark wechselnde Beschwerden im Mittel- und Unterbauchbereich vorhanden, jedoch nur wenig »objektive« Nachweise.

Symptome: Der Beginn verläuft mit schleimigen Darmentleerungen, deren Folge Appetitlosigkeit, Gewichtsabnahme, Schwäche, oft auch Wadenkrämpfe sind. Meist ist eine psychische Komponente vorhanden, die verschlimmernd auf die Erkrankung wirkt.

Sie verläuft schubartig, wobei anfallsfreie Zeiten mit kolikartigen Schmerzanfällen abwechseln.

Häufig sind diese Erscheinungen nach einer psychischen Belastung festzustellen und vergehen bei einer Entspannung oder im Urlaub.

Ursachen: Bisher noch nicht auf organischer Grundlage feststellbar, häufig spielen psychische Belastungsfaktoren wie Angst oder Stress eine Rolle. Konstitutionelle Gegebenheiten können den Grundstein zum Leiden bilden. Auslöser können Schokolade, Milchprodukte, Alkohol oder Medikamente sein.

Ätherische Öle: 3-mal täglich 2 Tropfen **Ingweröl**, alternativ 2-mal täglich 2–3 Tropfen Anisöl oder Fenchelöl zur Einreibung in den Bauchbereich.

Heilsteinanwendungen:

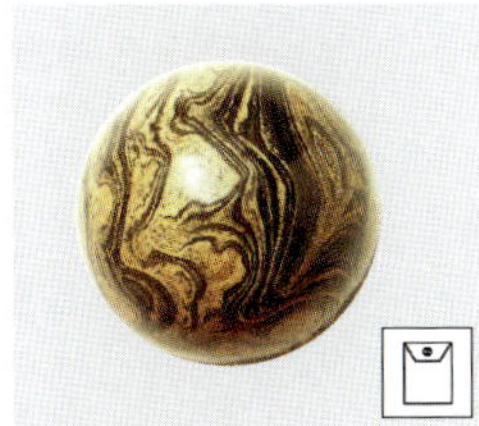

Stromatolith

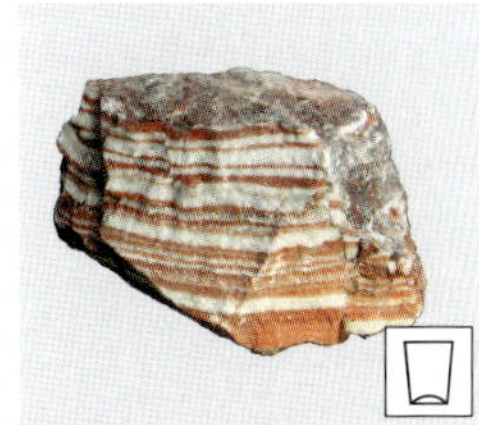

Dolomit

Zur Entspannung und Entsäuerung **Dolomit** tragen,
zur Entkrampfung und Koliklösung **Malachit**, **Dumortierit** oder **Amazonit,** alternativ **Chalcedon** als Rosette aufkleben und **Dolomit** als Wasser trinken und mit dunklem **Amethyst** als Drusenstück ausstreichen,
zur Entzündungshemmung und Schmerzlinderung **Malachit** oder **Chrysokoll**, alternativ **Covellin** aufkleben,
zur Lösung der Stuhlverstopfung **Turmalin** oder rosa **Moosachat** tragen und massieren,
zur Darmsanierung **Sardonyx**, **Stromatolith** oder **Schalenblende** tragen,
bei hartnäckiger Reizung zur grundlegenden Verbesserung Antimonit auf den Bauch auflegen und ins Trinkwasser einleiten,
bei nervöser Empfindlichkeit und schlechter Vitalstoffaufnahme **Rutilquarz** oder **Mookait** tragen,
zur Schleimhautregeneration rosa **Moosachat** als Wasser trinken oder grünen **Granat** in der Hosentasche tragen,
zur Psychostabilisierung und Entspannung **Dumortierit** oder **Malachit** tragen und mit Selenit sanft den Darm massieren oder **Tsesit** nachts mit ins Bett nehmen.

Weitere Steine: Achat mit Magen- oder Entzündungssignatur.

Physiologische Anwendungen: 2-mal täglich 20 ml **kolloidales Silber** mit 25 ppm,
dazu 2-mal täglich 3 g **Grüne Mineralerde** oder **Klinoptilolith** als Pulver in etwas Wasser einnehmen.

Rheuma

Chronische Polyarthritis

Eine chronisch-entzündliche, systematische, oft in Schüben verlaufende Erkrankung des Binde-, Stütz- und Muskelgewebes mit Hauptmanifestation an Gelenkinnenhaut und Schleimbeutel.

Symptome: Neben unspezifischen Symptomen wie Appetitlosigkeit, Gewichtsverlust, leichter Ermüdbarkeit, allgemeiner Schwäche und eventuell leichtem Fieber die charakteristische Morgensteifigkeit. Das bedeutet, dass morgens nach dem Aufstehen die Gelenke für etwa 30 Minuten steif, kraftlos und nur schwer zu bewegen sind. Diese Morgensteifigkeit kann mehrere Stunden anhalten.

Im weiteren Verlauf kommt es zu Gelenkschmerzen, die zunächst nur bei Bewegung, später auch schon in Ruhe auftreten. Die Gelenke sind heiß, gerötet und angeschwollen. Es kommt zu Zerstörungen und Verkrüppelungen der Gelenke. In späteren Phasen der Erkrankung können neben den Gelenken auch fast alle inneren Organe mit Bindegewebe geschädigt werden.

Ursachen: Noch ungeklärt. Eine erbliche Veranlagung zu entzündlichen Reaktionen gegen körpereigene Stoffe scheint eine Rolle zu spielen. Hinzu kommt die Wucherung der Gelenkhaut, die das Gelenk umschließt und Nerven und Gefäße enthält.

Ätherische Öle: 2-mal täglich 2 Tropfen **Eukalyptusöl** lokal einreiben und 2 Tropfen **Muskatellersalbeiöl** einnehmen, alternativ 2-mal täglich 2 Tropfen Pfefferminzöl, Rosmarinöl oder Zimtrindenöl lokal einreiben.

Öl-Stein-Einreibungen: Ideal ergänzt sich die sanfte lokale Einreibung in das Schmerzgebiet mit einer Mischung aus **Nelken-/Rosmarin-Zimtöl** mit Aragonit oder **Fluorit**.

Heilsteinanwendungen:

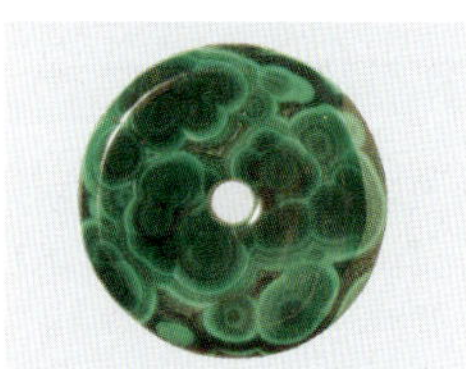

Malachit

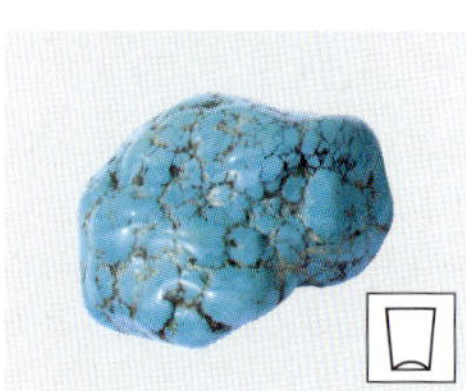

Türkis

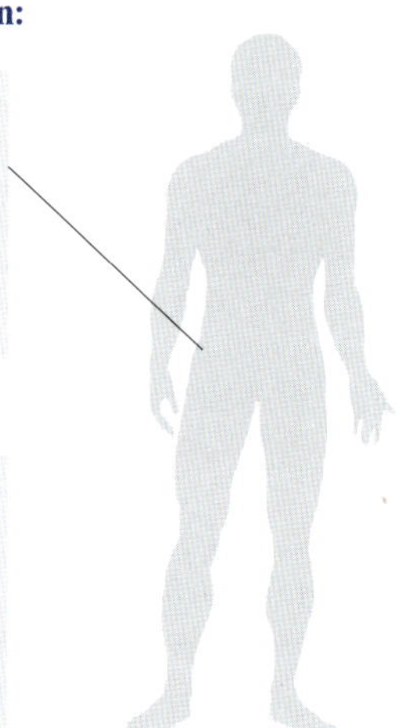

Zur Verkürzung des akuten rheumatischen Schubs **Malachit** lokal aufkleben und zusätzlich über längere Zeit zur Entsäuerung **Türkis** als Wasser trinken,
zur Verbesserung der Beweglichkeit **Aragonit** oder **Fluorit** tragen und als Wasser trinken, zusätzlich **Bernstein** als Anhänger tragen,
zur Entzündungshemmung und Schmerzlinderung **Labradorit** oder grünen **Granat** tragen oder **Tsesit** auflegen,
bei Verschlechterung durch Wetterwechsel **Labradorit** oder **versteinertes Holz** mit Signatur tragen,
zur Abwehrstärkung und Schlackenlösung **Smaragd, Malachit** oder **Chrysopras** als Wasser trinken,
zur Mobilisierung und Entsäuerung **Variscit** tragen,
zur Anregung des Stoffwechsels grünen **Granat**, grünen **Turmalin** oder **Variscit** tragen.

Weitere Steine: Biotit, Chiastolith, Gagat, Rubin-Zoisit.

Physiologische Anwendungen: 2-mal täglich 30 ml **kolloidales Silber** mit 50 ppm einnehmen.
Dazu 2-mal täglich 5 g **Klinoptilolith** als Pulver in etwas Wasser einnehmen.

Röteln

Rubeola

Eine weit verbreitete akute, infektiös-fieberhafte, gutartig und leicht verlaufende Viruserkrankung im Kindesalter, die nicht medikamentös unterdrückt werden sollte.

Symptome: Beginn mit Grippe- und Augensymptomen, Husten, Anschwellen der Lymphdrüsen, dem ein masernähnlicher, kleinfleckiger, rosaroter Hautausschlag folgt, der hinter dem Ohr beginnt und sich auf dem ganzen Körper ausbreitet. Die einzelnen Flecken fließen nicht so stark zusammen. Weitere Symptome sind Lymphknotenschwellungen am Nacken und Hals sowie eine Milzschwellung mit leichtem, kurz andauerndem Fieber. Das Krankheitsgefühl ist selten ausgeprägt, der Ausschlag nach wenigen Tagen verschwunden.

Häufig ist nach Abklingen ein Entwicklungs- und Reifefortschritt des Kindes zu beobachten.

Ursachen: Eine Röteln-Virus-Infektion mit einer Inkubationszeit von 14–21 Tagen.

Ätherische Öle: 2-mal täglich 2–3 Tropfen **Lavandinöl** lokal auftragen, alternativ **Salbeiöl**.

Öl-Stein-Einreibungen: Ideal ergänzt sich die sanfte Einreibung von **Lavandinöl** mit **Sphärolithischem Chalcedon**.

Heilsteinanwendungen:
Zur Entzündungshemmung und Fiebersenkung **Sphärolithischen Chalcedon**, **Moosachat** oder **Heliotrop** als Kette tragen,
zur Schmerzlinderung bei Spannung der Haut **Chalcedon** oder bei Husten **Rutilquarz** oder **Apophyllit** tragen,
zur Hautregeneration mit **Rhodonit** ausstreichen, nach Abklingen mit **Rosenquarz** als Wasser pflegen,
zur Lymphflussanregung, Milzabschwellung **Chalcedon, Bergkristall** oder blauen **Opal** als Wasser trinken.

Weitere Steine: Achat, Citrin oder goldener Topas.

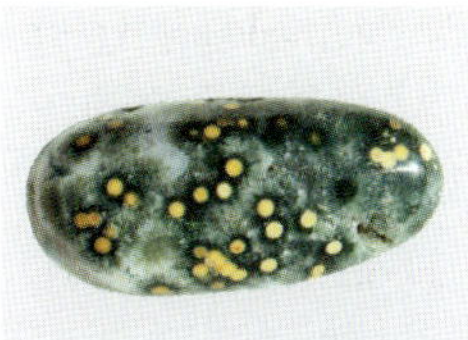

Sphärolithischer Chalcedon

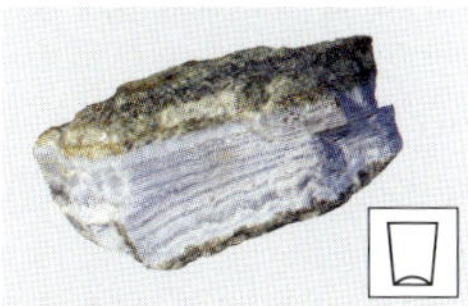

Chalcedon

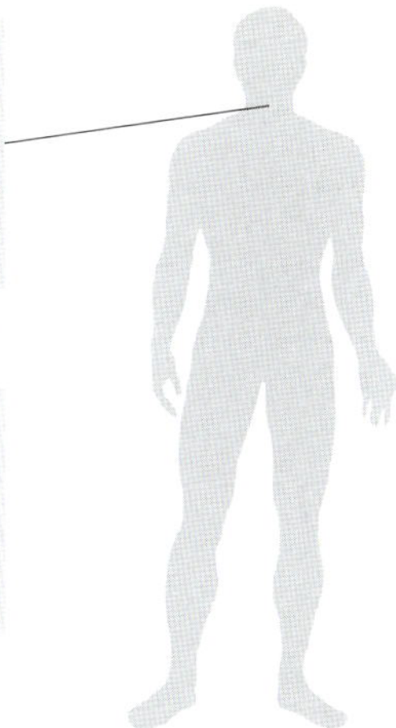

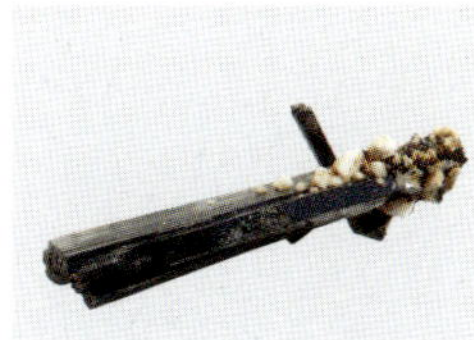

Ägirin

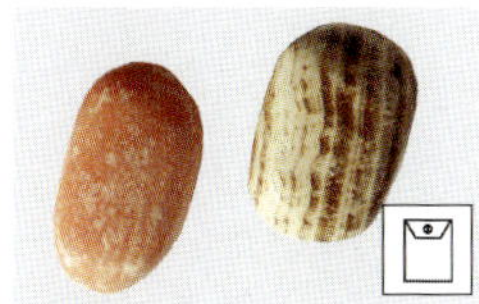

Aragonit

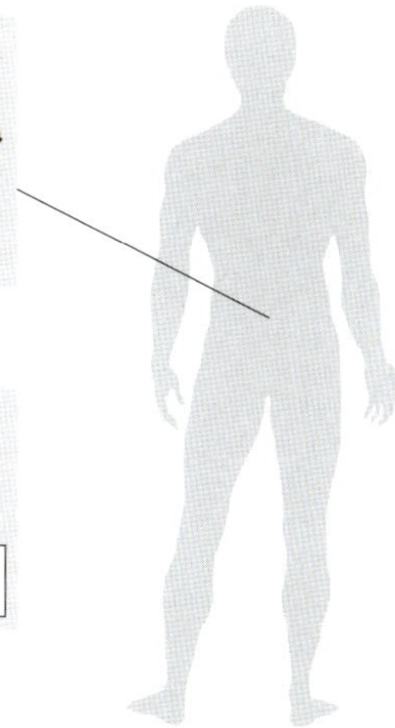

Physiologische Anwendungen: Alle 3 Stunden **kolloidales Silber** mit 50 ppm lokal auftragen, dazu 3-mal täglich 30 ml **kolloidales Silber** mit 50 ppm einnehmen,
auch **Salzsole** als Wickel anlegen oder als Bad nehmen.

Rückenschmerzen

LWS-Syndrom

Ein meist chronisches Auftreten oft diffuser schmerzhafter Beschwerden im Bereich der Wirbelsäule.

Symptome: In der Anfangsphase treten häufig unspezifische Beschwerden auf, mit Morgensteifigkeit, Spannung oder Schwäche, die meist bagatellisiert oder durch Aktivität verdrängt werden. In späteren Stadien dann Symptome mit größerer Heftigkeit und längerer Erkrankungsdauer.

Ursachen: Überlastungsprobleme der Muskulatur und des Weichteilgewebes, statische Fehlhaltungen, chronische Verschleißprozesse, druckgereizte Nerven, Infektionserkrankungen, Tumorerkrankungen oder Gefäßleiden, psychische Belastungen sowie eine Schwangerschaft und Erkrankungen der Organe des Bauchraums (z. B. Nieren, Dünn-/Dickdarm, Bauchspeicheldrüse).

Ätherische Öle: 2-mal täglich 2 Tropfen **Nelkenöl**, alternativ Rosmarinöl lokal einreiben.

Heilsteinanwendungen:
Zur Schmerzmilderung optimal **Ägirin**, schwarzen **Granat**, schwarzen **Turmalin**, Tsesit, **Rauchquarz**, Kunzit oder **Sugilith** lokal aufkleben,
zur Verbesserung der Beweglichkeit optimal **Ägirin** lokal fixieren, alternativ **Aragonit**, **Bernstein** und **Kunzit** in der Hosentasche tragen,
zur Verbesserung der Belastbarkeit und Widerstandskraft **Rauchquarz** und **Granat** tragen,
zur Entsäuerung **Türkis**, **Apatit** oder **Bernstein** tragen,
zur Stärkung der Blase blauen **Turmalin, Achat** mit Blasensignatur oder **Nephrit**, alternativ **Aventurin** tragen.

Weitere Steine: Bronzit, Chiastolith, Gagat, Dolomit, Obsidian, Prehnit, Rubin, Selenit, Smaragd.

Physiologische Anwendungen: Keine Indikation für **kolloidales Silber** oder **Klinoptilolith**.

Scharlach

Scarlatina

Eine akute, sehr ansteckende, gefährliche bakterielle Infektionskrankheit, die meist im Kindesalter auftritt.

Symptome: Plötzliches hohes Fieber über 39 Grad, Schüttelfrost, Kopf- und Halsschmerzen, Schluckbeschwerden und Erbrechen mit Appetitlosigkeit, Übelkeit. Die Zunge ist geschwollen dunkelrot, weiß belegt, die Mundschleimhaut gerötet, die Mandeln entzündet und mit einem gelblich-weißen Belag überzogen. Der Hautausschlag ist scharlachrot und feinfleckig und tritt besonders in den Achselhöhlen, der Leistengegend, den Wangen und dem Kinn auf. Nach dem Fieberabfall beginnt die Abschuppung der Haut.

Komplikationen: Scharlach kann rheumatisches Fieber sowie Entzündungen der Herzinnenhaut, des Mittelohrs und der Nieren auslösen.

Ursachen: Eine bakterielle Streptokokken-Infektion mit einer Inkubationszeit von 1–7 Tagen.

Ätherische Öle: 2mal täglich 2–3 Tropfen **Rosmarinöl** und **Lavandinöl** zu gleichen Teilen lokal auf den Ausschlag auftragen und täglich 2-mal 1 Tropfen **Ingweröl** einnehmen.

Heilsteinanwendungen:
Zur Schmerzlinderung **Chrysokoll** oder **Sugilith** auflegen,
zur Abschwellung der Zunge und allgemeinen Kühlung **Chalcedon** oder **Prasemquarz** oder **Amazonit** im Mund halten,

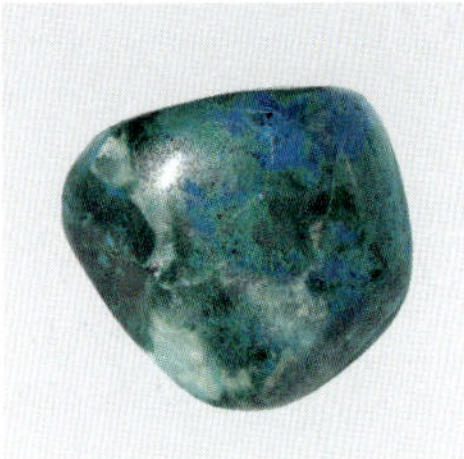

Chrysokoll

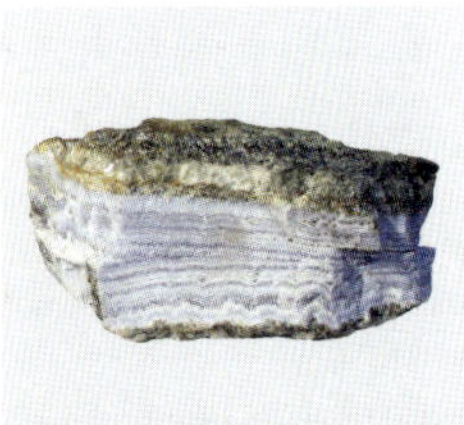

Chalcedon

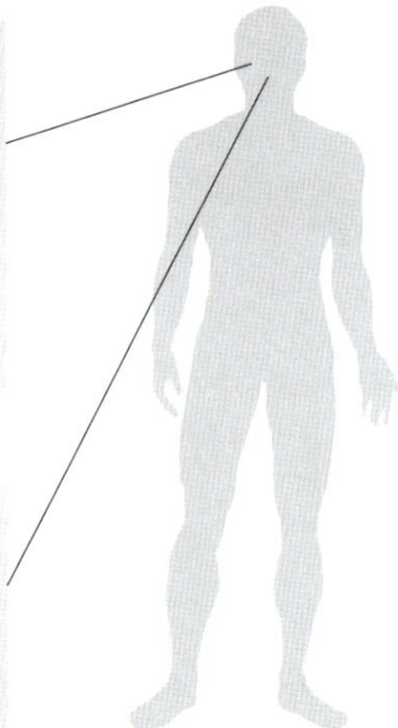

zur Entzündungshemmung, Fiebersenkung und Immunstärkung **Sphärolithischen Chalcedon**, **Mookait** oder **Moosachat** tragen,
zur Hautregeneration und Juckreizminderung **Rhodonit**, **Achat** oder **Aventurin** oder **Serpentin**, alternativ **Amazonit** auflegen.

Weitere Steine: Malachit.

Physiologische Anwendungen: Mehrfach täglich **kolloidales Silber** mit 50 (besser noch 100) ppm lokal auf den Ausschlag auftragen oder aufsprühen, dazu 2-mal täglich **30 ml kolloidales Silber** mit 50 ppm einnehmen, auch damit gurgeln.

Schaufensterkrankheit

Arterielle Verschlusskrankheit

Eine Unterbrechung des sauerstoffreichen Blutstroms durch Verengung oder Abdrückung der arteriellen Blutgefäße mit stark unterschiedlichem Erscheinungsbild.

Symptome: Akut: Meist infolge einer Embolie mit plötzlich beginnenden heftigen Schmerzen, Erblassen und Kälte in den betroffenen Körperteilen, meist der Beine, oft mit Sensibilitätsverlust oder Lähmungserscheinungen verbunden.

Chronisch: Kann mit Schmerzen verbunden sein, aber auch vollkommen schmerzfrei verlaufen. Oft bleiben die Betroffenen zur Linderung der Schmerzen unvermittelt stehen; um nicht allzu sehr aufzufallen, schauen sie sich Schaufenster an.

Ursachen: Durch einen gelösten Pfropf (Embolus), Gefäßwandveränderungen durch Ablagerung, Zusammendrückung von außen durch Tumoren, Blutergüsse oder Knochenteile.

Ätherische Öle: 3-mal täglich 2–4 Tropfen **Rosmarinöl**, alternativ Indisches Melissenöl oder Zitronenöl lokal einreiben.

Heilsteinanwendungen:

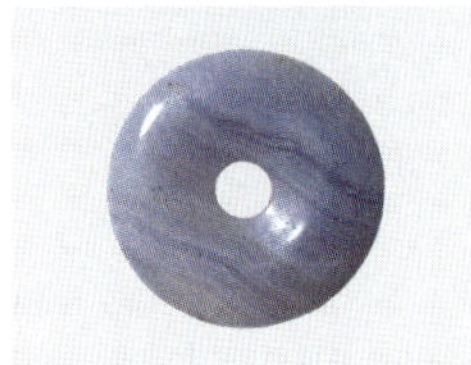

Chalcedon

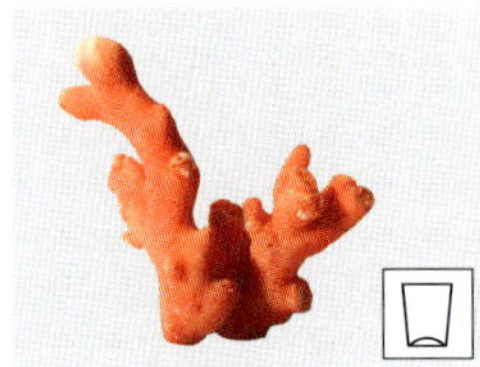

Koralle

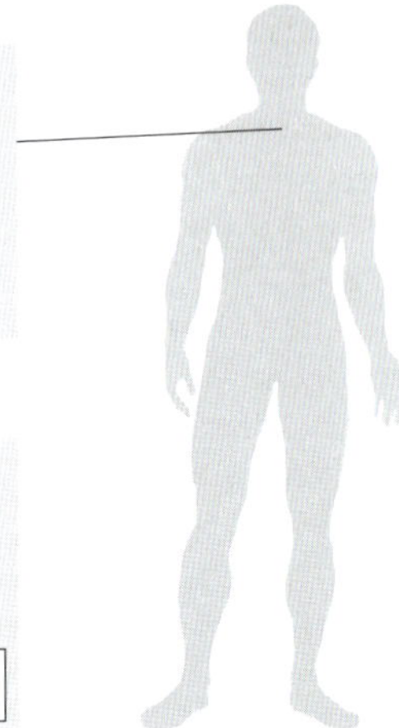

Zur Lymphflussverbesserung **Chalcedon** als Kette tragen oder als Wasser trinken, alternativ **Chrysopras** tragen, mit zusätzlich entgiftender Wirkung,
zur Durchblutungsverbesserung und Stärkung der Blutgefäße **Koralle, versteinertes Holz** oder **Rhodochrosit** als Wasser auftragen und einnehmen,
zur Vitalisierung der Blutgefäße **versteinertes Holz** und zur Förderung der Umgebungskreisläufe **Rhodochrosit** oder rosa **Andenopal** als Wasser auftragen, sie wirken jedoch leicht blutdruckerhöhend,
zur Bindegewebsstärkung **Rosenquarz, Achat, Amazonit, Lepidolith**, **Bergkristall** oder **Variscit** auflegen,
zur Schmerzminderung **Charoit** oder **Sugilith** auflegen,
zur Entsäuerung **Dolomit** als Wasser trinken.

Weitere Steine: Aventurin, Citrin, Diamant, Diaspor, Dolomit, Heliotrop, Rhodonit, Sonnenstein.

Physiologische Anwendungen: Ist keine Indikation für **kolloidales Silber** oder **Klinoptilolith**.

Schilddrüsenüberfunktion

Hyperthyreose

Eine gesteigerte Ausschüttung von Schilddrüsenhormonen als Erkrankung der Schilddrüse. Dies kann eine ungehemmte Produktion von Schilddrüsenhormonen in einzelnen Bezirken der Schilddrüse, bei der Basedow-Krankheit, in der Anfangsphase einer Schilddrüsenentzündung oder bei einem Schilddrüsentumor sein.

Symptome: Im Anfangsstadium innere Unruhe, nervöse Übererregbarkeit, schlechter Schlaf, Reizbarkeit, Leistungsschwäche, Hitzeempfindlichkeit und Schweißausbrüche, vegetabile Labilität, Angstgefühl, zittrige Hände. Das Spätstadium zeichnet sich durch Herzrasen, häufigen Stuhlgang und Durchfall aus, oft aber auch krampfartige Verstopfungen, Augenproblemen, Schilddrüsenschwellung, schwankender Blutdruck, feuchte und warme Hände. Oft kommt es zu Gewichtsverlust trotz erhöhtem Appetit.

Ursachen: Eine Entzündung der Schilddrüse, nach Bestrahlung und bei Schilddrüsenadenom auftretend.

Ätherische Öle: Es liegen keine gesicherten Ölempfehlungen vor. 1–2 Tropfen **Muskatellersalbei** eingenommen, kann auf das Hormongeschehen positiv einwirken.

Heilsteinanwendungen:

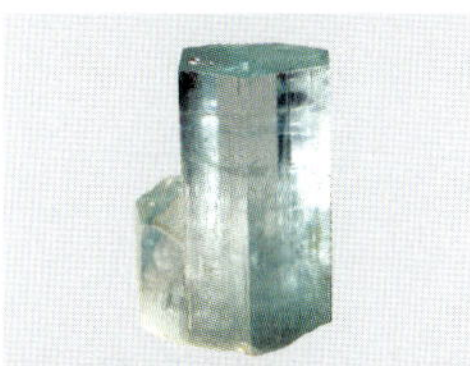

Aquamarin

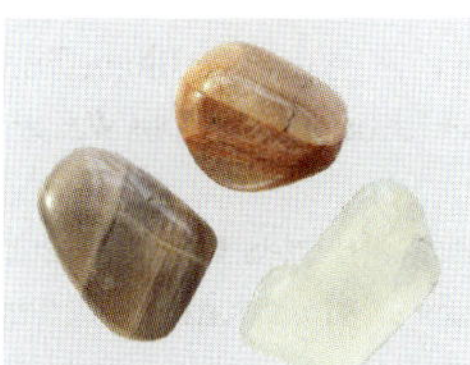

Mondstein

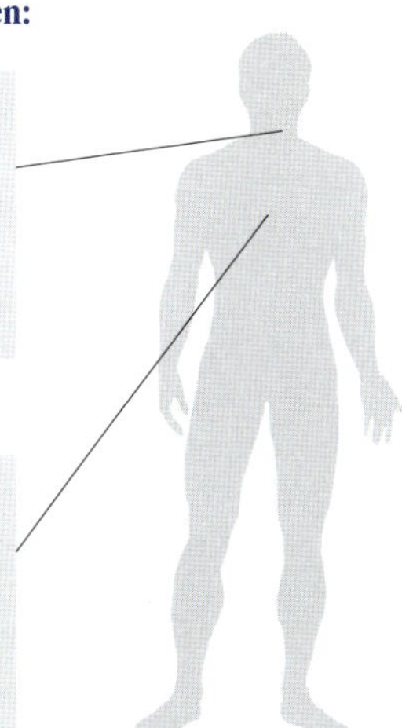

Zur Schilddrüsenregulierung **Aquamarin** oder **Lapislazuli** ohne Pyrit als Kette oder Anhänger tragen, evtl. zusätzlich **Bergkristall** oder **Chalcedon** als Kette oder Anhänger tragen,
zur Hormonumstimmung **Mondstein** oder **Amazonit** mehrere Monate tragen,
zur Besserung der Begleiterscheinungen/Folgen wie Unruhe und Schwäche **Mookait** oder **Nephrit** tragen.

Weitere Steine: Kunzit und Topas.

Physiologische Anwendungen: Längerfristig 2-mal täglich 20 ml **kolloidales Silber** mit 25 ppm zur Schilddrüsenregulierung einnehmen.
2-mal 3 g **Klinoptilolith,** als Pulver in etwas Wasser eingenommen, wirkt sich positiv auf die Schilddrüse aus.

Schilddrüsenunterfunktion

Hypothyreose

Eine Fehlfunktion der Schilddrüse, die sich durch eine Verminderung der Schilddrüsenhormonkonzentration im Blut äußert. Die primäre Schilddrüsenunterfunktion ist eine angeborene oder während der Schwangerschaft entstandene Funktionsstörung der Schilddrüse.

Die sekundäre Schilddrüsenunterfunktion ist bedingt durch eine Störung im Bereich der Hypophyse. Bei später erworbenen Unterfunktionen sind die Symptome eher unspezifisch wie z. B. Übergewicht, Müdigkeit, Antriebsarmut, Leistungsschwäche oder depressive Verstimmungen.

Ursachen: Angeboren, durch Jodfehlverwertung, nach Entzündung der Schilddrüse, Strahlentherapie, Medikamente und Hypophysenstörung.

Ätherische Öle: Es liegen keine sinnvollen und gesicherten Ölempfehlungen vor. 1–2 Tropfen **Muskatellersalbei** eingenommen, kann auf das Hormongeschehen positiv einwirken.

Heilsteinanwendungen:

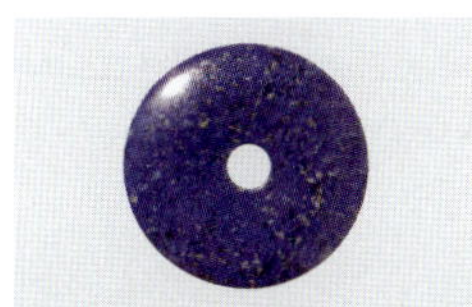

Lapislazuli

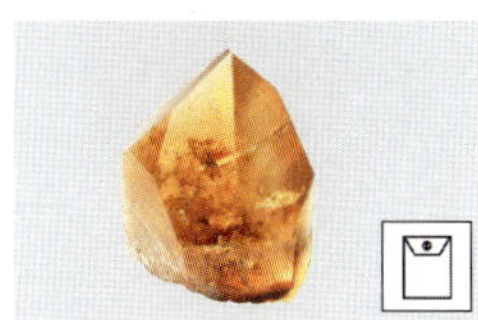

Citrin

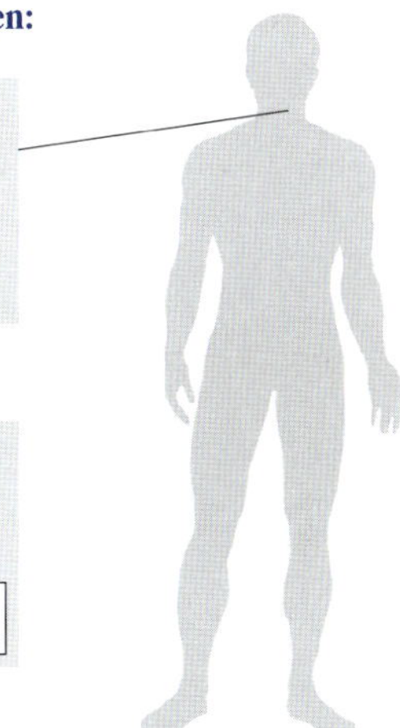

Zur Aktivierung der Schilddrüsenfunktion **Lapislazuli** mit Pyrit, alternativ **Aquamarin** als Kette tragen oder lokal fixieren,
zur Förderung der Aufnahme von Jod in die Schilddrüse **Bernstein** tragen,
zur Hormonumstimmung **Mondstein** mehrere Monate tragen,
zur Besserung der Folgen wie Müdigkeit oder Leistungsschwäche **Citrin** tragen.

Weitere Steine: Biotit, Chalcedon, Koralle, Kunzit, Sphärolithischer Chalcedon, Topas, Türkis, Zirkon.

Physiologische Anwendungen: Längerfristig 2-mal täglich 20 ml **kolloidales Silber** mit 25 ppm zur Schilddrüsenregulierung einnehmen.

Der Einsatz von 2-mal täglich 3 g **Klinoptilolith** als Pulver erweist sich als sinnvoll.

Schlafstörungen

Insomnie, Agrypnie

Eine durch organische oder psychische Erkrankung bedingte oder durch eine Konfliktsituation ausgelöste Störung des Schlafes, als Ein- oder Durchschlafstörung. Entweder eine Behinderung des Einschlafens, der Verringerung der nächtlichen Schlaftiefe oder dem vorzeitigen Erwachen am Morgen.

Ursachen: Kaffee- und Tabakmissbrauch, Lärmbelastung, Schmerzen, Blutarmut, Sorgen sowie andere psychische Belastungen und Angstzustände, körperliche Erkrankungen wie Atembeschwerden, Entzündungen, Husten oder Juckreiz, Tumoren, Nervenerkrankungen, Wechseljahrsbeschwerden sowie Zeitumstellungen und häufiges Wasserlassen bei Herz- oder Nierenerkrankungen.

Ätherische Öle: 2 Tropfen **Lavandinöl** abends auf das Kopfkissen auftropfen. Nicht höher dosieren, da dadurch längerfristig Kopfschmerzen ausgelöst werden können.

Öl-Stein-Einreibungen: Ideal ergänzt sich die abendliche Brusteinreibung von **Lavandinöl** mit **Tsesit**.

Heilsteinanwendung:

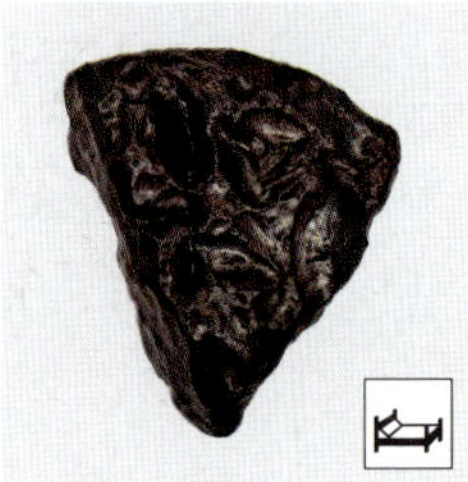

Tsesit

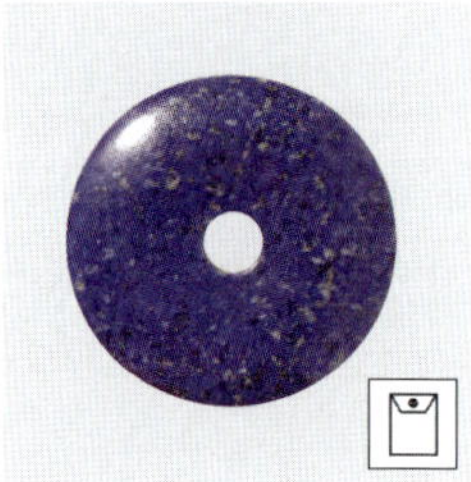

Lapislazuli

Zur Förderung von tiefem und erholsamem Schlaf **Tsesit**, **Charoit**, **Selenit** oder schwarzen **Turmalin** mit ins Bett nehmen,
zur Verlängerung und Vertiefung des Schlafes bei zu frühem Erwachen **Tsesit**, harmonisch gebänderter **Achat** oder **Rosenquarz** unters Kopfkissen legen,
zur Verbesserung der Schlafqualität **Tsesit** unter das Kopfkissen legen, bei regelmäßig wenigen Stunden Schlaf **Lapislazuli** entweder tagsüber tragen oder nachts mit ins Bett nehmen,
zur Erholung bei chronischem Schlafmangel **Tsesit** oder bei Störungen von außen **Lepidolith** tragen,
zur Beruhigung bei nervöser Ursache und Ängstlichkeit **Selenit, Labradorit, Chrysopras** oder **Türkis** tagsüber tragen,
zur Beruhigung und zum Abschalten vor dem Schlafengehen **Apophyllit** oder **Lepidolith**, bei Sorgen **Aventurin** tragen,
zur bewussten Verarbeitung des Tages bei Einschlafschwierigkeiten durch Grübeln **Tsesit** oder **Amethyst** etwa 3 Wochen tagsüber tragen, anschließend **Chalcedon** zur Beruhigung tagsüber tragen,
zur Abgrenzung bei energetischen Störungen optimal **Halit**, schwarzen **Turmalin** als Kristall oder **Obsidian** um das Bett legen.

Weitere Steine: Biotit, Bronzit, Coelestin, Dumortierit, Saphir, Smaragd, Topas.

Physiologische Anwendungen: Ist keine Indikation für **kolloidales Silber** oder **Klinoptilolith**.

Ergänzende Maßnahmen: Reduktion von Elektrosmog im Wohn- und Schlafraum. Radiästhetische oder baubiologische Untersuchungen sind meist sinnvoll, um eine »Strahlenbeeinflussung« zu erkennen.

Schlaganfall

Apoplexia cerebri

Ein plötzlicher Ausfall eines Teils des Gehirns, der sich mit Lähmungserscheinung oder Sinnes- und Sprachstörung äußern kann.

Symptome: Je nach betroffener Hirnregion können auftreten: Leichte Fälle mit kaum feststellbaren Symptomen, die sich innerhalb weniger Tage zurückbilden, schwerste Fälle können mit Halbseitenlähmungen bis zur völligen Bewusstlosigkeit mit Koma ablaufen.

Ist das Großhirn betroffen, kann die Muskelkoordination, die Sprach-, Rechen-, Schreib- und Lesefähigkeit sowie die Sehfähigkeit durch Gesichtsfeldausfälle oder Doppelsehen gestört sein.

Folgende drei Gruppen von Symptomen werden dabei unterschieden:

1. Lähmungen der rechten Gesichtshälfte, des rechten Armes oder Beines, die Unfähigkeit zu sprechen, zu schreiben, zu lesen oder gar Sprache zu verstehen.

2. Lähmungen der linken Gesichtshälfte, des linken Armes oder Beines, mit dem Verlust des Raumbewusstseins einschließlich des Bewusstseins von der linken Hälfte des eigenen Körpers.

3. Schwierigkeiten beim Schlucken und Sprechen sowie leichte Gliederschwäche.

Ist das Kleinhirn betroffen, kommt es zu Kopfschmerzen, Koordinations- und Gangstörungen.

Ist das Stammhirn betroffen, kommt es zu Drehschwindel, Sehstörungen, Schluckstörungen und zu Ausfällen durch die Hirnnerven.

Ursachen: Kann durch eine Einblutung nach einem Riss eines Hirngefäßes, einem Verschluss, einer Verengung eines Hirngefäßes oder eines raumbeengenden Tumors ausgelöst sein.

Ätherische Öle: Es liegen keine sinnvollen und gesicherten Ölempfehlungen vor. Mit verschiedenen ätherischen Ölen der Zitrus-Familie kann jedoch über den Duft die Sinnesregeneration und über die Einreibung die Durchblutung verbessert werden.

Heilsteinanwendungen:

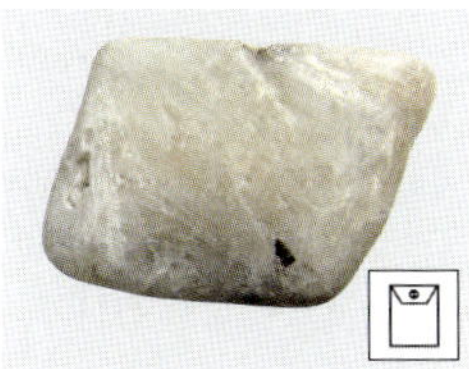

Strontianit

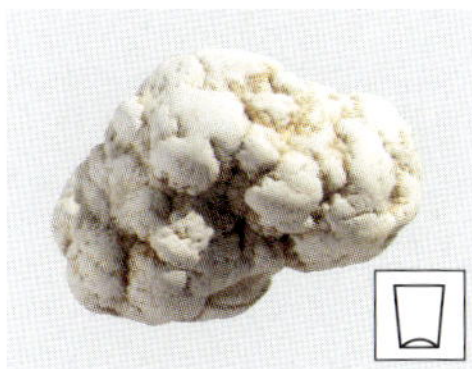

Dolomit-Knolle

Zur Entkrampfung bei Spasmen **Strontianit** tragen oder **Dolomit** als Wasser trinken,
zur Verbesserung des Zitterns **Strontianit** tragen,
zur Schmerzmilderung **Sugilith** bei generalisierten Schmerzen, **Kunzit** bei lokal betroffenen Gebieten tragen,
zur Linderung der Blasenstörung **Rubin-Zoisit**, **Aquamarin**, **Kunzit** oder **Achat** mit Blasensignatur tragen oder auf den Unterleib fixieren,
zur Minderung der Stuhlgangstörung **Sardonyx**, **Kunzit** oder **Achat** tragen,
zur Besserung der Sensibilitätsstörungen **Baryt**, **Strontianit**, **Turmalin**, **Kunzit** oder **Sugilith** tragen,
zur Blutverdünnung **Rhodochrosit**, rosa **Chalcedon** und rosa **Opal** tragen oder als Wasser trinken,
bei Sprachschwierigkeiten, zur Verbesserung des Sprachflusses und des Sprachinhalts **Diamant**, **Chrysoberyll**, **Kunzit**, **Malachit** oder **Chalcedon** tragen oder als Wasser trinken.

Weitere Steine: Granat, Heliotrop, Lapislazuli, Rhodonit, Tansanit, Tsesit.

Physiologische Anwendungen: Prophylaktisch kann 1-mal täglich 30 ml **kolloidales Silber** mit 25 ppm eingesetzt werden,
weder bei einem durch einen ischämischen Insult noch bei einem durch Hirnblutung ausgelösten Schlaganfall kann **kolloidales Silber** oder **Klinoptilolith** sinnvoll eingesetzt werden.

Schmerzzustände

Dolor

Eines der häufigsten Symptome einer Krankheit oder einer Schädigung. Schmerz führt vielfach eine normale Warn- und Schutzfunktion aus.

Ein Schmerz kann brennend, drückend, dumpf, klopfend sein.

Ursachen: Schmerz entsteht, wenn mechanische, thermische, chemische oder elektrische Reize einen gewissen Schwellenwert überschreiten und dadurch meist zu einer Gewebeschädigung mit Freisetzung von Schmerzstoffen führen. Der Schmerz lässt sich nach seinem Entstehungsort in somatischen (z. B. Haut, Muskeln, Gelenke) und viszeralen (Eingeweide) Schmerz einteilen.

Der chronische Schmerz tritt entweder in Form von Dauerschmerzen oder ständig wiederkehrenden Schmerzen auf. Sie können im Laufe der Zeit gegenüber der zugrundeliegenden Störung ganz in den Vordergrund treten und damit ein eigenständiges Krankheitssyndrom bilden.

Ätherische Öle: Nur bei peripheren Schmerzen optimal 2-mal täglich 2–3 Tropfen **Nelkenöl** lokal einreiben.

Heilsteinanwendungen:

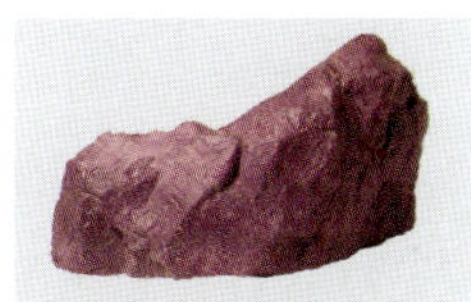

Sugilith

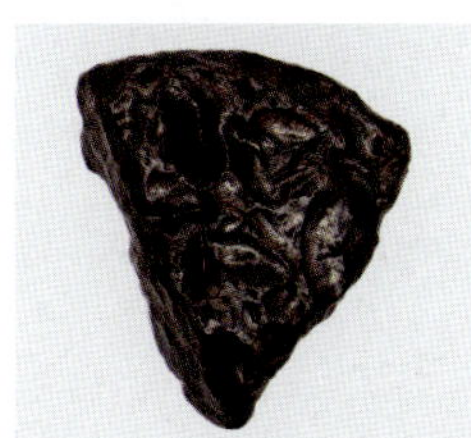

Tsesit

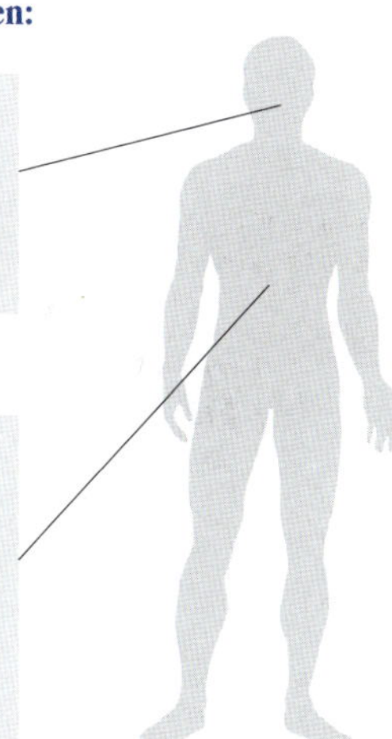

Zur Schmerzmilderung unerträglicher Schmerzen **Zirkon**, **Sugilith** oder **Kunzit** tragen,
bei krampfartigen Schmerzen **Dumortierit** halbtags oder **Zirkon** stundenweise tragen,
zur Verbesserung der Schmerztoleranz **Amethyst**, **Rauchquarz** oder schwarzen **Granat** tragen,
bei Schmerzen im Bauchraum und Unterleib **Malachit** auflegen, **Dumortierit** aufkleben oder mit dunklem **Amethyst** ausstreichen,
bei Schmerzen der Extremitäten und Gelenke **Tsesit** auflegen oder lokal fixieren,

zur Beeinflussung der Grunderkrankung bei organischen Schmerzen **Rhodonit** oder **Achat** tragen,
bei Phantomschmerzen **Ägirin**, **Bergkristall** oder **Rauchquarz** zum Auflegen, **Amethyst** als Drusenstück zum Ausstreichen bis ins nicht mehr vorhandene Organ,
zur Reduktion der Krampfbereitschaft **Dolomit** oder **Serpentin** als Wasser trinken,
zur Durchblutungsverbesserung **Rosenquarz** oder **Granat** tragen sowie **Rhodonit** oder **Tsesit** zur Massage einsetzen,
zur Stärkung der Grundvitalität des Körpers **Citrin**, **Nephrit**, **Magnetit** oder **Tsesit** tragen.

Weitere Steine: Biotit, Obsidian, Tigereisen.

Physiologische Anwendungen: 2- bis 3mal täglich 20 ml **kolloidales Silber** mit 50 ppm einnehmen, kann bei vielen Schmerzzuständen sinnvoll sein.
Klinoptilolith dagegen hat bei Schmerzzuständen keinen Einsatz.

Ergänzende Maßnahme: Täglich mehrere Liter Wasser trinken.

Schnitt- und Schürfwunden

Schnitt: Eine Einwirkung scharfkantiger Gegenstände, wie z. B. Messer oder Scheren, auf die Haut mit deren Verletzung.

Die Wundränder sind glatt, die Wunde klafft häufig auseinander und blutet stark. Es kommt nur selten zu Wundinfektionen.

Schürfung: Eine Verletzung der oberflächlichen Hautschicht, durch eine seitliche Gewalteinwirkung auf die Haut.

Symptome: Meist nur schwache Blutung, jedoch mit Austritt von Gewebsflüssigkeit aus der Wundfläche und starkem Wundschmerz. Bei tieferen Schürfwunden kann es zu punktförmigem Austritt von Blut kommen.

Ätherische Öle: Bei Bedarf 2 Tropfen **Lavandinöl** in die offene Wunde tropfen.

Heilsteinanwendungen:
Zur ersten Hilfe und zur sofortigen Wundstillung schnellstmöglich optimal **Tsesit** oder **Obsidian** nach Möglichkeit in, ansonsten auf die Verletzung, alternativ **Rhodonit** oder **Mookait** auflegen,
bei Schreck oder Schock **Obsidian** oder **Rhodonit** auf die Stirn auflegen, in der Hand halten oder tragen,
zur Beschleunigung der Wundheilung und bei andauernden Schmerzen **Rhodonit**, alternativ **Nephrit** auflegen.

Weitere Steine: Jaspis.

Physiologische Anwendungen: Mehrfach täglich **kolloidales Silber** mit 25 besser noch 50 ppm gegen eitrige Entzündung in die Wunde tropfen und 25 ppm direkt zur Wundreinigung verwenden,

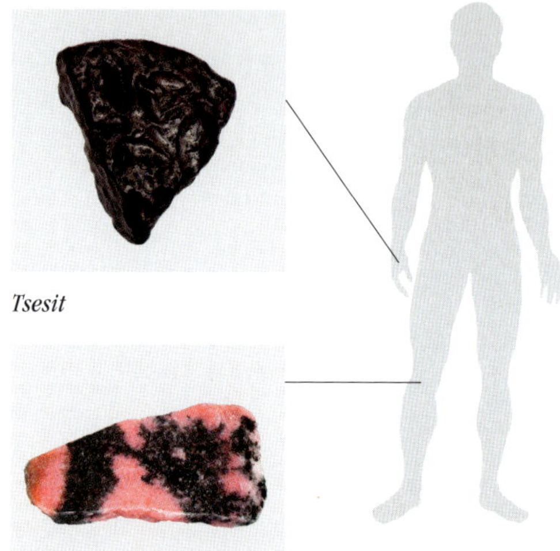

Tsesit

Rhodonit

Klinoptilolith als Pulver direkt auf eine Wunde aufgetragen, kann Blutungen schnell stoppen,
bei kleineren Wunden **Kieselsäuregel** auftragen.

Schuppenflechte
Psoriasis

Eine gutartige, jedoch hartnäckige, nicht ansteckende, chronisch-entzündliche Hauterkrankung, die in verschiedenen Formen und Schweregraden auftritt. Sie wird immer wieder von akuten Schüben angefacht.

Symptome: Entzündliche, scharf abgegrenzte Wundstellen, auch mit landkartenähnlichen Mustern vor allem an Knie, Ellenbogen und behaartem Kopf, die von feinen, wachsartigen silberhellen Schuppen oder harten oft großflächigen Hautplatten bedeckt sind, aber zu keinem Haarausfall führen. Nach deren Ablösen treten feine Blutstropfen aus. Die Fingernägel sind meist charakteristisch gezeichnet.

Ursachen: Noch nicht vollständig bekannt. Schuppenflechte scheint durch eine Störung der eigenen T-Zellen hervorgerufen zu werden, mit einer vererbten Veranlagung.

Ätherische Öle: Optimal 2-mal täglich 2–3 Tropfen **Lavandinöl**, alternativ 2-mal täglich 1–2 Tropfen Weihrauchöl lokal auftragen.

Heilsteinanwendungen:
Als optimaler Stein bei Schuppenflechte **Antimonit** als eingeleitetes Wasser schluckweise über den Tag verteilt trinken und die Haut damit abreiben,
zur Juckreizmilderung **Lapislazuli, Lepidolith**, **Chalcedon** und **Aventurin** tragen,
zur Schuppenminderung **Aventurin, Achat** oder **Lepidolith** als Wasser auftragen, optimal der selten erhältliche **Fuchsit,**

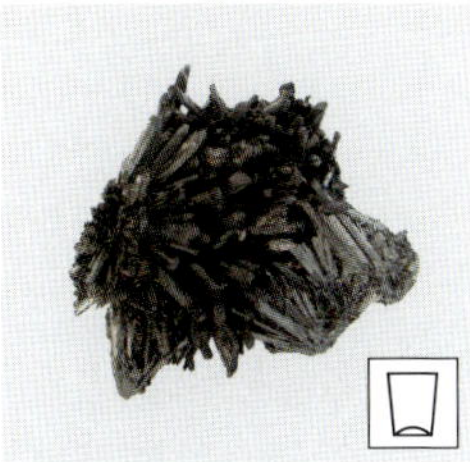

Antimonit

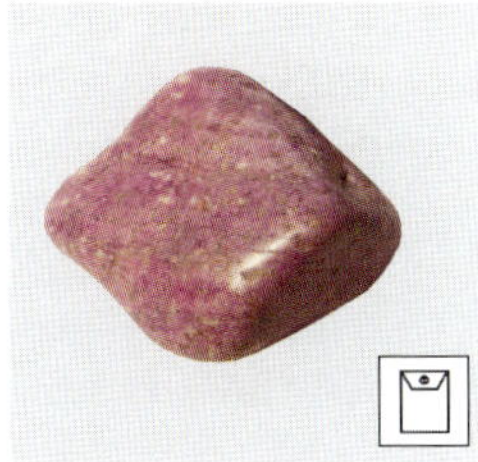

Lepidolith

zur Wundheilung optimal **Rhodonit** oder **Obsidian** als Kette tragen,
zur Hautregeneration **Rhodonit** mit **Schalenblende** und **Antimonit** oder **Nephrit** als Wasser trinken und auftragen,
zur Aufdeckung seelischer Hintergründe und wichtiger Bedürfnisse **Malachit, Lapislazuli** mit viel Pyrit, **Rhodonit** oder **Saphir** als Anhänger tragen,
für das emotionale Wohlbefinden **Bernstein**, **Achat** und **Mookait** tragen.

Weitere Steine: Amethyst.

Physiologische Anwendungen: 2-mal täglich **kolloidales Silber** mit 50 ppm zur Hautpflege in allen Stadien auftragen, dazu 2-mal täglich 30 ml **kolloidales Silber** mit 25 ppm einnehmen.
Alternativ 2-mal täglich **Tsesit**-Creme auf die betroffenen Körperstellen dünn auftragen.
Salzsole-Vollbäder nehmen und lokale **Salz**-Wickel auflegen,
Kieselsäuregel zur Juckreizminderung und Hautregeneration lokal auftragen.

Schuppungen

Desquamatio

Eine chronische Störung der Kopfhaut, durch eine verstärkte Ablösung der plättchenförmigen Hornzellen der Oberhaut.

Ursachen: Folge einer zu trockenen Haut, dem Ende einer Infektionserkrankung mit Hauterscheinungen oder einer Überproduktion der Talgdrüsen.

Ätherische Öle: 2-mal täglich 2–3 Tropfen **Lavandinöl** und **Muskatellersalbeiöl** im Wechsel lokal auftragen oder einreiben.

Öl-Stein-Einreibungen: Ideal ergänzt sich die Einreibung von **Lavandinöl** mit **Aventurin**.

Heilsteinanwendungen:
Zur Reduktion der Schuppenbildung **Aventurin** als Wasser in die Kopfhaut einmassieren oder **Antimonit** in der Hosentasche tragen und in schweren Fällen als Wasser in die Kopfhaut einmassieren,

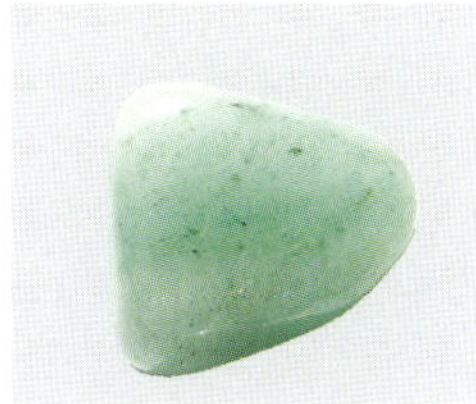

Aventurin

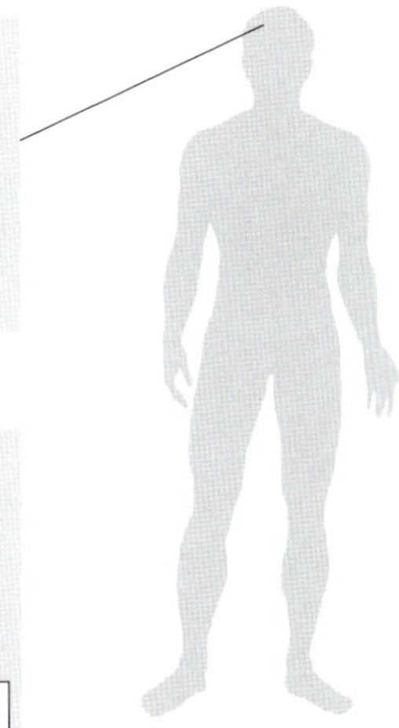

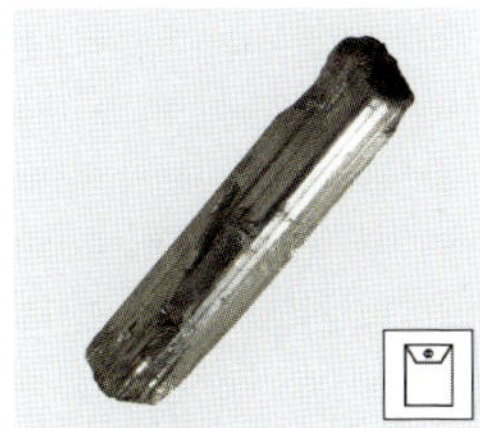

Antimonit

zum Schutz der Unterhaut **Lepidolith** oder **Aventurin** tragen und als Wasser auftragen.

Weitere Steine: Achat, Amethyst, Nephrit, Mookait.

Physiologische Anwendungen: Mehrfach täglich **kolloidales Silber** mit 50 ppm zur Juckreizminderung bei Bedarf auftragen.

Schüttellähmung

Morbus Parkinson

Eine degenerative fortschreitende Erkrankung des Gehirns, bei der der Nervenüberträgerstoff Dopamin nicht mehr gebildet wird.

Symptome: Zuerst Zittern in Händen, Armen und Beinen. Die Hände zittern ständig und ohne erkennbaren Anlass. Die Bewegungsabläufe verlangsamen sich, mit vermindertem Mienenspiel, das bis zur starren Maske werden kann, die Stimme wird leiser, die Feinmotorik immer schlechter, das Schriftbild immer kleiner, der Gang langsamer, kleinschrittig bis zu Trippelschritten. Im späteren Stadium kann der Patient nicht mehr gehen und sitzt stundenlang ohne jede Regung, bewegungsverharrend, oft mit geöffnetem Mund.

Die Hände zittern immer stärker; hört jedoch auf, wenn eine Bewegung durchgeführt wird. Das Gesicht wird salbig, die Sprache stark verlangsamt, wenn auch bei normal erhaltener geistiger Wendigkeit. Dadurch kommt es meist zu einer depressiven, aber reizbaren Verstimmung.

Ursachen: Nicht sicher bekannt.

Ätherische Öle: Es liegen keine sinnvollen und gesicherten Ölempfehlungen vor. Auf einzelne Symptome jedoch kann mit ätherischen Ölen Einfluss genommen werden.

Heilsteinanwendungen:

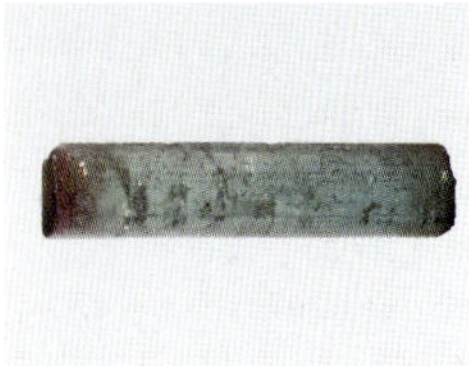

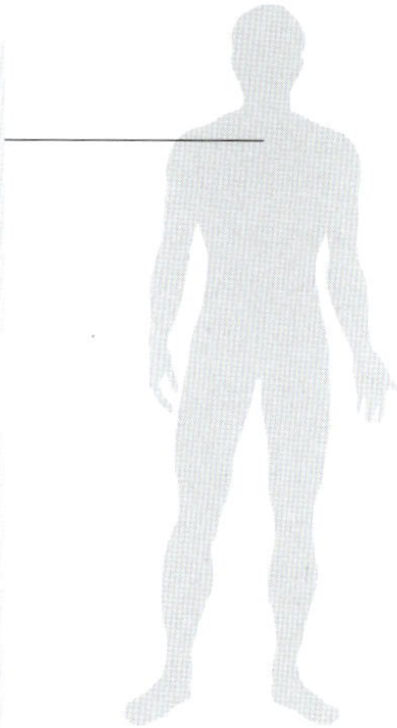

Turmalin

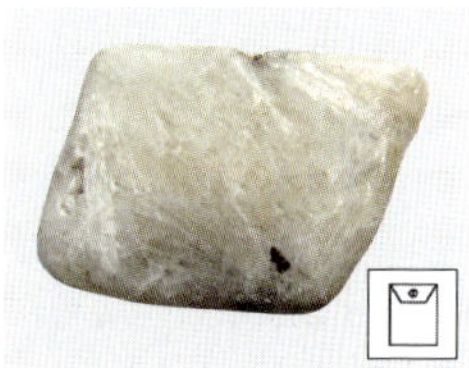

Strontianit

Zur Verminderung des Zitterns **Strontianit** oder **Kunzit** tragen,
zur Besserung der Beweglichkeit sowie gegen eine verzweifelte Stimmungslage **Turmalin,** der schwer erhältliche **Tansanit** oder versuchsweise **Smaragd** als Anhänger tragen,
zur Überwindung der mimischen Starre und zur Teilnahme am Leben **Malachit**, **Rhodonit**, **Obsidian** oder **Turmalin** tragen,
zur Verbesserung der depressiven Stimmung, gegen das Gefühl der Isolation **Tansanit**, **Lapislazuli** oder **Turmalin** tragen.

Weitere Steine: Diamant, Türkis.

Physiologische Anwendungen: Längerfristig 2-mal täglich 20 ml **kolloidales Silber** mit 25, besser 50 ppm einnehmen.
2-mal täglich bis zu 5 g **Klinoptilolith** als Pulver in etwas Wasser einnehmen.

Schwangerschaftsbeschwerden

Schwangerschaft ist die Zeitspanne zwischen der Einnistung der befruchteten Eizelle in die Gebärmutter und der Geburt mit der biologischen Entwicklung des Fötus zum Kind.

Während dieser Zeit unterliegt der Körper einer Reihe hormoneller Umstellungen und einer Gewichtszunahme.

Etwa jede zweite Frau leidet in den ersten Schwangerschaftsmonaten an einer mehr oder weniger starken Übelkeit, teilweise mit Erbrechen. Häufig treten die Beschwerden morgens nach dem Aufstehen am stärksten auf.

In der Regel kommt es im vierten Schwangerschaftsmonat zu einer spontanen Besserung. Nur in seltenen Fällen leiden schwangere Frauen unter sehr starkem Erbrechen mit hohem Flüssigkeitsverlust und Gewichtsreduktion.

Ätherische Öle: In der Schwangerschaft sollte auf die meisten ätherischen Öle verzichtet werden, da viele Öle ungünstig in die Schwangerschaft eingreifen können. Nur Anisöl, **Fenchelöl**, Lavandinöl, Rosenholzöl und Sandelöl können, niedrig dosiert, sinnvoll angewendet werden.

Öle, von deren Gebrauch grundsätzlich abzuraten ist: Eukalyptusöl, Pfefferminzöl, Rosmarinöl, Salbeiöl und Zedernholzöl.

Heilsteinanwendungen:

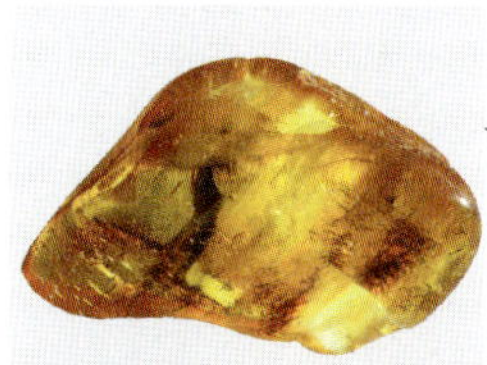

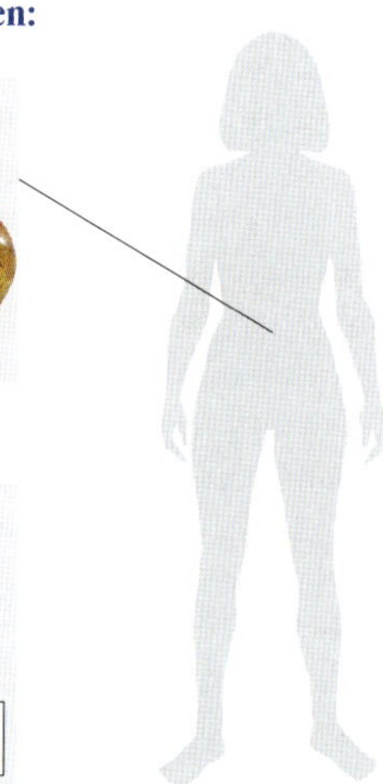

Bernstein

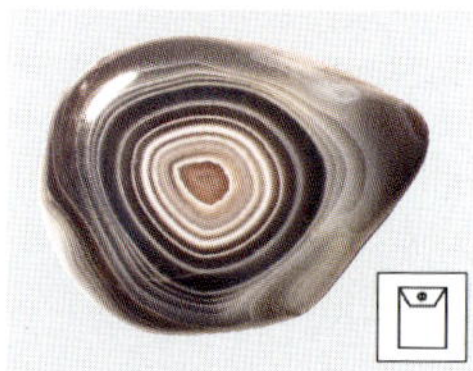

Achat

Gegen Übelkeit und Erbrechen **Dumortierit** oder **Malachit** tragen,
bei Wassereinlagerungen in die Beine **Chalcedon**, blauen **Turmalin** oder **Aventurin** tragen,
bei Blähungen **Moosachat** tragen,
bei unwillkürlichem Harnabgang durch Druck auf den Schließmuskel **Rubin-Zoisit** tragen,
bei Blutverlust und Eisenmangel **Tsesit** auflegen oder tragen,
bei Heißhungerattacken roten **Chalcedon** tragen,
bei massiver Gewichtszunahme **Malachit** tragen, in Verbindung mit auftretenden Gelenkschmerzen **Aragonit** oder **versteinertes Holz** tragen oder **Pyrit-Sonne** auflegen,
zur Bindegewebsstärkung und Elastizitätsverbesserung **Achat** oder **Bergkristall** tragen,
zur Verminderung der venösen Stauung, zum Schutz der Venenklappen und gegen Krampfaderbildung **Koralle,** alternativ **Rubin-Zoisit** tragen,
zum Schutz des Fötus **Achat**, wenn möglich mit Wassereinschluss, **Bernstein, Malachit** oder **Nephrit** tragen, sinnvoll wäre es, das für das zukünftige Baby ausgesuchte **Bernstein**-Kettchen während der Spätschwangerschaft bereits selbst zu tragen, um es energetisch zu prägen,
zur Verhinderung einer Frühgeburt **Achat** möglichst mit Wassereinschluss oder **Nephrit** tragen,

bei Problemen der Hormonumstellung **Mondstein** oder roten **Granat** tragen,
gegen Stimmungsschwankungen und Ängste **Chrysokoll**, **Kunzit**, **Opal** oder **Bernstein** tragen.

Weitere Steine: Aventurin, Hämatit, Kunzit und Rhodochrosit.

Steine, von deren Gebrauch abzuraten ist: Astrophyllit, Zirkon.

Physiologische Anwendungen: Verschiedene Schwangerschaftsbeschwerden können durch **kolloidales Silber** mit 25 ppm und **Klinoptilolith** beeinflusst werden.
Dazu **Kieselsäuregel** einnehmen.

Schwerhörigkeit, Taubheit

Hypakusis

Eine Minderung bis Fehlen des normalen Hörvermögens bzw. dem Auseinanderhalten verschiedener durcheinander sprechender Stimmen.

Ursachen: Eine Verlegung des äußeren Gehörgangs, z. B. durch Ohrenschmalzpfropf, Mittelohrerkrankung oder Erkrankungen des inneren Ohres, aber auch Folge einer Infektionserkrankung, zu lange Lärmbelästigung, Funktionseinschränkung der Höhrfähigkeit im Alter.

Ätherische Öle: Es liegen keine sinnvollen und gesicherten Ölempfehlungen vor. Zur Behandlung der seelischen Folgen einer empfundenen sozialen Isolation 3-mal täglich 1–2 Tropfen **Muskatellersalbeiöl** einnehmen.

Heilsteinanwendungen:

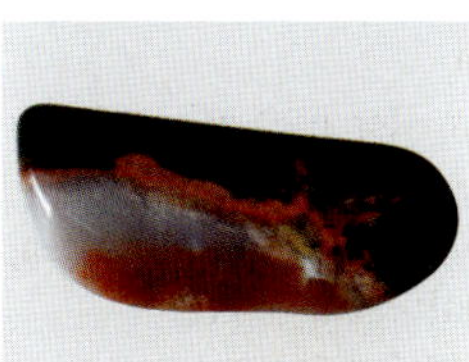

Sardonyx

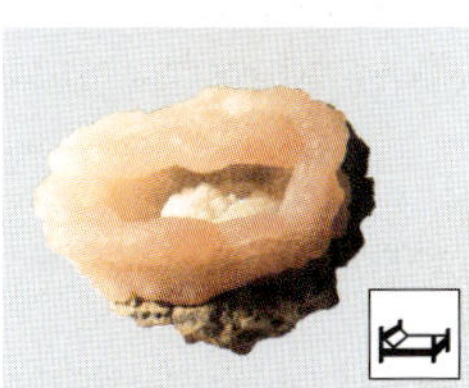

Chalcedon-Rosetten

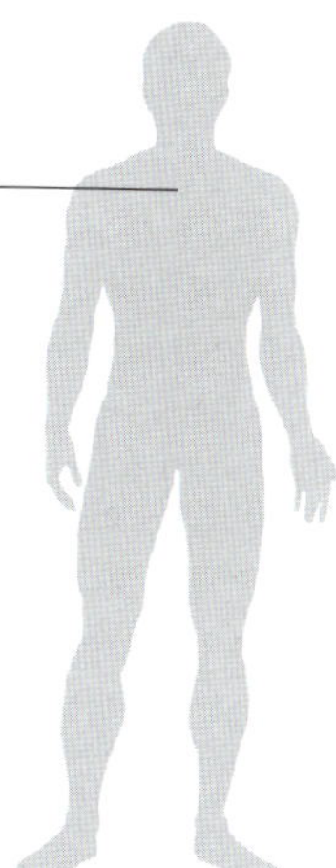

Zur Hörverbesserung mit dem Ohr auf **Chalcedon** als Rosette schlafen und Sardonyx als Anhänger tragen, in schweren Fällen 2-mal täglich ruhend 10 Minuten **Chalcedon** als Rosette auf jedes Ohr auflegen und **Sardonyx** tragen, bei Bedarf zusätzlich **Cavansit** tragen,
zur Verbesserung des Gehörs nach Infektionen oder Entzündungen **Heliotrop** im Ohr fixieren,
zur Durchblutungsverbesserung roten **Granat** auflegen,
zur Stärkung des Nierenmeridians **Nephrit**, alternativ **Smaragd** auf die Nierengebiete der betroffenen Seite aufkleben.

Weitere Steine: Optimal ist der seltene Cavansit.

Physiologische Anwendungen: Es sind keine sinnvollen Anwendungen von **kolloidalem Silber** und **Klinoptilolith** bekannt.

Schwindel, Schwindelanfall

Vertigo, Morbus Menière

Eine Gleichgewichtsstörung infolge einer fehlenden Übereinstimmung von Tiefensensibilitätsempfindungen und optischen Empfindungen.

Symptome: Das unangenehme Gefühl, dass sich der Kopf oder die Gegenstände der Umgebung drehen, obwohl man sich nicht bewegt, oft mit Gleichgewichtsstörungen und Schwerhörigkeit, Augenzittern, Angst, Erbrechen, Übelkeit, Schweißausbrüchen und Herzrasen.

Morbus Menière ist ein akutes Auftreten von Drehschwindel.

Symptome: Plötzliches starkes Schwindelgefühl, das Minuten bis Stunden dauern kann, mit Erbrechen, Schwerhörigkeit und Geräusche im betroffenen Ohr, Augenzittern.

Ursachen: Die Folge einer Kopfverletzung, Störungen im Kleingehirn, Hirnnervenstörungen, Bluthochdruck, Verschluss von Blutgefäßen, die zum Gehirn führen, Alkohol- oder Drogenkonsum, Vergiftungen, oft bei Ohrenerkrankungen, bei Schiffsreisen, auch psychisch ausgelöst und häufig auch vollkommen unbekannte Ursachen.

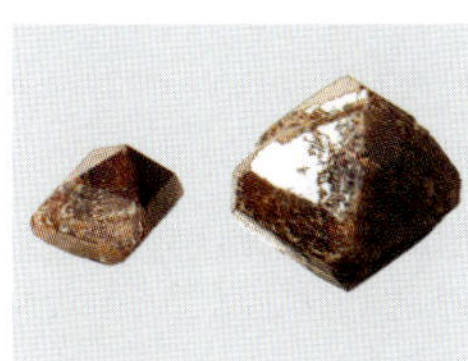

Zirkon

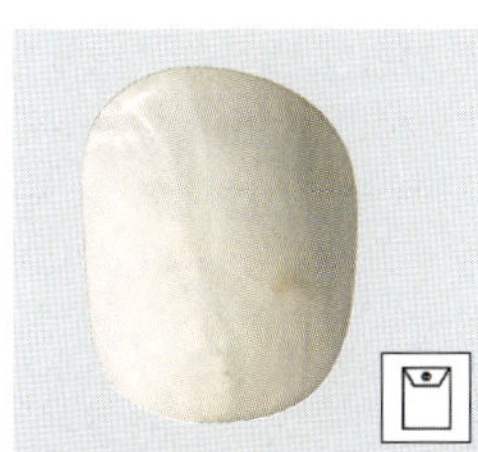

Weißer Topas

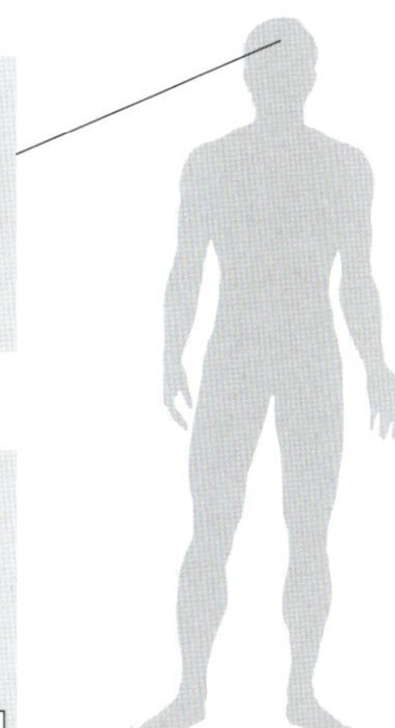

Ätherische Öle: Es liegen keine sinnvollen und sicheren Ölempfehlungen vor.

Heilsteinanwendungen:
Zur Verbesserung des Schwindelgefühls **Zirkon** auf die Stirn auflegen,
zur Verbesserung des Gleichgewichts **Zirkon** oder **Turmalin** als Kette tragen,
zur besseren Orientierung im Raum **Lapislazuli, Topas** und **Turmalin** tragen,
zur Stärkung des Nieren-Meridians **Nephrit**, alternativ **Smaragd** auf die Nierengebiete der betroffenen Seite aufkleben.

Weitere Steine: Achat, Bergkristall, Lapislazuli, Sardonyx, versteinertes Holz, Zirkon.

Physiologische Anwendungen: Es sind keine sinnvollen Anwendungen von **kolloidalem Silber** und **Klinoptilolith** bekannt.
Bei niedrigem Blutdruck eine Prise **Salz** zu sich nehmen.

Sehnenscheidenentzündung / Tennisellenbogen

Tendovaginitis

Eine schmerzhafte Entzündung der umhüllenden Scheiden der Sehnen des Handgelenks oder Ellenbogens.

Symptome: Starke Schmerzen im Bereich des betroffenen Gelenks, selten auch ohne Schwellung, kann mit Fieber vorkommen.

Ursachen: Akute oder chronische Fehl- oder Überbelastung des Handgelenks, auch Folge einer rheumatischen Erkrankung oder eines Infekts.

Ätherische Öle: Optimal 3-mal täglich 1 Tropfen **Nelkenöl** lokal in den schmerzenden Bereich einreiben.

Heilsteinanwendungen:

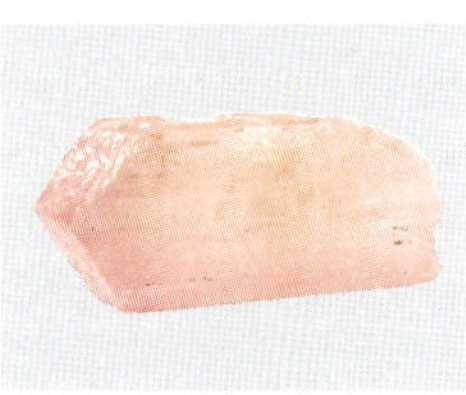

Kunzit

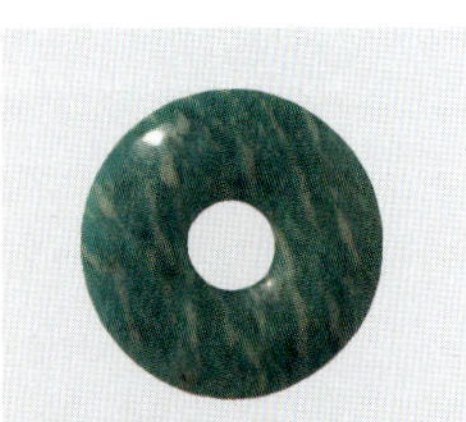

Amazonit

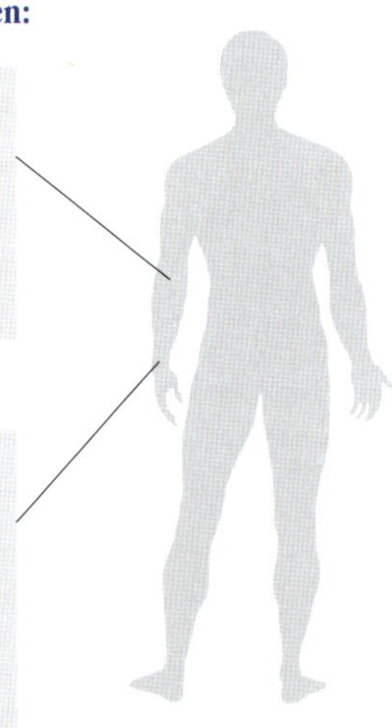

Zur Entzündungshemmung **Kunzit**, **Ägirin** oder **Achat** mit Entzündungssignatur auflegen,
bei trockener Entzündung durch chronische Belastung **Amazonit** als Tikra um das Handgelenk oder grünen **Turmalin** tragen,
zur Regeneration der Sehnen **Chrysokoll** oder **Fluorit** tragen,
bei infektiöser Entzündung mit Fieber **Heliotrop** tragen oder als Wasser trinken,
bei einer chronischen Entzündung **Smaragd** oder **Sphärolithischen Chalcedon** tragen,
im Zusammenhang mit einer rheumatischen Erkrankung **Smaragd** oder grünen **Turmalin** tragen oder als Wasser trinken.

Weitere Steine: Apatit.

Physiologische Anwendungen: Es sind keine sinnvollen Anwendungen von **kolloidalem Silber** bekannt.
Eine Auflage aus einem Brei aus **Klinoptilolith** in Pulver mit etwas Wasser über der schmerzenden Stelle kann den Schmerz nehmen und die Entzündung beeinflussen.

Sodbrennen

Pyrosis, Refluxösophagitis

Ein durch Rückfluss von saurem Mageninhalt in die Speiseröhre ausgelöster brennender Schmerz hinter dem Brustbein.

Symptome: Brennendes Schmerzgefühl in der Brustmitte oberhalb der Magengrube und entlang der Speiseröhre, mit einem Druckgefühl hinter dem Brustbein, der in Hals, Rachen oder sogar ins Gesicht ausstrahlen kann, meist nach den Mahlzeiten (durch Überfüllung oder Übersäuerung des Magens) und häufig beim Bücken oder Liegen.

Besteht Rückfluss von Magensaft, kommt saures Aufstoßen nach der Nahrungsaufnahme hinzu mit der Empfindung eines sauren Geschmacks. Wiederholt können Blutungen auftreten.

Bei längerem Bestehen kann die Schleimhaut sich geschwürig verändern und schließlich unter Narbenbildung verengen.

Ursachen: Oft eine Folge einer Übersäuerung des Magens, eines Zwerchfellbruchs, einer Magenschleimhautentzündung, Verdauungsstörungen, eines Magen- oder Zwölffigerdarmgeschwürs oder bei übermäßigem Alkohol- oder Speisengenuss.

Ätherische Öle: Es liegen keine sinnvollen und sicheren Ölempfehlungen vor.

Heilsteinanwendungen:
Zur raschen Linderung **Stromatolith**, alternativ **Malachit** zusammen mit **Türkis** auf den Magen auflegen, bei Bedarf zusätzlich als Wasser trinken.

Weitere Steine: Diaspor, Dolomit.

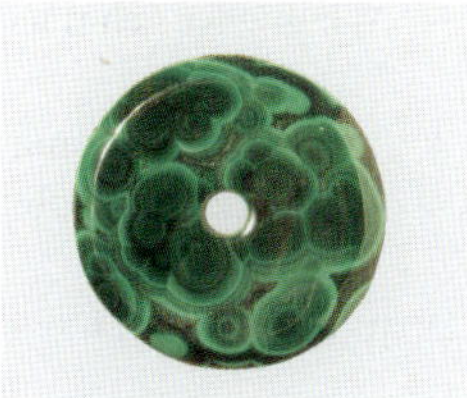

Malachit

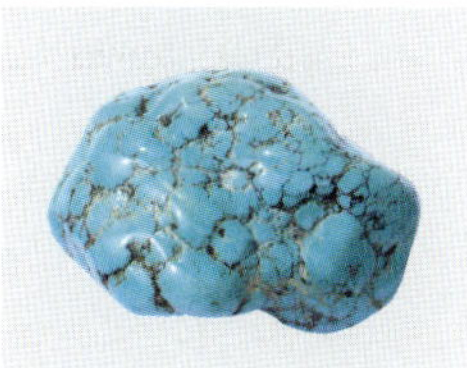

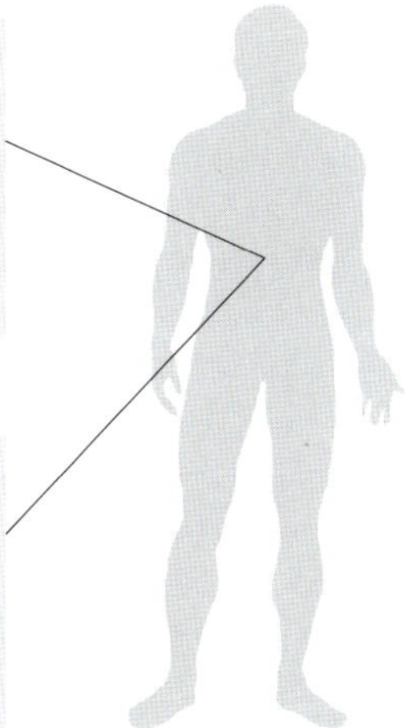

Türkis

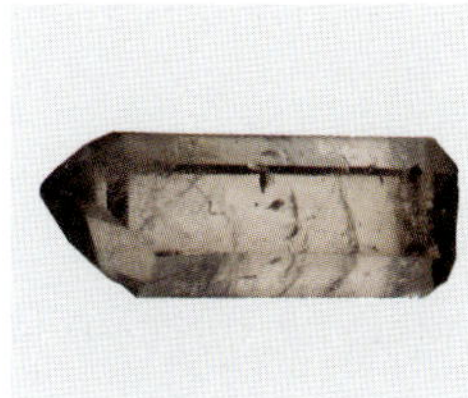

Rauchquarz

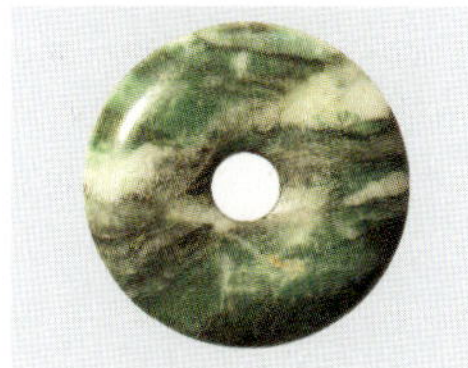

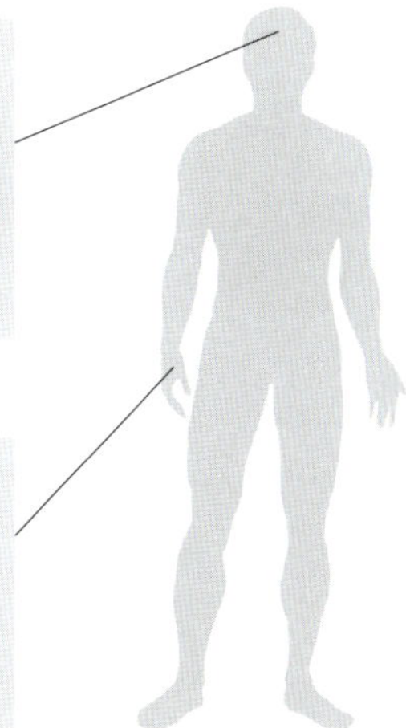

Prasemquarz

Physiologische Anwendungen: **Kieselsäuregel** oder täglich 3 g grüne **Heilerde** bzw. **Klinoptilolith** nach dem Essen einnehmen.

Sonnenbrand

Dermatitis solaris

Eine akute schmerzhafte Entzündung der Haut nach zu starker Sonnenlichteinwirkung.

Symptome: Leichter Sonnenbrand: Etwa 1–24 Stunden nach der Sonnenbestrahlung tritt eine Rötung der Haut mit mäßigem Brennen und Jucken auf, das etwa 3–4 Tage dauert.

Schwerer Sonnenbrand: Beginnt mit einer schmerzhaften Rötung, starkem Brennen oft mit zusätzlicher schmerzhafter Blasenbildung mit anschließender Hautablösung, verbunden je nach Stärke mit allgemeinem Unwohlsein, Fieber, Übelkeit, Kopfschmerz und Kreislaufkollaps.

Ursachen: Folge einer zu starken ultravioletthaltigen Sonnenlichteinwirkung auf die ungeschützte Haut.

Ätherische Öle: Optimal 2-mal täglich 2–3 Tropfen **Lavandinöl** auftragen oder einreiben.

Öl-Stein-Einreibungen: Ideal ergänzt sich die sanfte, fast berührungsfreie Einreibung von **Lavandinöl** mit **Bergkristall**.

Heilsteinanwendungen:
Zur Schmerzmilderung **Rauchquarz** oder **Bergkristall** als Ministeinchen in einem Leinensäckchen feucht auflegen, **Prasemquarz,** alternativ **Aventurin** in der Hand halten und baldmöglichst als Wasser auftragen,
zur Linderung der Hautreizung und Förderung der Hautregeneration **Aquamarin, Aventurin, Amazonit** oder **Rauchquarz** tragen,
zur Förderung des Lymphflusses **Chalcedon** oder **Bergkristall** tragen und als Wasser auftragen,
zur Linderung des Juckreizes **Aventurin** oder **Schalenblende** auflegen,
zur Vorbeugung und nach dem Sonnenbrand **Prasemquarz** tragen.

Weitere Steine: Amethyst und Fluorit.

Physiologische Anwendungen: Mehrfach täglich **kolloidales Silber** mit 25 ppm aus der Sprühflasche aufsprühen oder **Kieselsäuregel** auftragen.

Sonnenstich

Heliosis

Ein schweres Krankheitsbild, das durch eine Reizung der Gehirnhaut durch eine zu lange direkte und starke Sonneneinstrahlung auf den ungeschützten Kopf entsteht.

Symptome: hochroter, heißer Kopf, kühle Haut mit Blässe, Kopfschmerzen, Unruhe, Schwindel, Übelkeit auch mit Erbrechen und Kollaps, hohes Fieber und Schüttelfrost.

Ursachen: Folge einer zu starken ultravioletthaltigen Sonnenlichteinwirkung.

Ätherische Öle: Es liegen keine sinnvollen und gesicherten Ölempfehlungen vor. Symptomatisch kann auf die verbrannte Haut 2 Tropfen **Lavandinöl** lokal aufgetragen werden.

Heilsteinanwendungen:
Zur Verhinderung von Strahlenschäden, Schmerzmilderung und Benommenheit optimal **Prasemquarz,** alternativ **Aventurin** auf den Kopf legen, und wenn keine Bewusstlosigkeit eintreten kann, im Mund halten,
bei auftretender Übelkeit **Citrin** oder **Dumortierit** auf die Stirn auflegen.

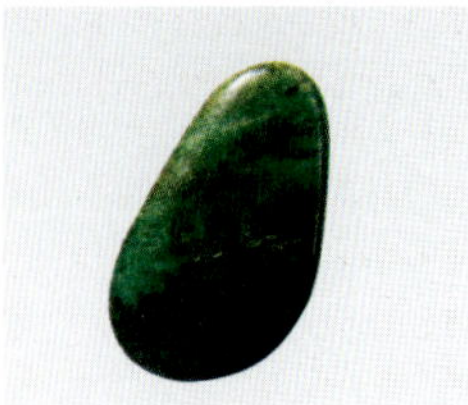

Aventurin

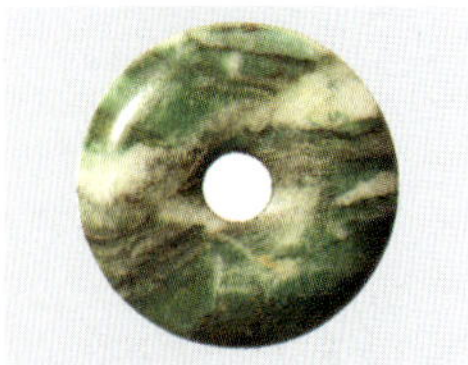

Prasemquarz

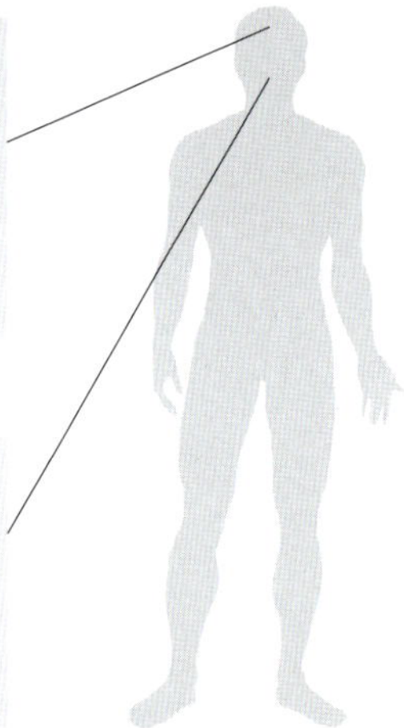

Weitere Steine: Bergkristall, Chrysokoll, Halit, Rauchquarz, Rhodonit und Turmalin.

Physiologische Anwendungen: **Kolloidales Silber** einnehmen,
sowie **Kieselsäuregel** zur Magenberuhigung einnehmen.

Physiologische Anwendungen: Sonnenstich ist keine Indikation für **kolloidales Silber** oder **Klinoptilolith**.

Ergänzende Maßnahmen: Kühlung verschaffen, viel Wasser trinken, Kopf hoch lagern.

Sprachstörungen

Stottern ist eine Störung des Redeflusses durch Hemmungen und mehrfaches Wiederholen von Lauten, Silben oder Worten.

Ursachen: Anstrengung, Stress und Konfliktsituationen, aber auch Freude verstärken das Stottern; Ausgeglichenheit, Entspannung und eine innere Stabilität verbessern es.

Ätherische Öle: Es liegen keine sinnvollen und gesicherten Ölempfehlungen vor.

Heinsteinanwendungen:
Zum Stressabbau **Dumortierit** oder **Disthen** tragen,
zur Verknüpfung der Gehirnhemisphären **Chrysoberyll**, **Disthen** tragen,
für die Stimmbänder und Verbesserung der Lautbildung **Disthen**, **Chalcedon, Sardonyx** oder **Lapis** tragen oder Wasser trinken,
zur Erhöhung der Grundspannung und Erdung des Stimmsitzes **Rubin** oder **Türkis,** alternativ **Thulit** tragen,
zur Klärung der Gedankenwelt und Vermittlung von Festigkeit und zur Sammlung **Bergkristall, Saphir** oder **Sardonyx** tragen,
zur Lösung krampfartiger Redehemmungen **Dumortierit** oder **Chalcedon** tragen.

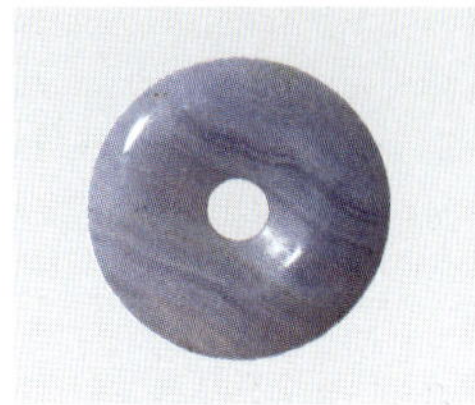

Chalcedon

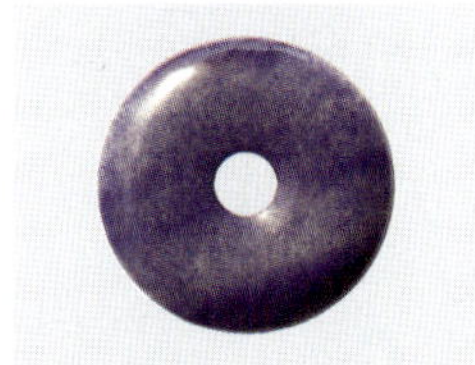

Dumortierit

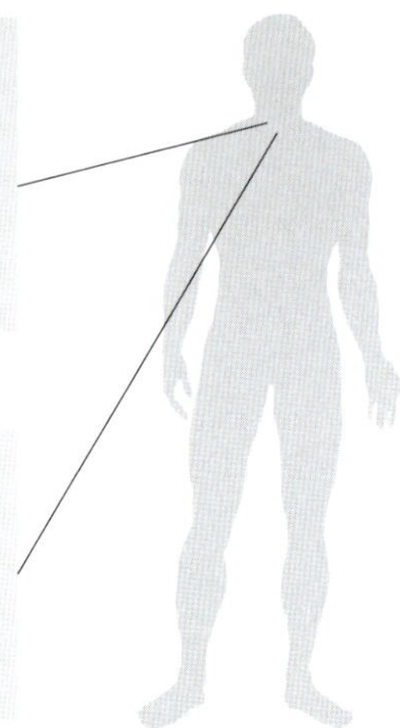

Weitere Steine: Chiastolith, goldener Topas, Turmalin.

Physiologische Anwendungen: Es sind keine sinnvollen Anwendungen von **kolloidalem Silber** oder **Klinoptilolith** bekannt.

Stimmverlust

Aphonie

Eine funktionelle oder psychogene Störung der Sprechorgane, die als Stimmverlust, Stimmlosigkeit oder gar bis zur dauernden Stummheit auftreten kann.

Ursachen: Kann eine Entzündung der Stimmbänder, der Luftröhre oder des Rachens sein, Folge einer Überanstrengung der Stimmbänder bei Rednern.

Ätherische Öle: Optimal 2-mal täglich 2–3 Tropfen **Fenchelöl** zum Gurgeln und Einnehmen.

Heilsteinanwendungen:

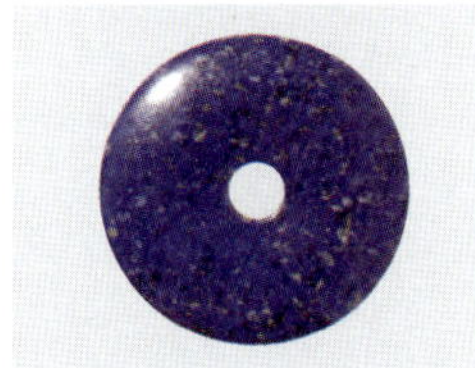

Lapislazuli

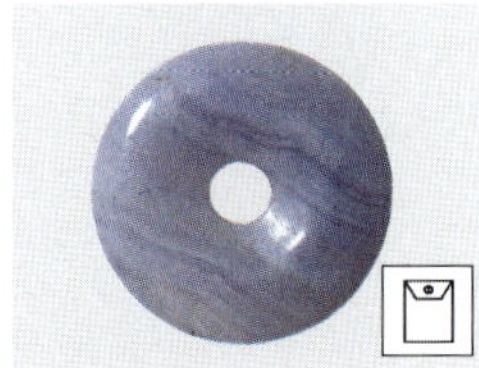

Chalcedon

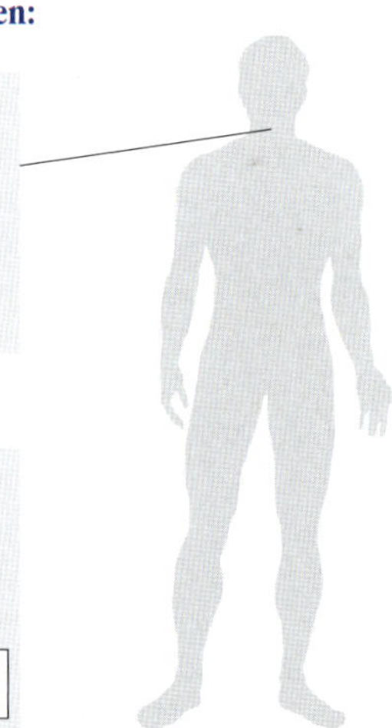

Zur Stimmwiederherstellung im akuten Fall optimal **Lapislazuli,** alternativ **Sodalith** oder **Chalcedon** lokal fixieren,
bei chronischer Heiserkeit **Sodalith** oder **Disthen** zur Glättung der Stimmbänder als Anhänger oder Kette tragen,
zur Vorbeugung und Nachversorgung **Chalcedon** oder **Türkis** als Kette tragen.

Weitere Steine: Aquamarin, Chrysoberyll, Türkis, Lepidolith.

Physiologische Anwendungen: Stimmverlust ist keine Indikation für **kolloidales Silber** oder **Klinoptilolith**.

Stuhlverstopfung

Obstipation

Ein verlängertes Verweilen des Stuhles im Darm mit seltener, verminderter und meist schwieriger Entleerung.

Die Häufigkeit des Stuhlgangs bei gesunden Menschen liegt zwischen dreimal die Woche und zweimal am Tag.

Ursachen: Zur akuten Verstopfung kommt es häufig durch Bewegungsmangel, Ernährungsumstellung bei längeren Reisen oder Bettlägerigkeit, Darmverschluss, Tumoren oder Verwachsungen, Darmausstülpungen, durch Medikamente und bei Hämorrhoiden.

Für die chronische Verstopfung sind eine ballaststoffarme Ernährung, Störungen des Nervensystems oder der Darmmuskulatur, Medikamente oder Hormone verantwortlich.

Ätherische Öle: 2-mal täglich 2–3 Tropfen **Anisöl**, alternativ Fenchelöl einnehmen oder in den Bauch einreiben.

Heilsteinanwendungen:

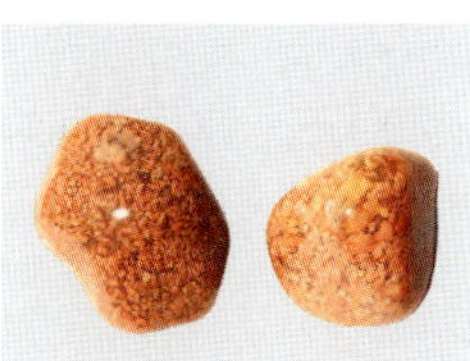

Rosa Moosachat

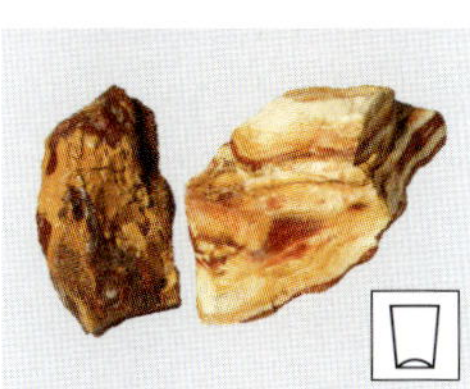

Mookait

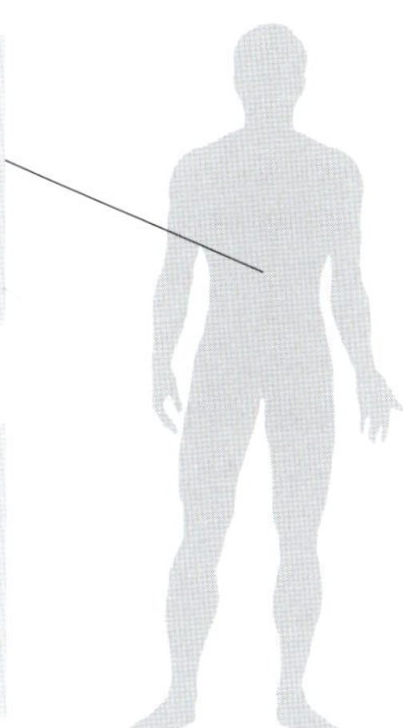

Zur Aktivierung der Darmtätigkeit und verstärkten Sekretabsonderung, besonders bei chronischer Verstopfung rosa **Moosachat** oder **Mookait** aufkleben, zur Massage verwenden und als Wasser trinken,
zur Verdauungsanregung nach stopfenden oder ungewohnten Lebensmitteln schwarzen **Turmalin** zum Massieren nehmen, dabei der Lage des Dickdarms folgen oder auf der linken Bauchseite Spitze nach unten aufkleben,
bei chronischer Verstopfung rosa **Moosachat** tragen, wenn die Darmtätigkeit durch Einnahme von Abführmitteln zum Stillstand gekommen ist,
zur Normalisierung der Darmflora **Bernstein** oder **Stromatolith** tragen oder optimal als Wasser einnehmen und den Darmverlauf mit einem **Amethyst**-Drusenstück ausstreichen.

Weitere Steine: Achat, orangenfarbener oder grüner Calcit, Rutilquarz.

Physiologische Anwendungen: Es sind keine sinnvollen Anwendungen von **kolloidalem Silber** bekannt.
In Einzelfällen kann 1-mal täglich 3 g **Klinoptilolith** eine Stuhlverstopfung lösen; es muss aber mit genügend Wasser eingenommen werden, da es sonst auch zu einer weiteren Stuhlverstopfung führen kann.

Taubheitsgefühl

Eine motorische oder sensible Störung des Gefühlsempfindens der Haut, der tastenden Finger oder Füße.

Ursachen: Meist Folge unbequemen Sitzens, einer Kälteeinwirkung, Nervenstörung, Nervenverletzung wie etwa eines Bandscheibenvorfalls, Nervenentzündung, Durchblutungsstörung, Vergiftung, Zuckerkrankheit, Vitamin-B-Fehlernährung oder Folge einer Nervenerkrankung wie Multiple Sklerose sowie bei Schlaganfall.

Ätherische Öle: 2-mal täglich 2–3 Tropfen **Rosmarinöl** lokal einreiben.

Öl-Stein-Einreibungen: Ideal ergänzt sich die Einreibung von **Rosmarinöl** mit **Strontianit**.

Heilsteinanwendungen:

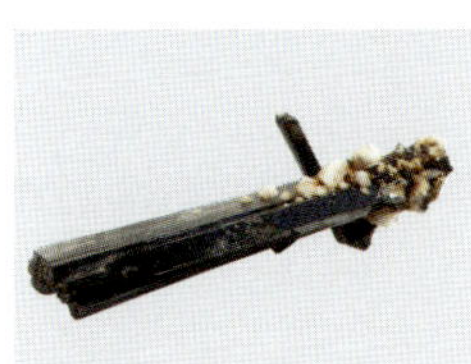

Ägirin

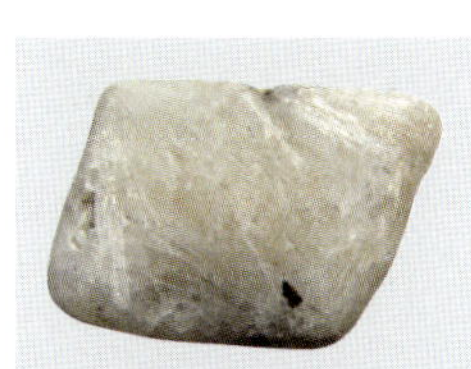

Strontianit

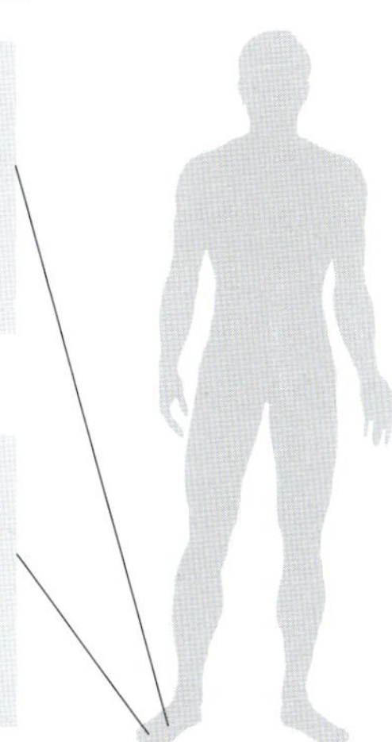

Zur Durchblutungsverbesserung und Anregung der Nerventätigkeit mit **Turmalin**-Stäbchen die betroffenen Partien und deren Umgebung ausstreichen oder im Bereich der Extremitäten aufkleben und mit einem **Amethyst** Drusenstück zur energetischen Belebung ausstreichen,
zur Anregung der Nerventätigkeit **Strontianit** versuchsweise **Turmalin** oder **Ägirin** lokal fixieren,
zur Aktivierung bei allgemeiner Empfindungs- und Leblosigkeit **Türkis** auf das Brustbein auflegen,
zur Durchblutungsverbesserung roten **Granat** oder **Obsidian** regelmäßig eine Viertelstunde lokal auflegen.
Hinweis: **Tigerauge** und **Falkenauge** können bei längerem Tragen Taubheitsgefühle verursachen, sie sollten bei erstem Gefühlsverlust unbedingt abgelegt werden.

Weitere Steine: Bergkristall, Feueropal, grüner Granat.

Physiologische Anwendungen: Taubheitsgefühl ist keine Indikation für kolloidales Silber.
2-mal 2 Teelöffel **Trinkgold** täglich einnehmen,
Salz-Abreibungen der betroffenen Gebiete durchführen.

Trauer

Ein bis dahin noch nie erlebter seelischer und körperlicher Schmerz, dem sich der Betroffene hilflos ausgeliefert fühlt.

Symptome: Seelische Schmerzen mit den Gefühlen wie Angst, Schuldgefühlen, Selbstzweifel, Wut und Verzweiflung. Der Betroffene glaubt, niemals mehr glücklich und froh werden zu können.

Ursachen: Verlust eines lieben Menschen, Bruch von Beziehungen, Zurückweisung, unerwiderte Liebe, Enttäuschung, nicht verstanden zu werden.

Ätherische Öle: 2-mal täglich 2 Tropfen **Muskatellersalbeiöl**, alternativ Weihrauchöl einnehmen.

Heilsteinanwendungen:

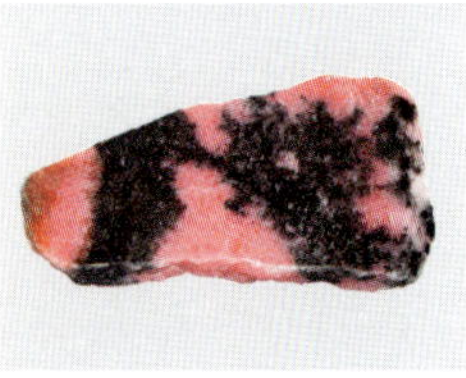

Rhodonit

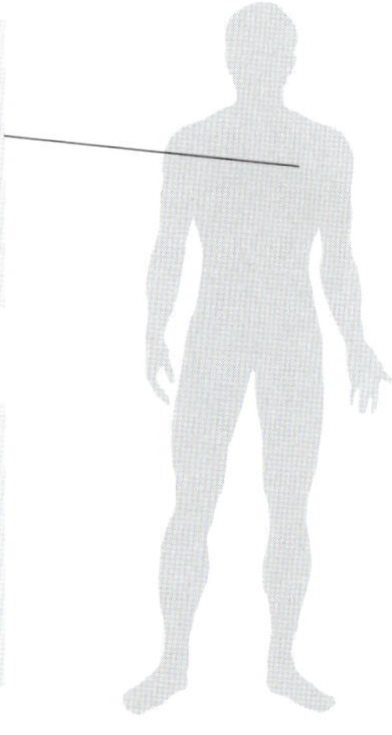

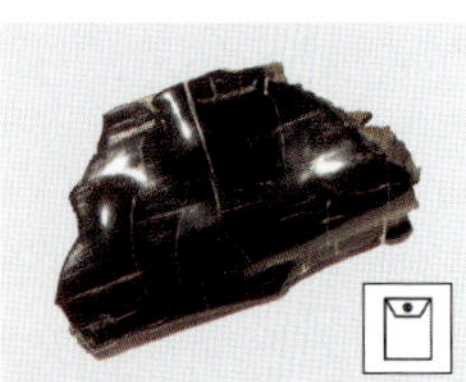

Gagat

Zur Konfrontation und Bewältigung des Verlustes oder des Schicksalsschlags **Amethyst**, wenn die Sinnfrage wichtig ist, **Gagat**, wenn Schuldgefühle vorliegen, oder alternativ **Sardonyx** als Anhänger bei sich tragen, bei Bedarf zusätzlich als Wasser trinken,
zur Heilung seelischer Wunden **Rhodonit**, rosa **Opal** oder **Serpentin**, alternativ **Rosenquarz** als Anhänger auf der Brust tragen,
um überhaupt weinen zu können und sich die Trauer von der Seele zu reden, blauen **Turmalin** tragen oder als Wasser trinken,
zur Ablösung und zur erneuten Öffnung für das Leben grünen **Granat**, **Dumortierit**, **Türkis** oder **Bernstein** tragen,
zur Begleitung in allen Phasen der Trauerarbeit **Halit** als Kristall tragen.

Weitere Steine: Amazonit, Opal, Variscit, Zirkon.

Physiologische Anwendungen: Ist keine Indikation für **kolloidales Silber** oder **Klinoptilolith**.

Träume

Ein aktiver Zustand des Gehirns während des Schlafens, der in verschiedenen Phasen verläuft; die mehrfach wechselnden Phasen sind über ein EEG oder die Augenbewegung beobachtbar.

In der Einschlafphase tritt ein Entspannungszustand auf, mit Nachlassen der Konzentrationsfähigkeit, der Sinneswahrnehmungen und Muskelspannung. Das Bewusstsein ist noch vorhanden, aber leicht gedämpft. Die Hirnstrom-Frequenz liegt bei 8–12 Hz.

Die Phase I wird dem leichten Schlaf zugeordnet, die nur wenige Minuten andauert. Häufig treten krampfartige Muskelzuckungen auf, mit dem eigenartigen Gefühl des Fallens. Die Hirnstromfrequenzen liegen bei 4–8 Hz.

Erinnerbare Traumteile enthalten Licht- oder Geräuschhalluzinationen und veränderte Zeitwahrnehmung.

Die Phase II ist ein tieferer Schlafzustand, mit wenigen Augenbewegungen. Ein Erholwert ist durch das Stadium II noch nicht gegeben. Die Hirnstromfrequenzen liegen bei 8–15 Hz.

Träume sind in der Regel realitätsbezogen, es findet eine Verarbeitung der Tageseindrücke statt. Bei starker psychischer Beanspruchung während des Tages drehen sich die Inhalte des Traumes immer wieder um das Erlebte.

Die Phase III ist eine Steigerung der vorangegangenen Schlafphase. Die Hirnstromfrequenzen liegen bei 2–4 Hz.

Die Phase IV ist ein tiefer Schlafzustand. Er dient der Erholung und Regeneration des Körpers und des Immunsystems. Kommt es zu einer extremen Verkürzung des Tiefschlafs über einige Zeit, versiegen die Abwehrkräfte. Die Atem- und Herzfrequenz ist niedrig, der Schlafende befindet sich in einem Zustand völliger körperlicher Entspannung fast ohne Muskelaktivität. Die Hirnstromfrequenz liegt bei 0,5–2 Hz.

Die REM-Phase ist der eigentliche Traumschlaf mit heftigen Augenbewegungen, erhöhtem Puls, erhöhter unregelmäßiger Atemfrequenz und Veränderungen des Gesichtsausdrucks des Träumers. Die Zirbeldrüse produziert das Hormon Vasotocin. Die Hirnstromfrequenz liegt bei 4–8 Hz.

Beim Erwachen in dieser Phase erinnert man sich gut an das Traumerlebnis, das sich durch einen lebhaften Charakter auszeichnet.

Heilsteinanwendungen:

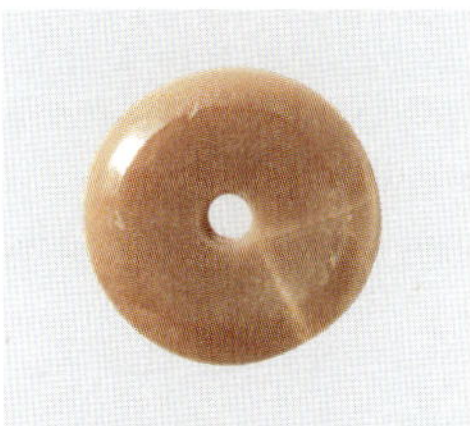

Mondstein

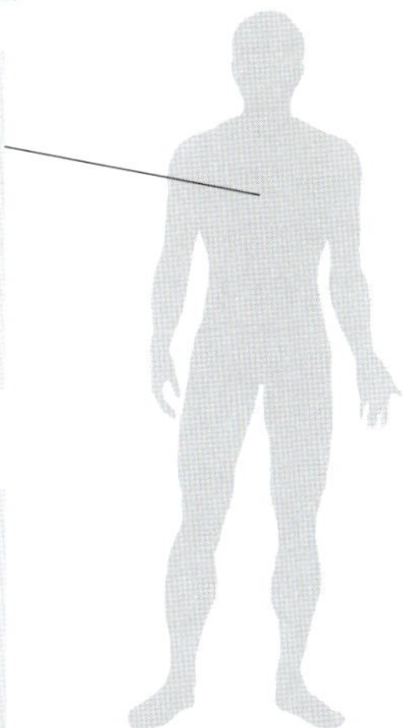

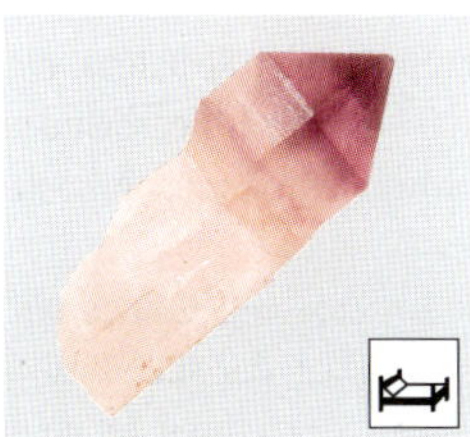

Heller Amethyst

Bei Überreizung durch Sinneseindrücke des Tages **Lepidolith** oder **Amethyst** tragen,
zur Intensivierung des Traumerlebens Tsesit, **Charoit**, **Malachit** oder **Rhodochrosit** tragen, dunklen Amethyst, noch besser den schwer erhältlicheren schwarzen Amethyst,
zur zunehmend bewussten Steuerung der Traumgeschehens hellen **Amethyst** mit ins Bett nehmen, alternativ **Diamant** oder **Bergkristall**, über der Thymusdrüse zum Schlafen aufkleben und zusätzlich tagsüber **Amethyst** tragen,
um mit weniger Schlaf auszukommen, **Lapislazuli** tagsüber tragen,
zur besseren Einstimmung und zum besseren Verständnis der Träume **Labradorit**, **Mondstein** oder **Obsidian** tragen oder in die Hand nehmen,
beim Gefühl der Zerschlagenheit beim Aufwachen durch gestörte Träume **Achat** tragen und ins Bett legen.

Weitere Steine: Bernstein, Chrysoberyll, Gagat.

Physiologische Anwendungen: Ist keine Indikation für **kolloidales Silber** oder **Klinoptilolith**.

Übergewicht

Adipositas

Ein durch Überernährung angegessenes Körpergewicht in Form vermehrten Körperfetts, das im Körper weitgehend als Fettreserve in Fettpolster gespeichert wird.

Als Folge treten Bluthochdruck, erhöhte Blutfettwerte und erhöhte Blutzuckerwerte auf.

Ursachen: Können in schlechten Ernährungsgewohnheiten, ungenügender Lebensmittelqualität und Zusammenstellung, Unverträglichkeiten, Toxinbelastungen, Stoffwechselunterfunktionen, hormonellen Umstellungen, Bewegungsmangel, Veranlagungen und seelischen Einstellungen sowie gesteigertem Sicherheitsbedürfnis liegen.

Übergewicht stellt in den Ländern mit ausreichender Versorgung an Nahrungsmitteln mittlerweile ein beträchtliches gesundheitliches Problem dar.

Ätherische Öle: Es liegen keine gesicherten und sinnvollen Ölempfehlungen vor.

Heilsteinanwendungen:

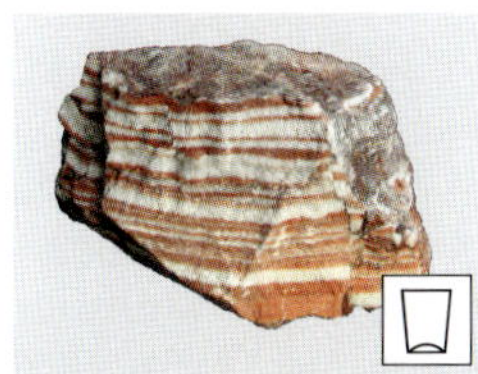

Dolomit

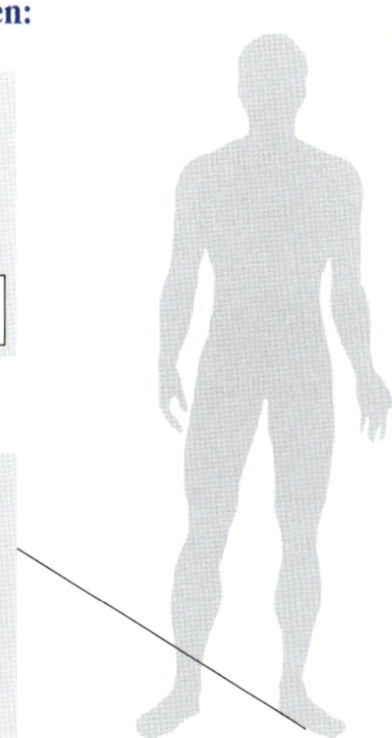

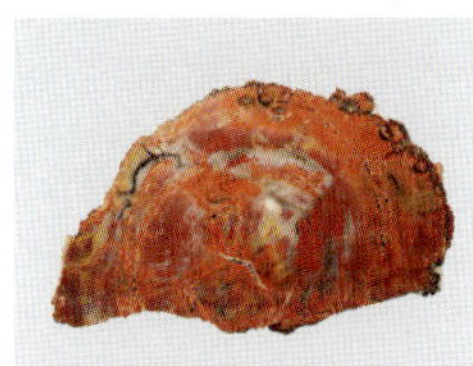

versteinertes Holz

Zur Umstellung der Essgewohnheiten und gegen Gelüste roten **Chalcedon** oder **Fluorit** tragen,
zur Erdung, für psychische Belastbarkeit und zur Verbesserung des Körpergefühls **Nephrit** oder **versteinertes Holz** tragen oder unter die Fußsohlen legen,
zur Stoffwechselanregung **Dolomit,** roten **Granat** und roten **Mookait** als Wasser trinken,
zur Selbstannahme **Dolomit**, **Dumortierit** und **Kunzit** tragen,
zur Reduktion von Empfindlichkeit, zur Ableitung fremder Energien und für das Schutzbedürfnis schwarzen **Turmalin** als Kristall und **Halit** als Anhänger tragen,
zur Entgiftung **Chrysopras**, **Peridot** und **Smaragd** tragen,
zur Lymphflussanregung **Chrysopras** oder **Chalcedon** tragen und als Wasser trinken.

Weitere Steine: Nephrit, Sodalith.

Physiologische Anwendungen: **Salzsole**-Vollbäder, **Salzsole**-Darmkur oder **Salz**-Abreibungen zur Entschlackung nehmen,
es sind keine sinnvollen Anwendungen von **kolloidalem Silber** oder **Klinoptilolith** bekannt, auch wenn vereinzelt über einen Gewichtsverlust berichtet wurde.

Unfruchtbarkeit

Infertilität, Sterilität

Ein zeitweiliges oder dauerhaftes Unvermögen der Frau, ein Kind zu empfangen, oder beim Mann, ein Kind zu zeugen.

Es werden zwei Arten unterschieden. Von primärer Unfruchtbarkeit spricht man, wenn eine Frau, trotz ungeschützten Geschlechtsverkehrs, noch nie schwanger war. Für den Mann gilt, dass er noch niemals ein Kind gezeugt hat. Eine sekundäre Unfruchtbarkeit besteht, wenn eine Frau schon einmal schwanger war, aber trotz Kinderwunsch keine zweite Schwangerschaft zustandekommt. Infertilität besteht dann, wenn eine Frau zwar schon einmal schwanger geworden ist, sie aber das Kind nicht lebend austragen konnte.

Ursachen:

Bei der Frau: Funktionsstörungen der Eierstöcke, hormonelle Störungen der Hypophyse, Schilddrüse und der Nebenniere. Folge einer Eileiter- oder Gebärmuttererkrankung und Spätfolgen von Infektionen während der Pubertät.

Beim Mann: Erkrankungen der Samenwege, Folge von Entzündungen der Hoden, Nebenhoden und der Prostata, meist nach schweren infektiösen Kinderkrankheiten.

Mögliche psychische Ursachen sind eine Ablehnung des Kinderwunsches, Partnerschaftsprobleme, beruflicher Stress. Die statistisch signifikanten Geburtenrückgänge der letzten Jahre werden mit gestiegenen Umweltbelastungen, Mobilfunk, Impfungen und erhöhtem Stress als weitere Ursache für Unfruchtbarkeit in Verbindung gebracht.

Ätherische Öle: 2-mal täglich 1–2 Tropfen **Muskatellersalbeiöl** einnehmen.

Heilsteinanwendungen:

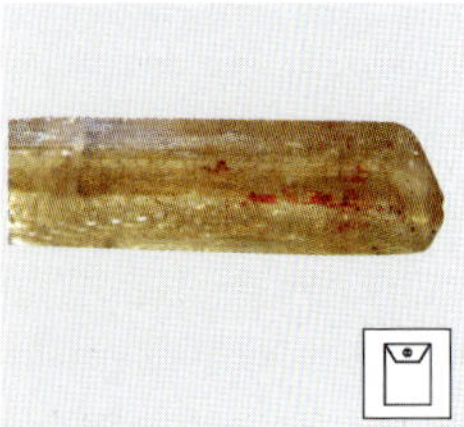

Goldener Topas

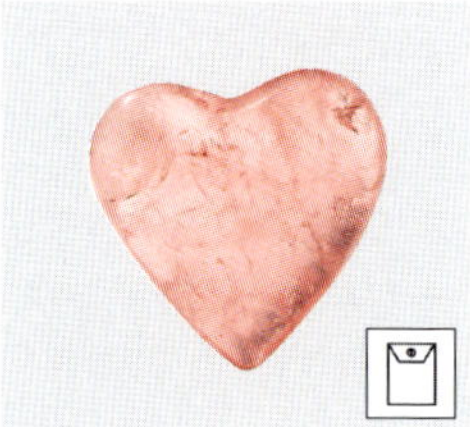

Rosenquarz

Zur Stärkung der Fruchtbarkeit und der sexuellen Anziehung beide Partner **Rosenquarz** in der Hosentasche tragen,
bei organisch bedingter Unfruchtbarkeit goldenen **Topas** oder **Rosenquarz** tragen,
für Gelassenheit und zur Steigerung der Genussfähigkeit **Feueropal** und Nephrit tagsüber tragen,
zum Aufbauen neuer Kräfte **Granat, Thulit** oder **Rubin** tragen,
zur Entsäuerung **Malachit, Dolomit, Serpentin** tragen,
zur Regeneration der Sexualorgane und Potenzsteigerung **Granat** oder **Rubin-Zoisit** tragen,
zur Förderung der weiblichen Fruchtbarkeit und Einstimmung auf die Zyklen der Natur **Mondstein** einige Monate, auch nachts tragen,
bei Unfruchtbarkeit ohne organische Schäden **Chrysopras** als Kette tragen,
bei ungeklärter emotionaler Spannung **Mondstein** oder goldenen **Topas** tragen.

Weitere Steine: Covellin, Purpurit, Serpentin, Thulit.

Physiologische Anwendungen: Eine langfristige Anwendung von 2-mal täglich 20 ml **kolloidalem Silber** mit 25 ppm kann sich einerseits über die Psyche, andererseits aber über die Stammzellenprägung positiv auswirken.
Unfruchtbarkeit ist keine Indikation für **Klinoptilolith**.

Zusätzliche Maßnahmen: Baubiologische sowie radiästhetische Schlafplatzuntersuchungen können sehr sinnvoll sein.

Unterschenkelgeschwür, Offene Beine

Ulcus cruris

Eine meist infolge örtlicher venöser, seltener auch arterieller Durchblutungsstörungen ausgelöste Zerstörung des Gewebes, mit ausbleibender Heilung und dadurch einer Geschwürentstehung.

Symptome: Verfärbung der umgebenden Haut, mehr oder weniger tiefe offene Stellen, die keine Schmerzen verursachen; die Geschwüre können nässen oder eitern, bei tiefer gehenden Entzündungen treten Schmerzen auf, Hautzerstörung mit Nekrosebildung, auch Verkäsung.

Ursachen: Meist infolge einer Thrombose der Beinvenen, selten infolge einer arteriellen Durchblutungsstörung.

Ätherische Öle: 2-mal täglich 2–3 Tropfen **Lavandinöl**, alternativ Rosmarinöl, Salbeiöl oder Zedernholzöl lokal auftropfen.

Heilsteinanwendungen:

Zur Aktivierung des Zellstoffwechsels roten **Granat** oder **Rubin** auflegen oder als Wasser auftragen sowie trinken,
gegen das Absterben des Gewebes frühzeitig **Granat**, dann **Rhodonit** oder bei fortgeschrittenen Prozessen mit einer

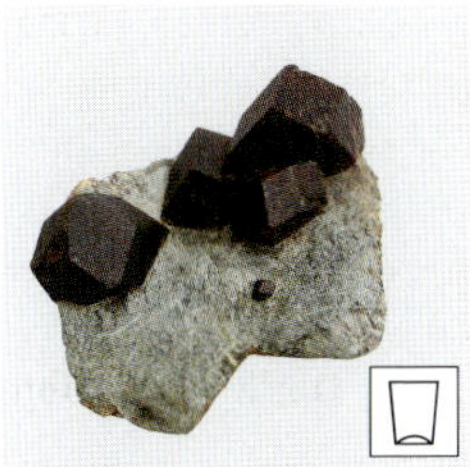

Granat

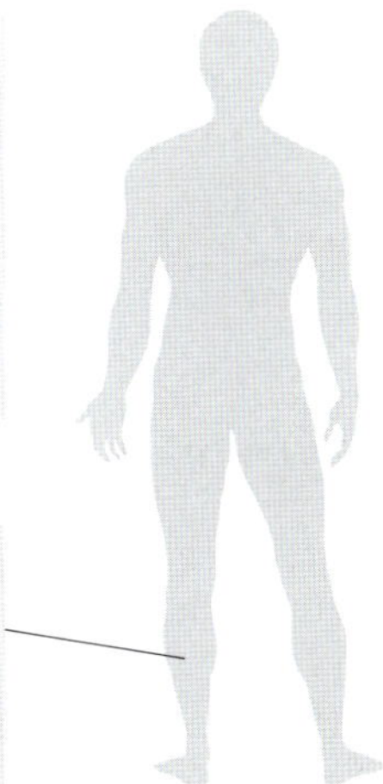

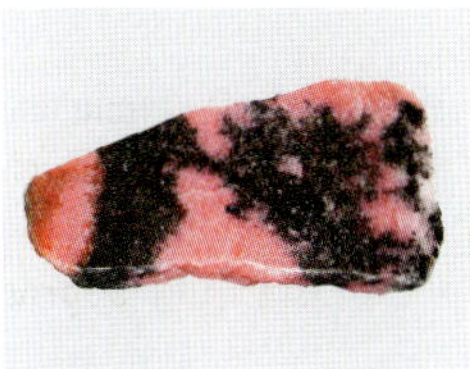

Rhodonit

Zwischenschicht von Baumwolle optimal **Antimonit**, alternativ **Gagat** auflegen oder ohne Druck streichen und zur energetischen Reinigung mit **Amethyst**-Drusenstücken ausstreichen,
zur Abheilung und Geweberegeneration **Rhodonit** oder **Rhodochrosit** auflegen, wenn noch kein Geschwür entstanden ist, als Wasser auftragen und trinken,
zur Durchblutungsverbesserung und damit besseren Versorgung des Gewebes **Rhodochrosit** oder **Koralle** auflegen,
zur Juckreizminderung **Aquamarin**, **Aventurin** oder der Hautfarbe entsprechenden **Mookait** lokal auflegen,
zur Abwehrstärkung **Sphärolithischen Chalcedon** tragen.

Weitere Steine: Hämatit, Karneol, Lepidolith, Sphalerit.

Physiologische Anwendungen: **Kolloidales Silber** mit 50 ppm großflächig auftragen und mit 25 ppm einnehmen.

Verbrennungen

Combustico

Eine schmerzhafte Gewebeschädigung bzw. Gewebezerstörung durch eine meist örtliche Einwirkung von Hitze, Stromwirkung oder Strahlung.

Je nach der Schwere der Hautschädigung werden Verbrennungen in vier Schweregrade eingeteilt, wobei nur die ersten drei Stufen behandelbar sind.

Symptome:

Grad 1: Schmerzhafte gerötete Haut, mit Schwellung ohne Blasenbildung, die sich nach wenigen Tagen zurückbildet.

Grad 2: Sehr schmerzhafte, gerötete Haut, mit Blasenbildung, Füllung der Blasen mit eiweißreichem Exsudaten, die aufbrechen und dann Narben bilden können.

Grad 3: Schwellung und Blasenbildung und größere Hautzerstörung mit schwarzer Verkrustung, die schmerzfrei ist.

Grad 4: Tiefe Gewebezerstörung, mit schwarzer Verkrustung. *Komplikationen:* Wasser-, Elektrolyt- und Eiweißverlust mit Bluteindickung, Immunstörung, generalisierter Schock mit Nierenversagen.

Ursachen: Direkte Hitze wie offenes Feuer oder erhitzte Gegenstände, heiße Gase oder Flüssigkeiten, durch Reibungshitze, Sonnenstrahlung, UV-Strahlung oder Röntgenstrahlung, Elektrische Hochspannungsströme, aber auch auf extrem niedrige Temperaturen abgekühlte Gegenstände wie z. B. Trockeneis.

Ätherische Öle: Optimal 2-mal täglich 2–3 Tropfen **Lavandinöl** auftragen.

Heilsteinanwendungen:

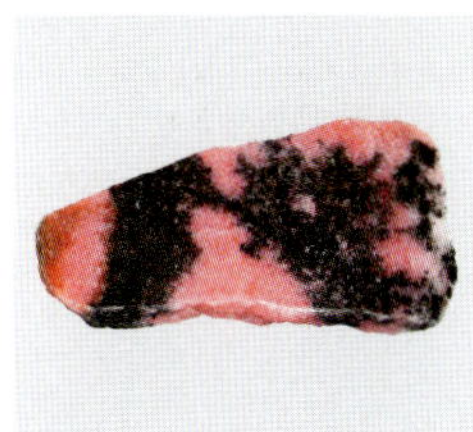

Rhodonit

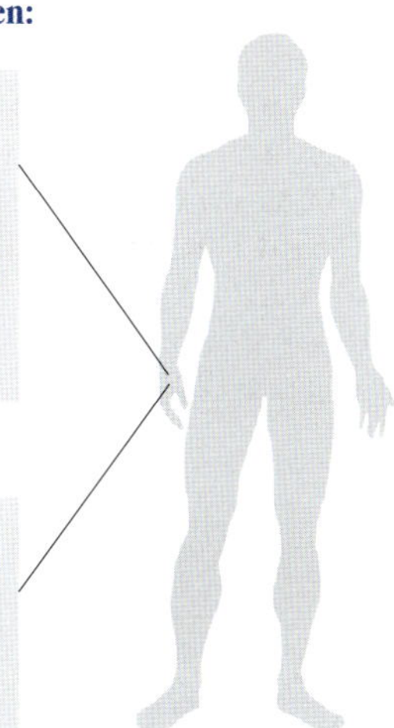

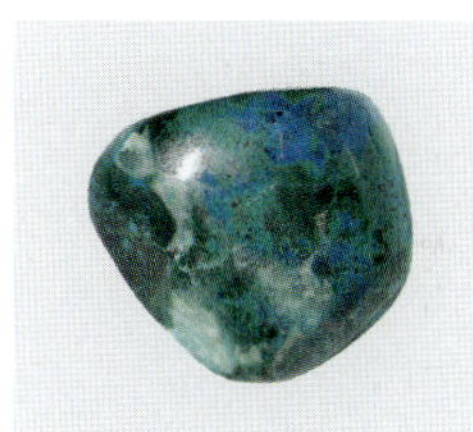

Chrysokoll

Zur Schmerzlinderung und Geweberegeneration **Rhodonit** oder grünen **Turmalin** auflegen,
zur Kühlung von Brandblasen **Prasemquarz** und **Bergkristall** auflegen,
zur Beschleunigung der Heilung von Brandwunden **Chrysokoll** tragen und als Wasser auf die betroffene Hautstelle auftragen,
zur narbenfreien Wundheilung blauen **Turmalin** als Wasser auf die betroffene Hautstelle auftragen.

Weitere Steine: Achat, Apophyllit, Aquamarin, Beryll, Chrysokoll, Halit.

Physiologische Anwendungen: **Kolloidales Silber** mit 25 ppm zur Kühlung und zur Hautregeneration auftragen.

Begleitende Maßnahmen: Sofort nach dem Verbrennen unter fließend kaltem Wasser kühlen, keine Fettsalbe oder Puder auf die Verbrennung.

Verdauungsstörungen

Dyspepsie

Eine Störung der Verdauungstätigkeit, die verschiedene Verdauungsorgane betrifft.

Symptome: Aufgeblähter Bauch mit Völlegefühl, Unbehagen im Oberbauch, Aufstoßen, Schluckauf, Blähungsabgang, stark riechende Ausscheidungen, Stuhlverstopfung oder Durchfall mit unverdauten Resten.

Ursachen: Abhängig von der Art und dem Entstehungsort; Folge von reichlichem, zu schwerem, zu fettem oder zu stark gebratenem Essen oder zu viel Alkohol; Entzündungen oder Geschwüre, vor allem in Magen, Dünndarm, Bauchspeicheldrüse, Leber und Galle sowie Dickdarm, aber auch im venösen Pfortaderkreislauf; auch bei Gallensteinen, Divertikeln, Darmträgheit oder Frühsymptomen eines Tumors im Verdauungstrakt.

Ätherische Öle: Optimal 2- bis 3-mal täglich 1–2 Tropfen **Ingweröl,** alternativ Nelkenöl, Pfefferminz- oder Zimtrindenöl einnehmen.

Öl-Stein-Einreibungen: Ideal ergänzt sich die lokale Einreibung von Ingweröl mit Sardonyx.

Heilsteinanwendungen:

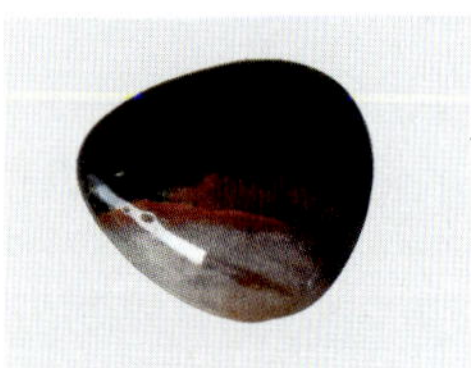

Sardonyx

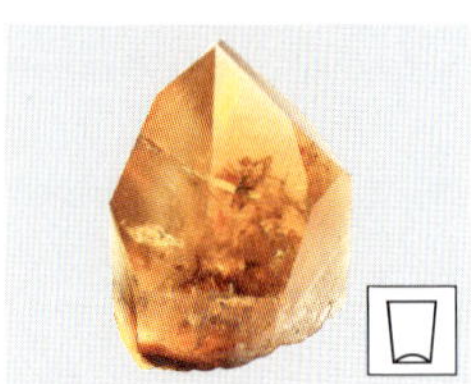

Citrin

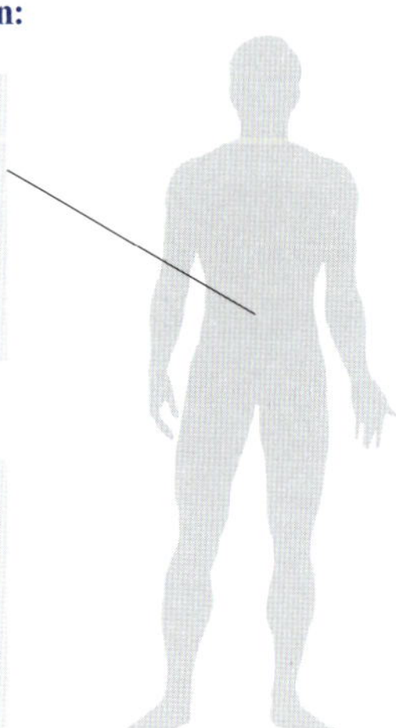

Zur Anregung der Peristaltik **Sardonyx** als Handschmeichler massieren und mit **Amethyst** als Drusenstück ausstreichen,
zur Eindickung des Stuhls **Moosachat** im Bauchbereich aufkleben und tragen und mit **Amethyst** als Drusenstück ausstreichen,
zur Stoffwechsel- und Verdauungsanregung **Citrin**, dazu bei Leberbeteiligung **Malachit**, bei Bauchspeicheldrüsenbeteiligung hellen **Chalcedon** oder **Mookait**, bei Magenbeteiligung **Bernstein**, **Chalcedon** oder **Malachit**, bei Dünndarmbeteiligung **Karneol**, bei Dickdarmbeteiligung **Mookait** auf den Bauch legen oder als Wasser trinken.

Weitere Steine: Antimonit, Sonnenstein, Zirkon.

Physiologische Anwendungen: 2-mal täglich 20 ml **kolloidales Silber** mit 25 ppm einnehmen,
dazu 2-mal täglich 3 g **Klinoptilolith** einnehmen, außer bei Verstopfung,
alternativ **Kieselsäuregel** bei Magenbeteiligung einnehmen.

Verstauchungen, Zerrungen

Distorsion

Eine durch Gewalteinwirkung auf ein Gelenk auftretende schmerzhafte Verletzung.

Symptome: Schmerzen in der betroffenen Region, mit Bewegungseinschränkung, manchmal lässt sich das betroffene Gelenk nicht mehr richtig bewegen. Nach einiger Zeit kommt es zu einer Schwellung der betroffenen Gelenke, häufig bildet sich ein Bluterguss.

Das Ausmaß der Schädigung hängt von der Stärke der Gewalteinwirkung ab. So werden bei leichteren Verstauchungen die Faserstrukturen lediglich überdehnt, während es bei stärkeren Einwirkungen zum teilweise oder gar kompletten Riss der Gelenkkapsel oder der Bänder kommen kann.

Ursachen: Verletzung durch eine plötzliche Überdehnung, die den normalen Bewegungsspielraum des Gelenks überschreitet und den Kapsel- und Bandapparat des Gelenks schädigt.

Ätherische Öle: 2-mal täglich 2–3 Tropfen **Lavandinöl**, alternativ 2-mal 1 Tropfen Zimtrindenöl lokal einreiben.

Öl-Stein-Einreibungen: Ideal ergänzt sich die Einreibung von **Lavandinöl** mit Obsidian.

Heilsteinanwendungen:

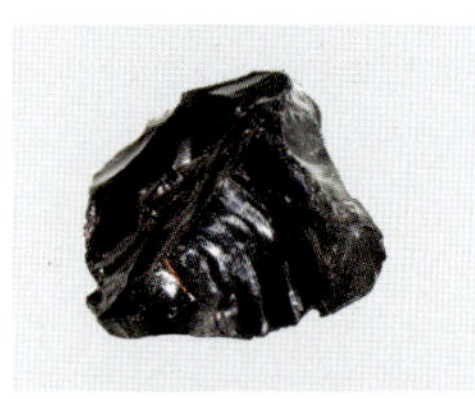

Obsidian

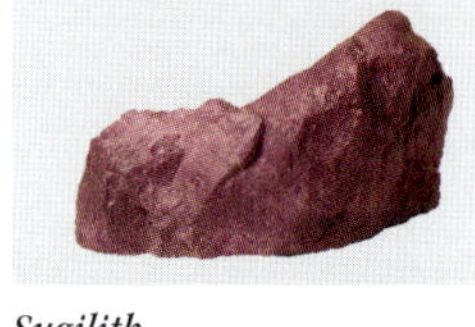

Sugilith

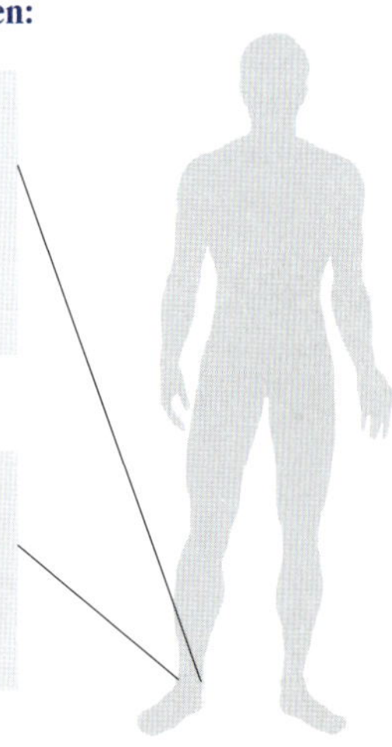

Als erste Maßnahme gegen Schreck und Schmerz einige Minuten **Obsidian** lokal auflegen, nach Eintreten einer Erleichterung **Rhodonit** auflegen,

zur Schmerzlinderung **Sugilith**, **Sphen** oder **Rhodonit** lokal auflegen bzw. aufkleben,
bei einer Bänderdehnung **Amazonit,** alternativ **Disthen** oder **Kunzit** aufkleben,
bei Bänderriss **Obsidian** gegen den Schock zwei Stunden aufkleben, nach der Operation **Rhodonit** und **Obsidian** zusammen in Nähe des betroffenen Gebietes fixieren,
zur Regeneration der Bänder und Kräftigung des Organismus **Aragonit** und **Fluorit** als Wasser trinken,
zur Abschwellung Tsesit, **Strontianit** oder **Rhodonit** lokal aufkleben,
zur Verbesserung der Bewegungseinschränkung **Disthen, Aragonit** oder Obsidian und Fluorit lokal fixieren,
zum Abbau des Blutergusses **Rhodonit** lokal fixieren.

Wadenkrämpfe

Crampus

Schmerzhafte, meist plötzlich und hauptsächlich nächtlich oder nach Anstrengung auftretende, einseitige schmerzhafte Krämpfe der Wadenmuskulatur.

Symptome: Krampfartige Schmerzen, mit erheblicher Bewegungseinschränkung im Unterschenkelbereich.

Ursachen: Sie sind meist Folge eines Magnesiummangels unterschiedlicher Ursache, Übersäuerung, starker Flüssigkeitsverlust, Überanstrengung, seltener einer arteriellen oder venösen Gefäßerkrankung mit lokaler Durchblutungsstörung, einer hormonellen Stoffwechselstörung, Polyneuropathie oder einer Schwangerschaft.

Ätherische Öle: 2-mal täglich 3 Tropfen **Pfefferminzöl**, alternativ Rosmarinöl lokal in das Krampfgebiet einreiben.

Öl-Stein-Einreibungen: Ideal ergänzt sich die Einreibung von **Pfefferminzöl** mit **Dolomit** im Krampfgebiet.

Heilsteinanwendungen:

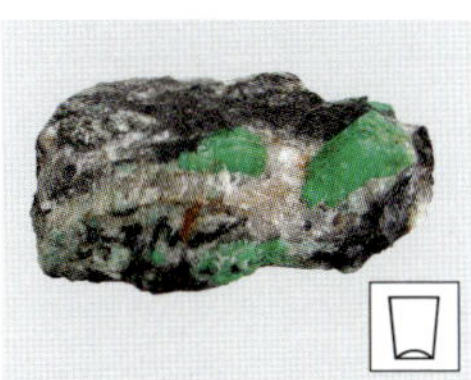

Smaragd

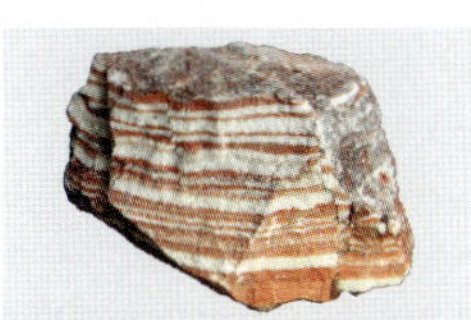

Dolomit

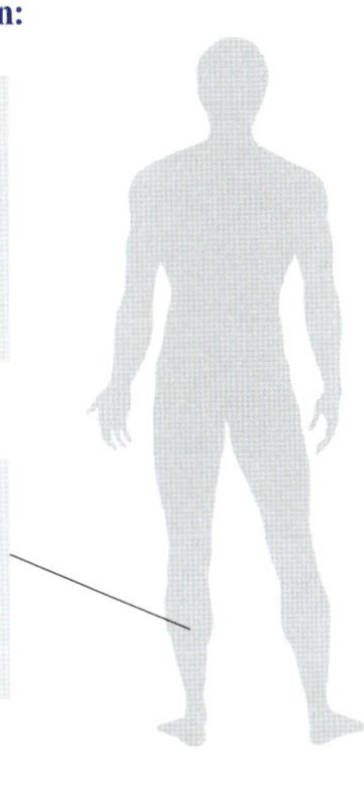

Zur Krampflinderung **Dolomit** nachts ins Bett nehmen oder als Wasser trinken,
bei Magnesiummangelkrämpfen **Dolomit**, alternativ den schwächeren **Serpentin** nachts im Strumpf tragen, den anderen Stein als Wasser trinken,
zur Durchblutungsverbesserung mit **Rhodochrosit** oder **Rhodonit** massieren,
bei stoffwechselbedingten Krämpfen **Smaragd, Malachit** oder **Lapislazuli** tragen oder als Wasser trinken,
zur Stoffwechselanregung reichlich **Dolomit** als Wasser einnehmen,
zur Entsäuerung des Gewebes **Malachit** oder **Türkis** tragen.

Weitere Steine: Biotit, Diaspor.

Physiologische Anwendungen: Es sind keine sinnvollen Anwendungen von **kolloidalem Silber** oder **Klinoptilolith** bekannt.

Warzen

Veruca

Eine harmlose Wucherung der Haut mit vermehrter Hornbildung, die überall am Körper und im Gesicht auftreten kann und damit oft als »Schönheitsfehler« betrachtet wird, unter dem der Betroffene leidet.

Symptome: Häufig scharf begrenzte, weiche, rundliche, hautfarbene oft kaum sichtbare oder auch verhornte, dunkelgefärbte Knoten auf der Haut, die oft zahlreich auftreten können. Sie können im Laufe der Zeit von alleine verschwinden.

Ursachen: Eine Virusinfektion mit dem Verucavirus.

Ätherische Öle: 3-mal täglich 2–3 Tropfen **Salbeiöl**, alternativ Muskatellersalbeiöl, Pfefferminzöl, Rosmarinöl oder Zitronenöl lokal auftropfen.

Heilsteinanwendungen:

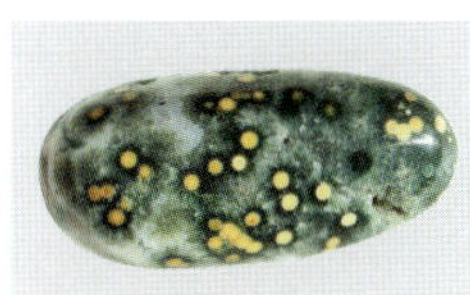

Sphärolithischer Chalcedon

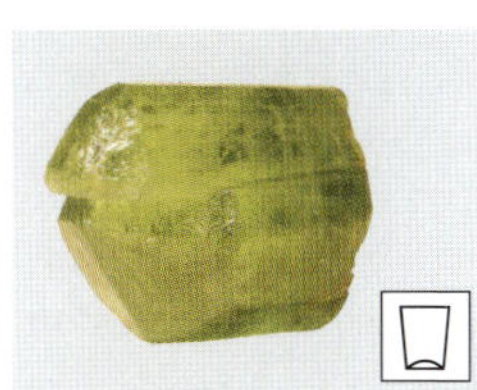

Peridot

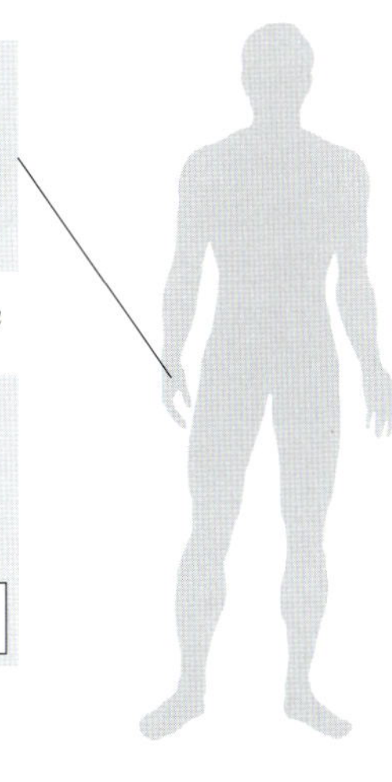

Zur Rückbildung der Warzen **Peridot** als Wasser trinken sowie **Sphärolithischen Chalcedon** aufkleben oder umgekehrt,
zur Juckreizmilderung **Aventurin, Chalcedon** oder **Heliotrop** tragen,
zur Steigerung des Lymphflusses **Chrysopras**, Mondstein oder **Sphärolithischen Chalcedon** als Wasser trinken, bei starkem Befall zur intensiveren Entlastung **Antimonit** mit **Schalenblende** ins Wasser einleiten, trinken und auftragen,
zur Hautregeneration und Hautreinigung mit **Amethyst** als Drusenstücken ausstreichen und **Peridot** oder **Chrysopras** um die Warze großflächig sanft massieren,
zur Stimulation des Stoffwechsels grünen **Granat** oder **Peridot** tragen.

Weitere Steine: Bernstein, Heliotrop, Malachit, Mondstein.

Physiologische Anwendungen: Kolloidales Silber zusätzlich einnehmen und als 50 ppm auftragen.

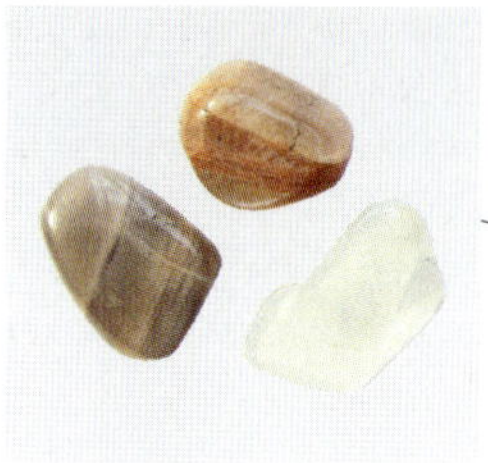

Mondstein

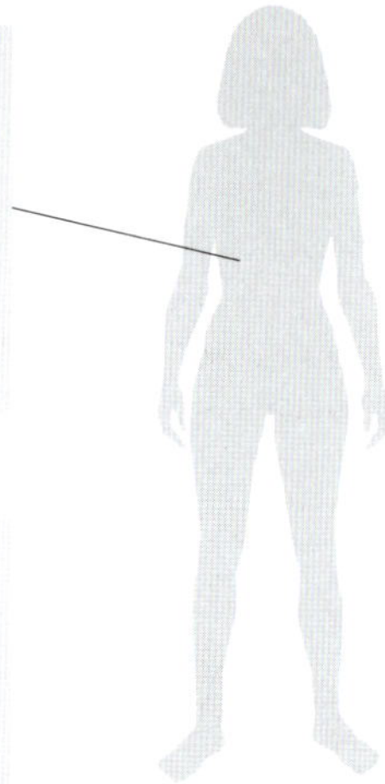

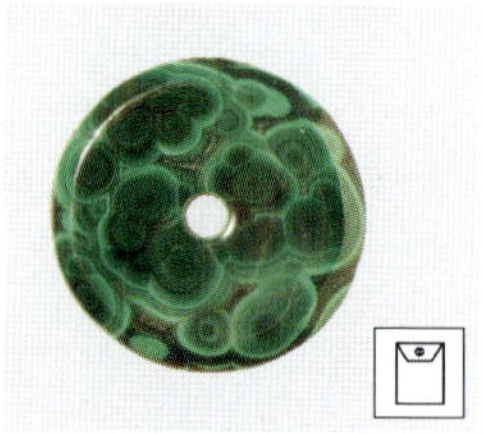

Malachit

Wechseljahrbeschwerden

Klimakterium

Verschiedene körperliche und psychische Beschwerden, die im Verlauf der Wechseljahrumstellung bei Frauen nach dem 50. Lebensjahr durch einen veränderten Hormonhaushalt auftreten.

Symptome: Depressive Verstimmung bis zur Depression, selten auch Weinkrämpfe, Herzklopfen, Atemnot, Hitzewallungen, Neigung zu Schweißausbrüchen, die bis zu 20-mal täglich, auch nachts auftreten können.

Weiter können Spannungsgefühle in der Brust, Erregbarkeit, Nervosität und Lustlosigkeit, auch Gewichtszunahme, Kopf- und Ohrenschmerzen und Schwindelanfälle auftreten. Eine Entkalkung der Knochen mit Knochenschwund kann zu einer Knochenverformung oder zu spontanen Brüchen führen. Die Haut wird dünner und trockener, Verletzungen heilen nicht mehr so gut.

Die Beschwerden halten etwa drei bis fünf Jahre an und verschwinden dann auch ohne die umstrittene Hormontherapie.

Ätherische Öle: Optimal 2-mal täglich 1–2 Tropfen **Muskatellersalbeiöl**, alternativ 3-mal täglich 2–3 Tropfen Fenchelöl einnehmen.

Öl-Stein-Einreibungen: Ideal ergänzt sich die Einreibung von **Muskatellersalbeiöl** mit **Mondstein** in den Unterbauchbereich.

Heilsteinanwendungen:
Zur Hormonregulation **Mondstein** oder **Malachit** als Anhänger oder Kette tragen,
zur Erleichterung des Spannungsgefühls in der Brust Tsesit, rosa **Chalcedon** oder **Opal** tragen,
zur Besserung der körperlichen Erscheinungen wie Hitzewallungen und Schweißausbrüche **Mondstein**, **Amazonit**, **Rosenquarz** oder **Tsesit** tragen,
zur Stabilisierung der Knochen **Apatit**, **Dolomit** oder **Fluorit** tragen,
zur Durchblutungsverbesserung **Mookait** oder tiefer greifend **roten Granat** als Wasser trinken,
zur Besserung der depressiven Stimmung **Tsesit**, **Citrin**, **Opal**, goldenen **Topas** oder **Mondstein** tragen,
zur Psychostabilisierung **Amazonit**, **Fluorit**, **Dumortierit** oder **Mookait** tragen.

Weitere Steine: Karneol, Rubin.

Physiologische Anwendungen: 2-mal täglich 20 ml **kolloidales Silber** mit 25 ppm einnehmen.
Klinoptilolith scheint keine Auswirkungen auf Wechseljahrbeschwerden zu haben.

Wetterfühligkeit

Ein verstärktes Reagieren oder eine gesteigerte Reaktionsbereitschaft auf die Wettersituation oder den Wechsel der Wettersituation, speziell des bevorstehenden Wetterwechsels und den damit auftretenden, als Sferics bezeichneten, atmosphärischen Störfrequenzen.

Ausgeprägte Symptome treten bei Veränderungen von Luftdruck, Luftfeuchtigkeit oder Temperatur, aber auch der elektrischen Ladung vor Gewittern auf.

Symptome: Auftreten von Kreislaufveränderungen, Kopfschmerz mit Konzentrationsstörungen, Schwindel und Ohrgeräuschen sowie verstärkte rheumatische Schmerzen, aber auch das Auftreten von Schmerzen in alten Narben oder Verletzungsbereichen. Dazu kommen Unwohlsein, Angstzustände, Müdigkeit, Stimmungsschwankungen und Schlafstörungen.

Ursachen: Tritt oft infolge einer rheumatischen Erkrankung, Narbe oder Kopfverletzung auf.

Ätherische Öle: Es liegen keine gesicherten Ölempfehlungen vor, in Einzelfällen gibt es gute Erfahrungen mit 2 Tropfen **Muskatellersalbeiöl**.

Heilsteinanwendungen:

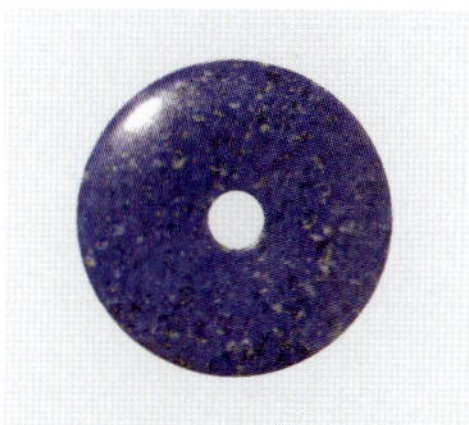

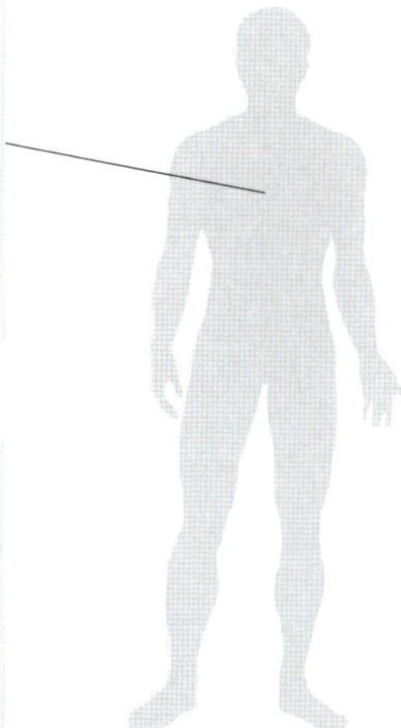

Lapislazuli

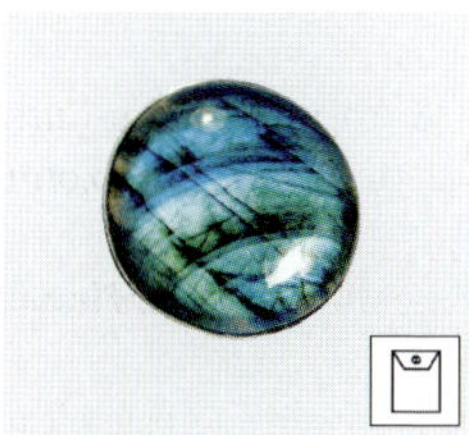

Labradorit

Zur Reduktion der Wetterfühligkeit **Labradorit, Lapislazuli, Mondstein** oder **Magnetit**, alternativ **Bergkristall** als Kette tragen,
zur Stabilisierung des Kreislaufs bei Wetterwechsel **Granat, Moosachat** tragen,
zur psychischen Stabilisierung **Labradorit**, **Lapislazuli**, **Achat** oder **versteinertes Holz**,
zur Anregung der zellulären Flüssigkeiten **Halit**, **Chalcedon**, **versteinertes Holz**, grünen **Granat** oder **Bergkristall** tragen.

Weitere Steine: Citrin, Sphärolithischer Chalcedon.

Physiologische Anwendungen: **Kolloidales Silber** kann langfristig eine positive Auswirkung auf eine Wetterfühligkeit haben
und Salzsole zum Trinken.

Windpocken

Varizellen

Eine ansteckende Virusinfektion, vor allem von Kindern, gekennzeichnet durch einen typischen Hautausschlag.

Symptome: Beginn meist mit Kopf-, Gelenk- und Gliederschmerzen, leichtem Fieber und Lymphknotenschwellungen. Der typische weit verteilte und bläschenförmige Ausschlag tritt plötzlich am Körperstamm, am behaarten Kopf und Gesicht auf. Später können auch die Extremitäten und die Schleimhäute betroffen sein. Aus kleinen Knötchen entwickeln sich Bläschen mit klarer Flüssigkeit, die oft heftig jucken. Nachfolgend trocknen die Bläschen ein, verkrusten, heilen ab und verlaufen bei normaler Immunitätslage gutartig und ohne Nachwirkungen.

Ursachen: Infektion mit dem Varicella-Zoster-Virus, mit einer Inkubationszeit von 14–21 Tagen.

Ätherische Öle: 2-mal täglich 2–3 Tropfen **Lavandinöl,** alternativ Eukalyptusöl, Fenchelöl oder Indisches Melissenöl lokal auftragen.

Heilsteinanwendungen:

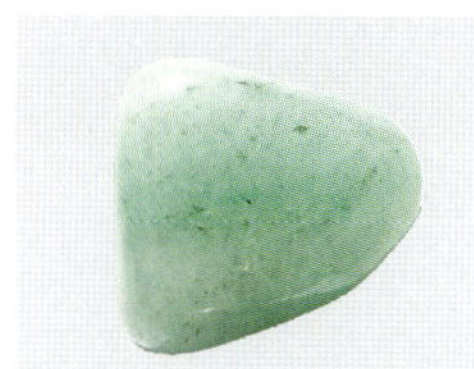

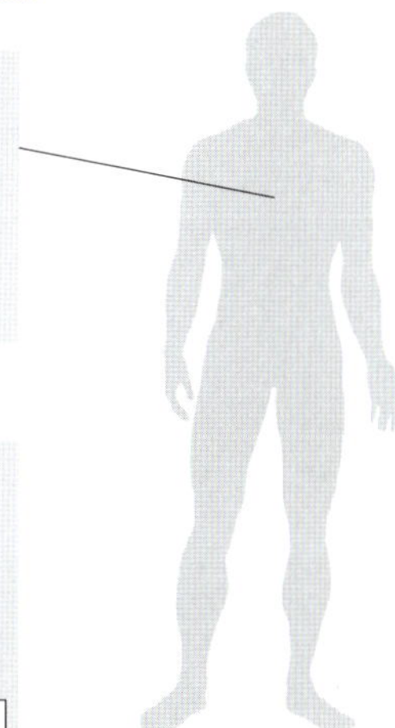

Aventurin

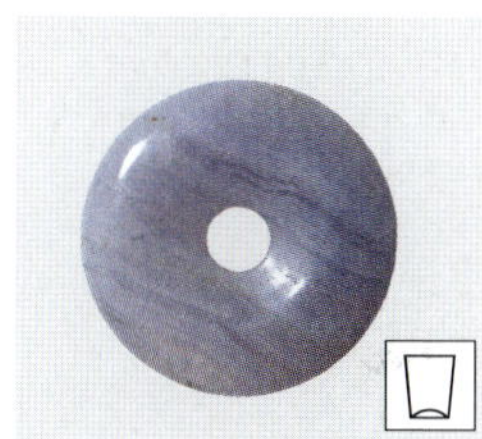

Chalcedon

Zur Entzündungshemmung und Juckreizmilderung **Aventurin** oder **Nephrit** tragen und als Wasser trinken,
zur Abheilung des Hautausschlags **Rhodonit** oder gelbbraunen Mookait tragen,
zur Lymphableitung und Abschwellung der regionalen Lymphknoten **Chalcedon, Bergkristall, Opal** oder **Labradorit** tragen oder als Wasser trinken,
zur Stärkung der Abwehr **Heliotrop** oder **Sphärolithischen Chalcedon** tragen.

Weitere Steine: Moosachat, Prehnit.

Physiologische Anwendungen: 2-mal täglich 30 ml **kolloidales Silber** mit 50 ppm auftragen und einnehmen sowie **Kieselsäuregel** auftragen.

Wundliegen

Dekubitus

Eine Zerstörung der Haut oder Schleimhaut als Folge einer Druckwirkung, mit der daraus folgenden Mangeldurchblutung.

Ein Wundliegen ist immer ein Pflegefehler, da ein regelmäßig gelagerter Körper keinem zu lange andauerndem lokalen Druck ausgesetzt ist.

Wundheilungsstörungen werden verstärkt durch Ernährungsstörungen, Eiweiß- und Vitaminmangel, Austrocknung durch zu wenig Trinken, Bewegungseinschränkungen, Anämie, Zuckerkrankheit und Chemotherapeutika sowie Durchblutungsstörungen, Druckwirkung, Infektionen, Ödeme und Blutergüsse.

Ätherische Öle: Mindestens 2-mal täglich 2–3 Tropfen **Lavandinöl** in die Wunde tropfen, alternativ 2-mal täglich 3 Tropfen Rosmarinöl um die Wunde auftragen.

Heilsteinanwendungen:

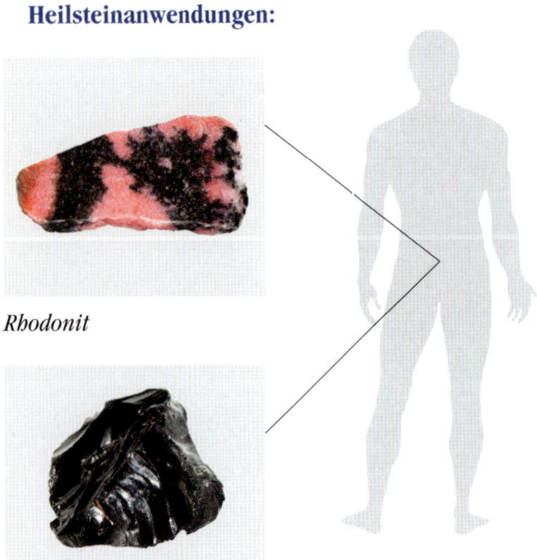

Rhodonit

Obsidian

Zur lokalen Durchblutungsverbesserung und Verbesserung der Wundheilung **Obsidian** oder **Rhodonit** außerhalb der offenen Stelle auflegen,
zur Unterstützung der Hautpflege beim Wundliegen **Amethyst** oder **Mookait** als Wasser zur Reinigung des betroffenen Bereichs verwenden und tagsüber trinken.

Weitere Steine: Antimonit, Granat, Karneol, Mookait, Rosenquarz und Smaragd.

Physiologische Anwendungen: Mindestens 1-mal täglich **kolloidales Silber** mit 50 ppm großflächig auf die Wunde auftragen oder die Wunde mit kolloidalem Silber besprühen.

Ergänzende Maßnahmen: Druckentlastetes Lagern mit weichen, beweglichen Unterlagen, zweistündlich Umlagern.

Wurmbefall

Oxyuren, Askariden

Eine durch verschiedene Wurmarten ausgelöste Erkrankung, meist durch verschluckte Maden-, Spul- oder Bandwurmeier. Die Infektion erfolgt ausschließlich über verunreinigte Nahrungsmittel.

Madenwürmer befallen hauptsächlich Kinder. Die weiblichen Würmer verlassen nachts den After und legen ihre Eier in der Analregion ab. Es kommt zu einem Juckreiz am After, Schlafstörungen, Gewichtsabnahme oder zu Entzündungen des Darms oder der äußeren Geschlechtsorgane.

Bei geringem Befall von **Spulwürmern** treten keine Beschwerden auf. Bei starkem Wurmbefall kann es zu Bauchschmerzen, Übelkeit, Unterernährung und Blutarmut kommen.

Die verschiedenen **Bandwürmer** (Fischbandwurm, Hundebandwurm, Fuchsbandwurm) können unterschiedliche Beschwerden hervorrufen. Es kann zu Bauchschmerzen, Durchfall und Gewichtsverlust kommen, im Stuhl erscheinen weiße Bandwurmstücke.

Hundebandwürmer greifen die Lunge an, es kann zu Reizhusten kommen. **Fuchsbandwürmer** können schwere Erkrankungen verursachen. Sie greifen die Leber an und führen zunächst zu einer Gelbsucht. Im weiteren Verlauf kann es zu einer vollständigen Zerstörung der Leber kommen.

Ätherische Öle: 3-mal täglich 1–2 Tropfen **Ingweröl**, alternativ 3-mal täglich 3–4 Tropfen Nelkenöl einnehmen.

Heilsteinanwendungen:

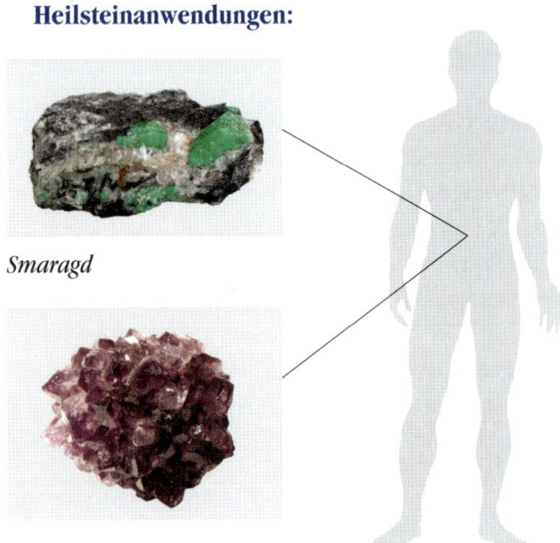

Smaragd

Zur Unterstützung der Wurmaustreibung **Smaragd** auf den Bauch aufkleben und als Wasser trinken und mit einem **Amethyst**-Drusenstück ausstreichen,
bei Verdauungsbeschwerden **Citrin**, **Chalcedon** als Rosette, **Rauchquarz** oder **Mookait** tragen,
zur Minderung des Heißhungers bei Bandwurmbefall roten **Chalcedon** tragen oder als Wasser trinken,

bei Gewichtsabnahme **versteinertes Holz, Granat** oder **Mookait** tragen,
bei Schlafstörungen **Dumortierit** oder schwarzen **Turmalin** tragen,
zur Regeneration der Leber **Malachit, Peridot** oder **Chrysopras** tragen,
zum Giftabbau und zur Giftausleitung **Peridot** aufkleben, zusammen mit **Chrysopras** als Wasser trinken, **Malachit** und **Rauchquarz** oder Saphir tragen,
zur Steigerung der Abwehr **Rauchquarz** tragen.

Weitere Steine: Saphir.

Physiologische Anwendungen: 2-mal täglich **kolloidales Silber** mit 25 oder 50 ppm zur Juckreizmilderung am After auftropfen oder aufsprühen, bei Spulwurmbefall auch 2-mal täglich 30 ml **kolloidales Silber** mit 50 oder 100 ppm einnehmen.

Zahnschmerzen

Dentalgie

Ein schmerzhaftes Ereignis, bei dem die Nervenwurzel gereizt wird, entweder durch Zahnerkrankungen wie Zahnwurzelentzündungen, kariöse Zahnerweichungen oder auch bei Nasennebenhöhlenentzündungen.

Symptome: Sehr unangenehme bohrende, klopfende, dumpfe oder stechende Schmerzen bis »zum Wahnsinnigwerden«, die oft durch Kälte, Hitze oder Zubeißen, manchmal auch durch Druckabfall bei der Flugzeuglandung ausgelöst werden.

Ätherische Öle: Bei Bedarf 1 Tropfen **Nelkenöl** lokal einreiben.

Heilsteinanwendungen:
Zur Schmerzlinderung **Sugilith, Sphen** oder **Kunzit** in den Mund nehmen,
zur Entzündungshemmung im Zahnwurzelbereich optimal **Sphen** oder **grünen Turmalin**, alternativ violetten **Nephrit** in den Mund nehmen,
vorbeugend durch Zahnschmelzhärtung: **Fluorit**, **Apatit**, **Saphir** oder **Sphen** in den Mund nehmen oder als Wasser trinken.

Weitere Steine: Chrysokoll, Diamant, Fluorit und grünen Turmalin.

Physiologische Anwendungen: Mehrfach täglich 20 ml **kolloidales Silber** mit 25 ppm durch die Zähne ziehen.

Alternative Anwendungen: Vorbeugend zur Zahnpflege feinste **Heilerde** zum Zähneputzen verwenden und zur Kräftigung des Zahnfleischs mit **Kieselsäuregel** spülen.

Zahnfleischentzündung

Gingivitis

Eine entzündliche Veränderung des den Zahn umgebenden Gewebes, besonders des Kieferknochens, mit einer Zerstörung des Knochens, die als Folge einer Reaktion des körpereigenen Immunsystems, einer Verletzung, Störungen während der Schwangerschaft, Zuckererkrankung oder schwerem Vitamin-C-Mangel anzusehen ist.

Symptome: Schwellung, Rötung, eventuell bläuliche Verfärbung und Schmerzen, mit einer Berührungsempfindlichkeit und erhöhter Blutungsneigung des Zahnfleischs. Es können auch Geschwüre und Zahnfleischwucherungen auftreten.

Ätherische Öle: Optimal 2-mal täglich 2 Tropfen **Myrtenöl**, alternativ Pfefferminzöl oder Rosmarinöl in das Zahnfleisch einreiben.

Heilsteinanwendungen:
Gegen die Entzündung **Antimonit** mittels Bergkristall ins Trinkwasser einleiten und damit den Mund spülen,

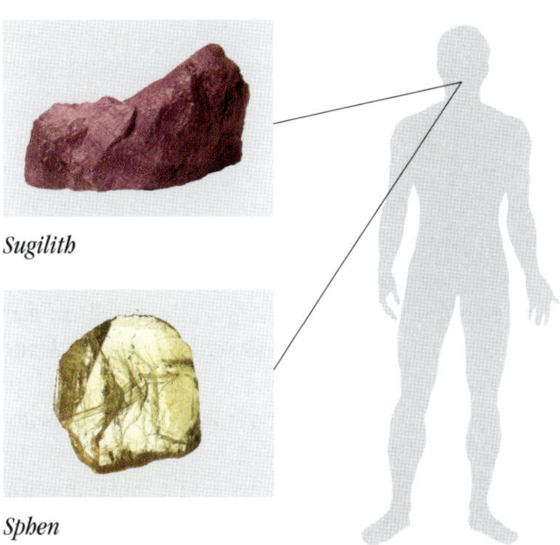

Sugilith

Sphen

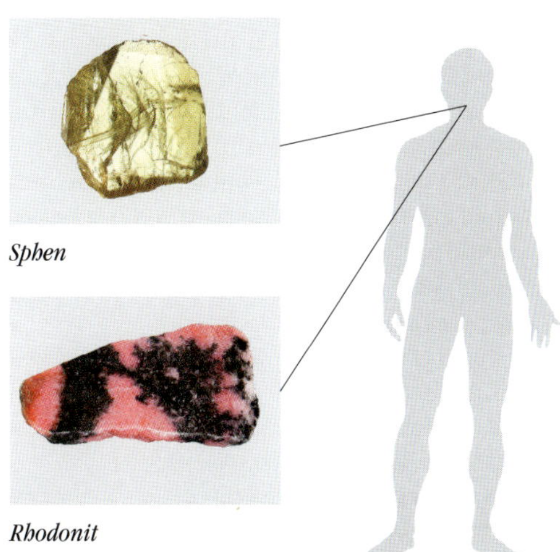

Sphen

Rhodonit

zur Entzündungshemmung und Schmerzlinderung optimal **grünen Turmalin** oder **Sphen** als Wasser trinken oder als Kristall in den Mund nehmen,
zur Blutungsstillung und Festigung des Zahnfleischs mit zusammenziehender Wirkung auf die Mundschleimhaut **Sphen** oder **Rhodonit** in den Mund nehmen,
zur Vorbeugung oder Nachbehandlung **Bernstein** tragen oder **Gagat** als Wasser zur Mundspülung einsetzen.

Weitere Steine: **Herkimer**.

Physiologische Anwendungen: 2-mal täglich 20 ml **kolloidales Silber** mit 25 oder 50 ppm durch die Zähne ziehen,
Salzsole oder/und **Kieselsäuregel** durch die Zähne ziehen.

Zahnung

Dentition

Die Beschwerden beim Zahndurchbruch der Säuglinge oder Kleinkinder.

Symptome: Fieber, Schmerzen im Kiefer, geschwollenes und gerötetes Zahnfleisch, Krämpfe, Unruhe; Essunlust, die auch mit Durchfällen einhergehen kann. Der psychische Zustand dabei ist mürrisch, quengelig und oft weinerlich, auch schreien die Kinder nachts vermehrt, schlafen unruhig, wachen häufig auf und weinen.

Die Zahnungsbeschwerden können beim ersten Durchbruch der Milchzähne, aber auch bei jedem neuen Zahn auftreten, bis das Milchgebiss vollständig ist.

Ätherische Öle: Es liegen keine gesicherten Ölempfehlungen vor. Bei Kleinkindern sind ätherische Öle des Geschmacks wegen nicht einsetzbar, Ausnahme 1–2 Tropfen **Fenchelöl,** das in den Bauchraum bei fast allen Beschwerden eingerieben wird.

Heilsteinanwendungen:
Zur Schmerzlinderung **Bernstein** als Kettchen tragen,
zur Erleichterung des Durchbruchs und Besserung des allgemeinen Wohlempfindens **Bernstein** als Kettchen tragen, am besten nachdem die Kette von der Mutter eingetragen wurde (siehe Bernstein Seite 163),
bei unklaren Bauschschmerzen **Dumortierit**, alternativ **Chalcedon** als Rosette in die Windel legen,
zur Abschwellung des Zahnfleischs **Fluorit** und zur Fiebersenkung **Chalcedon** tragen oder als Anhänger zum Lutschen geben,
zur Förderung der Zahnbildung **Apatit** tragen oder als Kristall in die Trinkflasche geben,
zur psychischen Stabilisierung und Schlafverbesserung **Bernstein** als Kettchen alternativ **Dumortierit** tragen.

Weitere Steine: Fluorit.

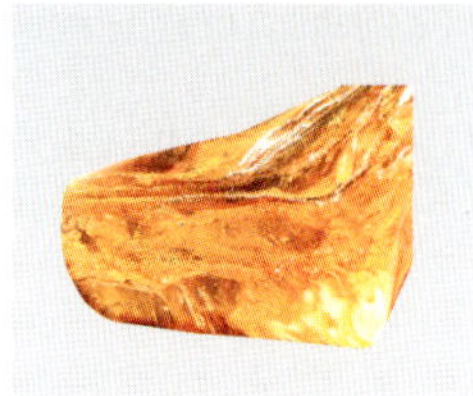

Bernstein

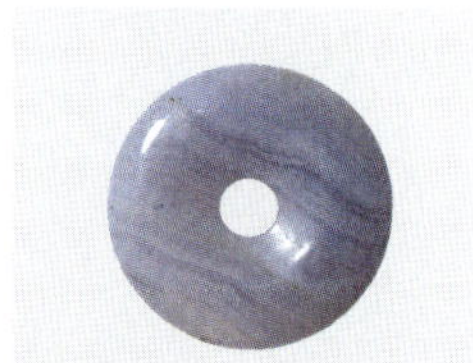

Chalcedon

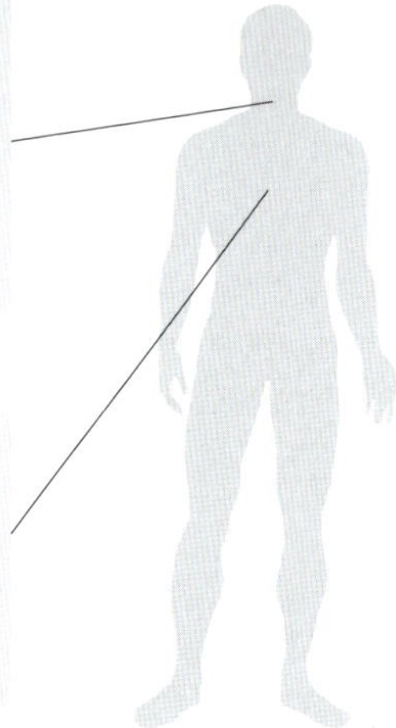

Physiologische Anwendungen: Ist keine Indikation für **kolloidales Silber**.

Ergänzende Maßnahmen: Kleinkinder sollten keinen mit Zucker gesüßten Tee zu sich nehmen, da Zucker als Calciumräuber die Zähne schädigt.

Zuckerkrankheit

Diabetes mellitus

Eine chronische Störung des Zuckerstoffwechsels mit zeitweiser oder ständiger Erhöhung des Blutzuckerspiegels, als Folge eines Insulinmangels oder ein vermindertes Ansprechen des Körpers auf Insulin.

Symptome bei Überzucker: Gewichtsverlust trotz normaler Ernährung, übermäßiger Durst mit übermäßiger Ausscheidung an Harn mit Mineralien, mit einer Austrocknung des Körpers und einem Insulinmangel, Infektanfälligkeit und Leistungsschwäche.

Symptome bei Unterzucker: Heißhunger mit Aggressivität und Albträume, auch Depressionen. Juckreiz auf der Haut, Herzklopfen mit Schweißausbrüchen, Ruhelosigkeit, Schwindel, Übelkeit und Schwächegefühl. Es können auch Ekzeme, Kopfschmerzen, Muskelschmerzen, Schlafstörungen, Sehstörungen und Zittern auftreten sowie Konzentrationsstörungen, Müdigkeit und Sexualstörungen.

Folgeerkrankungen und Spätkomplikationen: Störungen der Augennetzhaut bis zur Erblindung, der Nieren bis zum vollkommenen Nierenversagen, des Nervensystems mit Gefühlsstörungen und Schmerzunempfindlichkeit sowie Störungen der Durchblutung der Beine mit Gefäßverschlüssen oder absterbenden Teilen, der Herzgefäße oder der Gehirngefäße bis zum Schlaganfall.

Ein hoher Magnesiumgehalt im Blut kann dem Typ II vorbeugen.

Ätherische Öle: Es liegen keine gesicherten Ölempfehlungen vor. Eukalyptusöl soll jedoch den Blutzucker senken.

Heilsteinanwendungen:

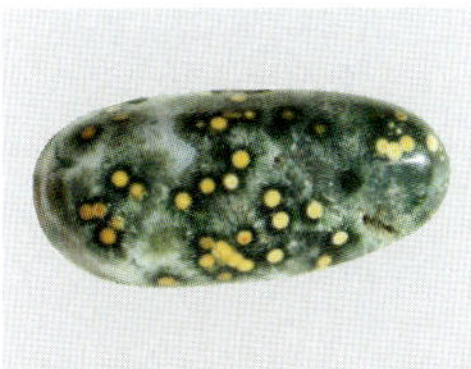

Sphärolithischer Chalcedon

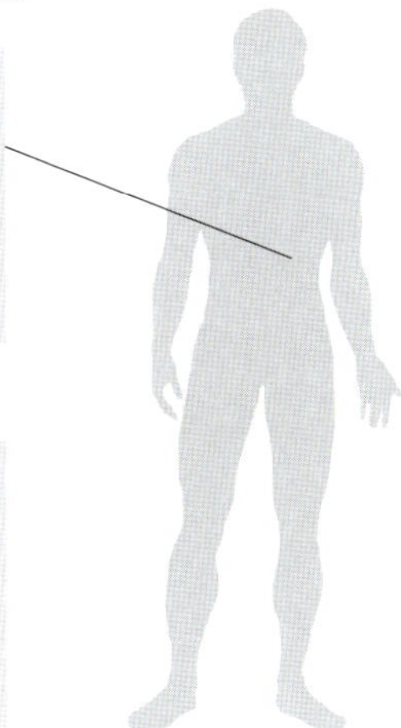

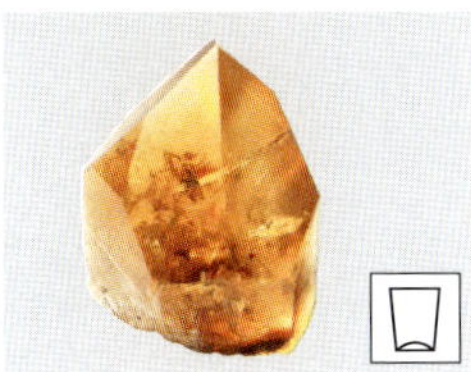

Citrin

Zur Blutzuckersenkung optimal und unverzichtbar **Citrin** als hochkonzentriertes Wasser mindestens 2 Liter täglich einnehmen, alternativ **Bernstein** oder **Chalcedon** tragen,
zur Förderung der Insulinproduktion **Sphärolithischen Chalcedon** oder **Citrin** tragen,
bei starkem Durst und vermehrter Harnausscheidung **Nephrit**, **Aventurin** und blauen **Turmalin** tragen oder auf die Nierengebiete aufkleben,
bei Juckreiz und trockener Haut **Aventurin** oder **Aquamarin** als Wasser auftragen,
zur Regeneration des Nervengewebes **Turmalin**, **Strontianit** oder **Cavansit** als Wasser auftragen und trinken,
bei Schwindel, Übelkeit und Schwäche **Citrin** und **roten Chalcedon** tragen,
bei Heißhunger auf Süßes roten **Chalcedon** tragen,
bei Konzentrationsstörungen **Citrin** tragen,
bei Störung der erlebbaren Sexualität und zur Gewinnung von Freude und Lebenssüße **Opal** als Schmuck tragen,
zur Reduzierung des Übergewichts bei Diabetes II **roten Chalcedon**, **Nephrit, Aventurin** oder **versteinertes Holz**, alternativ **Aventurin** tragen,
zur Nachbehandlung oder Vorbeugung **Bernstein** tragen und **Dolomit** als Wasser trinken.

Weitere Steine: Karneol, Prehnit, Purpurit.

Physiologische Anwendungen: Langfristig eingenommen, kann **kolloidales Silber** mit 25 ppm die Bauchspeicheldrüse regenerieren.
Bei Diabetes Typ II gleicht **Klinoptilolith,** als Pulver über Wochen 2-mal 3 g eingenommen, die hohen Zuckerspitzen aus.

Aromatherapie und ätherische Öle

Alle Pflanzen enthalten als Stoffwechselprodukte ätherische Öle, doch liegen deren Konzentrationen oft in einem chemisch nicht nachweisbaren Bereich. Etwa 26 000 Pflanzen sind inzwischen gut untersucht, 350 dieser Pflanzen können kommerziell verwendet werden; auf dem europäischen Markt werden 150 ätherische Öle vertrieben, die jedoch keinesfalls einheitlich sind.

Viele Öle, die unter gleichem Namen erhältlich sind, stammen von unterschiedlichen Pflanzen und sind damit auch von unterschiedlicher chemischer Zusammensetzung.

Die ätherischen Öle konzentrieren die Heilkräfte der Pflanzen in sich. Obwohl es neben den ätherischen Ölen noch andere Inhaltsstoffe gibt, die die Wirkung einer Pflanze ausmachen, sind ätherische Öle bestimmend für die medizinische Heilkraft. Die Bitter- und Gerbstoffe dieser Pflanzen sind für ihre medizinische Wirkung hingegen nicht so bedeutend.

Ätherische Öle wirken schneller und intensiver als Heilsteine, Letztere verstärken jedoch die Wirkung der ätherischen Öle.

Die nachfolgend beschriebenen ätherischen Öle sind die am häufigsten verwendeten Öle in der Aromatherapie. Sie reichen aus, fast alle körperlichen und psychischen Beschwerden zu lindern bzw. zu bessern.

Anwendungen der Aromatherapie

Von den etwa dreißig verschiedenen klinischen Anwendungsmöglichkeiten der Aromatherapie haben sich sechs Anwendungen besonders im Alltagsgebrauch bewährt. Diese lassen sich auch vom Laien leicht durchführen und machen die Anwendung der ätherischen Öle erst zur Therapie.

Die allgemein bekannte »Aromalampe« hat zumindest im therapeutischen Bereich keinen Einzug gehalten, wenn sie auch zur »geruchsgebenden« Unterstützung oft mit eingesetzt wird.

Da die Aromatherapie eine der sinnvollsten Therapien für den Laien sein kann, können diese die meisten, im Normalfall zuhause behandelbaren Gesundheitsstörungen nicht nur unterstützend mitbehandeln. In vielen Fällen ist die Aromatherapie auch das erste Mittel der Wahl, z. B. bei Zahnschmerzen, Erkältungen, Stimmungsschwankungen oder Menstruationsbeschwerden, bei denen die Aromatherapie allen anderen therapeutischen Maßnahmen haushoch überlegen und dabei auch unschlagbar preiswert ist.

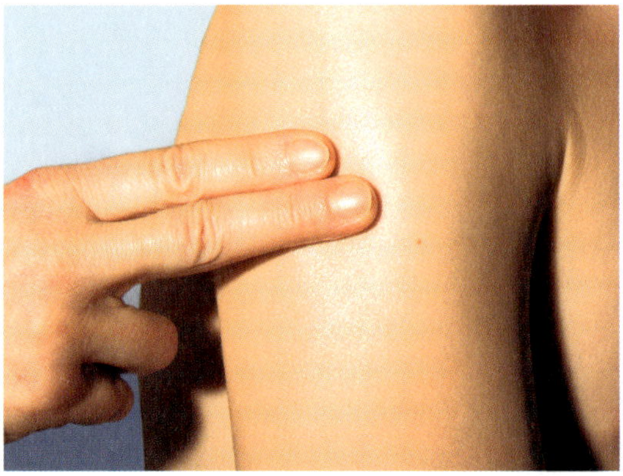

Einreibungen mit der Fingerspitze

Einreibungen

Einreibungen sind einfacher als Massagen auszuführen und vor allem bei Kindern sehr beliebt.

Technik: Sie verteilen einige Tropfen eines ätherischen Öls oder einer ätherisches Öl enthaltenden Flüssigkeit und reiben diese so lange mit ihrer flachen Hand oder oft besser nur mit den Spitzen von Zeige- und Mittelfinger unter mehr oder weniger starkem Druck auf der Haut ein, bis die Tropfen vollständig von der Haut aufgenommen wurden.

Je nach Beschwerden werden die ätherischen Öle in die Haut der Arme oder Beine, der Brust, des Bauchraums oder des Unterleibs eingerieben. Mit sehr sanftem Einreiben kann dies auch über verbrannter oder verletzter Haut und über Wunden geschehen.

Anwendungsbereiche: Erkrankungen der Haut und allergische Hautreaktionen, Erkrankungen der Lymphdrüsen, der Atemwege, der Bronchien, des Herzens, des Verdauungstraktes, der männlichen und weiblichen Sexualorgane, Nieren-, Blasen- und Prostatabeschwerden sowie lokal bei Schmerzzuständen, Verbrennungen, Wunden und bei Fieber.

Bauchmassage

Durch eine Bauchmassage soll in erster Linie die Peristaltik des Dickdarms angeregt werden.

Technik: Die Bauchmassage und Unterleibsmassage ist eine Anwendung im Bereich des Ober- und Unterbauchbe-

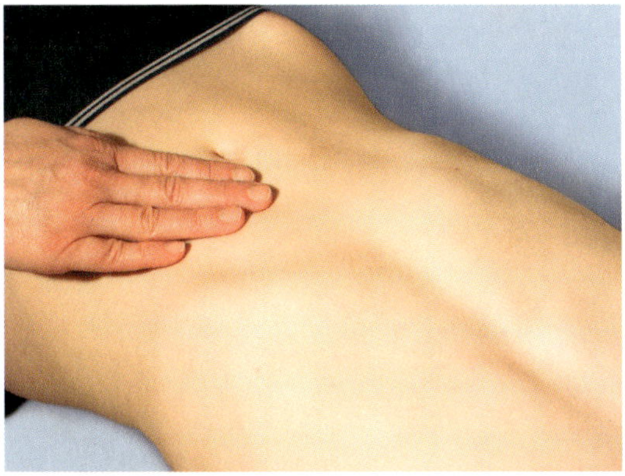

Bauchmassage

reichs auf der Körpervorderseite. Dabei werden mit streichenden und kreisenden Bewegungen ätherische Öle oder ätherisches Öl enthaltende Flüssigkeiten mit der Handfläche abwechselnd über der Bauchdecke im Uhrzeigersinn in den Bauchbereich einmassiert. Der dabei ausgeübte Druck wird dem Schmerz angepasst und, ohne Schmerzen auszulösen, sanft massiert. Eine spezielle Massagetechnik ist dazu nicht notwendig.

Anwendungsbereiche: Beschwerden und Erkrankungen des Magens, des Dünn- und Dickdarms (vor allem bei Verstopfung), der Gallenblase und bei Menstruationsbeschwerden.

Slipeinlage und Tampon

Der Einsatz der Slipeinlage und des Tampons liegt ausschließlich bei Frauen und jungen Mädchen.

Technik: Die Slipeinlage oder der Tampon werden mit einigen Tropfen reinen ätherischen Öls betropft, die Slipeinlage wird dann in den Schlüpfer eingeklebt, der Tampon in die Scheide eingeführt.

Anwendungsbereiche: Bei Beschwerden und Erkrankungen im Zusammenhang mit einem gestörten Hormonhaushalt und einer Menstruationsstörung, einschließlich aller klimakterischen Beschwerden.

Innerliche Anwendung

Die innerliche Einnahme ätherischer Öle geschieht selten als reines ätherisches Öl. Der Erfahrung der letzten 20 Jahre zufolge können fast alle reinen ätherischen Öle innerlich eingenommen werden, wenn die Dosis nicht über 2 Tropfen liegt.

Technik: Am besten nimmt man ätherische Öle in einem zusammengekrümelten Stück Brot ein. Da das kleine Stück leicht herunterzuschlucken ist, kommt der Geschmack des Öls kaum mit der Zunge in Berührung.

Die Tagesdosis von 6 Tropfen ätherisches Öl, verteilt auf 3-mal, sollte dabei im Normalfall nicht überschritten werden. Ausnahme davon ist die kurzfristige Einnahme von Nelkenöl zur Wurmbehandlung, von Fenchelöl bei grippalen Infekten und Ingweröl zur Steigerung der Immunabwehr oder bei Verdauungsstörungen.

Fenchelöl ist das einzige ätherische Öl, das, je nach Verträglichkeit auch höher dosiert, innerlich eingenommen werden kann.

Jeden 6. und 7. Tag sollte eine Behandlungspause eingehalten werden. Diese Pausen sind nicht notwendig, wenn mit ätherischen Ölen aromatisierte Tees verwendet werden.

Anwendungsbereiche: Beschwerden und Erkrankungen des Verdauungstraktes sowie allgemein systemische Erkrankungen des Kreislaufs, der Immunbeeinflussung, der Nerven, der Hormonwirkung und der psychischen Beeinflussung.

Inhalation

Die Inhalation ist eine schonende Anwendungsmöglichkeit der Aromatherapie und auch für Kinder geeignet. Bei der Atmung muss besonderer Wert auf die Ausatmung gelegt werden. Eine oberflächliche Atmung ist in ihrer Wirkung beeinträchtigt. Es gibt verschiedene Möglichkeiten zum Inhalieren, wobei prinzipiell eine trockene und feuchte Inhalation zu unterscheiden sind.

Technik der trockenen Inhalation: Einige Tropfen des entsprechenden ätherischen Öls werden auf ein Papier- oder Stofftaschentuch aufgetropft. Das betropfte Taschentuch wird anschließend vor die Nase gehalten, um daran wiederholt tief einzuatmen. Ebenso können einige Tropfen auf oder neben das Kopfkissen oder auf die Brustseite des Hemdes getropft

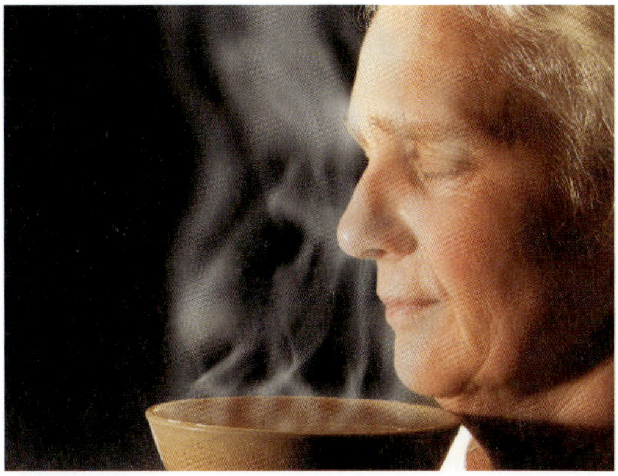

Inhalation

werden, um auf diese Weise über längere Zeit das ätherische Öl einzuatmen.

Technik der feuchten Inhalation: Am besten mithilfe von warmem oder heißem Wasserdampf durchführen. Es reicht, 3–5 Tropfen ätherisches Öl in eine Tasse mit heißem Tee zu geben und zu versuchen, den Tee zu trinken. Der hochsteigende Duft lässt das Trinken kaum zu; auf diese Weise wird so lange inhaliert, bis es möglich ist, den abgekühlten Tee zu trinken.

Nach den ersten kleinen Schlucken kann der restliche Tee dann ausgeschüttet werden, Ausnahme bei Fenchelöl. Hier kann der gesamte restliche Tee getrunken werden.

Bei Kindern kann dies auch in einem »Indianerzelt« geschehen, das einfach durch eine große Decke über dem Tisch herzustellen ist. Das Kind und ein Erwachsener sitzen dann unter dem Tisch und atmen dort den Dampf tief ein, der durch Auftropfen von 1–2 Tropfen ätherisches Öl (meist Fenchelöl) auf vorgewärmte Steine erzeugt wurde. Hier kann ausnahmsweise die Aromalampe eingesetzt werden.

Anwendungsbereiche: Beschwerden und Erkrankungen der Atemwege, der Bronchien und Lunge, bei Kopfschmerzen und psychischen Beschwerden.

Essenzen

Reagiert eine Person sehr stark auf die innerliche Einnahme eines Tropfens ätherischen Öls, kann durch eine niedrigere Dosierung der Essenz diese Dosierung unterschritten werden. Essenzen werden meist im Verhältnis 1:10 mit 45- bis 70-prozentigem Weingeist (oder Cognac) gemischt.

Technik: Im Normalfall gibt man auf 100 ml Weingeist 10 ml eines ätherischen Öls. Die Reifungszeit beträgt danach etwa 2 Tage.

Die Essenzen ätherischer Öle sind sehr lange haltbar, mindestens 5 Jahre. Im Allgemeinen werden pro therapeutische Anwendung je nach Verträglichkeit 10–20 Tropfen der Essenz zur innerlichen oder äußerlichen Anwendung verwendet, das dann etwa der Menge von 1–2 Tropfen ätherischen Öls entspricht.

Anwendungsbereiche: Beschwerden und Erkrankungen des Verdauungstraktes sowie allgemein systemische Erkrankungen des Kreislaufs, der Immunbeeinflussung, der Nerven, der Hormonwirkung und der psychischen Beeinflussung.

Die 17 wichtigsten ätherische Öle

Ich bevorzuge den Einsatz der puren Öle, die tropfenweise eingesetzt werden. Als Faustregel gilt: 2- bis 3-mal täglich anwenden, im Akutfall öfters, wenn es vertragen wird, aber kein Öl in einer höheren Dosis, außer Fenchelöl in Einzelfällen.

Keine ätherischen Öle bei Kindern unter 6 Jahren verwenden ohne Rücksprache mit einem Arzt oder Heilpraktiker, außer **Fenchelöl** und **Lavandinöl** zur äußerlichen Anwendung.

Anisöl

Wichtiges Öl gegen Ängste

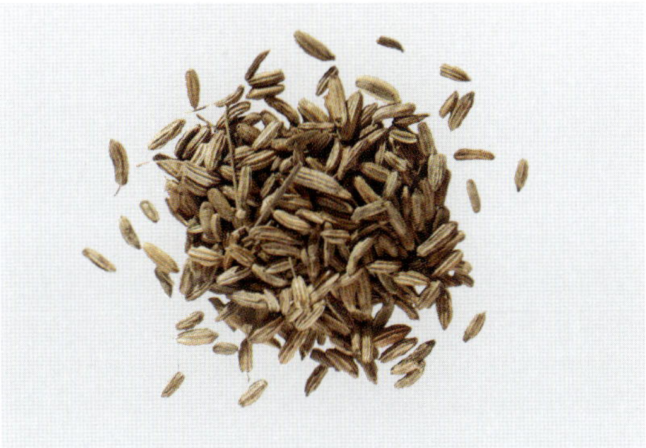

Durch Wasserdampfdestillation der reifen, getrockneten Früchte von *Pimpinella anisum* gewonnen.

Wirkungen: angstlösend, auswurffördernd, blähungsmindernd, durchblutungsfördernd, gallenflussanregend, krampflösend, milchbildend, schleimlösend und verdauungsfördernd.

Nebenwirkungen: Das Öl sollte wegen seiner lokal hautreizenden Wirkung nicht unverdünnt eingenommen werden. Es kann allergische Hautreaktionen hervorrufen und in hoher Dosis zu Benommenheit und Magenreizung führen.

Verwendungen:

3–4 Tropfen zum Einreiben lokal bei Hautparasiten, besonders bei Flöhen, Läusen und Krätzmilben.

1–2 Tropfen zum Einreiben in den Bauch bei Blähungen und Darmkoliken von Kleinkindern.

1–2 Tropfen zum Einreiben in die Brust bei Milchmangel der Wöchnerinnen, eine Stunde vor dem Stillen sowie bei Asthma, Atemnot, chronischen Bronchialkrämpfen, Husten, Herzkrämpfen und Herzsensationen.

3–8 Tropfen als Badezusatz zu Sitz- oder Teilbädern bei rheumatischen Schmerzen.

2–3 Tropfen zum Auftropfen auf die Slipeinlagen bei Menstruationsbeschwerden.

1–2 Tropfen zum Gurgeln bei Zahnfleischentzündung.

1–2 Tropfen innerlich auf etwas Brot oder in Honig gegen Angstzustände.

Eukalyptusöl

Wichtiges Öl bei Bronchialerkrankungen

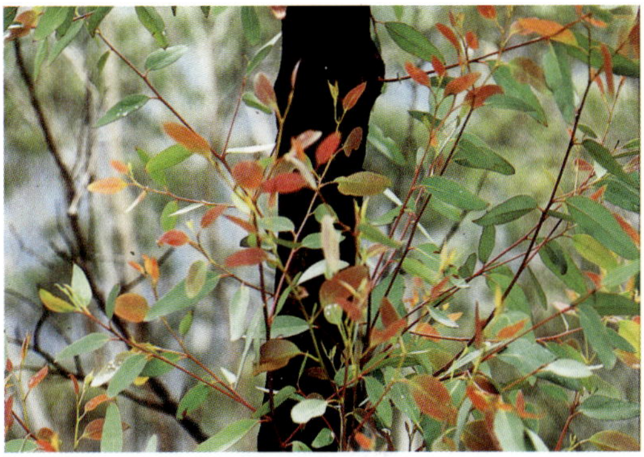

Durch Wasserdampfdestillation aus Blättern und jungen Zweigen verschiedener Eukalyptusarten, meist *Eucalyptus globulus* gewonnen.

Wirkungen: antriebssteigernd, auswurffördernd, blutungsstillend, blutzuckersenkend, fiebersenkend, harntreibend, hautreizend, hustenreizstillend, keimtötend, krampflösend, pilzhemmend, schleimlösend, schmerzlindernd und wurmabtreibend.

Nebenwirkungen: Das Öl kann allergieauslösend sein und Hautquaddeln hervorrufen. Bei empfindlichen Personen können auch bei normaler Dosis Durchfall, Erbrechen und Übelkeit auftreten und in höheren Dosen auch zu Krämpfen und Lähmungen führen.

Verwendungen:

2–3 Tropfen zum Einreiben in die Haut bei Eiterabszessen, Fieber, Hautausschlägen, Masern, Parasitenbefall, schlecht heilenden Wunden.

2–3 Tropfen zum Einreiben in die Brust bei Asthma, chronischer Bronchitis, Emphysem, Husten und Keuchhusten.

2 Tropfen zum Einreiben in den Bauch bei Nierenentzündung und Gallensteinschmerzen.

2–3 Tropfen zur Einreibung in den Unterbauch bei spastischen Blasenstörungen.

2–3 Tropfen zum Einreiben in die Brust bei Fieber sowie den Kindererkrankungen Masern, Röteln und Scharlach.

1–3 Tropfen zur Einreibung in die schmerzenden Muskeln bei rheumatischen Muskel- und Gelenkschmerzen.

2 Tropfen zum Gurgeln, bei Diphtherie, Mandel- und Rachenentzündung sowie Zahnwurzelvereiterungen.

2 Tropfen zum Einnehmen bei schweren Verdauungsstörungen wie Cholera, Darmparasiten, Durchfällen.

2–3 Tropfen zum Inhalieren bei Erkältungskrankheiten, Grippe und Nebenhöhlenentzündung.

2–4 Tropfen zum Vernebeln im Raum bei Erschöpfung und Konzentrationsschwäche sowie als Konzentrationsöl.

Fenchelöl

Wichtigstes Öl bei Kindererkrankungen

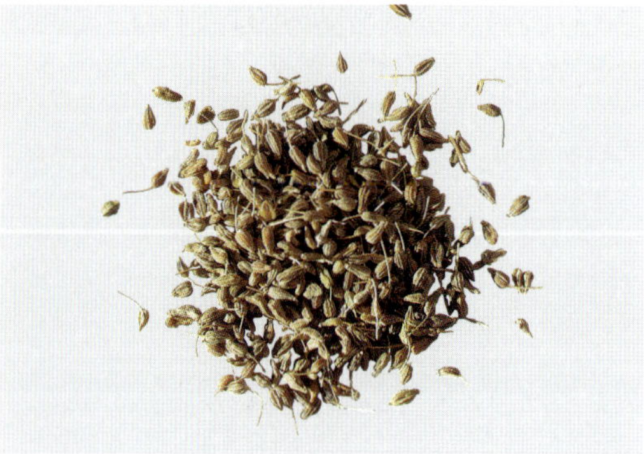

Durch Wasserdampfdestillation aus den Früchten von *Foeniculum vulgare dulce* gewonnen.

Wirkungen: appetitanregend, auswurffördernd, blähungstreibend, harntreibend, krampflösend, läusevernichtend, menstruationsfördernd, milchbildend, östrogenartig, schleimlösend, verdauungsfördernd und wurmabtreibend.

Nebenwirkungen: Das Öl kann in hohen Dosen Krämpfe und bei Epileptikern einen Anfall auslösen. Es ist in der Schwangerschaft nur sehr niedrig dosiert einzunehmen.

Verwendungen:

2–3 Tropfen zum Einreiben in die Brust bei Bronchitis und Erkältungskrankheiten, vor allem bei Kindern.

2–4 Tropfen zum Einreiben in die Brust bei Brustdrüsenentzündung sowie bei Milchmangel bei jungen Müttern; bei Blähungskoliken von Säuglingen sowie Nervosität und Unruhe bei Kleinkindern.

2–4 Tropfen zum Einreiben in den Unterleib bei Harn- und Nierensteinen.

2–3 Tropfen zum Einreiben in den Bauch bei Darmparasiten, Darmverstimmung, Dickdarmentzündung, Übelkeit und Verdauungsstörungen.

3 Tropfen zum Auftropfen auf die Slipeinlage bei Ausbleiben der Monatsblutung, schmerzhafter Monatsblutung und Wechseljahrbeschwerden.

2–6 Tropfen zum Einnehmen bei Halsentzündung und Husten; kann auch bei asthmatischen Zuständen eingesetzt werden.

Ingweröl

Wichtigstes Öl zur Immunstärkung

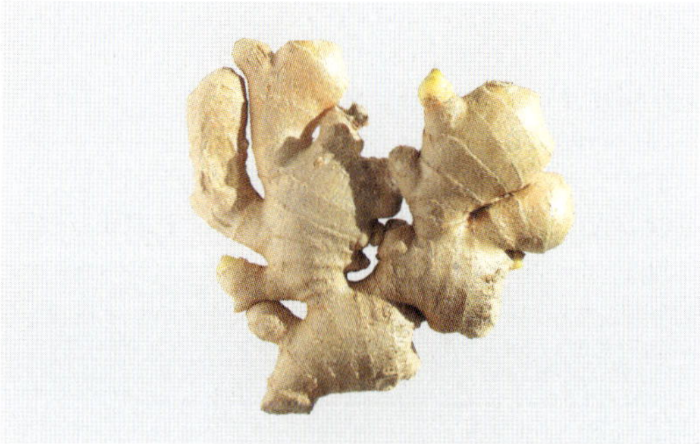

Durch Wasserdampfdestillation aus dem getrockneten Wurzelstock von *Zingiber officinale* gewonnen.

Wirkungen: appetitanregend, durchwärmend, fiebersenkend, keimtötend, magenstärkend, schmerzlindernd und verdauungsfördernd.

Verwendungen:

1–3 Tropfen zum Einreiben in die Beine bei Durchblutungsstörungen und in die Brust bei Fieber.

1 Tropfen zum Gurgeln bei Mandelentzündung und Zahnschmerzen.

1–2 Tropfen zum Einnehmen bei Appetitlosigkeit, Durchfällen, Verdauungsstörungen und bei Reisekrankheiten.

2–4 Tropfen zum Einnehmen zur Wurmabtreibung auf Askariden.

1–2 Tropfen zur Anregung der Leber, zur Bildung von Gallenflüssigkeit und deren verstärkter Abgabe.

1–2 Tropfen zum Inhalieren bei Bronchitis, Grippe und Lungenentzündung.

Lavandinöl

Wichtiges Öl zum Hautschutz

Durch Wasserdampfdestillation der ganzen blühenden Pflanze von *Lavendula officinalis* oder *vera* gewonnen.

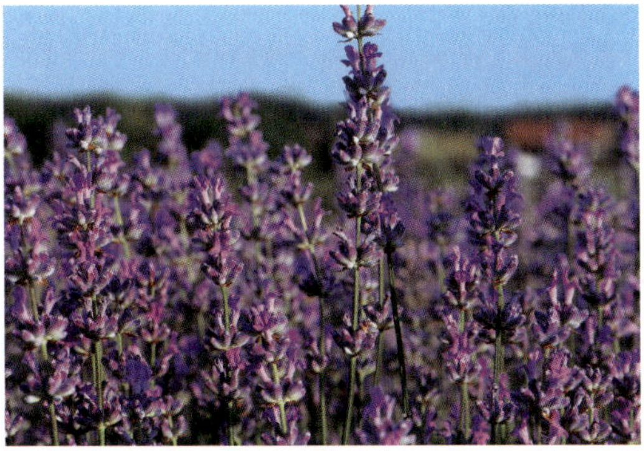

Wirkungen: beruhigend, blutdrucksenkend, entzündungshemmend, erfrischend, geruchsbekämpfend, harntreibend, keimtötend, menstruationsfördernd, schmerzlindernd, wundheilend und zusammenziehend.

Verwendungen:

2–3 Tropfen zum Einreiben lokal in die Haut bei Abszessen, Akne, Brandwunden, Hautentzündung, Furunkeln, Schuppenflechte, Insektenstichen: besonders Läuse. Bei Verbrennungen, Verrenkung, Verstauchungen, Wunden, auch brandige Wunden und Zerrungen.

2 Tropfen zum Einreiben bei Durchblutungsstörungen, Fieber und Sonnenstich.

1–2 Tropfen zum Einreiben in die Brust bei Asthma, akuter Bronchitis und Keuchhusten.

2–3 Tropfen zum Auftropfen auf die Slipeinlage bei Ausfluss, Menstruationsbeschwerden und dem Aussetzen der Regelblutung.

1–2 Tropfen zum Einnehmen bei erhöhtem Bluthochdruck.

1–2 Tropfen zum Gurgeln oder als Mandelspülung bei Diphtherie, Kehlkopfentzündung und Mandelentzündung.

1–2 Tropfen zum Vernebeln im Raum bei nervösen Spannungen, Unruhezuständen und Schlafstörungen.

Indisches Melissenöl

Wichtiges Öl zur Beruhigung

Durch Wasserdampfdestillation aus der frisch blühenden Pflanze von *Melissa officinalis* oder auch durch Extraktion mit nachfolgender Wasserdampfdestillation gewonnen.

Wirkungen: beruhigend, blutdrucksenkend, entspannend, erfrischend, fiebersenkend, gallensekretionsfördernd, hautreizend, krampflösend, menstruationsfördernd, pulszahlsenkend und schlaffördernd.

Verwendungen:

1–2 Tropfen zum Einreiben lokal in die Haut bei Hautentzündungen, Herpes und Insektenstichen.

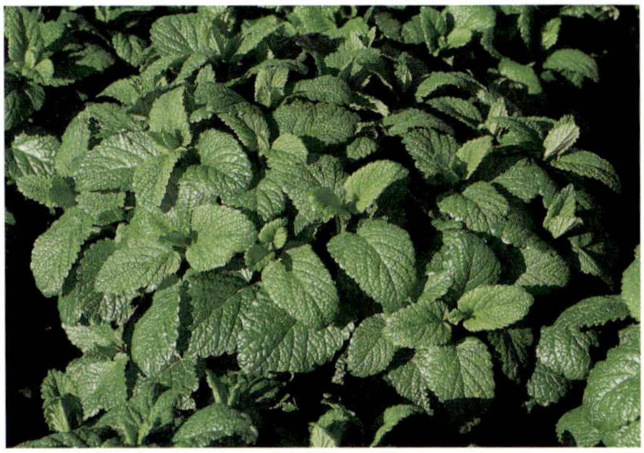

1–2 Tropfen zum Einreiben bei Fieber, Schwindelgefühl, nervösen Spannungen und Wetterfühligkeit.

1–2 Tropfen zum Einreiben bei Migräne und nervös bedingten Kopfschmerzen.

1–2 Tropfen zum Einreiben in die Brust bei Bronchitis und grippalen Infekten.

1–2 Tropfen zum Auftropfen auf die Slipeinlage bei Menstruationsbeschwerden.

1–2 Tropfen zum Einnehmen für langsames Senken von hohem Bluthochdruck.

1–2 Tropfen zum Vernebeln im Raum bei Schlafstörungen.

Muskatellersalbeiöl

Wichtigstes Öl gegen Depression und hormonelle Schwankungen

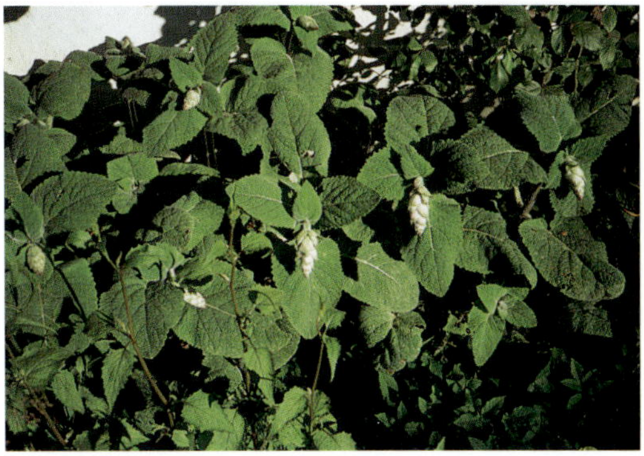

Durch Wasserdampfdestillation der frischen, blühenden Pflanze *Salvia sclarea* gewonnen.

Wirkungen: anregend, auswurffördernd, depressionslösend, entzündungshemmend, euphorisierend, krampflösend, menstruationsfördernd, nervenberuhigend, sexuell anregend und uteruswirksam.

Nebenwirkungen: Das Öl kann euphorisch wirken und darf deshalb nicht vor Autofahrten verwendet werden.

Verwendungen:

1–2 Tropfen zum Einreiben lokal auf die Haut bei Furunkeln, Hautgeschwüren und Insektenstichen.

1–2 Tropfen zur innerlichen Einnahme bei jugendlicher Akne.

1–2 Tropfen zum Einreiben in die Brust bei Asthma, Bronchitis und Keuchhusten.

1–3 Tropfen zur Einreibung in die Umgebung gestörter Nerven, bei Neuropathien.

1–2 Tropfen zum Auftropfen auf die Slipeinlage bei Ausfluss und Monatsblutungsbeschwerden.

1–2 Tropfen zum Gurgeln bei Hals- und Mandelentzündung.

1–2 Tropfen zum Einnehmen bei depressiven Zuständen und zur Regulierung hormonell bedingter Störungen.

1–2 Tropfen zur Einnahme bei Migräne.

Myrtenöl

Wichtigstes Öl für das Zahnfleisch

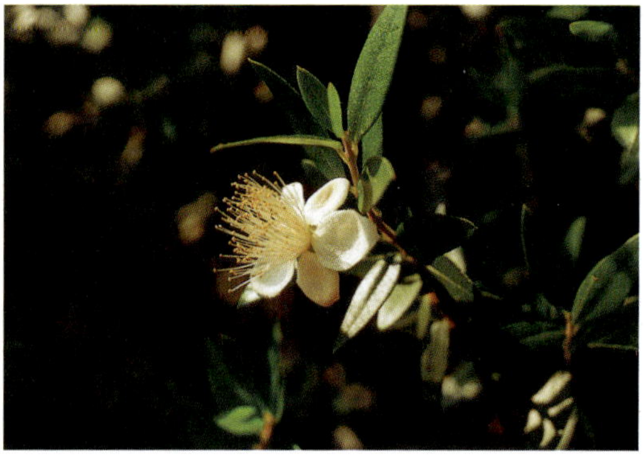

Durch Wasserdampfdestillation aus den Blüten und Zweigspitzen von *Myrtus communis* gewonnen.

Wirkungen: antirheumatisch, entzündungshemmend, hustenreizlindernd, schmerzlindernd und zusammenziehend.

Verwendungen:

2–3 Tropfen zum Einreiben in die Brust bei chronischer Bronchitis und Keuchhusten.

2–3 Tropfen zum Auftropfen auf den Tampon und in die Scheide einführen bei Ausfluss und Blasenentzündung.

2 Tropfen zum Gurgeln bei Parodontose, Zahnfleischentzündung und Zahnschmerzen.

Nelkenöl

Wichtigstes Öl gegen periphere Schmerzen

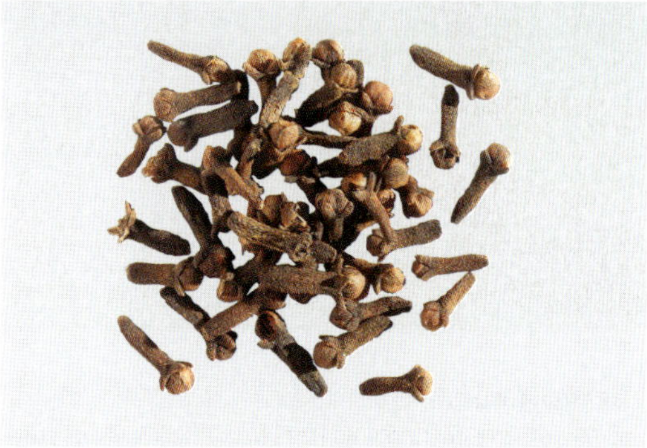

Durch Wasserdampfdestillation der getrockneten Blütenknospen von *Eugenia caryophyllata* gewonnen.

Wirkungen: betäubend, hautreizend, keimtötend, krampflösend, parasitenbekämpfend, pilztötend, schmerzlindernd, verdauungsfördernd, wärmend und wurmabtreibend.

Verwendungen:

2 Tropfen zum Einreiben in die Haut bei Beingeschwüren und Krätze sowie entlang der Lymphbahnen bei Entzündungen der Lymphe.

1–3 Tropfen zum Einreiben in die Haut lokal im Schmerzbereich bei Schmerzzuständen von Nerven, Gelenken, Sehnen und Bändern.

2–3 Tropfen zum Auftragen auf das betroffene Hautgebiet über dem Schmerzbereich.

1 Tropfen zum Auftropfen auf einen schmerzhaften Zahn, um Zahnschmerzen zu lindern.

2–5 Tropfen zum Einnehmen bei Darmparasiten, vor allem Bandwürmer.

1 Tropfen zum Vernebeln im Raum bei Gedächtnisschwäche.

Pfefferminzöl

Wichtiges Öl bei Kopfschmerzen

Durch Wasserdampfdestillation aus dem frischen blühenden Kraut von *Mentha piperita* gewonnen.

Wirkungen: entzündungshemmend, erfrischend, fiebersenkend, Erhöhung der Gallensäurenmenge, galletreibend, gefäßverengend, menstruationsfördernd, muskelentkrampfend, schmerzlindernd und zusammenziehend.

Nebenwirkungen: In hohen Dosen sind Erbrechen mit Leibschmerzen und Herzrasen mit Angstgefühl möglich. Überdosis führt zum Koma mit fehlenden Reflexen ohne Muskelsteifheit. In Konzentrationen über 1 Prozent reizt es die Haut. Nicht anwenden bei Verschluss der Gallenwege und Gallenblasenvereiterung.

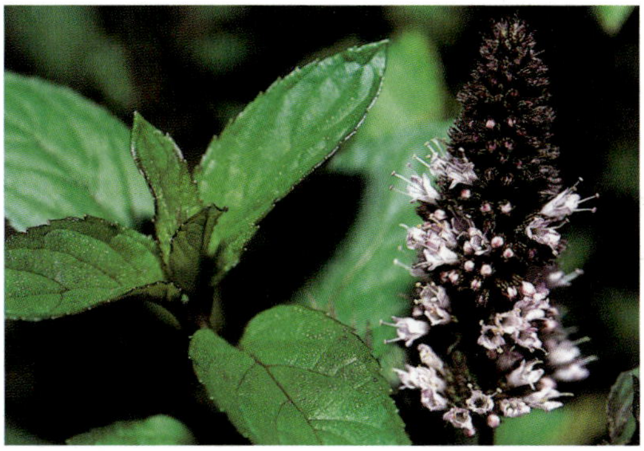

Verwendungen:

1–2 Tropfen zum Einreiben lokal in die Haut bei eiternden Wunden, Akne, Hautentzündung, Hautreizung, Haut- und Nagelpilzen, Juckreiz, Fieberzuständen,

1–2 Tropfen zum Einreiben lokal in die Haut bei Muskelschmerzen und Nervenschmerzen.

1–2 Tropfen zum Einreiben der Brust bei Asthma, Bronchitis, Erkältungskrankheiten und grippalen Infekten.

1–2 Tropfen zum Einreiben in die Schläfe bei Kopfschmerzen, Migräne, Ohnmacht, Schwindel und Übelkeit.

1–2 Tropfen zum Einreiben in den Bauch bei Gallensteinbeschwerden, Koliken, Magenschmerzen, Magenschleimhautentzündung und Verdauungsstörungen.

1–2 Tropfen zum Einnehmen bei Verdauungsbeschwerden.

1–2 Tropfen zum Inhalieren bei grippalen Infekten, Mandelentzündung und Nasennebenhöhlenentzündung.

1–2 Tropfen zum Gurgeln oder zur Zahnfleischmassage bei Zahnfleischentzündung und Zahnschmerzen.

1–2 Tropfen zum Vernebeln im Raum bei geistiger Erschöpfung, Nervosität und Schock.

Rosenholzöl

Wichtiges Öl zur Hautpflege

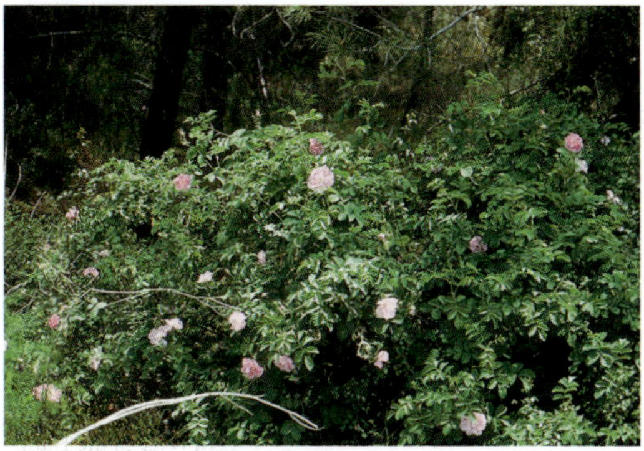

Durch Wasserdampfdestillation des Holzes von *Aniba rosaeodora var. amazonica* gewonnen.

Wirkungen: blutdrucksenkend, krampflösend, stimmungsaufhellend und wundheilend.

Verwendungen:

1–2 Tropfen zum Einreiben bei Angstzuständen, Depressionen, Schlaflosigkeit und Übererregbarkeit.

1–2 Tropfen zum Einreiben auf geschädigter Haut.

1–2 Tropfen zum Vernebeln im Raum bei Angstzuständen, Depressionen, Schlaflosigkeit und Übererregbarkeit.

Rosmarinöl

Wichtiges Öl für die Durchblutung

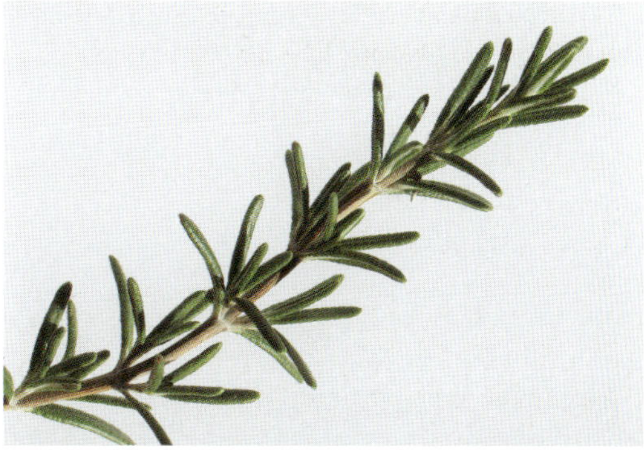

Durch Wasserdampfdestillation aus der frischen Pflanze nach der Blüte von *Rosmarinus officinalis* gewonnen.

Wirkungen: anregend, blutdrucksteigernd, leicht blutzuckersenkend, durchblutungsfördernd, erfrischend, gallenflussanregend, harntreibend, hustenreizstillend, krampflösend, menstruationsanregend, schmerzlösend und zusammenziehend.

Nebenwirkungen: Eine Überdosierung kann zu Krämpfen, Wahnvorstellungen und Schizophrenien führen. Bei empfindlichen Personen oder bei längerem Gebrauch kann es zu einer Reizung des Magen-Darm-Kanals oder zu einer chronischen Nierenschädigung führen.

Vorsicht: Nicht in der Schwangerschaft verwenden! Es kann eine Gebärmutterblutung ausgelöst werden.

Verwendungen:

1–2 Tropfen zum Einreiben bei Insektenbefall (besonders bei Läusen) sowie bei Verbrennungen, Arterienverkalkung und bei niedrigem Blutdruck.

1–2 Tropfen zum Einreiben in die Brust bei Asthma und Husten,

1–2 Tropfen zum Einreiben in den Bauchbereich bei Gallensteinschmerzen und Gelbsucht.

1–2 Tropfen zur Bauchmassage bei Darmkrämpfen, Durchfällen und Verdauungsstörungen.

1–2 Tropfen zum Inhalieren bei Bronchitis, Erkältungskrankheiten, Grippe, Keuchhusten, Nasennebenhöhlen- und Stirnhöhlenentzündung.

Salbeiöl

Wichtiges Öl gegen Schweiß

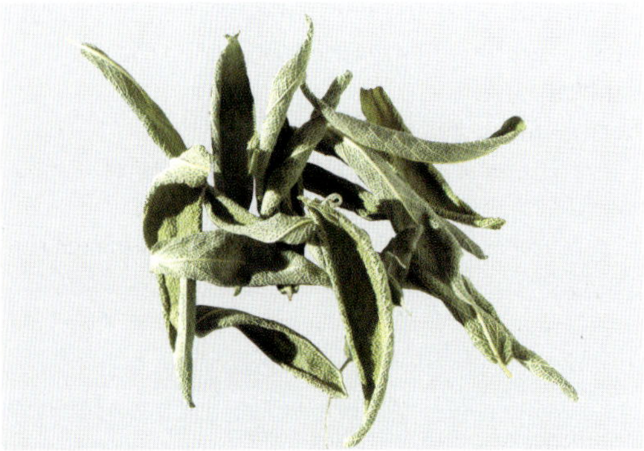

Durch Wasserdampfdestillation der frischen Pflanze von *Salvia officinalis* gewonnen.

Wirkungen: auswurffördernd, blutdrucksteigernd, blutstillend, entzündungshemmend, fiebersenkend, krampflösend, menstruationsanregend, milchflusshemmend, schweiß- und speichelhemmend und zusammenziehend.

Nebenwirkungen: Höhere Dosen können einen Schwitzprozess auslösen. 2 Gramm (= 40 Tropfen) erzeugen Sehstörung, Erbrechen, Durchfall, zuerst mit Erregung, dann Krämpfe und Lähmungen. Der Tod erfolgt in Bewusstlosigkeit.

Verwendungen:

1–2 Tropfen zum Einreiben lokal auf der Haut bei eitrigen Wunden, Frostbeulen, Fußschweiß und Nachtschweißen.

1–2 Tropfen zum Einreiben in die Brust bei Asthma und Bronchitis sowie zum Abstillen.

1–2 Tropfen zur innerlichen Anwendung als Tee bei Grippe oder grippalen Infekten.

1–2 Tropfen zum Gurgeln bei Mandel- und Rachenentzündung.

1–2 Tropfen zum Massieren des Zahnfleischs bei Zahnfleischentzündung.

Weihrauchöl

Wichtigstes Öl zum Blutdrucksenken

Durch Wasserdampfdestillation aus Resinoid von *Boswellia thurifera* oder *-carterii* gewonnen.

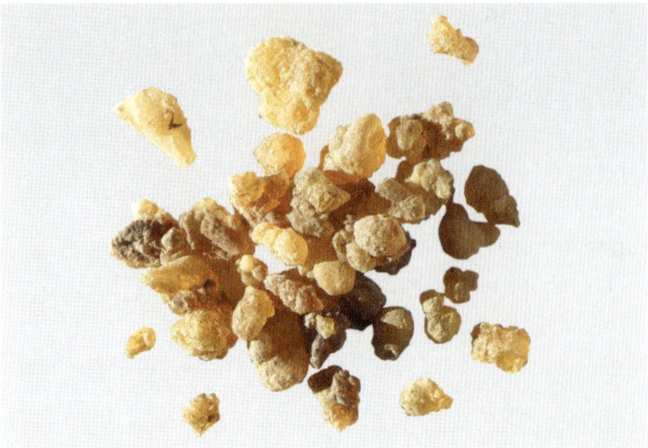

Wirkungen: antidepressiv, beruhigend, blutdrucksenkend, keimtötend, stimmungsaufhellend und zusammenziehend.

Verwendungen:

2 Tropfen zum Auftragen lokal bei Verletzungen und Wunden.

1 Tropfen zum Gurgeln bei Kehlkopfentzündung.

1–2 Tropfen zum Einnehmen bei Bluthochdruck.

2 Tropfen zur Inhalation bei Bronchitis, Grippe und Husten.

2 Tropfen zur Einnahme, um die Immunabwehr anzuregen.

1–2 Tropfen zum Auftropfen auf einen Tampon bei Ausfluss.

Zimtrindenöl

Wichtiges Öl zur Durchwärmung

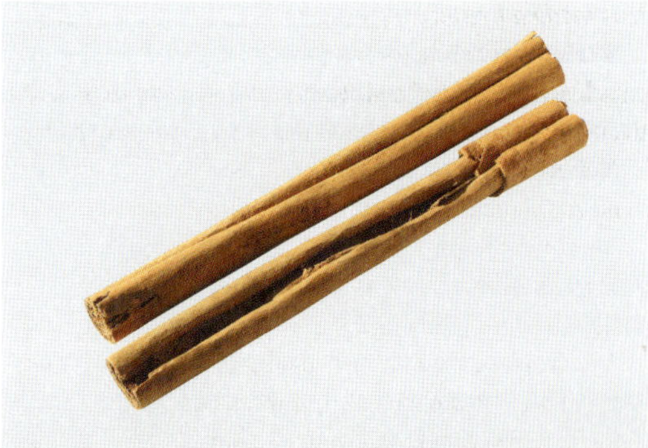

Durch Wasserdampfdestillation aus der Rinde von *Cinnamomum ceylonicum* gewonnen.

Wirkungen: durchblutungsfördernd, durchwärmend, entzündungshemmend, kreislaufanregend, krampflösend, menstruationsfördernd, schmerzlindernd und verdauungsfördernd.

Nebenwirkungen: Das Öl kann in seltenen Fällen zu Hautausschlägen führen, die Schleimhäute werden dabei nicht angegriffen.

Verwendungen:

1–2 Tropfen zum Einreiben lokal bei Muskelschmerzen und rheumatischen Schmerzen.

1–2 Tropfen zum Einreiben zur Entspannung der Muskulatur und zur Erwärmung der Muskeln.

1–2 Tropfen zur Einreibung in die Haut bei Durchblutungsstörungen.

1–2 Tropfen zum Einreiben in den Bauch bei Darminfektionen, Durchfall, Magen- und Darmkrämpfen.

Zitronenöl

Wichtiges Öl zur Erfrischung

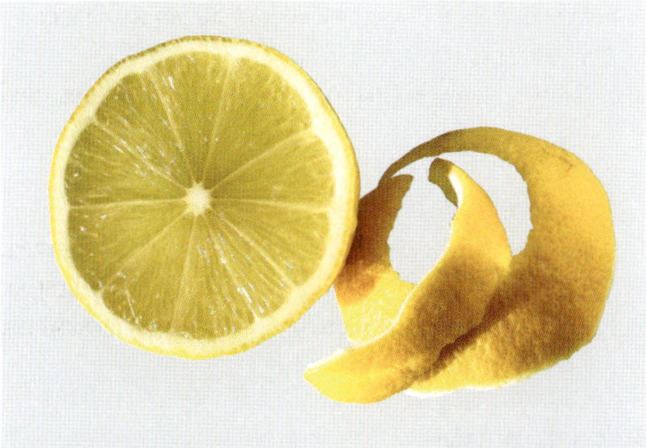

Durch kalte Auspressung der frischen Fruchtschalen von *Citrus medica limonum* gewonnen.

Wirkungen: abwehrsteigernd, antibakteriell, blutstillend, entschlackend, erfrischend, fiebersenkend, hautreizend, keimtötend, nervenstärkend, schleimlösend und pilzabtötend.

Nebenwirkungen: In hohen Dosen krampfauslösend, kann zu Lähmungen führen.

Verwendungen:

2–3 Tropfen zum Einreiben und für Kompressen bei Bindegewebsschwäche.

1–2 Tropfen zum Einreiben lokal bei Krampfadern, Venenentzündung; Warzen und eitrigen Wunden.

1–2 Tropfen zum Einreiben bei Asthma.

1–2 Tropfen zum Einreiben bei Galle- und Lebererkrankungen und Harnleiterentzündung.

1–2 Tropfen zum Gurgeln bei Halsschmerzen und Mandelentzündung.

1–2 Tropfen zum Einnehmen bei Verdauungsstörungen und Appetitlosigkeit, Fieber und grippalen Infekten.

1–2 Tropfen zum Inhalieren bei grippalen Infekten und Stirnhöhlenvereiterung.

1–2 Tropfen zum Vernebeln im Raum bei Kopfschmerzen, Migräne und Nervosität und gegen schlechte Gerüche.

Muskelrelaxöl

Wichtige Mischung gegen Verspannungen

Eine Mischung ätherischer Öle von Eukalyptus, Fenchel, Nelkenknospe, Lavendel, Muskatellersalbei, Pfefferminze, Rosmarin, Zimtrinde und Zitrone.

Wirkungen: antibakteriell, antirheumatisch, durchblutungsfördernd, durchwärmend, entzündungshemmend, fiebersenkend, kreislaufanregend, krampflösend, pilzabtötend, schmerzlindernd und wundheilend.

Nebenwirkungen: Das Öl kann in seltenen Fällen zu Hautausschlägen führen, die Schleimhäute werden dabei nicht angegriffen.

Verwendungen:

1–2 Tropfen zum Einreiben lokal bei Muskelschmerzen, rheumatischen Schmerzen und Nervenschmerzen.

1–2 Tropfen zum Einreiben lokal bei Muskelverspannungen.

1–3 Tropfen zum Einreiben in die Beine bei Durchblutungsstörungen.

1–2 Tropfen zum sanften Einreiben lokal bei Krampfadern, Venenentzündung.

1–2 Tropfen zum Einreiben lokal auf der Haut bei Akne, eitrigen Wunden, Frostbeulen, Fußschweiß, Hautentzündung, Hautreizung, Haut- und Nagelpilz, Juckreiz und Nachtschweißen.

2–3 Tropfen zum Einreiben und für Kompressen bei Bindegewebsschwäche.

1–2 Tropfen zum Einreiben lokal in die Haut bei Hautentzündungen, Herpes und Insektenstichen.

1–2 Tropfen zum Einreiben bei Fieber, Migräne, Schwindelgefühl, nervösen Spannungen, nervös bedingten Kopfschmerzen und Wetterfühligkeit.

70 Heilsteine

(T = Therapie-Stein, W = Wellness-Stein)

Achat W

Siliziumdioxid

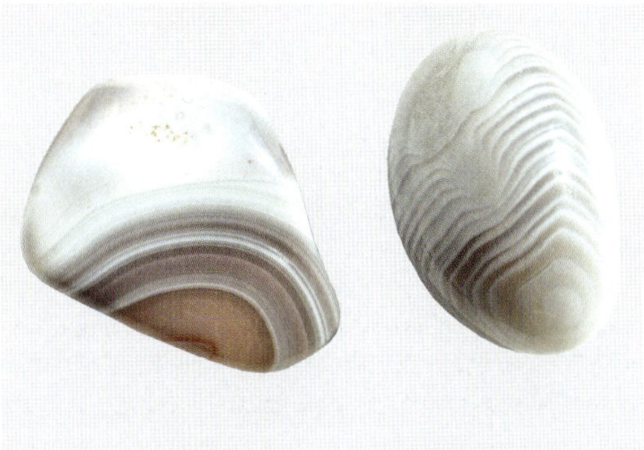

Achat sollte, wenn keine Signatur angegeben ist, gleichmäßig gebändert sein. In Situationen, die sich in seiner Signatur als Eigenschaft der Erkrankung zeigen, kann er eingesetzt werden. Damit ist der Achat ein universell einsetzbarer Heilstein, wenn seine Signatur stimmt.

Körperlich: beruhigt, schützt und regeneriert die Haut, stärkt die Verdauung und reguliert die Ausscheidung; stabilisiert das Immunsystem; regeneriert alle aus mehreren Gewebeschichten bestehenden Organe; wirkt auf jenes Organ und hilft gegen jene Erkrankung, an welche er durch seine Erscheinung erinnert.

Seelisch: vermittelt Schutz, Sicherheit und Geborgenheit; stärkt mittelfristig das Selbstvertrauen durch größere Unabhängigkeit von Bewertungen anderer; fördert den Rückzug und die Verinnerlichung, stabilisiert psychisch und richtet die Aura aus; regt die Bilderwelt an; macht jedoch realistisch und hilft Probleme pragmatisch und möglichst einfach zu lösen; hilft, sich auf Wesentliches zu beschränken und Ablenkungen zu ignorieren.

Ägirin T

Natrium-Eisen-Kettensilikat

Körperlich: wirkt erfolgreich bei Nerven-, Knochen- und Muskelschmerzen, insbesondere bei Schmerzen der Lendenwirbelsäule und der Schultern; lindert Verspannungen; entlastet bei Fersensporn; entstört Narben; reduziert Überreaktionen des Immun- und Hormonsystems.

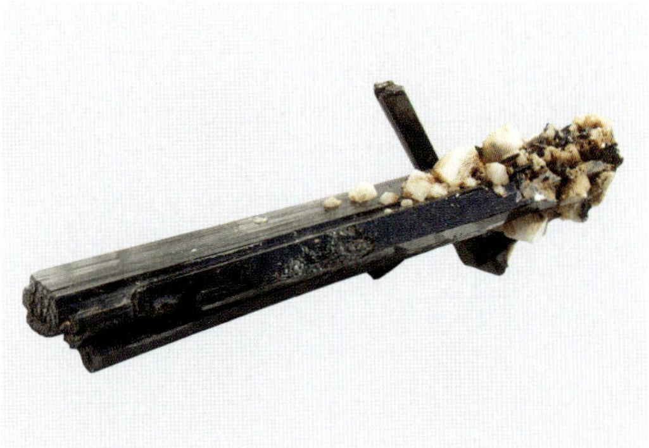

Seelisch: gibt die Stärke, sich vom Gruppenzwang zu befreien; kann blockierte Gefühle lösen sowie eigene Einstellungen überprüfen und akzeptieren helfen; kann gegen Mobbing eingesetzt werden; hilft, ehrlich zu sich zu stehen.

Amazonit W

Kalium-Alumo-Gerüstsilikat

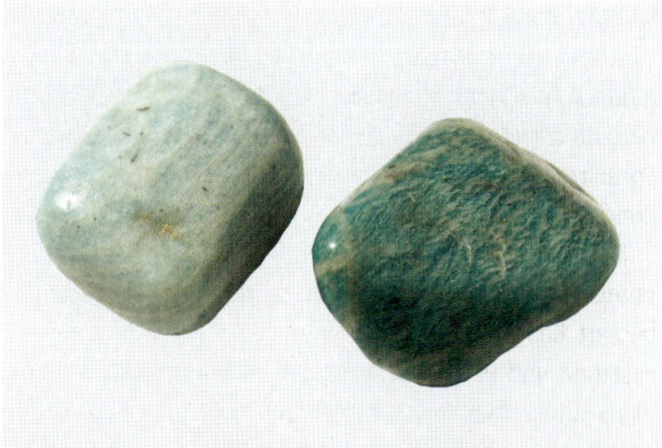

Körperlich: wirkt kühlend und abschwellend, wirkt krampflösend, insbesondere bei Geburtsschmerzen und Menstruationsbeschwerden; fördert die Öffnung des Muttermunds bei schwierigen Geburten; mildert Herzrhythmusstörungen; bessert die Rekonvaleszenz bei schweren Erkrankungen.

Seelisch: löst durch Trauer und Kummer verursachte Blockaden, gleicht Stimmungsschwankungen aus und wirkt bei depressiver Verstimmung Opferhaltungen entgegen.

Amethyst W

Siliziumdioxid

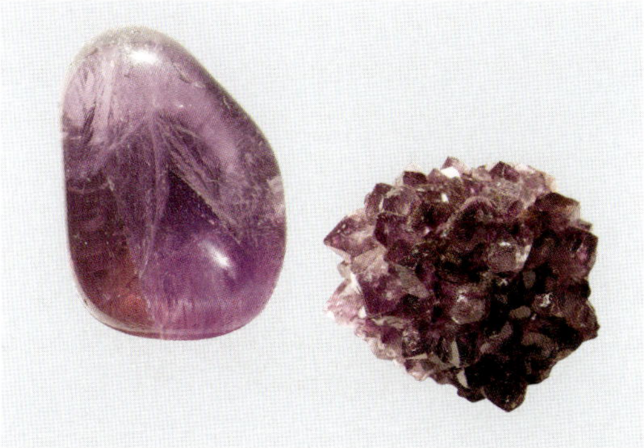

Heller Amethyst ist eher auf sanftere Art klärend, dunkler reinigt auf intensivere Weise und wirkt bei heftigeren Schmerzen. Das Ausstreichen mit einem oder zwei handgroßen Drusenstücken ist eine universelle Behandlung, die nahezu jeder therapeutischen Anwendung vorausgehen kann. Mit einem Zentimeter Abstand zum Körper wird langsam das Drusenstück von der Stirn aus über das Haupt nach unten geführt, als wollte man den Partner kämmen. Die Vorstellung, dass energetische Schlacken weggebürstet werden, unterstützt die klärende Anwendung, die ca. 10- bis 15-mal wiederholt wird.

Körperlich: reinigt die Haut; hilft bei Erkrankungen der Atemwege und der Lunge, besonders am Anfang einer Erkältung; lindert Kopfschmerzen und Nervenschmerzen; unterstützt die Darmtätigkeit, hilft bei Störungen der Darmflora; mildert Menstruationsbeschwerden und Hitzewallungen; lindert Blutergüsse, Prellungen und Zerrungen; angezeigt bei Sprachschwierigkeiten nach einem Schlaganfall; bessert tränende Augen.

Seelisch: stärkt die Willenskraft; hilft, in eine Lernstimmung zu kommen, stärkt den analytischen Verstand; verbessert Konzentrations- und Lernschwäche, mildert Angstzustände und Prüfungsängste; hilft Trauer und Verluste zu überwinden; fördert einen ruhigen Schlaf, unterstützt das Traumerleben; verhindert das Übernehmen von unbewussten Mustern und Energien anderer Menschen.

Antimonit T

Antimon-Sulfid

Beim Auflegen von Antimonit auf die Haut zur Vermeidung von Reizungen eine Baumwollzwischenschicht verwenden, ins Heilsteinwasser nicht direkt einlegen, sondern mit Bergkristall einleiten.

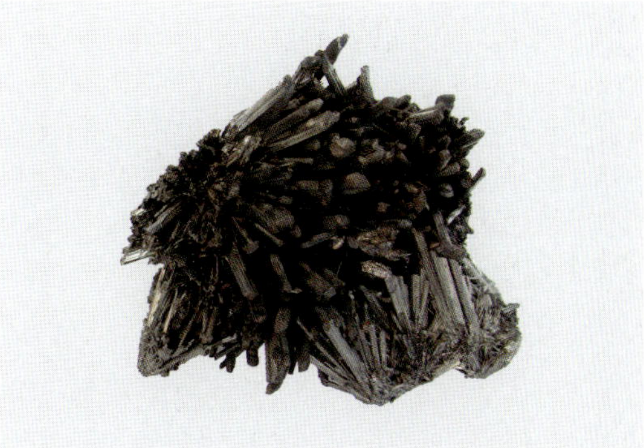

Körperlich: fördert die Wundheilung; lindert Schwellungen und juckende Hautausschläge; reguliert die Verdauung; lindert Übelkeit und Erbrechen; fördert die Ausscheidung von Schwermetallen; bessert Zahnfleischbeschwerden.

Seelisch: verleiht Durchhaltevermögen und Disziplin; ermöglicht, eigene Emotionen zu kontrollieren; fördert das Loslassen schwieriger Gefühle und den Verzicht auf Ersatzhandlungen; unterstützt sachliches, rationales Denken.

Apatit W

Calcium-Fluor/Hydroxid/Phosphat

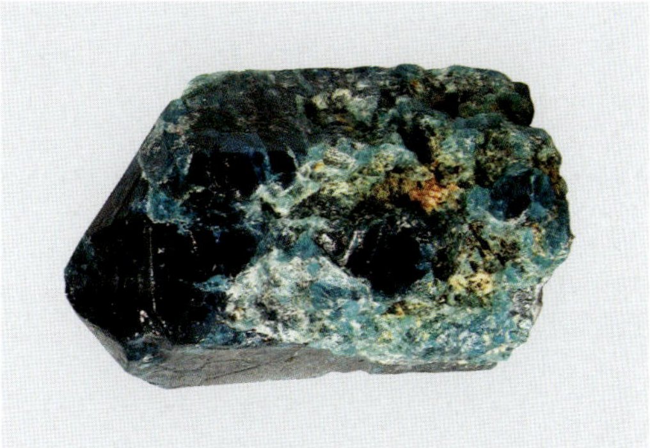

Bei allen Knochenerkrankungen der wichtigste Stein. Die gelbe Farnvariation wirkt auf Knochen und Knorpel am besten.

Körperlich: fördert Knorpel, Knochen- und Zahnbildung; hilft bei Knochenbrüchen, Arthrose, Osteoporose und Rachitis; wirkt aufbauend und kräftigend; stärkt das Bindegewebe; mobilisiert Energiereserven, hilft bei Erschöpfungszuständen.

Seelisch: motiviert und erfrischt bei Lethargie; hilft, Lustlosigkeit und geistige Trägheit zu überwinden und seine Lebenskraft sinnvoll zu kanalisieren.

Apophyllit W

Kalium-Calcium-Fluor/Schichtsilikat-Hydrat

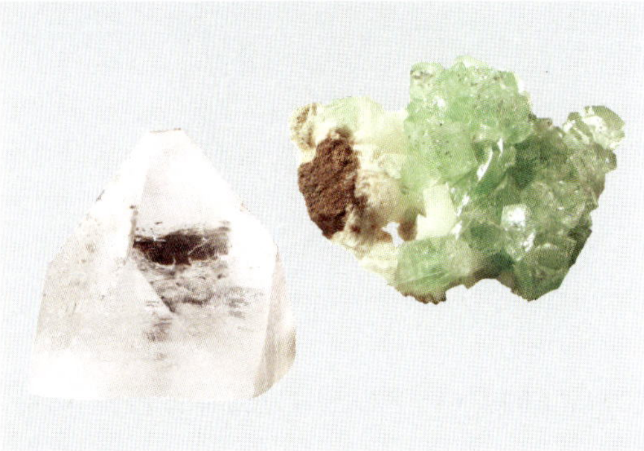

Als »Loslassstein« mit der wichtigste Stein bei Beklemmungen.

Körperlich: verbessert nervöse und allergische Haut-, Schleimhaut- und Atemwegserkrankungen sowie Asthma.

Seelisch: deckt Zwanghaftigkeit und Unaufrichtigkeit auf; hilft bei Schuldkomplexen, Ängsten aller Art; fördert gleichzeitig Einfachheit und Selbstvertrauen.

Aquamarin W

Eisenhaltiges Beryllium-Aluminium-Ring-Silikat

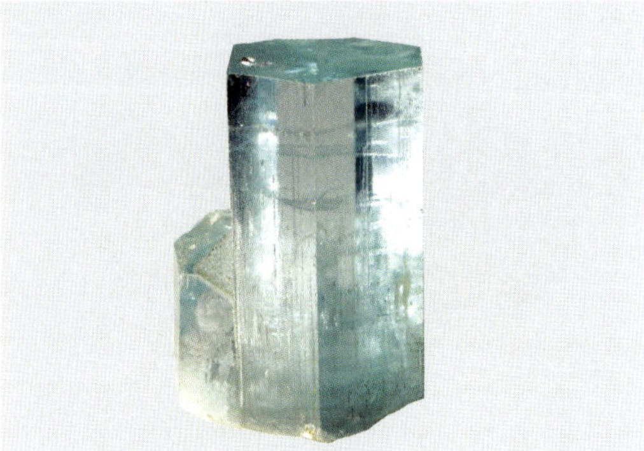

Körperlich: baut Lymphknotenschwellungen und Ödeme ab; lindert Autoimmunerkrankungen und allergische Reaktionen, insbesondere Heuschnupfen; bessert Augenermüdung und stärkt die Sehkraft; reguliert Schwankungen im Hormonhaushalt besonders der Schilddrüse.

Seelisch: unterstützt die Zielfindung und die innere Ausrichtung dazu; bessert Antriebslosigkeit und stärkt die Motivation; fördert Ausdauer und Effizienz; wird gegen Ängste, Depressionen und Stimmungsschwankungen eingesetzt.

Aragonit W

Calcium-Karbonat

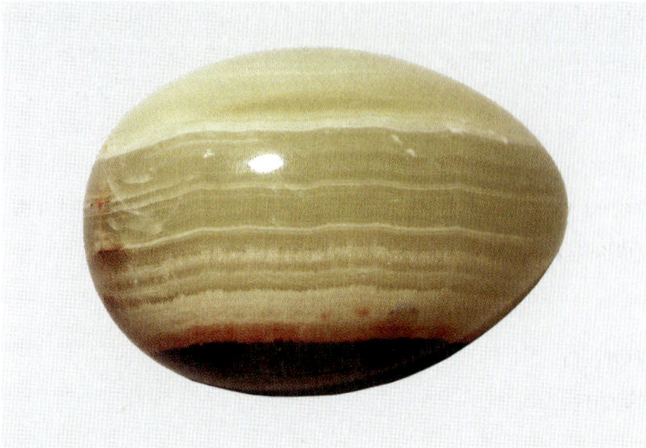

Der gelbgestreifte Aragonit ist der beste Stein bei Meniskus- und Bandscheibenbeschwerden.

Körperlich: mobilisiert die Gelenke, fördert allgemein die Beweglichkeit, hilft bei degenerativem Rheuma; regeneriert die Bandscheiben; reguliert den Calciumstoffwechsel; stärkt das Immunsystem.

Seelisch: hilft bei Überforderung, sich realistische Etappenziele zu setzen und Erfolge besser zu würdigen; hilft, psychische und mentale Stabilität zu erlangen.

Aventurin W

Fuchsithaltiges Siliziumdioxid

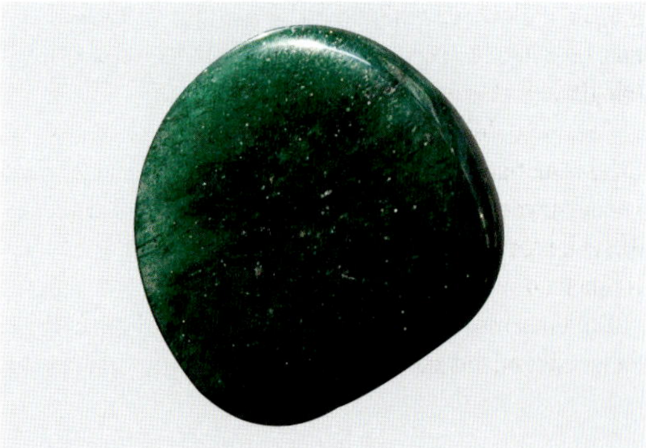

Körperlich: hilft bei juckenden oder schuppenden Hauterkrankungen und allergischen Erscheinungen; baut Nierensteine langsam ab; regt den Fettstoffwechsel an und senkt den Blutcholesterinspiegel; beugt Arteriosklerose und Herzinfarkt vor; normalisiert zu niedrigen Blutdruck; steigert die Abwehrkräfte des Immunsystems; fördert die Entgiftung und Entsäuerung des Bindegewebes; wirkt stark reizlindernd und entzündungshemmend; regt die Nieren an; bessert Nebenhöhlenentzündung; hilft bei Sonnenunverträglichkeit, Sonnenstich und Strahlenbelastung.

Seelisch: stabilisiert inneres Gleichgewicht und schenkt ein »dickeres Fell«; fördert die Selbstbestimmung; ermöglicht durch eigenen nüchternen Standpunkt größere Toleranz und Akzeptanz anderer Meinungen; hält geistig beweglich; erleichtert das Fällen von Entscheidungen; hilft als Schutzstein sich abzugrenzen; macht dennoch kompromissbereit und flexibel; hilft, Stress, Druck und hohe Anforderungen zu ertragen.

Baryt T

Barium-Sulfat

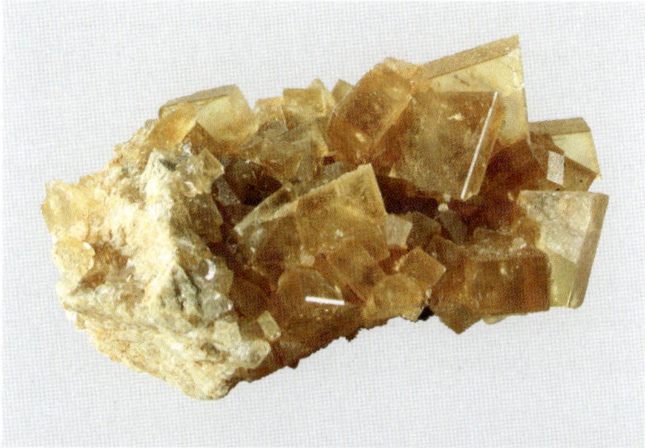

Körperlich: mildert Halsentzündungen mit geschwollenen Mandeln; regeneriert entzündete Haut nach Verbrennungen; mildert Lymphknotenschwellungen im Ohrbereich; hilft bei altersbedingtem Gehirnabbau und wird bei gerontologischen Störungen eingesetzt.

Seelisch: hilft bei Kummer und der Bewältigung von Krisensituationen; unterstützt die Beseitigung von Zwangsvorstellungen; stärkt das Gedächtnis und die Vitalität auch im Alter; fördert Selbstvertrauen und Motivation, baut Schüchternheit ab.

Der Einsatz von Baryt gegen Elektrosmog ist innerhalb der Steinheilkunde umstritten.

Bergkristall W

Siliziumdioxid

Bergkristall ist der »universellste« Heilstein. So wenig Krankheiten es gibt, die nicht mit diesem vielseitigen Heilstein behandelt werden können, so wenige gibt es, die sich nicht gezielter mit anderen Steinen therapieren ließen. Je klarer der Bergkristall, um so stärker ist seine Wirkung; wenn Kristalle verwendet werden, dann sollten sie nicht nachgeschliffen sein.

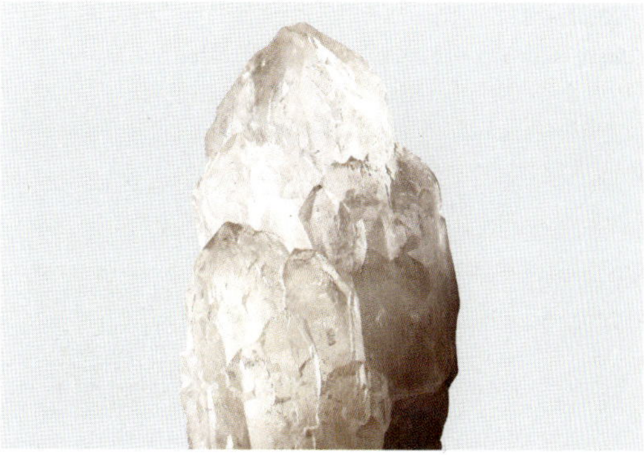

Bergkristall kann durch Kieselsäuregel ersetzt werden, siehe Seite 31.

Körperlich: vitalisiert bei allen Energiemangelsymptomen; kühlt bei Verbrennungen und Sonnenbrand; stärkt die Sehkraft; hilft bei Augenerkrankungen; stärkt das Bindegewebe; bessert Schmerzzustände nach Entzündungen; wird zur Narbenentstörung eingesetzt.

Seelisch: klärt und verstärkt vorherrschende Gefühle und Gedanken; lenkt und speichert körperliche und psychische Energie; fördert Wahrnehmung, Selbsterkenntnis, Realitätssinn und Klarheit; wirkt gegen Überempfindlichkeit, Selbstmitleid, Verdunkelung des Gemüts, Zerstreutheit und Reizbarkeit.

Bernstein W

Fossiles Harz

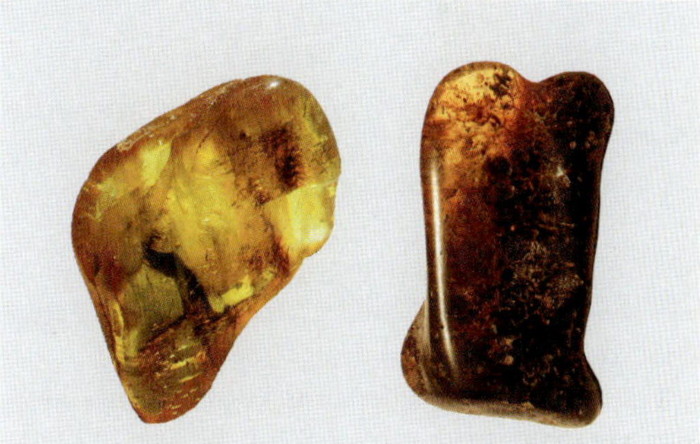

Der wichtigste Stein für Kleinkinder.

Körperlich: lindert alle leichten Beschwerden, bessert stoffwechselbedingte Erkrankungen der Haut, Schleimhäute, Atemwege und des Verdauungstraktes; erleichtert das Zahnen der Kleinkinder; bessert kalte Füße oder Hände; hilft bei psychosomatischen Beschwerden und Magersucht; erleichtert Menstruationsbeschwerden und Hitzewallungen; hilft bei leichtem Diabetes.

Seelisch: entspannt und löst, hellt das Gemüt auf, vermittelt Fröhlichkeit und Sorglosigkeit; hilft bei Antriebslosigkeit; wirkt gegen mangelndes Selbstbewusstsein, Stottern und schenkt Glauben an die eigene Kraft zur Lebensbewältigung und Urvertrauen.

Cavansit T

Calcium-Vanadit/Schicht-Silikat-Hydrat

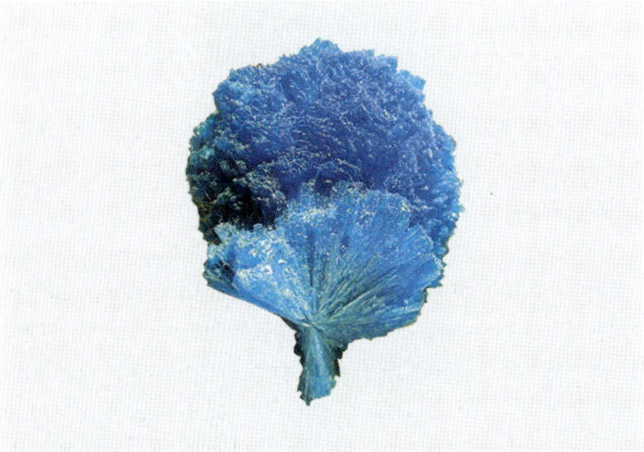

Körperlich: hemmt Entzündungen; regt Entgiftungsprozesse an; lindert Schmerzen im gesamten Kopfbereich, sehr wichtig bei Erkrankungen des Ohres; stärkt die Sehkraft, spendet frische Lebensenergie; lindert Nieren- und Blasenbeschwerden.

Seelisch: hilft Ängste und Hemmungen abzubauen; fördert die Konzentration sowie Lern- und Erkenntnisfähigkeit; bringt Spontaneität und emotionale Offenheit bei hohem Konfrontationsvermögen.

Chalcedon W

Wasserhaltiges Siliziumdioxid

Wenn im Text keine Farbvarietät genannt wird, ist der blaue oder blaugebänderte Chalcedon gemeint. Er ist neben Bergkristall der Stein mit der breitesten Wirkung.

Chalcedone wirken auf die Schleimhäute des Hals-Nasen-Ohren-Bereichs, der Bronchien, des Magens, der Milz und Bauchspeicheldrüse sowie auf die Lymphe und alle Sinnesfunktionen. Die rosa Varietät besitzt darüber hinaus eine feminine Note.

Körperlich: wirkt kühlend und fiebersenkend, entspannend auf Muskulatur und Atmung, blutdrucksenkend und Lymphflussanregend; bessert Entzündungen; lindert grippale Infekte, behebt Probleme des Halses und der Stimme; unterstützt die Milchbildung stillender Müttern am besten, beugt Entzündungen der Brust vor; stärkt die Nerven; einzusetzen

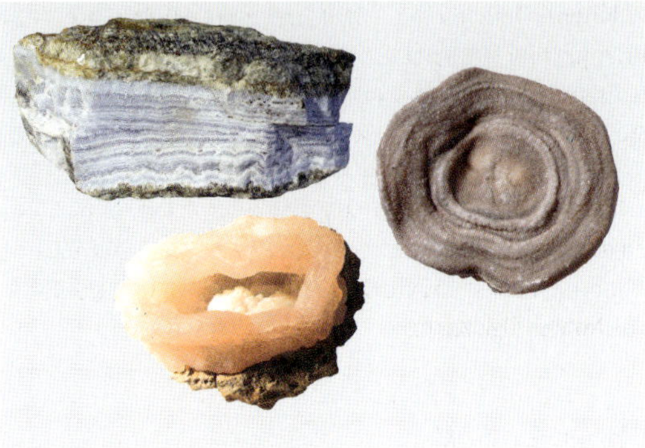

bei beginnendem Diabetes; lindert Ohrenschmerzen und Tinnitus; löst Magenkrämpfe; senkt Fieber bei eiternden Wunden; lindert Heiserkeit; hemmt Gelenk- und Sehnenscheidenentzündungen.

Insbesondere der rosa Chalcedon regt die Milchbildung stillender Mütter an; bessert Herzneurosen und Herzbeschwerden; hilft je nach Signatur bei Erkrankungen der Schleimhäute, der weiblichen Geschlechtsorgane. Bei Angabe der Farbvariation rosa hat dieser Heilstein die optimale Wirkung. Die blauen Varietäten können jedoch ebenso bei etwas schwächerer Wirkung eingesetzt werden.

Seelisch: fördert Rede- und Gedankenfluss, den Selbstausdruck, das Verständnis und die Aufnahmefähigkeit; gibt Gelassenheit und Offenheit.

Insbesondere der rosa Chalcedon muntert bei Lustlosigkeit und Liebeskummer auf; fördert Feinsinn und Herzlichkeit.

Ausschließlich der rote Chalcedon verändert und verbessert unkontrolliertes Essverhalten und mindert den Appetit; intensiviert Emotionen.

Charoit T

Kalium-Natrium-Calcium-Hydroxid/-Schichtsilikat-Hydrat

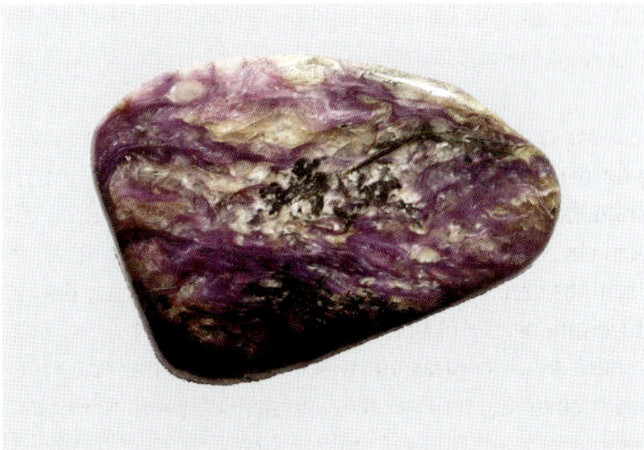

Körperlich: fördert einen basischen Stoffwechsel; löst Krämpfe und Schmerzen; beruhigt die Nerven in Gefahrensituationen; mildert vegetative Störungen; stärkt das Immunsystem; gibt körperliche Kraft; unterstützt bei der Krebsbehandlung die Verträglichkeit der Chemotherapie.

Seelisch: fördert erholsamen Schlaf mit intensiven Träumen; hilft, Unsicherheit und existentielle Ängste aufzulösen; fördert die Konzentrations- und Konfliktfähigkeit; gibt Kraft, das Notwendige zu tun.

Chrysokoll W

Kupfer/Aluminium-Hydrogen-Ringsilikat-Hydrat

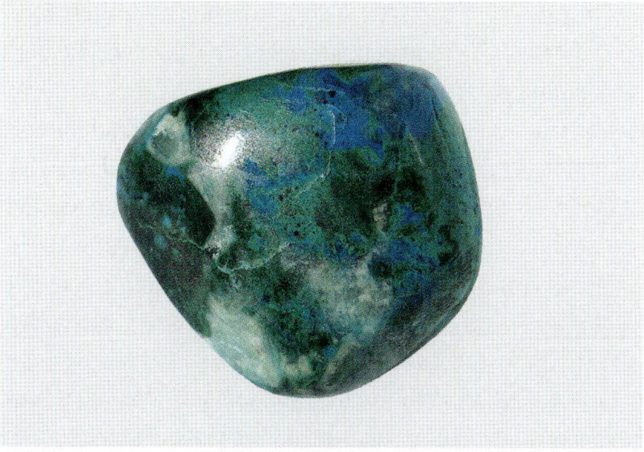

Der vernünftigere und sanftere Malachit.

Körperlich: entkrampft bei Menstruationsbeschwerden; senkt erhöhten Blutdruck; beschleunigt die Heilung von Brandwunden; hemmt Entzündungen; senkt Fieber bei Atemwegsinfektionen; beruhigt überreizte Nerven; bessert das Wachstum bei Kleinkindern, stimuliert die Entgiftung.

Seelisch: wirkt psychisch ausgleichend; nimmt Angst- und Schuldgefühle, harmonisiert zwischen Pflicht und Neigung; hilft gegen Gereiztheit, Nervosität und Übergenauigkeit.

Chrysopras W

Nickelhaltiges Siliziumdioxid

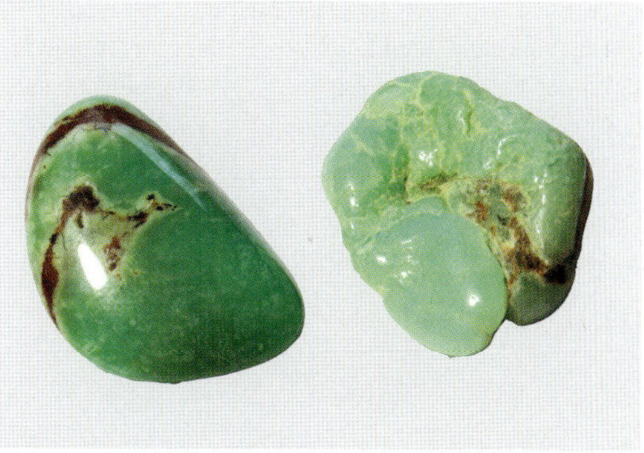

Körperlich: regt intensiv den Lymphfluss und die Entgiftung des Bindegewebes an; reduziert Ödeme und bessert Krampfadern; lindert Hautallergien und Neurodermitis; wirkt bei Lebererkrankungen; fördert die Fruchtbarkeit der Frau nach Absetzen der Pille; löst Menstruationskrämpfe, lindert Hitzewallungen und Herzbeschwerden.

Seelisch: stoppt ständig wiederkehrende Albträume; hilft ängstlichen Kindern, nachts durchzuschlafen; stärkt das Selbstvertrauen und das kindliche Urvertrauen.

Citrin W

Siliziumdioxid

Körperlich: fördert das zentrale Nervensystem; unterstützt Milz, Magen und die Bauchspeicheldrüse; wirkt bei Diabetes; bessert Durchblutungsstörungen; verbessert das Hautbild; hemmt Arthritis und Gelenkentzündungen; hilft bei Wechseljahrbeschwerden; bessert Bettnässen; lindert Wetterfühligkeit und Kälteempfindlichkeit.

Seelisch: macht extrovertiert und dynamisch; kultiviert männliche Charakterzüge, verbessert die Konzentration, das Auffassungsvermögen und die Intelligenz; behebt depressive Verstimmungen; mildert Prüfungsangst; gibt Selbstvertrauen und neuen Lebensmut.

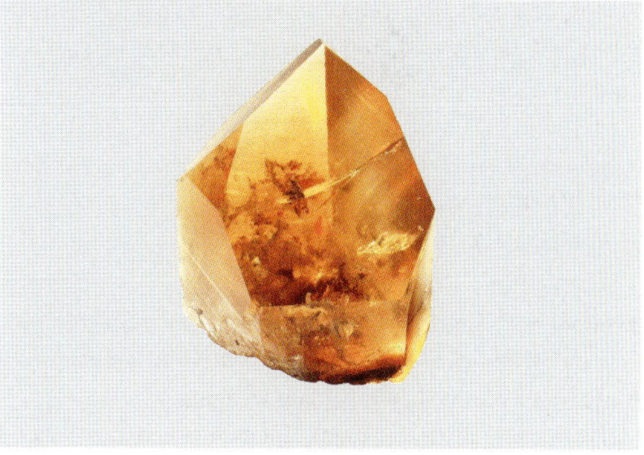

Covellin T

Kupfer-Sulfid

Körperlich: regt die Magensäure an; wirkt unterstützend bei Magersucht; schafft ein positives Verhältnis zur Sexualität, zum eigenen Körper und zum Essen; verbessert Beweglichkeit und den Muskeltonus; entgiftet das Bindegewebe und tiefe Hautschichten; fördert harmonisches Zellwachstum; un-

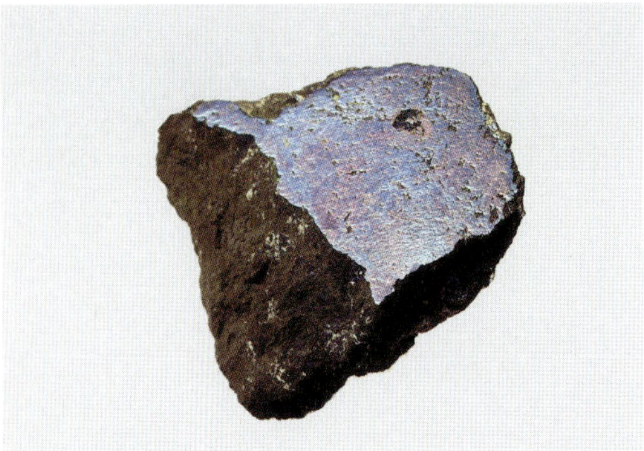

terstützt bei Krebstherapien das harmonische Zellwachstum.

Seelisch: fördert Selbsterkenntnis; ermöglicht, sich selbst so anzunehmen und zu lieben, wie man ist; hilft, lebensbejahende Ideale zu entwickeln.

Diamant T

Kohlenstoff

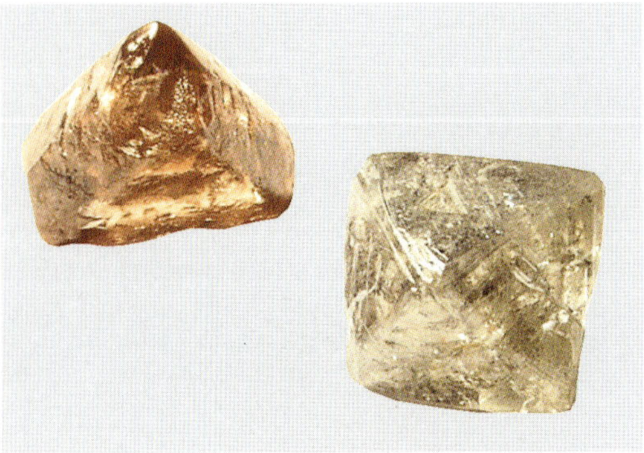

Macht Menschen mit hartem Charakter noch unbeugsamer.

Körperlich: wirkt entzündungshemmend, immunstärkend und entgiftend, hilft, bereits entstandene Ablagerungen in den Gefäßen wieder aufzulösen; senkt erhöhten Blutcholesterinspiegel; verbessert die Nervenregeneration nach einem Schlaganfall; bessert Gleichgewichtsstörungen; stärkt die Sehkraft; mildert Kopfschmerzen; hilft bei Blasenschwäche und Prostataerkrankungen; bessert die Schilddrüsenunterfunktion.

Seelisch: fördert die Bewusstheit, den Willen und die Konzentration; stärkt den Charakter; unterstützt bei Erinnerungsschwäche und Erschöpfung; lindert Angstzustände; hilft, Trauer besser zu verarbeiten; steigert das Selbstwertgefühl; hilft, Krisen zu bewältigen, die Ursache von Problemen zu durchschauen und konsequent zu lösen.

Disthen (Cyanit) T

Aluminiumoxid/Inselsilikat

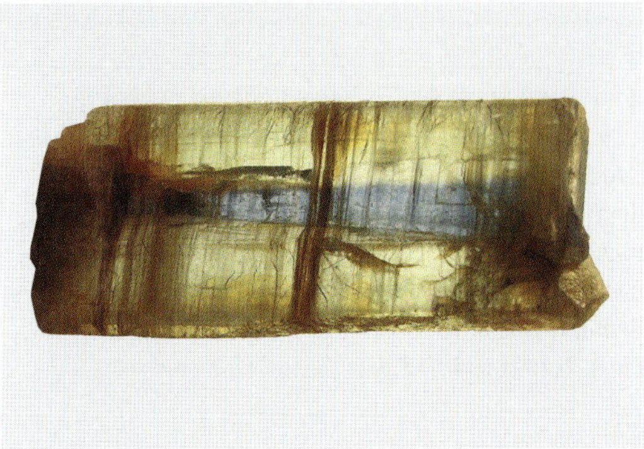

Körperlich: lindert Irritationen der Nerven und hilft, Gesehenes besser zu erkennen, lindert asthmatische Erscheinungen; beseitigt Räuspern, Heiserkeit und Schluckbeschwerden; stärkt das motorische Nervensystem, bessert die Koordination, Feinmotorik und die Beweglichkeit der kleinen Gelenke; synchronisiert die Gehirnhemisphären.

Seelisch: unterstützt geistige Beweglichkeit, Intelligenz und Intuition; hilft Wissen auch bei inneren Widerständen aufzunehmen; erhöht die Lernleistung; ermöglicht, sich verbal besser mitzuteilen und auch in Stresssituationen die Nerven zu bewahren.

Dolomit W

Calcium-Magnesium-Carbonat

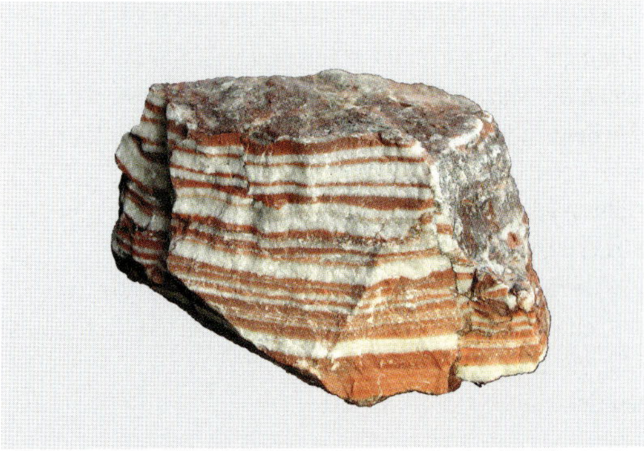

Wichtiger Stein bei Muskelkrämpfen.

Körperlich: hilft, überschüssige Säuren zu neutralisieren; beruhigt Sodbrennen und Magenbeschwerden; wirkt krampflösend auf die willkürliche Muskulatur; baut Blutzellen, Haut, Knochen und Muskulatur auf; bessert atrophische Hauterkrankungen, bringt Stoffwechselfunktionen ins Gleichgewicht;

hilft bei häufigen Kopfschmerzen durch Stress und Verspannungen; fördert den Magnesiumstoffwechsel; löst Wadenkrämpfe, Kopfschmerzen und Koliken; verdünnt das Blut und vermindert die Thrombosebildung; erweitert die arteriellen Gefäße; aktiviert den Fettstoffwechsel; senkt den Blutcholesterinspiegel; beugt Arteriosklerose und Herzinfarkt vor.

Seelisch: verbessert die Konzentration; nimmt Angst, Druck und Nervosität; hilft, seelische Verstimmungen zu mildern; macht gelassen bei Reizbarkeit und Empfindlichkeit; hilft, Ziele leichter und spielerischer zu erreichen; hilft, seinen Lebensrhythmus zu finden; wirkt ausgleichend auf das Gemüt und lässt akute Versagensangst überwinden; fördert die Selbstverwirklichung auf bodenständige Weise.

Dumortierit W

Aluminium-Hydroxid/Bor/Inselsilikat

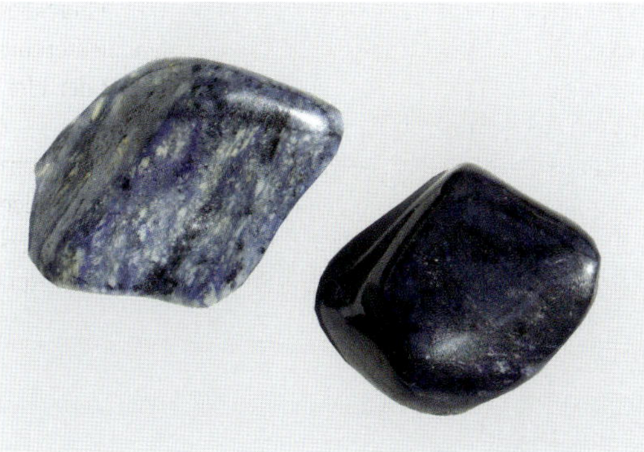

Der sogenannte Take-it-easy-Stein.

Körperlich: bessert Magenbeschwerden; lindert Hautreizungen und -entzündungen; wirkt fieber- und blutdrucksenkend; beugt epileptischen Anfällen vor; bessert Ödeme der Beine und Krampfadern; mildert Schilddrüsenüberfunktion; schmerzlindernd bei Koliken und Migräne; vermittelt während der Entwöhnungsphasen einer Sucht Zufriedenheit; fördert das Einschlafen und die Erholung.

Seelisch: entspannt und beruhigt; bessert Konzentrationsschwäche; lässt Stress und Zwanghaftigkeit ableiten; hilft, soziale Bindungen aufzubauen und zu erhalten; vermittelt Gelassenheit und Toleranz.

Fluorit W

Calcium-Fluorid

Fluorit hilft, Ordnung zu schaffen und zu bewahren.

Körperlich: regeneriert Haare, Nägel, Zähne, Knochen, Schleimhäute und Bindegewebe; korrigiert Verhärtung wie

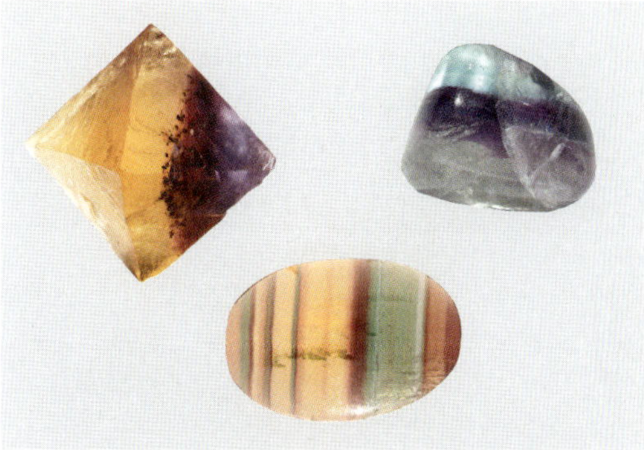

auch Erschlaffung; unterstützt eine gute Körperhaltung; mildert Asthma und Allergien; bessert Gelenkentzündungen; stärkt das zentrale Nervensystem und die Großhirnrinde; unterstützt die Entschlackung und Entgiftung des Bindegewebes und regt dessen Stoffwechsel an.

Seelisch: hilft Zwangsdenken, angstbesetzte Vorsicht und Humorlosigkeit zu überwinden; stärkt die Konzentration; hilft, beim Lernen große Wissensmengen aufzunehmen und mit Überblick zu verwalten; hilft, Konzeptionen zu erfassen und den Realitätsbezug zu bewahren.

Gagat T

Bitumenreicher Kohlenstoff

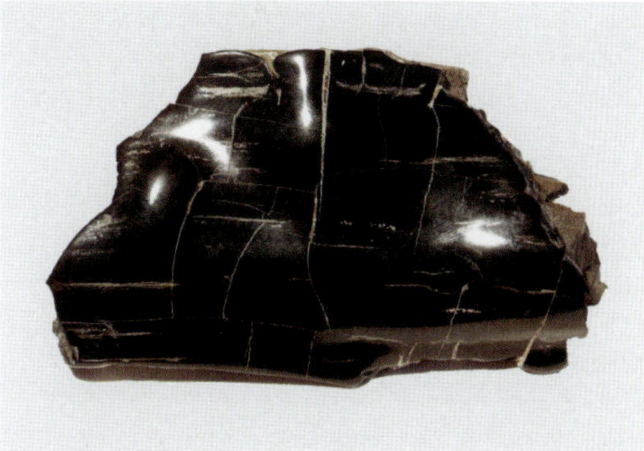

Der Heilstein bei allen Fäulnisprozessen und Problemen im Mundbereich.

Körperlich: lindert Zahnfleischentzündung, verbessert Mundgeruch; unterstützt die Lösung von Kieferverspannungen und Zähneknirschen; erleichtert das Zahnen; hilft bei schlecht heilenden Wunden, auch bei Pilzbefall; bessert Durchfall und Darmbeschwerden; senkt Fieber; wirkt entzündungshemmend bei Arthritis; verbessert die Beweglichkeit von Gelenken und Rückgrat.

Seelisch: heilt sanft Verluste, Trauer und Kummer; erleichtert Melancholie, Stimmungsschwankungen und instabile psychische Zustände.

Granat T

Aluminium-Beryllium-Inselsilikat

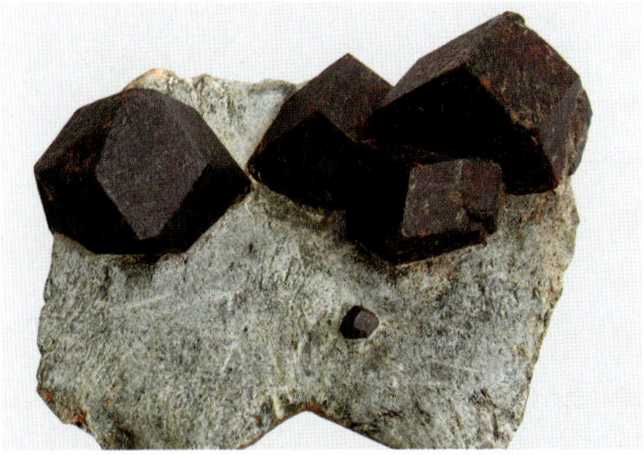

Ein idealer Stein zur Krisenbewältigung. Rote Granate fördern eine aktive Sexualität und regen die Blutbildung und den Blutfluss an. Grüne Granate regen die Nierentätigkeit, die Entgiftung des Bindegewebes sowie den Fettstoffwechsel an und wirken entzündungshemmend.

Körperlich: steigert die körperliche Leistungsfähigkeit und Widerstandskraft; bessert die allgemeine Konstitution und Ausdauer; verbessert das Körperbewusstsein.

Seelisch: hilft, Blockaden und Tabus zu überwinden, fördert die Reifung der Persönlichkeit sowie Eigenverantwortung und Hilfsbereitschaft mit melancholischen Zügen.

Halit, klares Kristallsalz W

Natrium-Chlorid

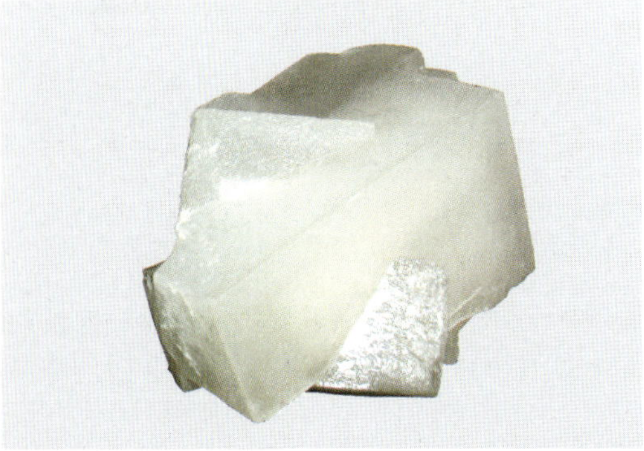

Körperlich: harmonisiert das vegetative Nervensystem, aktiviert den Kreislauf, schützt den Körper vor schädigenden Einflüssen wie Mobilfunkstrahlung; stärkt auf zellulärer und energetischer Ebene; gleicht Überschüsse oder Mangel von Lebensenergie aus, wirkt allgemein kühlend.

Seelisch: neutralisiert negative Emotionen; hellt das Gemüt auf; wirkt stark antidepressiv; verbessert das Erinnerungsvermögen; steigert die Konzentration; hilft, in schwierigen zwischenmenschlichen Situationen neutral zu bleiben; reinigt und schützt die Atmosphäre eines Raumes.

Heliotrop W

Eisenhaltiges Siliziumdioxid

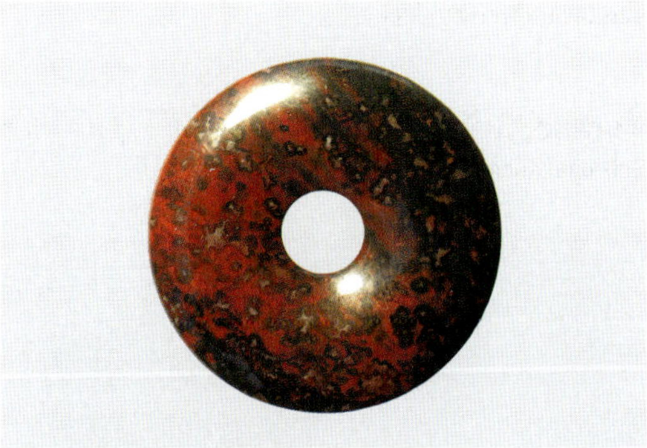

Wichtiger Stein bei allen Entzündungen und Immunstörungen.

Körperlich: regt die Durchblutung an; hemmt Entzündungen bei eitrigen Prozessen; stärkt die unspezifische Immunabwehr; bessert alle Herz- und Blasenbeschwerden, Erkältungs- und Infektionskrankheiten; hilft, bei rheumatischen Erkrankungen weitere Ablagerungen in den Gefäßen zu verhindern.

Seelisch: verbessert die Konzentrationsfähigkeit; bessert Abgespanntheit, Müdigkeit, Gereiztheit, beruhigt bei Nervosität, mindert Aggressionen und steigert die psychische Belastbarkeit.

Klinoptilolith W

Alumo-Gerüstsilikat, Zeolith-Familie

Körperlich: stabilisiert die Gefäßwände und Stützstrukturen; regeneriert Funktionsgewebe der Organe; hilft, körperlich beweglich und leistungsfähig zu bleiben; unterstützt zelluläre Stoffwechselprozesse und die Nährstoffresorption.

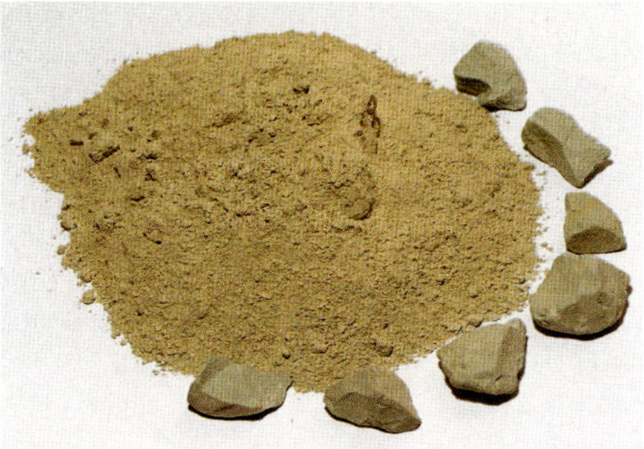

Seelisch: wirkt gegen depressive Verstimmung und motiviert; verleiht gutes Gefühl für körperliche Bedürfnisse; hilft, geistig beweglich zu bleiben.

Koralle, weiß W

Siliziumoxidhaltiges Calcium-Karbonat

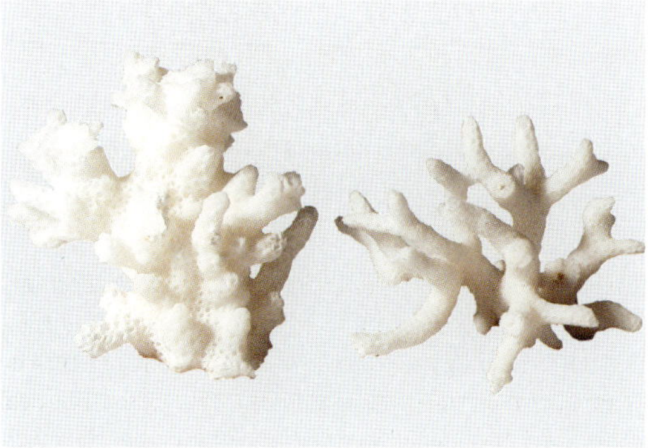

Körperlich: vertieft die Atmung und verbessert die Sauerstoffaufnahme, beugt Atemnot vor; optimiert die Nährstoffresorption; stärkt die Darmfunktion; fördert taktiles Geschick und Koordination; aktiviert die Bildung der weißen Blutkörperchen im Knochenmark; verbessert die Stützstrukturen des Knochens und lockert die Muskulatur; stärkt Herz und Kreislauf; verbessert die Kontraktionen der Blutgefäße; verbessert die Stabilität der Knochen und lockert die Muskulatur; regt die Tätigkeit des Dickdarms an, beugt Atemnot vor.

Seelisch: hilft, größere Zusammenhänge ins Bewusstsein einzubeziehen; sorgt für eine konstruktive und optimistische Einstellung; lindert seelische und soziale Spannungen und Ängste; stärkt den Selbstausdruck.

Kunzit T

Lithium-Aluminium-Kettensilikat

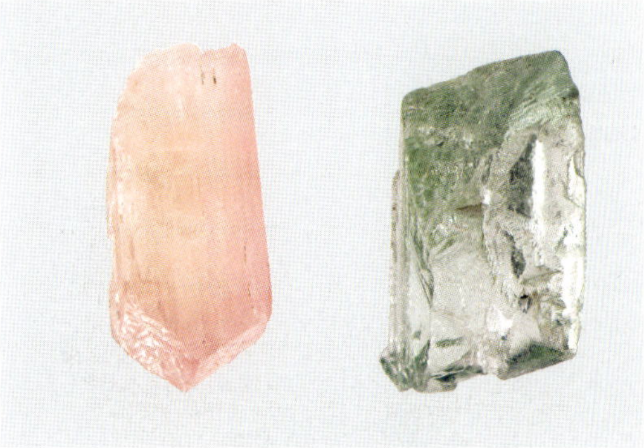

Der rosa Kunzit kann häufig durch seinen Bruder, den grünen Hiddenit, ersetzt werden.

Kunzit und Sugilith sind die wichtigsten Steine bei Nervenschmerzen.

Körperlich: lindert Schmerzen bei Muskelverhärtungen, Nerven- und Sehnenscheidenentzündung und Rückenschmerzen; vorbeugend gegen Thrombose; reguliert die Schilddrüsentätigkeit; bessert die Blutversorgung und die Reizleitung des Herzens.

Seelisch: macht geistesgegenwärtig und stärkt die Gedächtnisleistung; hilft, innere Widerstände und Stolz zu überwinden, sowie bei der Erfüllung unangenehmer, aber notwendiger Aufgaben; stärkt die Nerven bei großer Belastung; ermöglicht, schlagfertig und selbstbewusst zu handeln.

Labradorit W

Natrium-Calcium-Alumo-Gerüstsilikat

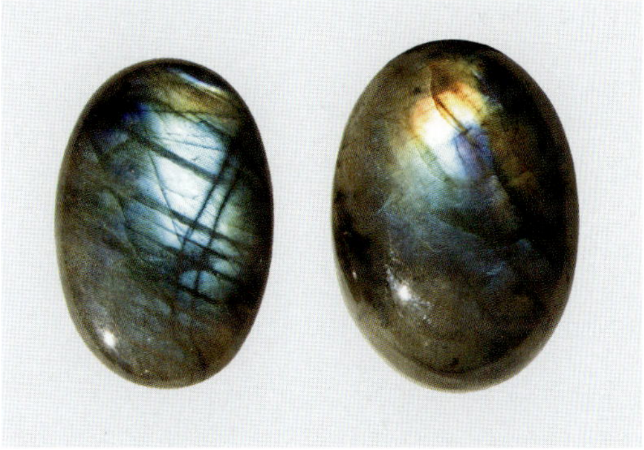

Körperlich: wirkt ausgleichend auf Kreislauf und Herzrhythmus, regt die Nierentätigkeit an; bessert Schmerzen im Skelettsystem und an der Wirbelsäule; mindert Kälteempfindlichkeit und Wetterfühligkeit; bessert Atemwegs- und Herzerkrankungen; hilft bei vielen allergischen, entzündlichen und schuppigen Hautveränderungen.

Seelisch: wirkt gegen Ängste; macht besinnlich und leicht introvertiert; stärkt das Erinnerungsvermögen, ermöglicht, tiefe Gefühle zu empfinden, verhilft zu tiefem Schlaf mit erinnerbaren Träumen.

Lapislazuli T

Eisensulfidhaltiges Natrium-Calcium-Gerüstsilikat

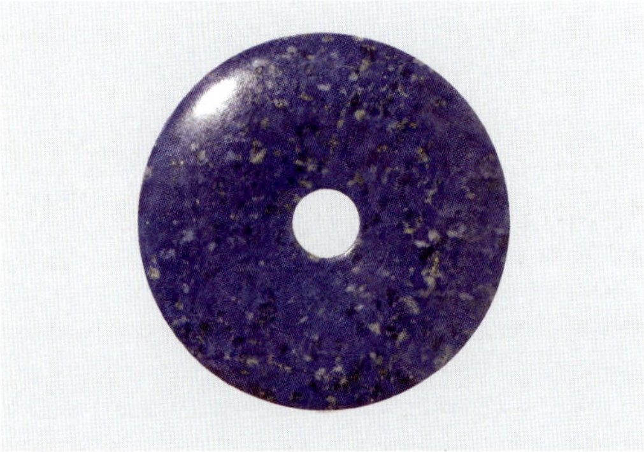

Lapislazuli wirkt hervorragend bei Problemen der Stimme.

Ein hoher Pyritanteil erhöht den Blutdruck und die Körpertemperatur, ein niedriger Pyritanteil verzögert das Auftreten der Periode.

Körperlich: hilft bei Halsschmerzen, Heiserkeit, Schluckbeschwerden und Erkältungskrankheiten; hemmt Entzündungen; wirkt krampflösend; beruhigt die Nerven; erleichtert Menstruationsbeschwerden; verbessert die Sehkraft und das Hörvermögen; lindert blutdruckabhängige oder seelisch bedingte Kopfschmerzen; gleicht eine Über- oder Unterfunktion der Schilddrüse aus.

Seelisch: dämpft Übererregbarkeit und Beklemmungen; hilft, über alles sprechen zu können; ermöglicht, mit weniger Schlaf auszukommen; vermittelt tiefe Selbsterkenntnis.

Lepidolith W

Lithium-Kalium-Aluminium-Schichtsilikat

Lepidolith ist das mineralische Sedativum.

Körperlich: wirkt lindernd bei Ischias- und Nervenschmerzen; regt die Reinigungsprozesse der Haut und des Bindegewebes an; festigt spröde, gereizte Haut, lindert Juckreiz; aktiviert das Hormonsystem.

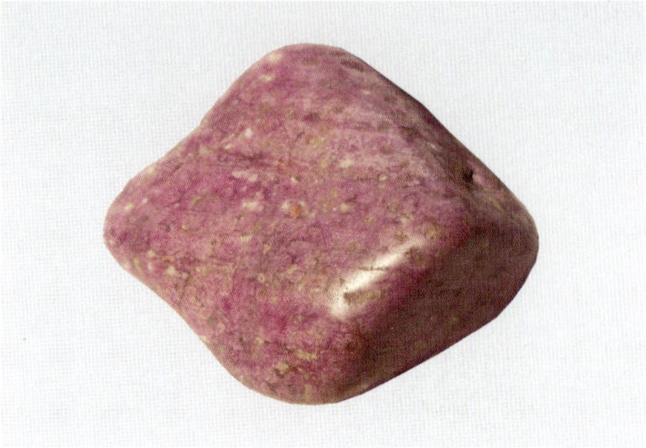

Seelisch: bessert Ärger, Unruhe, Ängste und Niedergeschlagenheit; schützt vor Stress, Einflussnahmen und zu vielen Eindrücken.

Malachit T

Wasserhaltiges Kupfer-Hydroxyd-Karbonat

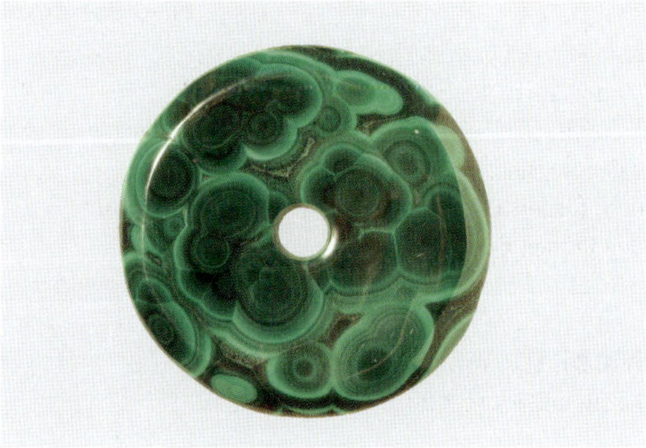

Malachit ist der wichtigste Stein bei psychosomatischen Erkrankungen und Frauenbeschwerden.

Körperlich: hilft bei Regelschmerzen, besonders mit psychischen Hintergründen; hilft bei Unfruchtbarkeit; erleichtert die Geburt; verhindert Gallenkoliken; verbessert Herzbeschwerden; lindert Bandscheiben-, Rücken- und Ischiasbeschwerden; lindert Hustenkrämpfe und Keuchhusten; bessert Schilddrüsenfehlfunktionen; schmerzlindernd bei Migräne; stärkt die Augen.

Seelisch: intensiviert die Wahrnehmung und Akzeptanz eigener emotionaler und körperlicher Bedürfnisse; macht verborgene Gefühle bewusst; fördert die Auseinandersetzung mit der eigenen Geschlechtlichkeit; stärkt die Konzentration; regt bilderreiche Träume und Fantasie an; führt zu innerem Reichtum aufgrund intensiver Begegnungen.

Mondstein W

Kalium-Aluminium-Gerüstsilikat

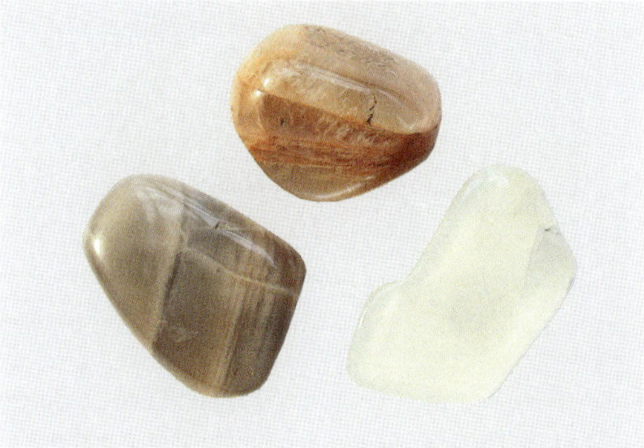

Mondstein ist der wichtigste Stein für den Hormonhaushalt.

Körperlich: gleicht das hormonelle Geschehen an den Mondzyklus an; harmonisiert die hormonelle Umstellung während der Pubertät, im Wochenbett und Klimakterium; wirkt auf die Knochen; beugt Osteoporose vor; beeinflusst das Lymphsystem; hilft bei hormonell bedingter Schilddrüsenfehlfunktion; regt die Milchproduktion an; lindert hormonbedingte Ödeme.

Seelisch: lindert Mondsüchtigkeit; beruhigt bei irrationalen Ängsten; steigert das Gefühlsempfinden und die Intuition; fördert Einfühlungsvermögen und die Verbindung mit den Kräften der Natur.

Mookait W

Eisen- und wasserhaltiges Siliziumdioxid

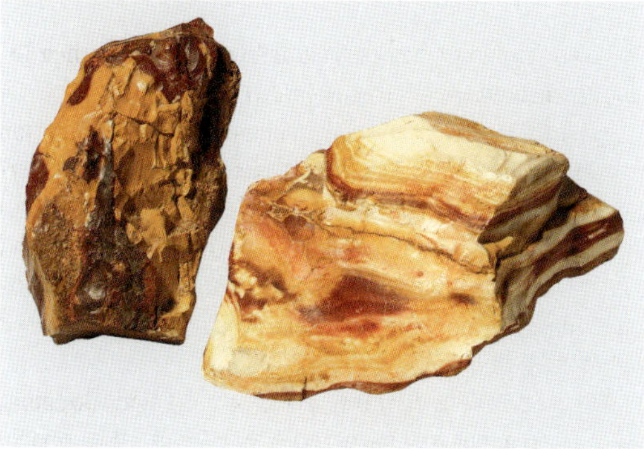

Körperlich: bessert viele Hauterscheinungen; regt die Entgiftung des Bindegewebes an; fördert die Wundheilung und die Geschmeidigkeit der Haut, aktiviert die Immunabwehr und hilft, die Gesundheit langfristig zu stabilisieren; fördert die Beweglichkeit der Gelenke und unterstützt leichte sportliche Aktivitäten; verbessert die Funktionen von Bauchspeicheldrüse, Milz und Leber.

Seelisch: fördert geistige Flexibilität, gleicht aus zwischen Extrovertiertheit und Rückzug; macht optimistisch, abenteuerlustig und offen.

Moosachat, grün W

Siliziumdioxid

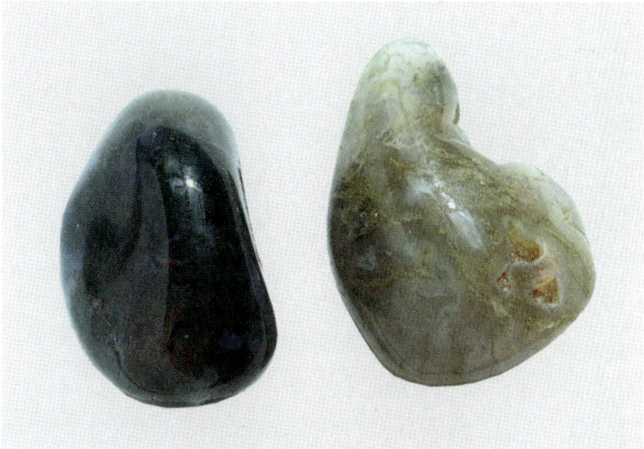

Körperlich: senkt zu hohes Blutcholesterin; regt die Insulinproduktion an; wirkt schleimbildend bei trockenem Husten; regt den Lymphfluss an; entzündungshemmend bei hartnäckigen Infektionen der Augen, Atemwege, Nebenhöhlen und Lungen; aktiviert die Drüsenfunktion beim Stillen; schützt und versorgt die Schleimhäute, insbesondere Darmschleimhaut, und verbessert die Nährstoffresorption, lindert Wetterfühligkeit.

Seelisch: hilft bei Aggression und Kummer; greift in das Suchtverhalten ein; ermöglicht, sich von tiefsitzenden Ängsten und Zwängen zu befreien; erschließt unterdrückte Gefühle.

Moosachat, rosa W

Siliziumdioxid

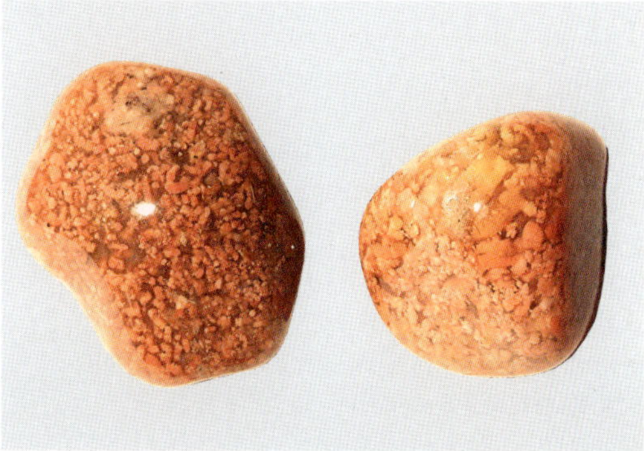

Der optimale Stein bei Durchfall und Verstopfung.

Körperlich: hilft bei chronischer Verstopfung, wenn die Darmtätigkeit durch Einnahme von Abführmittel zum Stillstand gekommen ist; entschlackt und regt den Lymphfluss an; fördert die Sekretion der Verdauungsenzyme; bessert Durchfall; verbessert die Darmflora; lindert Entzündungen im Verdauungstrakt.

Seelisch: hilft, Eindrücke geistig zu verarbeiten; unterstützt die Überwindung von Ekel, Rachegedanken und Empfindlichkeit; vermittelt spielerische Offenheit.

Nephrit W

Natrium-Aluminium-Kettensilikat

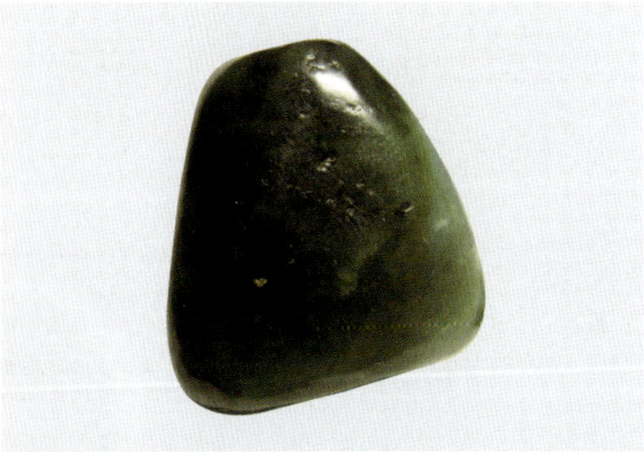

Nephrit kann durch den seltenen Jadeit ersetzt werden und ist meist die bessere Alternative für Serpentin. Wichtiger Stein für Nierenstärkung und Prophylaxe.

Körperlich: verjüngt die Haut; schützt die Nerven; beugt Krampfadern vor; hilft bei Essstörungen; reguliert den Fettstoffwechsel und Glucosehaushalt; senkt Fieber; mildert Migräne-, Menstruations- und Schwangerschaftsbeschwerden; regt die Nierenfunktion an.

Seelisch: sorgt für guten Schlaf; gleicht unausgewogene Temperamente aus; wurde in vielen Kulturen als starker Schutzstein eingesetzt.

Obsidian T

Siliziumdioxid

Obsidiane lösen Traumata und Schock. Alle Obsidiane können für körperliche Zwecke gleich eingesetzt werden. Sie sollten zur sofortigen Einsetzbarkeit rasch zur Hand sein.

Körperlich: bessert die periphere Durchblutung; hilft bei kalten Händen und Füßen; löst Energieblockaden und Schocks auf zellulärer Ebene; fördert die Wundheilung, besonders bei Schnittverletzungen.

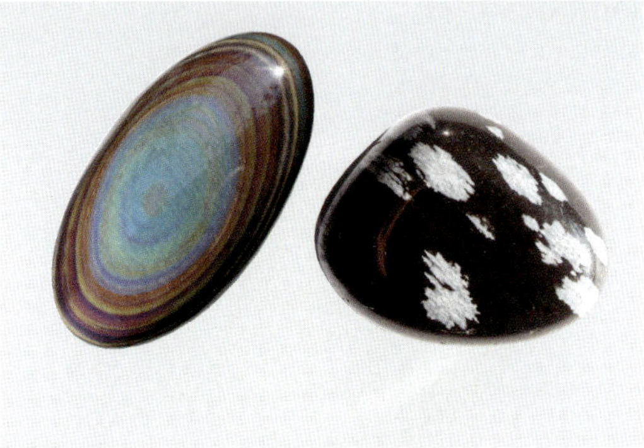

Seelisch: löst Angst, Schock und Traumatisierungen auf; macht verborgene Emotionen, schmerzhafte Erlebnisse oder verdrängte Gedanken bewusst.

Opal, allgemein W

Wasserhaltiges Silizium-Dioxid

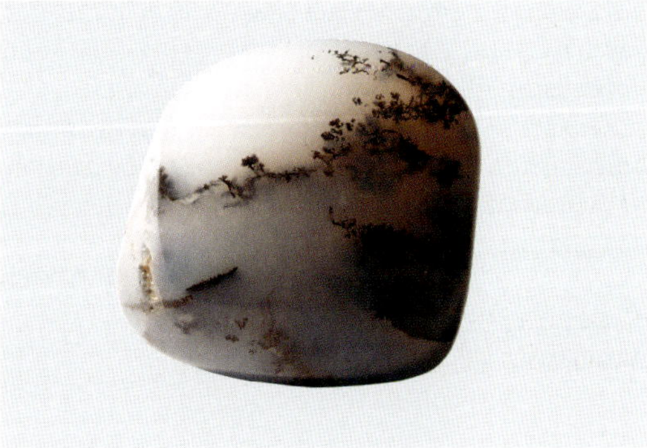

Der blaue Opal wirkt eher auf Lymphe, weiße Blutkörperchen und Gewebewasser, der rosa Opal eher auf Herz und weibliche Geschlechtsorgane.

Körperlich: verbessert die Bereitstellung von Glucose; bessert Potenzschwäche und sexuelle Unlust; regt den Wasserhaushalt an; bessert mangelnde Tränenbildung, Trockenheit der Atemwege, stärkt die Nieren; fördert Harnausscheidung und den Lymphfluss; bessert die Aufnahme von Wasser in die Haut und das Bindegewebe; unterstützend bei Erkältungen und fieberhaften Erkrankungen; stärkt das Immunsystem und erhöht die Regulationsfähigkeit des Körpers.

Seelisch: mildert Angst vor Dunkelheit und Einsamkeit; gegen Antriebslosigkeit, Depressionen und Gereiztheit; wirkt stimmungsaufhellend und hilft, zurückgehaltene Gefühle auszudrücken.

Peridot T

Magnesium-Eisen-Inselsilikat

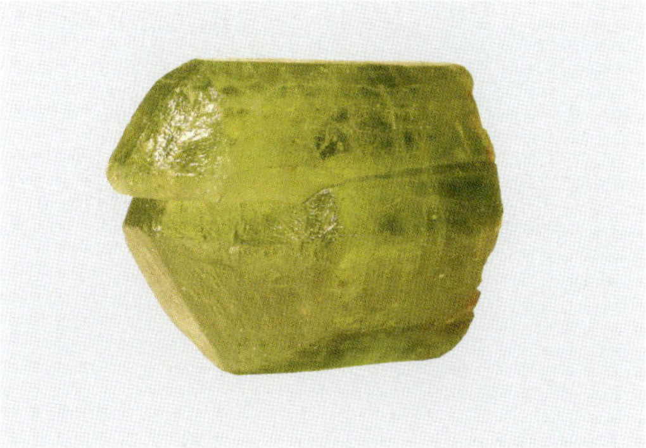

Peridot ist mit Smaragd und Chrysopras der wichtigste Entgiftungsstein.

Körperlich: hilft bei Infektionen, auch bei Pilzbefall und Warzen; stimuliert den Stoffwechsel in Dünndarm und Leber; fördert die Gallenproduktion; gibt dem Bindegewebe Elastizität; verbessert die Sehfähigkeit; beschleunigt die Regeneration nach schweren Erkrankungen.

Seelisch: befreit unterdrückte Gefühle wie Ärger und Aggressionen; führt aus Depression und Unterdrückung heraus; fördert Tatkraft und Lernvermögen; vermittelt Freude, Toleranz und zuversichtliche Gelassenheit.

Prasemquarz Budstone W

Aktinolithhaltiger Grünschiefer

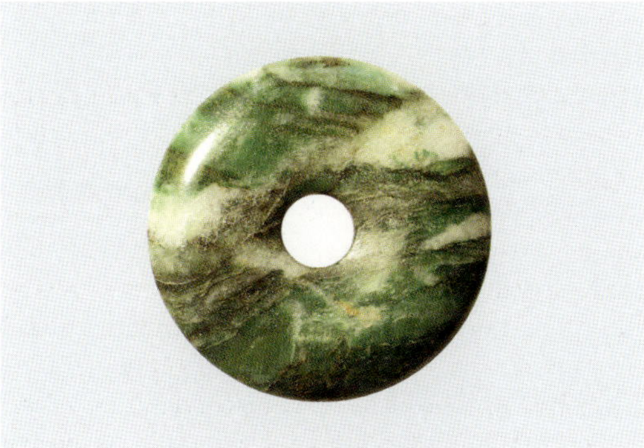

Der wichtigste Stein gegen Sonnenschäden.

Körperlich: bessert Asthmazustände; mildert Fieber; schmerzstillend bei Prellungen sowie Verbrennungen, beugt Sonnenbrand, Sonnenstich und Hitzschlag vor; lindert Insektenstiche und Schwellungen; beschleunigt die Wundheilung; verbessert die Durchblutung; unterstützend bei nervöser und stressbedingter Unruhe.

Seelisch: hilft, Konflikte zu lösen und seine Affekte und Gefühle zu beherrschen; hilft, auf Provokationen nicht zu reagieren.

Rauchquarz W

Siliciumdioxid

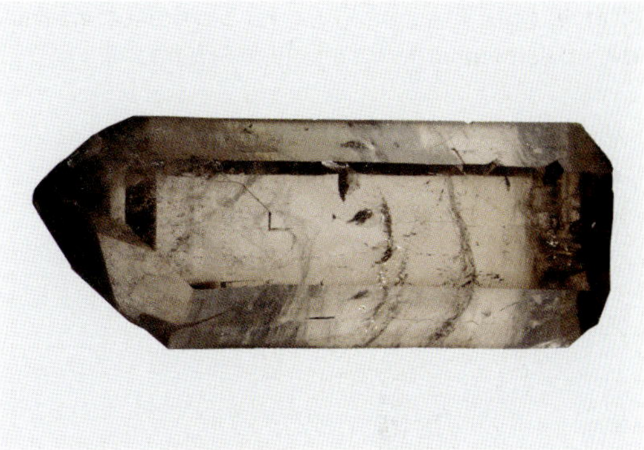

Körperlich: kräftigt Knochen, Sehnen und Bänder, Bindegewebe und Muskulatur; entstört Narbengewebe; lindert Schmerzen, besonders des Rückens; erhöht die Produktion der Geschlechtshormone; verbessert die Zeugungsfähigkeit und Empfängnisbereitschaft; macht unempfindlicher gegen Elektrosmog und Strahleneinflüsse.

Seelisch: steigert die emotionale Belastbarkeit; hilft trotz Stress leistungsfähig zu bleiben; lässt bei seelischen Verletzungen Würde bewahren; stärkt das Gedächtnis und das folgerichtige Denken, verstärkt Konzentration, Willenskraft und Selbstüberwindung; unterstützt Entziehungskuren.

Rhodochrosit T

Mangan-Karbonat

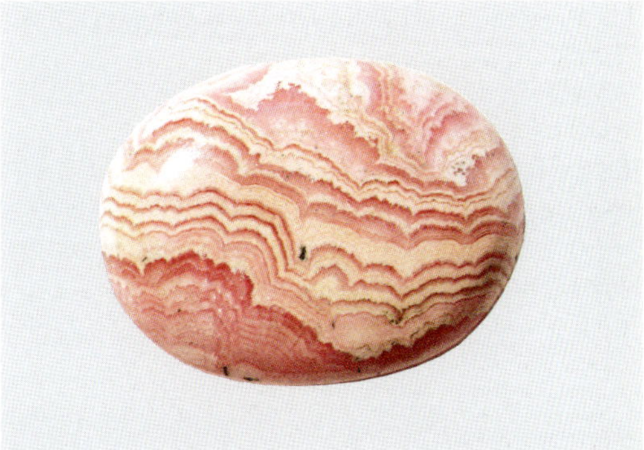

Wegen der Gefahr der Verausgabung sollte Rhodochrosit nicht länger als zwei Wochen am Stück getragen werden.

Körperlich: lindert Brandblasen und Hautentzündungen; angezeigt bei Diabetes; lindert arthritische Gelenkschmerzen in Händen und Knien, Hexenschuss und Ischialgie; regt den Kreislauf an und erhöht den Blutdruck; verbessert Elastizität und Tonus der Blutgefäße; optimal für die Durchblutung der Herzkranzgefäße; hilft gegen Krampfadern, Migräne und Kopfschmerzen, erhöht den Sexualtrieb.

Seelisch: wirkt stimmungsaufhellend; fördert kurzfristig die Leistungsfähigkeit; ist hilfreich bei Konzentrationsschwäche; lässt Ängste und Zurückgezogenheit überwinden; unterstützt Flirts und fördert die Erotik; bewirkt intensive Begegnungen.

Rhodonit T

Calcium-Mangan/Eisen-Kettensilikat

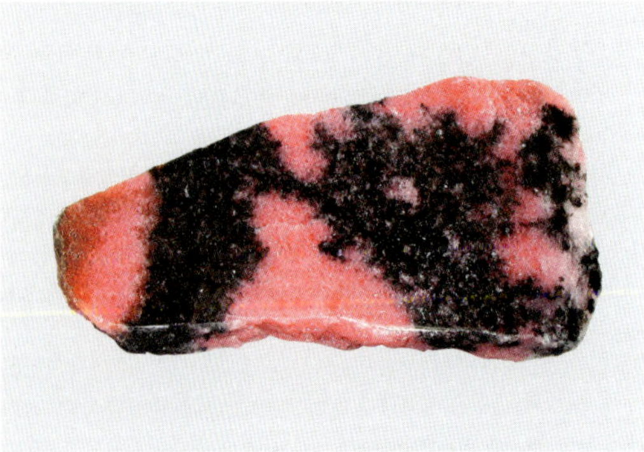

Rhodonit ist ein wichtiger Erste-Hilfe-Stein.

Körperlich: verbessert die Durchblutung aller Gewebe und der Muskulatur; sorgt für eine bessere Sauerstoffaufnahme; bessert Entzündungen, auch Vereiterungen; beschleunigt die Wundheilung, auch nach Verbrennungen und Operationen; verstärkt die Gerinnung des Blutes; regeneriert das Narbengewebe; lindert Verspannungen und Muskelkater; heilt geplatzte Äderchen in den Augen; fördert die Fruchtbarkeit.

Seelisch: vermittelt jugendliches Selbstvertrauen; hilft, Demütigungen und Schmerz zu heilen; steigert das Konfrontationsvermögen; macht in Gefahren reaktionsschnell; stellt bei Schocks und Schicksalsschlägen die Geistesgegenwart wieder her und lindert Traumata; unterstützend bei Prüfungsangst und Lernblockaden sowie Schulstress.

Rosenquarz W

Rutilhaltiges Siliziumdioxid

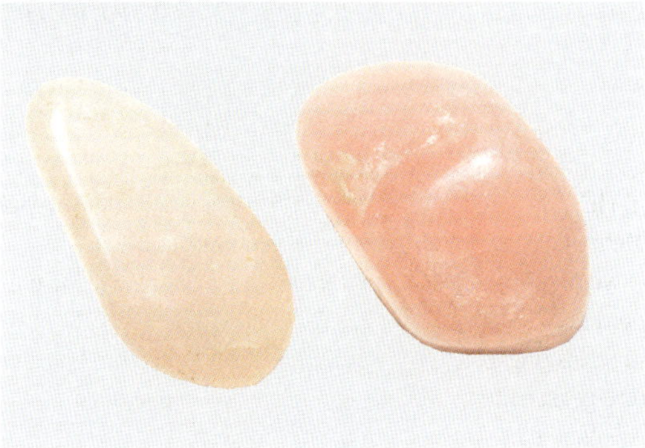

Rosenquarz sollte im Idealfall transparent, tiefrosa oder lavandinfarben sein und wenig weiße Trübungen aufweisen.

Körperlich: wirkt auf die Blutzirkulation und verengte Blutgefäße; gibt eine frische, schöne Gesichtshaut; lindert Venenentzündung und Thrombose; harmonisiert den Herzrhythmus; stärkt das Herz und beugt Herzanfällen vor; bessert Erkrankung der Geschlechtsorgane, besonders der Hoden oder Gebärmutter; wird bei Unfruchtbarkeit und sexueller Unlust eingesetzt; fördert bei Kindern die körperliche Entwicklung; hilft bei chronischen Schlafstörungen.

Seelisch: macht Bedürfnisse bewusst und unterstützt, sie einzulösen; zeigt, wie schön man es hat, fördert Freundschaft und Herzlichkeit; lindert seelische Verletzungen und Liebeskummer; fördert Genussfähigkeit und die aktive Sexualität; lindert bei Kindern das Heimweh.

Rubin T

Chromhaltiges Aluminiumoxid

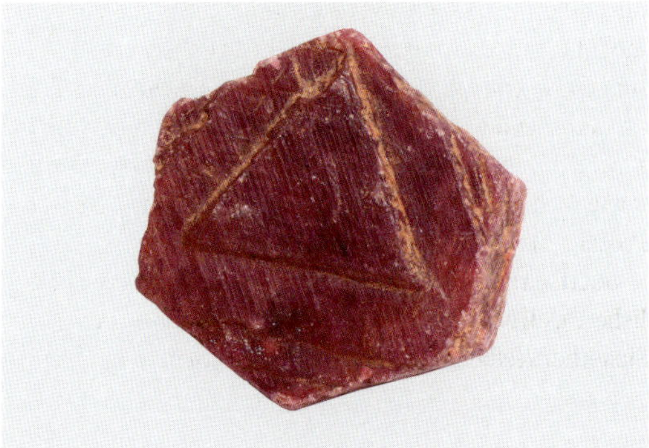

Rubin regt alle Lebensprozesse an.

Körperlich: bessert Entzündungen und Energiemangel; wirkt temperaturerhöhend; regt zur Unterstützung des Immunsystems die weißen Blutkörperchen an; fördert die Milz in ihrer immunmodulierenden Funktion; erhöht einen zu niedrigen Blutdruck; wird bei Erkrankungen des Herzens, des Blutkreislaufs eingesetzt; senkt den Blutcholesterinspiegel; lindert Kopfschmerzen und Ohrensausen aufgrund zu niedrigen Blutdrucks; lindert Hormonschwankungen bei Menstruations- und Wechseljahrbeschwerden.

Seelisch: gibt Lebensmut und bessert depressive Zustände; überwindet Lethargie, Melancholie und Trauer; steigert die Leistungsfähigkeit; verstärkt die männlichen Charaktereigenschaften; hilft, Respekt und Anerkennung zu verschaffen; gibt Vertrauen in die eigene Stärke.

Rubin-Zoisit W

Aluminiumoxid mit Calcium-Aluminium-Inselgruppensilikat

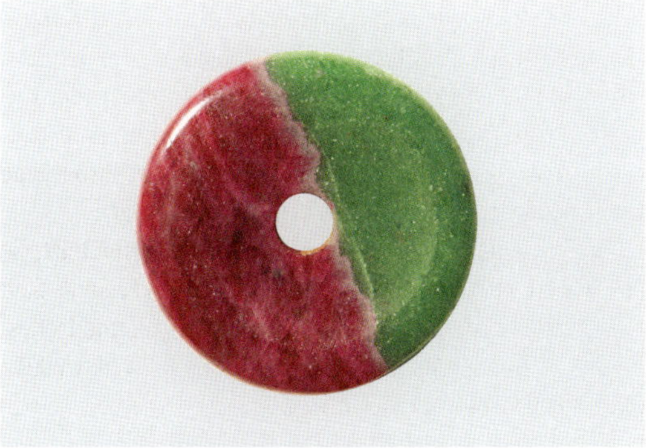

Der Stein für die Gesundheit des Mannes.

Körperlich: neutralisiert Gewebeübersäuerung; wirkt entzündungshemmend, auch bei Gelenkerkrankungen; stärkt die humorale Abwehr und fördert die Milz in ihrer immunmodulierenden Funktion; fördert die Erholung nach schweren, zehrenden Erkrankungen; sorgt bei längerem Gebrauch für anhaltende Lebenskraft und Dynamik; unterstützt die Fruchtbarkeit des Mannes; stärkt die Potenz bei Energiemangel, besonders im Alter; bessert Erkrankungen der Prostata, der Hoden und Eierstöcke.

Seelisch: aktiviert Kraftreserven; verbessert die sprachliche Ausdrucksfähigkeit; erhöht das Selbstvertrauen und Sicherheitsgefühl; stärkt das gesamte Körperenergiefeld.

Rutilquarz T

Titandioxidhaltiges Siliziumdioxid

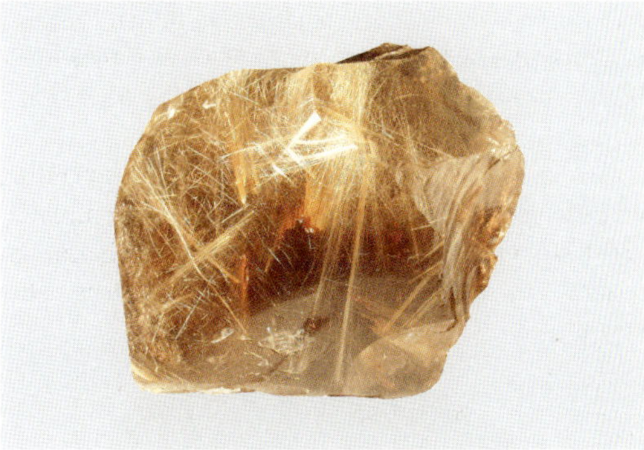

Die milchigere, schlierigere Variante, die stärker schleimlösend wirkt als der edlere Rutilstein.

Körperlich: belebt energetisch unterversorgte Bereiche; verhindert vorzeitigen Samenerguss; verbessert chronische Beklemmungen im Brustbereich, löst Schleim bei Erkältungen, Asthma und chronischer Bronchitis; lindert Herzschmerzen und Herzrhythmusstörungen; begünstigt durch die Signatur den Haarwuchs.

Seelisch: löst übermäßige Erregung und Anspannung auf; erfrischt und bringt Freude, wirkt dadurch stimmungsaufhellend und antidepressiv; hilft, verdrängte Ängste aufzulösen; vermittelt Selbstbewusstsein, positive Visionen und regt das Streben nach geistiger Unabhängigkeit an.

Saphir, blau T

Aluminiumoxid

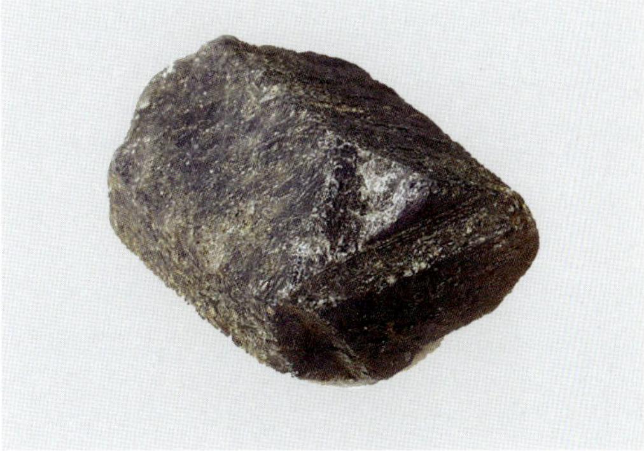

Körperlich: wirkt nervenstärkend bei Unruhe; senkt hohen Blutdruck; bessert Fieber und alle Entzündungen; hilft bei Gliederschmerzen; löst Krämpfe und Koliken; bessert Hautausschläge und Juckreiz; wirkt ausgleichend auf die

Schilddrüsen; stärkt die Gefäßwände der Venen; reiz- und schmerzlindernd bei Gehirn- und Nervenerkrankungen.

Seelisch: bessert Albträume; unterstützt hervorragend die Konzentration und das klare Denken; vertieft die Unterscheidungsfähigkeit; stärkt den Charakter und die Disziplin; ernüchtert bei Schuldkomplexen und Wahnvorstellungen.

Sardonyx W

Eisenmanganhaltiges Siliziumdioxid

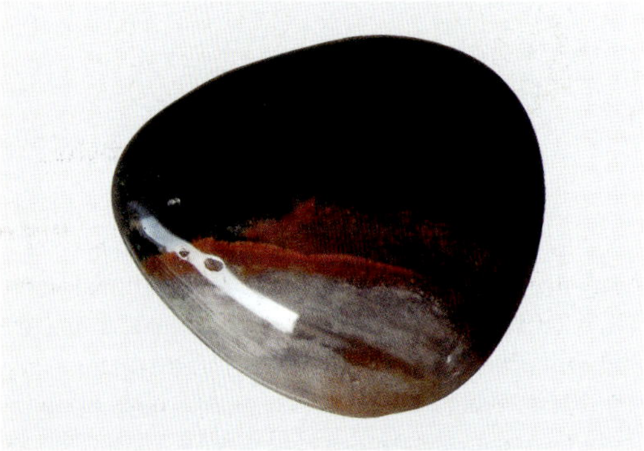

Ein Reinigungsstein für Sinnesorgane, Haut und Darm.

Körperlich: bessert bei entsprechender Signatur Augenerkrankungen; fördert die Mineralstoffaufnahme; regt den Zellstoffwechsel an; reguliert die Schilddrüsenfunktion; verhindert nach ausgestandener Krankheit Schwächezustände und Rückfälle.

Seelisch: hilft, das Vorgenommene konsequent umzusetzen; fördert Sammlung und Konzentration; hilft zu trauern und schließlich bei der Überwindung der Trauerphase; bei mentaler Festgefahrenheit und Zwangshandlungen.

Schalenblende T

Zink-Sulfid

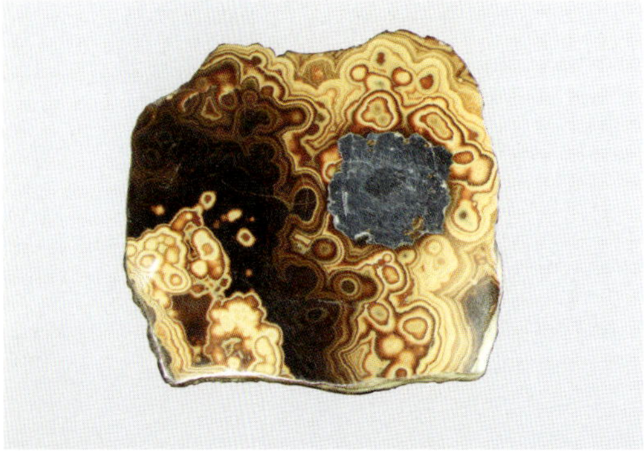

Körperlich: wundheilend bei nässenden Hauterkrankungen und Sonnenbrand; lindert Juckreiz; immunstimulierend über Mandeln und Blinddarm; erhöht die Insulinproduktion bei Diabetes, verbessert Geruchs- und Geschmackssinn sowie die Haftung der Netzhaut und das Dämmerungssehen, regt Keimdrüsen und Prostata an; fördert die Entwicklung des Gehirns; sollte bei Borreliose versucht werden.

Seelisch: erhöht die Anpassungsfähigkeit; hilft, veraltete Lebensstrukturen zu erneuern und aus Umwälzungen für sich und andere das Beste zu machen; gleicht männliche und weibliche Seiten des Charakters aus.

Selenit W

Calciumsulfat-Hydrat

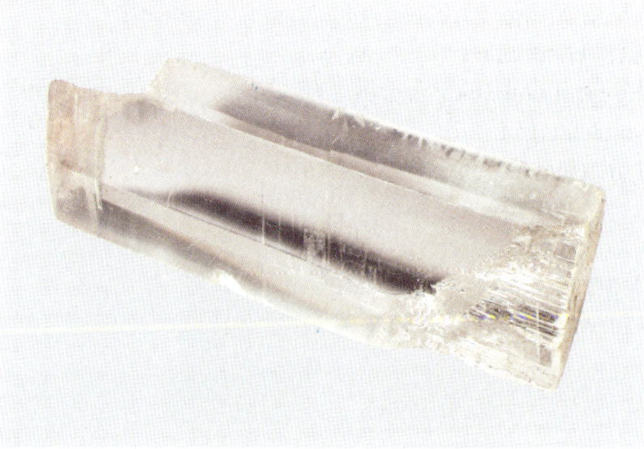

Selenit wirkt schleimhautreizend. Er darf nicht auf Verletzungen aufgelegt werden.

Körperlich: entspannt, auf die Stirn gelegt, überreizte Augen; beschert tiefen und erholsamen Schlaf; verbessert das Körpergefühl; erneuert und festigt die Elastizität des Bindegewebes und der Knochen; lindert Schmerzen und Krämpfe; kann aber auf Dauer die Muskulatur verhärten; reguliert hormonelle Schwankungen.

Seelisch: verteilt zügig im Kopf gestaute Energie; ernüchtert und beruhigt bei starkem Stress, Hyperaktivität, Reizüberflutung und hysterischen Erscheinungen.

Smaragd T

Chromhaltiges Aluminium-Beryllium-Ringsilikat

Der Stein der körperlichen und geistigen Gesundheit.

Körperlich: beeinflusst das Immunsystem durch Aufbau und Prägung der weißen Blutkörperchen und regt den Lymphfluss an; senkt erhöhten Blutdruck; wirkt gegen Entzündungen der Haut, Augen; Stirn- und Nebenhöhlen, des Verdauungstrakts und der Gelenke; regt die Gallenprodukti-

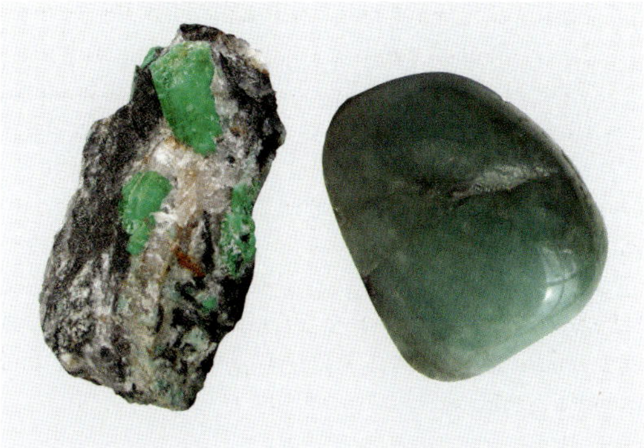

on der Leber an und fördert die Entgiftung; bessert Kurz- und Weitsichtigkeit; hilft bei Einschlaf- und Durchschlafstörungen; regeneriert die abgegriffenen Nervenfasern bei multipler Sklerose, Parkinson-Krankheit und Epilepsie.

Seelisch: lindert geistige Erschöpfung, Frustration, Ziellosigkeit und Zukunftsängste, bessert Nervosität und Wahnvorstellungen; fördert die Persönlichkeitsentwicklung und hilft, einen Lebenssinn zu finden.

Sodalith W

Chlorhaltiges Natrium-Alumo-Schichtsilikat

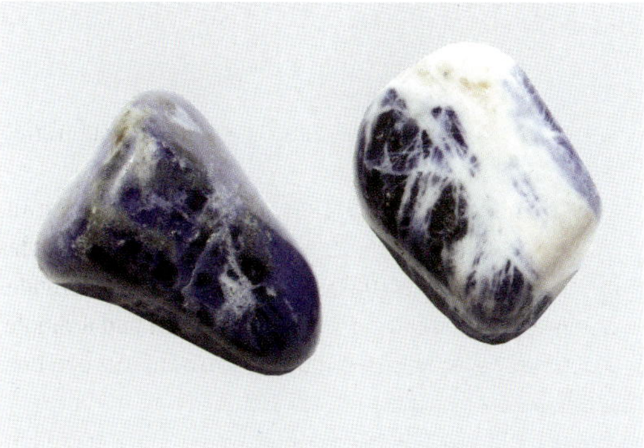

Körperlich: bessert Beschwerden von Hals, Kehlkopf, Stimmbändern und Bronchien, heilt chronische Beschwerden; wirkt kühlend und fiebersenkend; regt die Flüssigkeitsaufnahme im Bindegewebe an; entgiftet über die Anregung der Nieren, fördert den Abtransport von Schlackenstoffen über die Lymphe; wirkt harmonisierend auf die Schilddrüse und das vegetative Nervensystem.

Seelisch: hilft, negative Verhaltensmuster abzulegen; verbindet Bewusstsein und Unterbewusstsein und befreit blockierte Gefühle, reduziert Schuldgefühle und begünstigt die Selbstfindung; vermittelt Begeisterung und Überzeugungskraft; unterstützt alle positiven Bestrebungen.

Sphärolithischer Chalcedon W (Ozean-Achat, Kugel-Chalcedon)

Siliziumdioxid

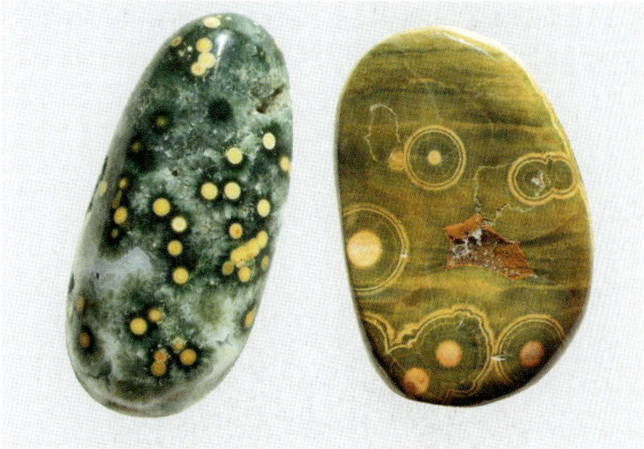

Körperlich: wirkt entzündungshemmend und fiebersenkend; entgiftet, entschlackt und regeneriert das Bindegewebe; fördert die Produktion der Verdauungssäfte und die Darmbewegung, wirkt regenerierend auf Haut und in Abhängigkeit der Signatur auf innere Organe; erhöht die Effizienz des Lymphflusses; stärkt die allgemeine und spezifische Immunabwehr über die Prägung der weißen Blutkörperchen in Milz und Thymus; wichtig bei allen akuten und chronischen Infekten; baut Parasiten, Pilze und Tumoren ab; hilft bei Diabetes, Zucker aus dem Blut auszuschwemmen.

Seelisch: bereichert das Leben und gibt eine gelassene und interessierte Lebenshaltung; steigert die seelische Belastbarkeit und hilft, mit Problemen konstruktiv umzugehen; inspiriert zu schöpferischen Leistungen.

Stromatolith W

Calcium-Karbonat + Siliciumdioxid + Aluminium-Schichtsilikat

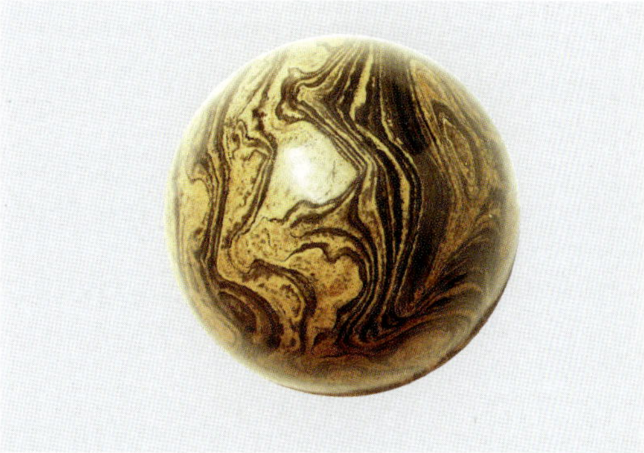

Körperlich: bessert die Darmflora, fördert Ausscheidung und Stoffwechsel; erleichtert das Abhusten durch Stimulation der Flimmerhärchen bei Asthma; begünstigt die Beweglichkeit der Grob- und Feinmotorik.

Seelisch: hilft, im Einklang mit seiner Umwelt zu handeln, bringt einen bewegten Wechsel von Ruhe und Aktivität; hilft, den eigenen Standpunkt zu bewahren, aber dennoch kompromissbereit und anpassungsfähig zu sein.

Strontianit T

Strontium-Karbonat

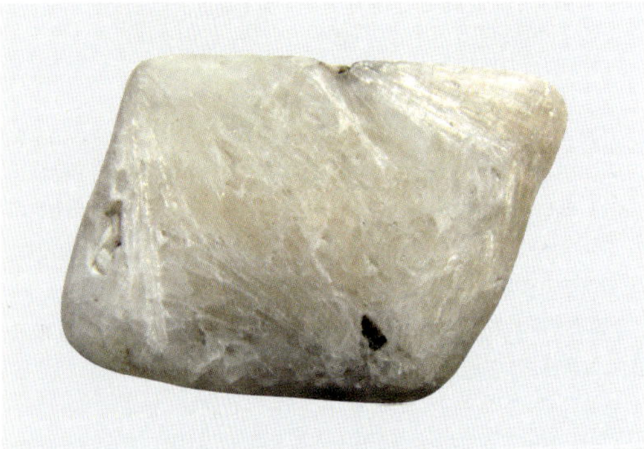

Körperlich: erhöht körperliche Leistungsfähigkeit und Durchhaltevermögen; beschleunigt die frühkindliche Gehirnentwicklung; bessert Zuckungen und Spasmen, vor allem in den Beinen; kann in diesem Zusammenhang bei multipler Sklerose eingesetzt werden; bessert Schmerzen und Schwellungen nach stumpfen Traumen.

Seelisch: hilft bei Ungewissheiten und Veränderungen im Leben sowie bei emotionalen Wechselbädern, einen übergeordneten Standpunkt einzunehmen, und beschleunigt Entwicklungen; vermittelt Vertrauen in das Dasein; erhöht die Konfliktbereitschaft; führt zu intensiven Träumen.

Sugilith T

Kalium-Natrium-Lithium-Ringsilikat

Der Stein für das Extreme, heilt Nerven, Schmerzen und psychische Labilität.

Körperlich: hilft bei Nervenstörungen wie Psychosen, Epilepsie, Legasthenie und motorischen Störungen; lindert Schmerzen, sogar unerträgliche Zahn- und Kopfschmerzen; beseitigt Lymphstaus; lässt Ödeme verschwinden; hilft bei der Narbenentstörung.

Seelisch: hilft bei jeder Form von Angst; lässt Unangenehmes leichter ertragen und kompromisslos Konflikte lösen; harmonisiert die beiden Gehirnhemisphären; aktiviert gleichermaßen Sexual- und Überlebenstrieb, Geist und Erkenntnisdrang.

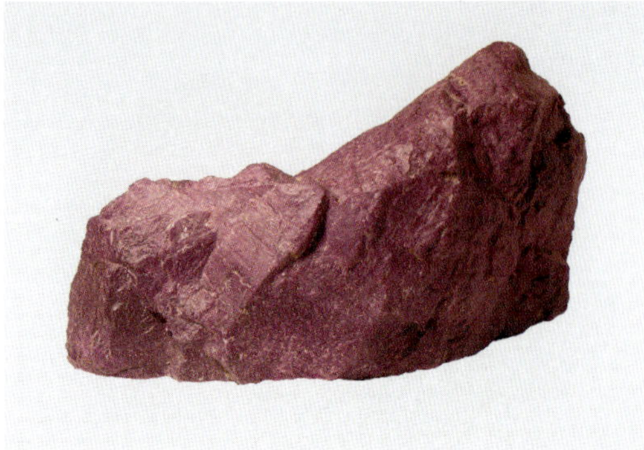

Thulit T

Calcium-Aluminium-Inselgruppensilikat

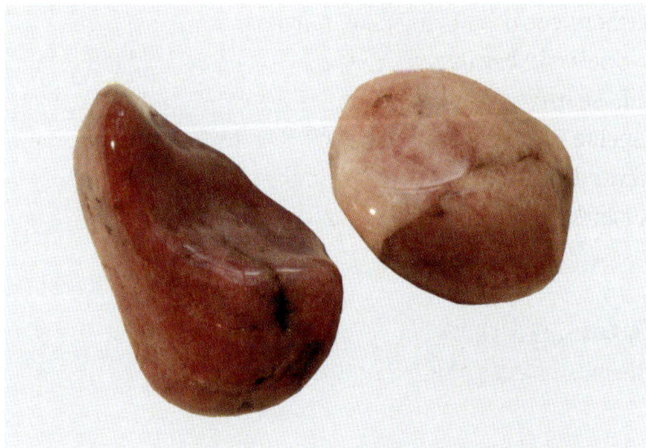

Körperlich: fördert die Fruchtbarkeit bei Männern und Frauen; hilft bei Erkrankungen der Hoden, Eierstöcke und Geschlechtsorgane; wirkt sexuell stimulierend; erhöht sanft den Blutdruck und verbessert die periphere Durchblutung; beugt Schwächezuständen und Ohnmachtsanfällen vor.

Seelisch: wirkt bei Melancholie und Motivationslosigkeit; regt die Lebensenergie und Kreativität an; inspiriert zu neuen Unternehmungen; verleiht Mut, sich größeren Herausforderungen zu stellen und Vorsätze durchzuziehen; hilft, sich mit seiner Heimat zu verbinden und die eigenen Wurzeln zu entdecken.

Topas W

Aluminium-Inselsilikat

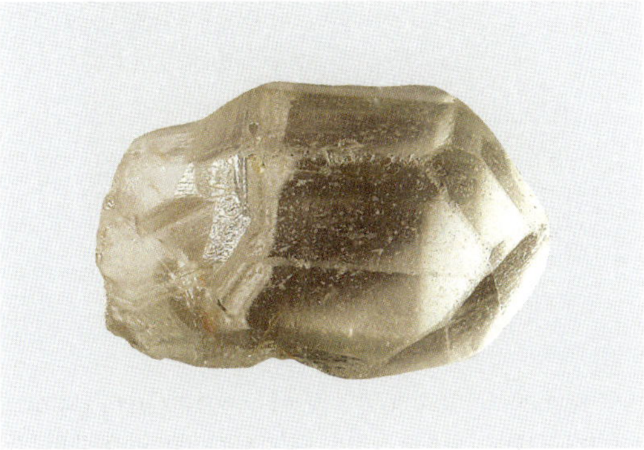

Körperlich: wirkt auf die Augen bei Bindehautentzündung, Sehschwäche und grauem Star; hilft bei Geschmacksverlust; reguliert die Schilddrüsenfunktion; regeneriert das Nervensystem, die Lymphknoten und das Immunsystem; verbessert und harmonisiert das Zusammenspiel aller Funktionsbereiche des Körpers untereinander.

Seelisch: beruhigt die Nerven und bessert Schlaflosigkeit; hilft, selbstbestimmt die eigenen Talente zu entfalten und alle Aspekte des eigenen Lebens ins Gleichgewicht zu bringen; stärkt die natürliche Autorität und vermittelt geistige Weite; verstärkt vorhandene Entwicklungstendenzen.

Topas, golden T

Phosphathaltiges Aluminium-Inselsilikat

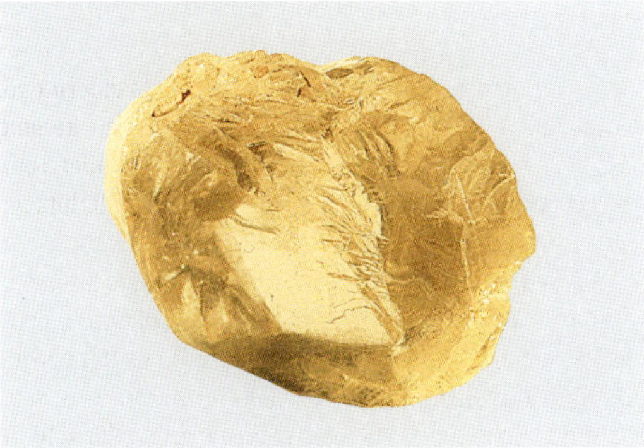

Körperlich: bessert Asthmaanfälle; intensiviert die Sinne; erhöht niedrigen Blutdruck; öffnet Arterienverengung; stabilisiert Herzrhythmus, fördert weibliche Fruchtbarkeit.

Seelisch: wirkt stark stimmungsaufhellend und motivierend bei depressiven Zuständen; hilft, sich ins rechte Licht zu setzen.

Tsesit W

Eisen-Hydroxid mit Manganmantel

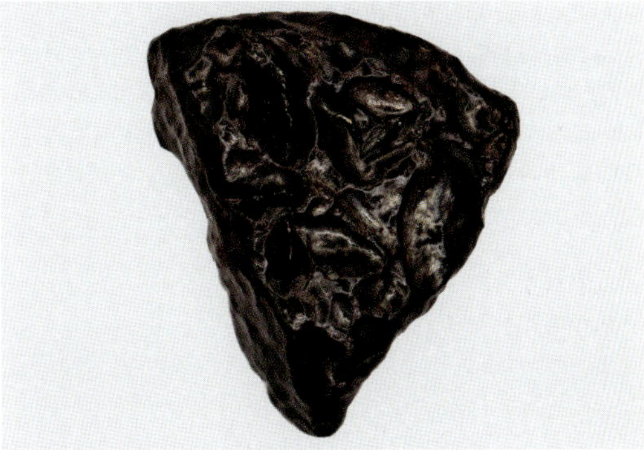

Körperlich: lindert Schmerzzustände; bessert das Schlafverhalten: lässt leichter einschlafen und besser durchschlafen; wirkt auf die Bildung roter Blutkörper ein; lindert Folgen von Energiemangel wie Kopfschmerz, Verspannungen, Schwindelgefühle und Überspanntheit.

Seelisch: wirkt stimmungsaufhellend und psychisch ausgleichend.

Türkis W

Kupfer-Aluminium-Hydroxid/Phosphat-Hydrat

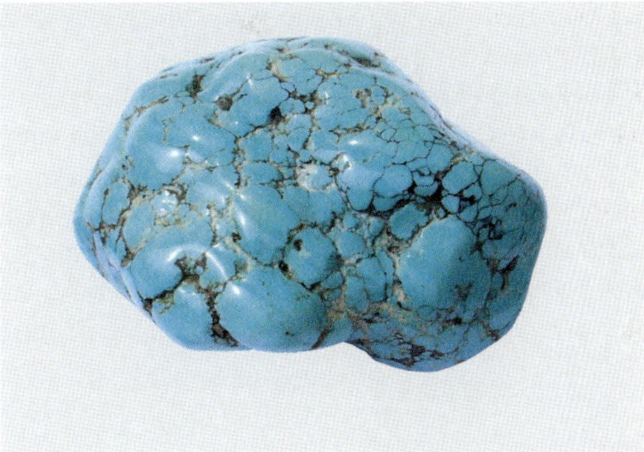

Körperlich: reguliert die Schilddrüse über die Hypophyse; hilfreich bei Magersucht und Bulimie; hemmt Entzündungen der Stirnhöhle, Atemwege, Bronchien und Lungen sowie der Haut; angezeigt bei Zahnproblemen; löst Krämpfe bei Keuchhusten; lindert Asthma und Beklemmung, lindert Schmerzen der Gelenke, des Rückens; stärkt die Knochen; erleichtert Hämorrhoidalbeschwerden; stärkt die Immunabwehr durch die Thymusaktivität; verbessert die Genesung nach schweren Erkrankungen; wird bei Impfschäden eingesetzt; stimuliert die Gehirntätigkeit.

Seelisch: hilft, das eigene Leben selbst in die Hand zu nehmen; unterstützt Präzision und Direktheit im Handeln, stärkt die Selbstdisziplin; bringt innere Ruhe bei schwerer Belastung, löst energetische Blockaden, erhöht die Sensibilität wenig empfindsamer Menschen; gleicht Stimmungsschwankungen aus; mindert Lebensangst, Nervosität und Stottern; schenkt frische Kraft und Lebensfreude und schützt vor Angriffen und Fremdeinflüssen; verbessert die Intuition und fördert die Kreativität.

Turmalin, bunt W

Alkali-Magnesium-Aluminium-Fluor-Boroxid-Ringsilikat

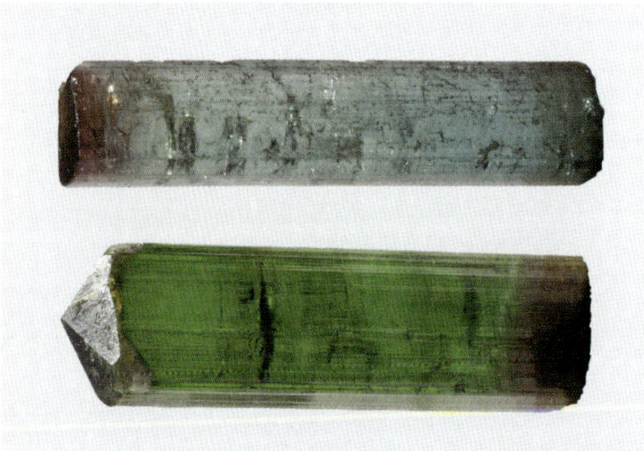

Blauer Turmalin wirkt verstärkt auf die Niere, grüner Turmalin verstärkt auf die Leber und Wassermelonen-Turmalin verstärkt auf die Nerven.

Körperlich: regt den Mineralstoff- und Zellstoffwechsel an; entstört Narbengewebe; verbessert das Zusammenspiel des Bewegungsapparats, der Organe und der Sinnesfunktionen; regeneriert geschädigte Nerven und verbessert deren elektrische Leitfähigkeit; hilft bei Lähmungserscheinungen; entwickelt den Gleichgewichtssinn; hilft, den Körper im Raum zu koordinieren; wirkt auf das limbische System und den Hormonhaushalt.

Seelisch: hilft, alle Wesensanteile des Menschen zu integrieren; hebt die Individualität hervor; fördert die Kreativität; macht geistesgegenwärtig; bietet die Möglichkeit, unterschiedliche Gefühle zu erleben.

Turmalin, schwarz (Schörl) W

Gilt mit Recht als bester Schutzstein, er aktiviert den Energiefluss.

Körperlich: entstört Narben; lindert Schmerzen bei Verspannungen und Energieblockaden des Bindegewebes, der Muskulatur und des Bewegungsapparates; entgiftet den Körper, auch von Schwermetallen; bessert Verstopfungen und Durchfall; neutralisiert Strahleneinflüsse und Elektrosmog.

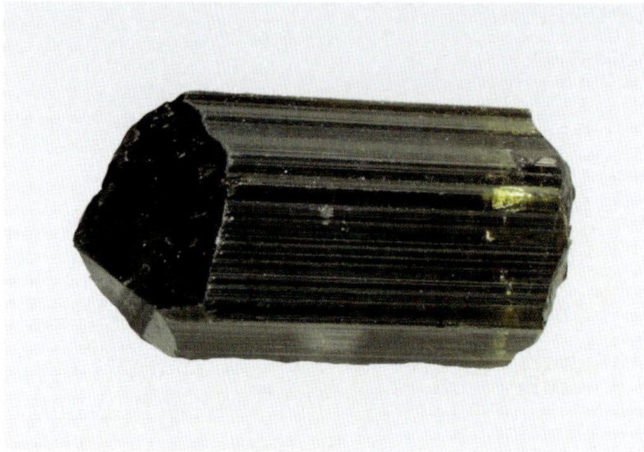

Seelisch: schützt vor bösen Absichten und Energieverlust; lässt Stress abgleiten; macht die Körperhaltung bewusst und fördert Aufrichtigkeit.

Unakit, Epidot-Feldspat W

Der wichtigste Stein der sanften Rekonvaleszenz.

Körperlich: fördert die Regeneration aller Organe, insbesondere der Leber; wirkt über den Gallenfluss schonend entgiftend auf den Verdauungstrakt; hilft, sich nach einer Krankheit nicht zu überfordern; beschleunigt die Erholung und fördert die langsame und vollständige Wiederherstellung.

Seelisch: lässt das Leben in geordnete Bahnen zurückfinden und ermöglicht dadurch, Kraft zu schöpfen; lindert Kummer und Selbstmitleid.

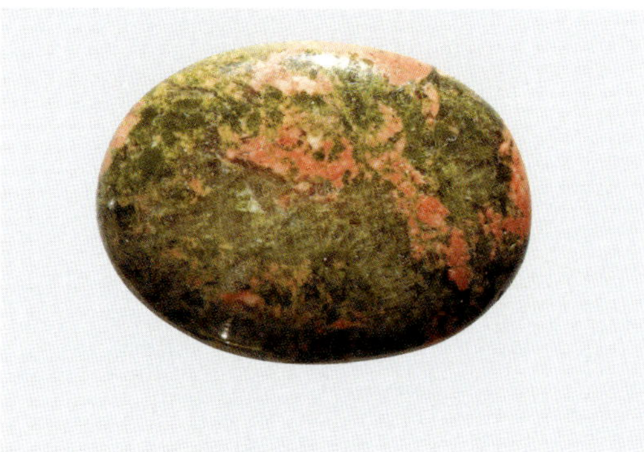

Versteinertes Holz W

Siliziumdioxid

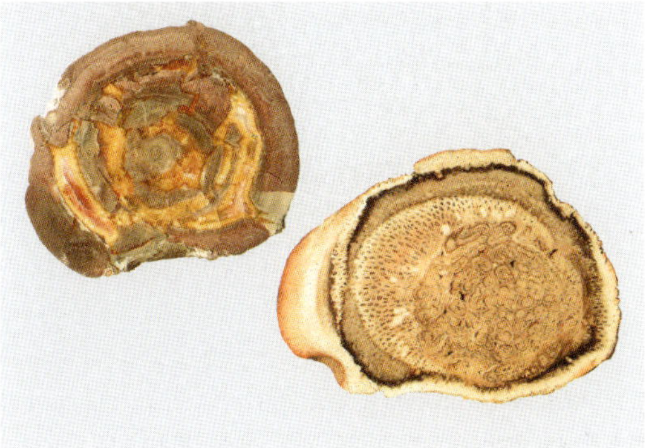

Versteinertes Holz, der energetische Stützstrumpf.

Körperlich: regt den Bindegewebestoffwechsel an; stabilisiert die allgemeine Abwehr und schützt vor Infektionen; fördert die Wasserausscheidung; schützt vor Arterienverkalkung und Gefäßverengungen; bessert die Spannkraft des stützenden Bindegewebes; mindert Muskelschwäche, Gelenk-, Hüft- und Rückenbeschwerden; beruhigt die Nerven; bessert Prostatabeschwerden; unterstützt Übergewichtige beim Abnehmen.

Seelisch: hilft, sich »zu erden«, wenn man dazu neigt, sich in Gedanken zu verlieren, unkonzentriert abzuschweifen und Begonnenes unvollendet zu lassen.

Zirkon, braun (Hyazinth) T

Zirkonium-Inselsilikat

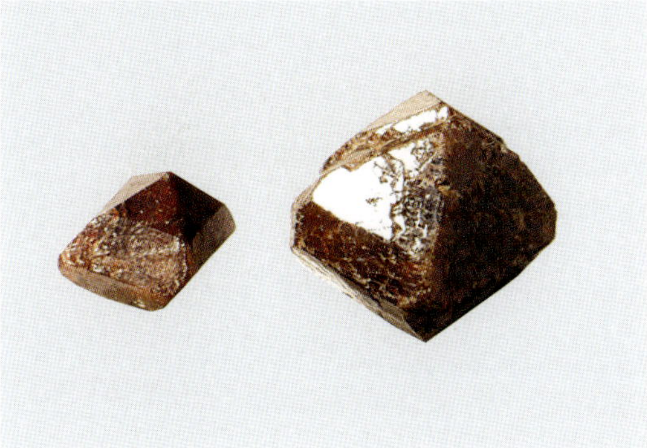

Zirkon wird aufgrund seiner starken Wirkung erst als letztes Mittel eingesetzt und dabei bei Bedarf mehrmals mit Pausen nur wenige Minuten aufgelegt.

Körperlich: regt die Enzymausschüttung der Bauchspeicheldrüse an und lindert dadurch Darm- und Verdauungsstörungen; bessert allergische Erscheinungen der Schleimhäute und Atemnot; lindert Schmerzen bei Störungen des Nervensystems; reduziert Schwindelgefühle; verbessert den Gleichgewichtssinn; vermindert die Gerinnung des Blutes; beugt Blutgerinnseln nach Operationen vor; löst Krämpfe bei Menstruationsbeschwerden; hilfreich bei spätem Einsatz der Regelblutung.

Seelisch: mildert Trauer, Todes- und Verlustängste, verbessert das Unterscheidungs- und Abstraktionsvermögen; hilft bei jeder Form von Zwanghaftigkeit und sich aus Abhängigkeit zu befreien; bessert psychiatrische Störungen.

Literatur

Gienger, M.: *Die Heilsteine Hausapotheke*, Saarbrücken 1999.
Gienger, M./Glaser, G.: *Salz*, Saarbrücken 2003.
Gienger, M.: *Die Heilsteine der Hildegard von Bingen*, Saarbrücken 2004.
Hiller, K./Melzih, M. F.: *Lexikon der Arzneipflanzen und Drogen*, Heidelberg 2003.
Kühni-Ramisch, W.: *Sanftes Heilen mit edlen Düften*, Heidelberg 1993.
Kühni, W./Holst, W. v.: *Enzyklopädie der Steinheilkunde*, Aarau 2003.
Kühni, W./Holst, W. v.: *Taschenlexikon der Heilsteine*, Aarau 2004.
Kühni, W./Holst, W. v.: *Kolloidales Silber*, Aarau 2014.
Kühni, W.: *Tsesit – Der kraftvolle Heiler*, Stockheim 2010.
Kühni, W.: *Heilen mit dem Zeolith-Mineral Klinoptilolith*, Aarau 2013.
Lexikon-Redaktion des Verlags Urban & Schwarzenberg, *Lexikon Medizin*, Sonderausgabe München 2000.
Metcalf, M.: *Colloidal Silver*, Mansfield, Ohio 2002.
Münch, G. (Hrsg.): *Grundlagen der Krankheitslehre*, Berlin 1996.
Pschyrembel Klinisches Wörterbuch, Berlin 1986[255].
Pschyrembel Therapeutisches Wörterbuch, Berlin 1998.
Roche Lexikon Medizin, München 1993[3].
Wormer, E. J. Dr. med. /Bauer, J. Prof. Dr. med: *Medizin und Gesundheit*, Köln 2004.

Weiterführende Literatur

Dahlke, R.: *Krankheit als Symbol*, München 2002.
Gienger, M. / Strebel, R.: *Heilen ohne Grenzen*, Aarau 2005.
Heine, H.: *Lehrbuch der biologischen Medizin, Grundregulation und extrazelluläre Matrix – Grundlagen und Systematik*, Stuttgart 1997[2].
Melody: *Das Handbuch der Edelsteine und Kristalle*, München 1998.
Maes, W.: *Stress durch Strom und Strahlung*, Neubeuern 2000.
Zerluth, J. / Gienger, M.: *Gutes Wasser*, Saarbrücken 2004.

Wichtige facebook-Seiten

Klinoptilolith: das Vulkanmineral
Kolloidales Silber als Medizin
Tsesit
Heilstein-Museum

In all diesen Gruppen gibt es regelmäßige Informationen zu Anfragen und neuen Erkenntnissen.

Adressen

Für Verbesserungen und Anregungen:

Werner Kühni
An der Streu 29
D-97640 Stockheim
E-Mail: lavandinum@gmx.de
Telefon: 09776-705157

Walter von Holst
Kornbergstraße 32
D-70178 Stuttgart
E-Mail: steine@steinkreis.de
Telefon: 0711-2271203

Zur Information über neue Heilsteine und deren Anwendungen sowie Erfahrungen mit Heilsteinen und regelmäßige Testungen von Heilsteinen:

Arbeitskreis Steinheilkunde des Heilstein-Museums
D-97640 Stockheim
E-Mail: lavandinum@gmx.de

Forschungsprojekt Steinheilkunde
des Steinheilkunde e.V.
Rentamtsgässchen 1
D-95326 Kulmbach
Telefon: 09221-947160
http://www.steinheilkunde-ev.de/

Anfragen nach Therapie-Steinen und ätherischen Ölen, kolloidalem Silber und Klinoptilolith:

Heilstein-Museum
An der Streu 29
D-97640 Stockheim
E-Mail: lavandinum@gmx.de

Steinkreis – Mineralien und Gesundheit
Fachgeschäft, Versandhandel und Seminarzentrum
Walter von Holst
Kornbergstraße 32
D-70178 Stuttgart
Telefon: 0711-2271203
E-Mail: steine@steinkreis.de
www.steinkreis.de

Bildnachweis

Werner Kühni, lavandinum@gmx, Seite 17 links, 34
Ulrich Metz, www,joya.eu, Seite 22 links unten
Alle übrigen Fotos Nils Hoffman,
www.nils-hoffmann-design.de,
und Walter von Holst, www.steinkreis.de

Über die Autoren

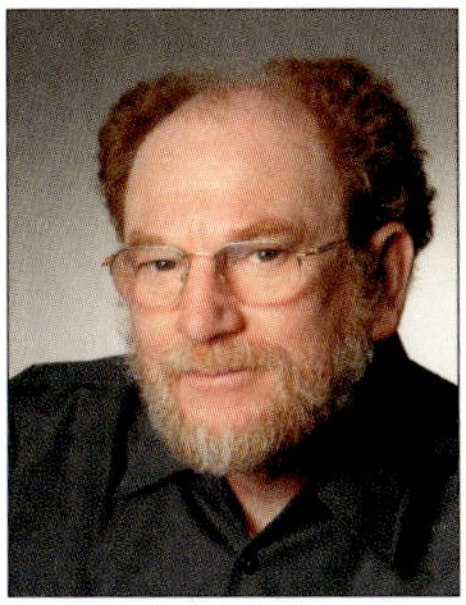

Werner Kühni
1949 in Heidelberg geboren, Heilpraktiker und Psychotherapeut, Dozent an einer Heilpraktikerschule. Verkauf von und Beratung über hochwertige ätherische Öle sowie ausgesuchte Mineralien und Heilsteine, Heilsteinberatung und mineralogische Bestimmung. Buchautor und Ausstellungsmacher, Vortrags- und Kurstätigkeit in klinischer Aromatherapie, Steinheilkunde und über kolloidales Silber.

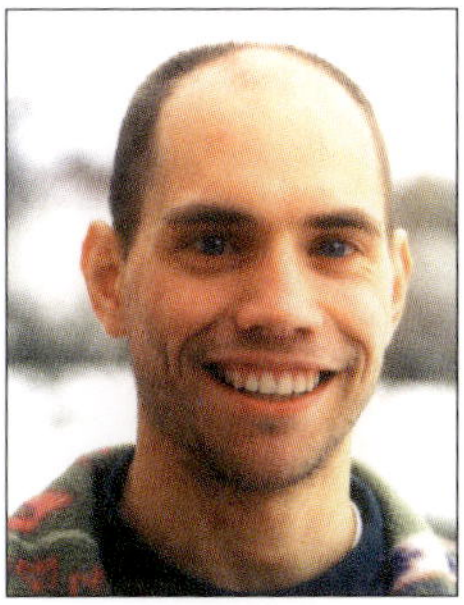

Walter von Holst
1969 in Stuttgart geboren, künstlerische Ausbildungen, erforscht und praktiziert Steinheilkunde seit 1989. Mitbegründer und ehemaliger Vorstand der Steinheilkunde e.V. Stuttgart, Initiator u.a. des »Forschungsprojekts Steinheilkunde e.V.«. Dozent an Heilpraktikerschulen über Edelstein-Massagen und Klangtherapie.

Krankheits-/Symptomverzeichnis

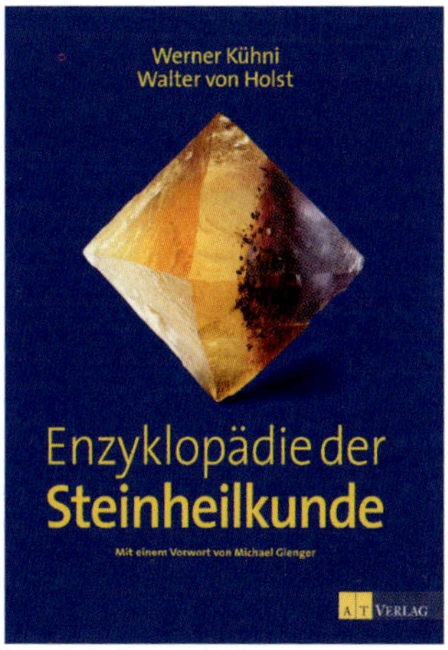

Das derzeit umfassendste Werk zur Steinheilkunde beschreibt fundiert auf 576 Seiten und illustriert mit über 950 farbigen Abbildungen alle bekannten therapeutisch relevanten Heilsteine mit ihren Beziehungen zu anderen Methoden wie Astrologie, Bachblüten, Chakren, Homöopathie oder Feng Shui.

Es umfasst:

Die Grundlagen der Steinheilkunde
Die Mineralogie wird zum spannenden und ungeahnt detaillierten Deutungssystem für den Einfluss des Minerals auf den Menschen. Aus Fakten wie Entstehung, Inhaltsstoffe und Kristallsystem lassen sich nach dem Analogieprinzip die Heilwirkungen ableiten.

Die Praxis der Steinheilkunde
Aktuelle Wissensgebiete wie Feng Shui, Fünf-Elemente-Lehre, Organuhr, Chakrenlehre, Geomantie, Astrologie, Hildegard-Medizin, Wasserbelebung u.v.m. werden mit Steinen verknüpft. Es finden sich zahlreiche bewährte und neuartige Behandlungsmethoden sowie Beratungskonzepte.

Register
Das Verzeichnis umfasst alle 4200 wissenschaftlich definierten Mineralien als mineralogischer Steckbrief, Gesundheitsratgeber, ein Register der 600 Handelsnamen und ein umfassendes Literaturverzeichnis.

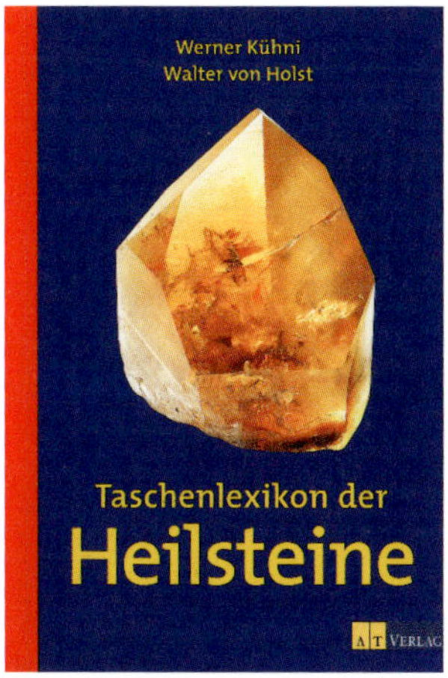

Der schnelle Einstieg in die Welt der Heilsteine

Über 500 Mineralien und ihre Farbvarietäten in Farbfotos und mit knapper, prägnanter Beschreibung der wichtigsten körperlichen und seelischen Indikationen. Praktische Symbole zeigen auf einen Blick die geeigneten Anwendungsarten und die optimalen Pflegemethoden. Außerdem steht bei jedem Stein ein Hinweis zur Verfügbarkeit.

Auch als E-Book erhältlich

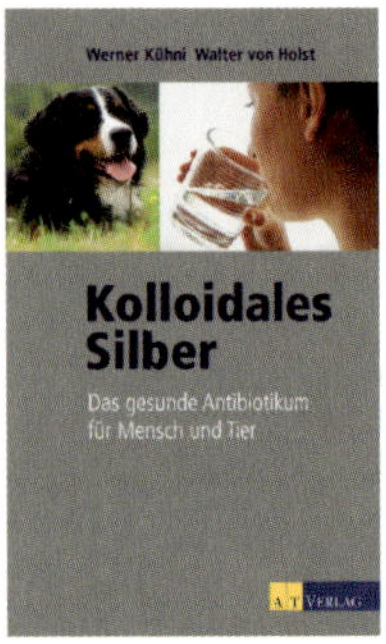

Werner Kühni Walter von Holst
Kolloidales Silber*
Das gesunde Antibiotikum für Mensch und Tier

Kolloidales Silber wirkt wie Breitband-Antibiotika zuverlässig gegen Viren, Bakterien und Pilze, ist zudem entzündungshemmend, wundheilend und stabilisiert das Immunsystem. Der umfassende praktische Ratgeber zeigt 80 Krankheitsbilder und ihre Behandlung mit kolloidalem Silber. Mit einem Extrakapitel über die Behandlung erkrankter Tiere.

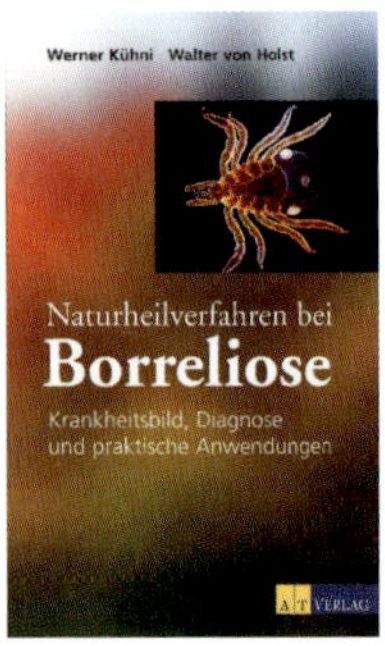

Werner Kühni Walter von Holst
Naturheilverfahren bei Borreliose
Krankheitsbild, Diagnose und praktische Anwendungen

Dieses Buch zeigt Alternativen zur Antibiotikabehandlung bei Borreliose auf. Dazu wird eine kombinierte Therapie mit kolloidalem Silber und Klinoptilolith, Pflanzenauszügen, homöopathischen Mitteln und Heilsteinanwendungen eingesetzt. Diese Therapie zeigt, individuell abgestimmt, eine hohe Erfolgsrate mit einer deutlichen Besserung bis hin zur Beschwerdefreiheit.

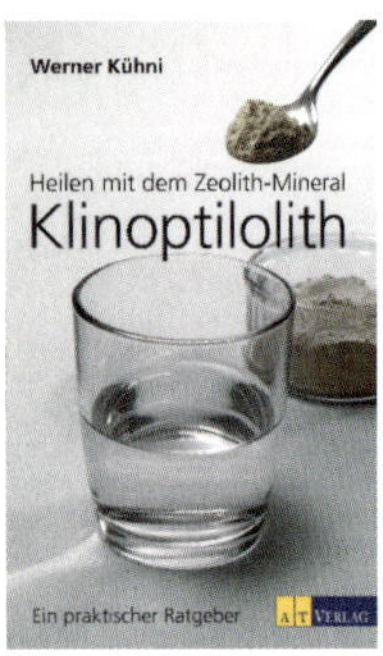

Werner Kühni
Heilen mit dem Zeolith-Mineral Klinoptilolith*
Ein praktischer Ratgeber

Klinoptilolith wird in der Medizin wie auch in der Landwirtschaft bereits mit großem Erfolg eingesetzt. Als Multitalent unter den Mineralien verbessert er nicht nur die Wirksamkeit anderer Medikamente, sondern bietet auch Hilfe bei Erkrankungen, bei denen es bislang nur wenige Therapiemöglichkeiten gab: bei Borreliose, Autoimmunerkrankungen, Schmerzzuständen, schwer behandelbaren Hauterkrankungen, speziell Neurodermitis und Psoriasis.

* Auch als E-Book erhältlich

Weitere Bücher aus dem AT Verlag

Christian Rätsch
Heilpflanzen der Antike
Mythologie, Heilkunst und Anwendung

Margret Madejsky Olaf Rippe
Heilmittel der Sonne
Mythen, Pflanzenwissen, Rezepte und Anwendungen

Christian Sollmann
Pflanzliche Urtinkturen und homöopathische Heilmittel selbst herstellen

Marlis Bader
Naturrituale zur Lebensbegleitung
Baumkräfte und Räucherpflanzen zur Stärkung und Heilung

Ursula Walser-Biffiger
Heilrituale in der Natur
Die Wahrnehmung verfeinern, persönliche Rituale gestalten, die Selbstheilungskräfte stärken

Wolf-Dieter Storl
Borreliose natürlich heilen*
Ethnomedizinisches Wissen, ganzheitliche Behandlung und praktische Anwendungen

Wolf-Dieter Storl
Das Herz und seine heilende Pflanzen*

Jürg Reinhard
Heilung aus dem Kosmos
Die eigenen schöpferischen und heilenden Kräfte wecken

Jürg Reinhard
Sanfte Heilpraxis mit selbstgemachten Medikamenten

Reto Wyss
Stress überwinden mit EFT
Sich durch Klopfakupressur selbst befreien

Reto Wyss
Klopf dich schlank*
Erfolgreich abnehmen mit EFT
Mit Begleit-CD

Hedy Lötscher-Gugler
Das Daumen-hoch-Prinzip
Magische Werkzeuge für ein kraftvolles Leben

Barbara Allmann
Salvestrole*
Krebshemmende Substanzen aus der Natur
Ein praktischer Ratgeber

John Beaulieu
Heilen mit Musik und Klang

John Beaulieu, Andreas Ledermann, Ronald Schnetzer
Polarity
Das große Grundlagen und Arbeitsbuch

Martine Faure-Alderson
Reflexzonentherapie total
Reflexzonentherapie für körperliche, seelische und geistige Gesundheit

Peter Jackson-Main
Praktische Irisdiagnose
Was wir in unseren Augen lesen können
Neue Wege zu Vorsorge, Heilung und Wohlbefinden

* Auch als E-Book erhältlich

AT Verlag
Bahnhofstraße 41
CH-5000 Aarau
Telefon +41 (0)58 200 44 00
info@at-verlag.ch
www.at-verlag.ch